精准+快速取穴

速查图典

老中医养生堂 编著

海峡出版发行集团 | 福建科学技术出版社
THE STRAITS PUBLISHING & DISTRIBUTING GROUP | FUJIAN SCIENCE & TECHNOLOGY PUBLISHING HOUSE

图书在版编目(CIP)数据

精准+快速取穴速查图典/老中医养生堂编著.—福州：福建科学技术出版社，2016.4(2018.7重印)
ISBN 978-7-5335-4932-9

Ⅰ.①精… Ⅱ.①老… Ⅲ.①选穴-图解 Ⅳ.①R224.2-64

中国版本图书馆CIP数据核字(2016)第017179号

书　　名	精准+快速取穴速查图典
编　　著	老中医养生堂
出版发行	福建科学技术出版社
社　　址	福州市东水路76号(邮编350001)
网　　址	www.fjstp.com
经　　销	福建新华发行(集团)有限责任公司
印　　刷	福州万达印刷有限公司
开　　本	700毫米×1000毫米　1/16
印　　张	18
图　　文	288码
版　　次	2016年4月第1版
印　　次	2018年7月第2次印刷
书　　号	ISBN 978-7-5335-4932-9
定　　价	32.00元

目录 CONTENTS

第一章

走进经络的神秘世界

第二章

神奇的腧穴

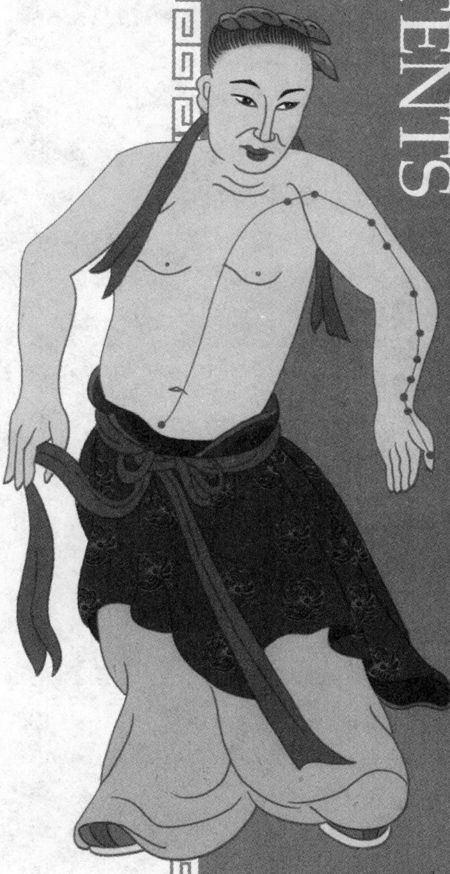

第三章

手太阴肺经

第四章

手阳明大肠经

第五章

足阳明胃经

第六章

足太阴脾经

第七章

手少阴心经

第八章

手太阳小肠经

第九章

足太阳膀胱经

第十章

足少阴肾经

第十一章

手厥阴心包经

第十二章

手少阳三焦经

第十三章

足少阳胆经

第十四章

足厥阴肝经

第十五章

督脉

第十六章

任脉

第十七章

经外奇穴

编者告知

本书旨在为广大读者提供养生保健的相关知识，并非医疗手册。本书所提供的信息是帮助读者树立自我保健的决心，而不是代替医生的治疗处方。如果您怀疑自己身患疾病，建议您接受必要的医药治疗。

第一章

走进经络的神秘世界

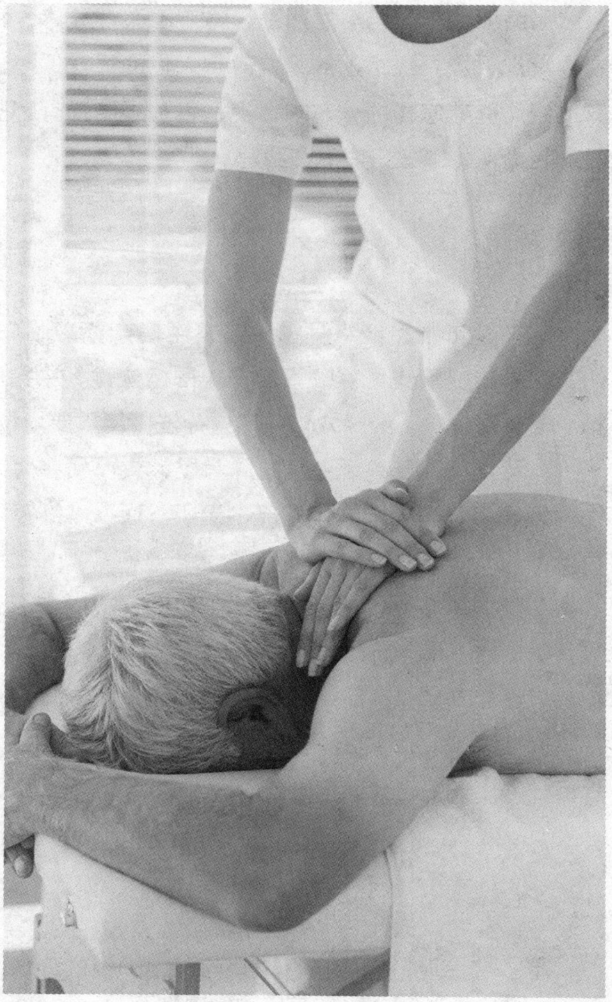

经络是运行气血的通道，它联系着脏腑、体表及全身各部，是针灸、按摩、拔罐等中医疗法的基础，也是人体功能的调控系统。

认识经络

经络就像一张无形的网络，遍布着整个身体，身体上有任何风吹草动，经络都会首先出现反应。经络上的腧穴对于人们的日常保健也是意义非凡的。那么，这遍布全身的经络有着怎样的分布规律呢？每条经络都有哪些养生作用，又可以改善哪些疾病呢？我们首先来认识一下经络吧。

什么是经络

两千多年来，经络学说一直是中医学指导临床，分析生理、病理，诊断和治疗的主要依据。清代医家喻嘉言在《医门法律》中指出："不明脏腑经络，开口动手便错"，着重指出了经络穴位在点穴疗法中的重要地位。

《灵枢·脉度》说："经脉为里，支而横者为络。""经"原意是纵，是直行主线的意思，它循行于人体深部，无所不通。"络"则是网络的意思，它纵横交错，网络全身，无处不到。

《灵枢·经别》在论述经络中指出："夫十二经脉者，人之所以生，病之所以成，人之所以治，病之所以起，学之所始，工之所止也，粗之所易，上之所难也。"意思是说，经络并不是一种简单的体表路线。它能沟通内外，贯通上下，将人体各部分的组织器官联系成为一个有机的整体，并借以运行气血，濡养周身，使人体各部分的功能活动得以保持协调和相对的平衡。所以，经络是一个"内属于脏腑，外络于肢节"的系统。

现代医学对经络的认识

有学者发现，经脉循行路线与周围神经的分布大体一致。例如，手太阴肺经循行于上肢内侧前缘，实质是沿肌皮神经、前臂内侧皮神经的走向分布的。

经脉上的弯曲部位或从经脉分出较大络脉的部位，也有相应的神经或其分支分布。而经络腧穴对内脏疾病的治疗作用以及许多经络现象和病理反应的发生，与自主神经系统的调节功能密切相关。

人们还通过人体解剖等研究发现，经络的功效分区情况与其所在神经节段的划分相符合。虽然现代医学认识到了经络与神经存在某种关联，但现代医学仅是笼统地认为经络系统是一个"神经—内分泌—免疫"三者相互协调的未知系统。

经络与脏腑的调节

概述

人体就是一个“小朝廷”

首先，在朝廷中要有君主。人们认识到心的重要性，从而把心形象地比作君主之官，统领全身，所以各个脏腑的整体活动必须在心脏的统帅下才能实现。另外，心还主管全身血液循环和精神思维活动。小肠、血脉、头面、口舌等的活动表现与心的关系密切，于是也归入心系统中。

其二，国王身边要有宰相。于是任命肝为谋略之官，主管人体的精神情志活动，人体社会是否协调，由它全权负责。同理，在这个宰相府中的直接成员有胆、筋、爪甲、眼等。

其三，民以食为天。脾与胃在位置上相近，于是就任命脾为仓廪之官，主管人体的消化吸收和分配活动，是人体的后勤部长。后勤部的直接成员有胃、四肢、肌肉、唇、口等。

其四，国家要有军队保卫。肺像一个盖子护卫着人体的脏腑，肺的呼吸又是人体必不可少的，于是就任命肺为相傅之官，主管人体气的活动，包括呼吸活动和免疫功能等，是人体的军队。这支军队中的直接成员有大肠、皮肤、面、鼻子、喉咙等。

其五，水是人体不可或缺的，少则干渴难耐，多则水肿为患。肾与膀胱导管相连，于是任命肾为决渎之官，主管人体的水液代谢，是人体内主管治水的大禹，它的直接成员有膀胱、骨头、髓、脑、毛发。另外又由于人的排尿器官与生殖器官密切相连，于是肾还负责前后二阴，主管生育等。

掌握了体内各脏腑系统的分工后，再有的放矢地采取有效的养生方法，现代人“延年益寿”的美好愿望将不会是“空谈”。找到经络的位置，然后对其进行按摩，这样可有效改善不适症状。

经络系统内应五脏六腑

人体的健康受季节变化、地理环境以及时间运转的影响，每日的十二时辰与人体的十二条经脉息息相关，而经脉又与人体的五脏六腑相配。既然五脏这么重要，所以又将人体最重要物质交由它们收藏保管，如肝藏血，肾藏精，而且肾藏的“精”最重要，它包含遗传基因、生长激素、生殖激素等。

与五脏对应密切的是六腑，即胆、胃、小肠、大肠、膀胱、三焦。腑的特点是形态上均为有入口和出口的空腔，因此它们在生理上以顺畅通利为主。

三焦是根据五脏六腑在功能上的不同，分类而出的上、中、下焦。其中上焦包含心肺、头面部，宣发卫气，布散水分、精液，以充养固身；中焦含肝、胆、脾、胃，为气机升降之枢、气血升化之源；下焦含肾、大肠、膀胱，排泄糟粕和尿液。但是，心依靠什么统领其他四脏呢？其他四脏又依靠什么统领其他系统呢？五个系统之间又是怎样进行物质交换和信息传递的呢？这就离不开经络了。经络运行气血物质，沟通内外上下，联系脏腑器官，传导信息命令，调节脏腑器官功能活动等，从而形成了一个有机的整体。

中医加油站

有诸内必形诸外

当人体受到外界环境、气候等的影响，或是由于内脏的疾病，导致了各经脉之间的不平衡。这种内部的不平衡必然要通过经络系统反应到外部来。这叫做“有诸内必形诸外”。

这种外部的反应除了皮肤方面的变化，必然还有其他方面的症状表现出来。

例如，膀胱经瘀阻，就会表现出一系列的症状，如：

◎头面部：鼻病（鼻塞、流涕、出血），眼病（眼角痛、眼内痛、流泪、眼结膜充血），后头痛。

◎背部：颈部疼痛或僵硬，甚至有硬块；背部疼痛或僵硬，甚至有硬块；背部有寒冷感。

◎腰部：腰痛及腰部寒冷感，臀部疼痛，坐骨神经痛。

◎手足部：手足麻木，足小趾疼痛及寒冷感，手足倦怠感。

◎其他：多汗或汗不得出，癫痫。

如果心经气血阻滞，则会出现以下一系列的症状，如：

◎头面部：面色发红，咽干，口腔炎，舌头痛，语言障碍。

◎胸背部：心前区疼痛，心动过速、过缓，心律不齐，心绞痛，背部疼痛，胸闷，呼吸减弱，心慌。

◎手足部：手掌发热及疼痛，手臂发冷及倦怠感，手腕疼痛。

◎其他：活动后疲惫不堪，全身发热或发冷，盗汗，失眠，多梦，烦躁不安，精神恍惚等。

经络循行规律

经络的表里关系

十二正经是气血流注的通路。手足三阴三阳经脉，通过经别和别络互相沟通，组合成六对“表里相合”关系。即手太阴肺经与手阳明大肠经互为表里；手厥阴心包经与手少阳三焦经互为表里；手少阴心经与手太阳小肠经互为表里；足太阴脾经与足阳明胃经互为表里；足厥阴肝经与足少阳胆经互为表里；足少阴肾经与足太阳膀胱经互为表里。

凡具有表里关系的经脉，均循行分布于四肢内、外两个侧面的相对位置，并在手或足末端相互交接。

十二正经的表里关系和脏腑的表里关系是一致的。六阳经配六腑为表，六阴经配六脏为里。如此组成六组经脉的表里关系，六阳经属腑络脏，六阴经属脏络腑。

经络的走向、交接规律

十二正经的走向和交接是有一定规律的。古代医学家将其编成了一首歌诀：

手之三阴脏内手，
手之三阳手外头。
足之三阳头外足，
足之三阴足内腹。
阴阳脏腑表里求，
交接分布阴阳处。
注肺大胃脾心小，
膀肾包焦胆肝流。

《灵枢·逆顺肥瘦》说：“手之三阴，从藏走手；手之三阳，从手走头。足之三阳，从头走足；足之三阴，从足走腹。”也就是说，手三阴经从胸腔走向手指末端，交手三阳经；手三阳经从手指末端走向头面部，交足三阳经；足三阳经从头面部走向足趾末端，交足三阴经；足三阴经从足趾走向腹腔、胸腔，交手三阴经。

此外，手三阳经止于头部，足三阳经起于头部，手三阳与足三阳在头面部交接，所以说“头为诸阳之会”。由此可见，十二正经的交接有以下规律：

同名的手、足阳经在头面部相接

◎手少阳三焦经和足少阳胆经交接于目外眦。

◎手太阳小肠经和足太阳膀胱经交接于目内眦。

◎手阳明大肠经和足阳明胃经交接于鼻旁。

手、足阴经在胸部交接

◎足厥阴肝经与手太阴肺经交接于肺中。

◎足少阴肾经与手厥阴心包经交接于胸中。

◎足太阴脾经与手少阴心经交接于心中。

相表里的阴经与阳经在手指端和足趾端交接

◎手厥阴心包经在无名指端与手少阳三焦经交接。

◎手少阴心经在小指端与手太阳小肠经交接。

◎手太阴肺经在食指端与手阳明大肠经交接。

◎足少阳胆经在足大趾外端与足厥阴肝经交接。

◎足太阳膀胱经在足小趾端与足少阴肾经交接。

◎足阳明胃经在足大趾内端与足太阴脾经交接。

中医加油站

现代经络假说

◎神经论：认为循经感传是神经元之间兴奋传递的结果。

◎体液论：认为中医经络中的气血指人体中的各种体液，经络是体液运行的通道，体液运动刺激神经产生循经感传。

◎能量论：认为经络是某种物理能量与信息的传输渠道。

◎自身调节论：认为经络是以自身调节为主要的机制。

◎细胞群论：认为经络是由一群粗糙、不光滑的细胞填充的。

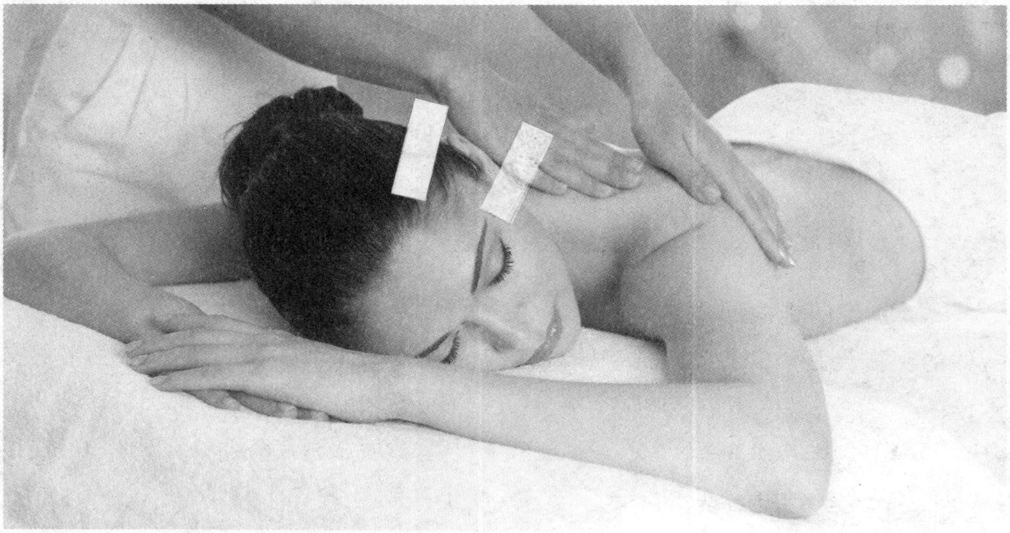

经络的作用

经络系统密切联系周身的组织和脏器，在生理、病理活动和治疗疾病方面都起着重要的作用。

联络脏腑，沟通肢窍

人体的五脏六腑、四肢百骸、五官九窍、皮肉筋骨等组织器官，之所以能保持相对的协调与统一，完成正常的生理活动，是依靠经络系统的联络沟通而实现的。

经络中的经脉、经别、奇经八脉等，纵横交错，入里出表，通上达下，联系人体各脏腑组织；经筋、皮部联系肢体筋肉皮肤；浮络和孙络联系人体各细微部分。这样，经络将人体联系成了一个有机的整体。

体表感受到的病邪和各种刺激，可传导至脏腑；脏腑的生理功能失常，也可反映于体表，这些都是经络联络沟通作用的具体表现。

运行气血，濡养全身

气血是人体生命活动的物质基础，全身各组织器官只有得到气血的滋养和濡润才能完成正常的生理功能。

经络是人体气血运行的通道，能将营养物质输送到全身各组织脏器中，使脏腑组织得到营养，筋骨得以濡润，关节得以通利。

抗御外邪，保卫机体

营气行于脉中，卫气行于脉外。经络“行气血”而使营卫之气密布周身，在内和调于五脏，输布于六腑，在外抗御病邪，防止邪气内侵。

外邪侵犯人体由表及里，先从皮毛开始。卫气充实于络脉，络脉散布于全身而密布于皮部，当外邪侵犯机体时，卫气首当其冲发挥其抗御外邪、保卫机体的屏障作用。

营气与脑、髓、骨、脉、胆、子宫等人体器官有着非常密切的联系，能够沟通十二经脉之间的联系，将一些部位相近、功能相似的经脉连接起来，从而起到统摄经脉气血、协调阴阳的作用。同时，营气还对十二经脉气血起到渗灌和蓄积的作用。

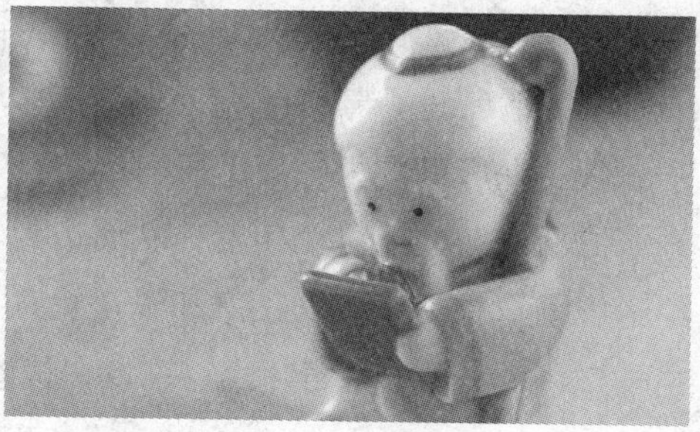

概述 运动与经络疏通

《灵枢·本脏》篇说："经脉者，所以行血气而营阴阳，濡筋骨、利关节者也。"《素问·举痛论》中说："经脉流行不止，环周不休。"说明经络既是一个运行气血的循环系统，又是一个主束骨、利关节的运动系统，而不是一个静止不动的结构。

经络在经气的作用下，把气血、津液输送到身体的各个部位，供给机体以足够的营养，使脏腑协调、气血旺盛、阴阳平衡。这样，机体不但朝气蓬勃、精神焕发，而且抗病能力也强，如果经络的功能活动低下，势必导致机体精、气、神的紊乱或衰退，大大降低抗病能力。

正如我们日常生活中所见，凡是缺乏锻炼、不爱运动的人，不但容易发生头痛、失眠、感冒、便秘、痔疮、下肢静脉曲张等疾病，而且其身体素质也远不如爱运动的人强壮，经络失于运动是一个重要因素。在现代社会中，有损健康的重要因素莫过于运动不足了。长时期的运动不足，可以引起一系列的疾病，如肥胖病、冠心病、心肌梗死、动脉粥样硬化、高血压病、腰腿痛、自主神经功能失调等。有些医学家统称这些病为运动不足病。由于缺乏运动，经络缺乏锻炼，气血运行缓慢，经络失于运动导致人体的代谢异常，从而导致疾病和亚健康。

运动可以提高食欲，改善消化与吸收过程，使气血生化之源旺盛，增强抗病能力。《世补斋医书》有云："凡人闲暇则病，小劳则转健。"法国名医蒂索也说："运动就其作用来说，有时可以代替任何药物，但世界上的一切药物却不能代替运动的作用。"另外，运动还可以改善呼吸功能，消除大脑的疲劳，有助于睡眠，使精力更加充沛，免疫功能进一步提高。长期从事脑力劳动的人，更应该坚持运动，以增强体质，防病保健。

运动为什么能够预防疾病、保健和长寿？现代生理学一般认为，运动通过神经反射作用锻炼了心脏和血管系统、呼吸系统、肌肉系统等。殊不知和针刺、按摩等民间疗法一样，运动是一种更为天然的经络锻炼。例如，进行腹式深呼吸锻炼时，胸腔、腹腔及膈膜都进行着大幅度运动，使得五脏六腑都能得到按摩而和谐相处；同时，由于深呼、深吸的内抽作用，所有经络也都能得到充分活动，促进了气血循环，使其充盈于脏腑及腠理的各个角落，从而达到了协调脏腑的目的。经常按摩、洗浴也会使经络通畅。这是因为经常按摩和洗浴能直接刺激人体经络，促进了气血运行。由于在气血与肉体中气血起主导作用，所以，按摩和洗浴能增强人的生命活力。

经络养生

经络与疾病的发生

经络学说是我国劳动人民通过长期临床实践总结出来的理论。它是根据针刺时的针感传导路线、脏腑关系和腧穴的功效而逐步发展和积累起来的经验总结，这种理论又反过来指导临床实践，为诊断治疗服务。经络的主要作用是运行气血，如经络阻滞，气血运行失调就会发生疾病。

疾病的先知

由于经络有运行气血、联络脏腑的作用，因此脏腑、气血的病证也可以通过经络的反应表现出来。

在临床上，根据疾病出现的部位，运用经络理论推断疾病发生于何经，属于何脏何腑，并可根据疾病的性质和出现的先后次序等来判断疾病的浅深和发展趋势。例如，头痛症状，根据经络循行的部位，可以判断病属何经：前额痛，属阳明经；偏头痛，属少阳经；头项痛，属太阳经；头顶痛，属厥阴经。如果先见头项强痛而恶寒（太阳表证），后又见身热便秘（阳明里证），是病邪由太阳传入阳明，是由表入里、由浅入深的表现。

机体患病时，常在体表的某些经络穴位或部位出现病理性反应，这对指导疾病的诊断和治疗具有现实意义。如感觉过敏或压痛，局部组织板硬、松软、凹陷、隆起，或出现丘疹，或皮肤色泽的改变，这些反应也常随疾病的不同和变化而变化，可作为临床上诊断疾病的依据之一。

养生之道在于疏通经络

经络学说普遍应用于药物及针灸疗法、推拿疗法、气功疗法等方面，并具有较强的指导意义。临床可以用调理经络的方法预防疾病，如常灸足三里，可以强身、防病、益寿；灸风门可以预防感冒；灸足三里、悬钟穴可预防脑卒中等。针灸疗法与按摩疗法常用“循经取穴”的方法改善某一脏腑组织的病证。例如：胃痛取胃经的足三里穴；肝病刺肝经的期门穴等。针刺麻醉、耳针疗法等都是在经络理论的指导下创立和发展起来的。再如推拿疗法，也是根据经络循行的部位和方向运用的治疗手法。

从疾病改善与康复来说，关键都在于通经络、调气血。因此，针刺、熨灸、按摩、药物等各种疗法在临床上的具体运用，都是通过调节经络气血的活动，以达到缓解疾病的目的。《医说》中云：“若要安，三里常不干。”说的是一个人要想平安无恙，就必须长年不断灸足三里穴，由于所灸之处经常会出水疱，故以“常不干”言之。而临床显示长灸足三里，疗效确切。足三里为什么具有如此显著的强壮保健作用呢？这是因为，足三里是足阳明胃经的穴位，脾胃乃后天之本，气血生化之源。刺灸足三里穴可以旺盛后天之本，调节和振奋脏腑功能，使气血生化有源，增强卫外功能，从而有效提高机体的免疫防卫能力，抗御病邪入侵，最终达到防病保健、强身壮体、延缓衰老、益寿延年的目的。

经络与内病外治

什么是内病外治

人体的五脏六腑生病了，人们习惯称之为“内病”，而体表之类的疾病，则称之为“外病”。内病与外病，既可内治，也可外治。中医与西医相比而言，对内病的处理，最大的不同是尽量不动手术，而是善于透过人体体表、穴位等施以不同的手法或配置药方，以调节机体的功能，从而进一步起到缓解和改善五脏六腑疾病的作用。这种方法俗称为“内病外治”。

这种理念来自于传统医学的观点，中医认为人体是一个以五脏为中心，以经络联系全身的有机整体。由于经络是运行气血的通路，具有运行气血、抗御外邪、保卫机体的作用，并通过“经”和“络”沟通内外上下。

因此，可以透过体表施以不同手法和药物而缓解内在的疾病。比如，在神阙穴施药，可以缓解脏腑病变。神阙穴，也就是人们常说的肚脐眼，是胎儿和母亲气血相通的枢纽，又是人体生命的源泉。神阙穴内联十二经脉、五脏六腑、四肢百骸，外通天地阴阳之气，因此透过神阙穴可以补虚泻实，培补人体正气，调节脏腑阴阳，治疗百病。

另一方面，人体五脏六腑生病，也会使气血失调，从而在体表上有所表现，比如皮肤颜色变化、斑点之类，这时可以透过在经络上施治，间接治疗内脏疾病。

这种内病外治的方法，可以最大限度上借助脏腑自身的关联，减少对人体内脏的损伤，达到简单省力治好疾病的目的。

如何利用经络治内病

经络是一种极为简便的沟通内外的中介。在人体经络上进行针灸、按摩、敷贴等手段，可以收到极好的保健养生的效果。

例如，经常刺激百会、四神聪、风池、身柱、心俞、肝俞、脾俞、意舍、肾俞、大钟、悬钟等穴，可起到健脑益智的作用。这是因为这些腧穴通过相关经络直接或间接同大脑联系，与大脑的发育和思维、记忆息息相关，具有增加大脑血流量、调节大脑神经的作用，能振奋精神、缓解脑细胞的疲劳、提高大脑的思维和记忆能力。健脑益智穴位的刺激方法有针刺、艾灸、按摩或手指叩击等。

从操作简便、使用安全的角度出发，百会、四神聪、风池穴适用皮肤针刺、按摩和手指叩击法。

有的针灸工作者为患有高考综合征的学生针刺上述穴位，能有效地预防和缓解考生在考试过程中出现的紧张、头晕、头疼、心慌、健忘、注意力不集中、思维紊乱等，使其心情放松、头脑清醒、思维有条不紊。

经络与未病

什么是未病

随着社会的进步，人们渴望健康的欲求日益增加，人们逐渐认识到单纯治疗已病是消极被动的，世界卫生组织1996年发表了一个报告，报告中明确提出21世纪的医学将从“疾病医学”向“健康医学”发展，从重治疗向重预防发展；重预防、重保健、治未病，使人们逐步形成维护健康、不得病或少得病的意识。说到底就是将医学的重心从治已病向治未病转移。

中医提倡早期治疗，所谓“上工救其萌芽”，就是在病发以前就应注意该病常见的先兆症候（有些情况被认为是现代医学所说的“亚健康”状态），并给予积极诊疗，如脑卒中，发病前患者常有头昏脑涨，血压偏高，四肢麻木，口、眼部或身体某些部位的肌肉不自主地抖动等症状。

治未病的思想发端于我国的《黄帝内经》，迄今已有两千多年的历史，这一思想的伟大意义在于倡导珍惜生命，注重养生，防患于未然。

中医将人分为“未病”“欲病”“已病”三种状态，将医学的功能分为上、中、下三个层次，即“上医”为维护健康的养生医学，“中医”为早期干预的预防医学，“下医”为针对疾病的治疗医学。中华医学强调“不治已病治未病”，强调养生防病是医学的主要目的与功能。

“治未病”就是要去除体内的致病因素，这时人的脏腑阴阳盛衰已有偏颇，或已有邪气内存，但尚未导致人体功能活动的失常，此时进行经络治疗自然易如反掌。

此外，还可以用针灸、按摩、熏蒸等疗法综合调理健康状况，然后再饮食调理，以达到阴阳平衡。

《黄帝内经》的医学养生思想强调预防为主，特别体现在无病先防和有病早治两个方面。有人评价这种具体的预防学思想是世界医学文献上的最早记载，并具有很强的现实意义和永久的生命力。

养经络，治未病

近现代较长时期以来，中华医学传统的治未病思想逐渐被淡化，甚至被西方医学的“治已病”所取代，也就是病发以后再做治疗，而不是在身体稍有不适之时采取措施，将疾病扼杀于萌芽状态。

但随着人们对中医的逐渐了解，其养生保健功效逐渐被越来越多的人重视并接受。由于疾病的发生、发展和转变都与经络相关，那么，对疾病的预防也应首先注重调理经络。换言之，无论是无病早防，还是有病早治，都离不开经络的作用。

善于养生之道的人能够使经络疏调，气血平和，阴阳不偏不倚，脏腑功能健旺，就不易发生各类疾病。

有句话就是这样说的：命要活得长，全靠经络养，病在浅中医，上工治未病。

经络与美容

从经络系统与面部皮肤的关系来看，面部经络功能、气血盛衰与面部皮肤状态有密切关系；从经络循行规律来看，五脏六腑的气血都通过经络系统集中输注于面部，为面部皮肤的新陈代谢提供了丰富的物质基础。

中医学认为，面部皮肤的颜色、光泽是内脏和气血功能活动盛衰的集中外在表现。

脏腑功能旺盛，气血充沛，面部皮肤代谢正常，表现为红润、富有光泽和弹性。但由于各种原因所致的脏腑功能紊乱，经络阻塞不通，均可导致颜面气血失于调和，从而破坏面部皮肤代谢的内环境，造成皮肤脱水、干燥、分泌失常、早衰，甚至发生痤疮、黄褐斑等多种皮肤病变。

因此，对面部循行的有关经络、穴位加以适当的皮肤按摩或针灸治疗，可以加速气血运行，调节脏腑功能，增进血液循环；消除代谢废物的沉积，补充营养物质，使皮下神经放松，得到充分休息；消除疲劳，减轻肌肉的疼痛和紧张感，令人精神焕发；排除积于皮下过多的水分，清除肿胀和皮肤松弛现象；帮助皮肤排泄废物和二氧化碳，减少油脂的积累，有效地延缓皮肤衰老等。从而有效调节皮肤组织新陈代谢的内环境，达到护肤养颜、防病治病的目的。

例如，手太阴肺经穴位在皮肤美容中起着十分重要的作用，其中，手太阴肺经的尺泽穴具有清泄肺热、和胃理气的功效，可用于缓解痤疮、老年斑及皮肤色素沉着。

又如，手阳明大肠经主传导糟粕。按摩手阳明大肠经可直接影响皮肤健康状况，避免毒素累积导致早衰、皮肤粗糙及各种皮肤疾病等。

中医学认为，脏腑在体内，其功能是产生气血；皮肤在体表，受到气血的濡养。而经络系统是气血运行的通道，它将内脏与皮肤连接起来，把内脏产生的气血输送到皮肤组织。这体现出脏腑经络气血的整体观。

从经络理论来分析，皮肤组织实际是经络系统的终极部分，属经络系统中的“皮部”范畴。所谓皮部就是受经脉支配营养的皮肤部分。全身皮肤就是各经脉所支配濡养的皮部总和。举例而言，皮部就如一片树叶，经脉就像叶中央的干茎，营养物质通过干茎及其支脉（相当于络脉）输送到树叶的每个部位。皮肤要得到气血的滋养，就必须依赖于经络系统通畅的运输功能。可以这样认为，气血是皮肤新陈代谢的物质基础，而经络为其运输保障。一旦经络系统功能紊乱，失去其运输功能，皮肤就不可能保持其正常的弹性、颜色和光泽。

由于经络内属脏腑，外络肢节，对经络和经络上的穴位适当按摩或针灸刺激，可激发经络的功能活动，发挥其调节内脏，加强局部气血运行，通经活络，促进新陈代谢，起到美容驻颜的作用，使皮肤健康而充满活力。

常见经络养生法

针灸

针灸是传统的养生方法，讲究“微针以调气”。针灸包括针刺和灸法，但是由于针刺的操作需要一定的医学知识，需要专业的医师操作，所以作为保健方法，灸法较为普及。灸法又称艾灸，一般分为艾条灸和艾炷灸。

艾条灸法是将艾条一端点燃，对准穴位或患处施灸的一种方法。艾炷灸有多种方法，隔物灸是较为安全的方法之一，就是用药物（或者其他东西）把艾炷和施灸穴位的皮肤隔开进行艾灸的方法。而这其中最常用的就是隔姜灸和隔盐灸。

《医学入门》中说：“药之不及，针之不到，必须灸之。”说明了艾灸在治疗中的重要地位，而这种方法也越来越受到现代人的追捧。日常保健中常用到的艾灸方法主要有两种，一种是艾条灸，一种是艾炷灸。

艾条灸

艾条灸中最常用的是温和灸和雀啄灸两种，使用的工具都是艾条。

● 艾条温和灸：温和灸是将艾条的一端点燃，对准穴位，距离皮肤2~3厘米进行熏烤，通常要使被艾灸的人有温热感而没有灼痛感为宜。进行操作的人应当把食指和中指分开，放在穴位的两侧，这样可以通过自己手指的感觉来预测被艾灸者的受热程度，可以防止烫伤。这种方法主要用于各种慢性病。

● 艾条雀啄灸：将艾条的一端点燃，对准穴位，艾条与皮肤的距离不固定，而是像鸟啄食一样一上一下地运动来进行艾灸。

艾炷灸

艾炷灸包括直接灸与间接灸，其中后者又称隔物灸，就是用药物（或者其他东西）把艾炷和施灸穴位的皮肤隔开进行艾灸的方法。而这其中最常用的就是隔姜灸和隔盐灸。

● 艾炷隔姜灸：将生姜切成0.3厘米厚的薄片，用针在上面多扎几个孔，将艾绒做成花生米大的艾炷备用。把准备好的姜片放在要灸的穴位上，然后再将艾炷放在姜片上，点燃艾炷进行艾灸。这种方法主要用于因寒而导致的呕吐、腹痛、腹泻以及风寒痹痛等。

● 艾炷隔盐灸：将艾绒做成花生米大的艾炷备用，在穴位皮肤上放一个用面捏成的小圆圈，然后将盐填进小圆圈，使盐正好与圆圈上部齐平，然后再将艾炷放在盐上，点燃艾炷进行艾灸。这种方法多用于与肾有关的病证、吐泻并作、脑卒中昏迷（中风脱证）等，有回阳、救逆、固脱的作用。

此外，还有温针灸法和温灸器灸法。温针灸法是针刺与艾灸结合应用的一种方法。操作方法是：将针刺入穴位，得气后给予适当补泻手法并留针，再将纯净细软的艾绒捏在针尾上，或用一段长约2厘米的艾条插在针柄上，点燃施灸。待艾绒或艾条燃尽后，除去灰烬，将针取出。

温灸器是一种专门用于施灸的器具，用温灸器施灸的方法称温灸器灸，临床常用的有温灸盒和温灸筒。施灸时，将纯艾绒或加掺药物的艾绒装入温灸器的小筒点燃，将温灸器的盖扣好，然后置于穴位或应灸部位进行熨灸。熨灸时间以15~20分钟为宜，直至所灸部位的皮肤红润。

唐代针灸保健盛行之时，人们就已经知道足三里有防病抗衰老之功，将其称为“长寿穴”，主张常灸此穴。另外，人没生病应时常灸关元、气海、中脘穴，可以延年益寿。

按摩

按摩是所有方法中最常用、最容易掌握，也是最安全、天然的一种方法。

按摩可以让关节通利，邪气得泻，经脉通畅，气血调和。这也是大多数人平常最容易做到的，而且需要的工具也很容易找到，如按摩棒等。倘若没有这些工具，使用有类似功能的器具代替也未尝不可，如牙刷、小勺柄等；如果连这些都找不着，就用手吧！我们的手指、指关节也是很不错的按摩工具。

按摩是一种相对安全的方法，除了特殊部位、特殊人群、个别疾病外，一般没有什么特殊的禁忌。按摩的程序一般是先用比较轻柔的手法，比如按揉法进行放松，时间一般是5分钟左右；然后用较重手法对穴位进行重点刺激，如点法等，时间根据穴位的特性而定（在每个穴位中都有具体的说明）；最后用轻柔的手法放松半分钟左右结束。

刮痧

刮痧是一种简便易行、疗效独特，人们较喜欢应用的一种经络疗法，主要用于中暑、感冒等。这种方法是通过刮拭皮肤，使局部充血，借此刺激而起到疏通经络、畅通气血、发汗解寒、解表清热、祛暑除湿、调整脏腑功能等，从而达到缓解病证的目的。

刮痧使用的工具主要是刮痧板和刮痧油。刮痧油主要有红油和白油两种，而刮痧板也有玉石板、牛角板、砭石板等不同的材质。经过临床验证，红色的刮痧油和牛角的刮痧板是比较好用的。刮痧的方法一般是先在穴位或者经脉循行的皮肤上抹上刮痧油，然后用刮痧板在皮肤上做或点状或直线的刮拭，直至皮肤变红，或者出现痧点、痧条为止。这里需要说明的是，一般来说，刮痧的方法有两种：一种是使用刮痧板的角进行刮拭，叫做角刮，这种方法主要用于穴位的刮痧。另一种方法是用刮痧板的边进行刮拭，叫做边刮，这种方法主要用于循经脉线的刮痧。

拔罐

拔罐是一种通过负压将罐吸附在穴位皮肤上，使穴位皮肤充血、皮下毛细血管破裂，从而对穴位产生刺激以达到治疗目的方法。

拔罐使用的罐，一般有竹罐、陶罐和玻璃罐三种，其中使用最多的是玻璃罐。拔罐的方法有很多，如留罐、闪罐、走罐等，其中常用的主要是留罐法和闪罐法两种。

留罐法

用镊子夹住一个棉球，蘸取浓度为95%的酒精。然后点燃棉球，放进玻璃罐内，停顿1~2秒钟，待罐中空气烧完，迅速将棉球取出，并将罐吸附在穴位上即可。这种方法适合于大多数的病症，是最常用的拔罐方法。

闪罐法

闪罐法是将罐拔住后，立即起下，如此反复多次地拔住–起下–拔住–起下，直到皮肤变得潮红、充血或者出现皮下小出血点为度。这种方法一般适用于局部皮肤麻木、疼痛或者功能减退的疾病。

穴位敷贴

穴位敷贴是将一些药物调和之后，敷贴在穴位上，通过刺激穴位而达到养生目的的一种方法。这种方法除了能够有效地发挥穴位的治疗作用之外，还能够合理激发药物的作用，所以往往有着双重的疗效。

穴位敷贴使用的药物依据穴位、病情的不同会有一定的差异，药物的具体使用要以不同情况而定。

此外，调和药粉使用的液体是有一定的规律可循的。原则上，跟肺有关的用淡的花椒水，跟心有关的用清水，跟脾有关的要用面粉加清水调和，跟肝有关的用醋调和，跟肾有关的则要用淡盐水调和。

穴位敷贴的方法是将所用的药物研成细粉，每次取适量，用适当的液体将其调成糊状或块状，涂在方形医用胶布的中心，让药物对准穴位皮肤，将胶布固定在穴位上即可。

时令与经络养生

春季

春天，肝胆两经当令。此时应使人

体尽量从自然界中汲取生气，并动员机体的阳气，化生气血、津液等，以补充冬季的消耗。拍打肝经、胆经，调畅情志是春季经络养生的重点。

夏季

夏季是自然界中阳气渐盛、树木茂盛的季节，夏属火，正值心、小肠经当令。尤其要注意防暑降温，特别是降心火。另外在阳气最旺的三伏天里可以选择相应的穴位做三伏艾灸、三伏贴和三伏针灸，通过提高人体阳气，以缓解冬季易发的疾患，达到“冬病夏治”的目的。另外，长夏属土，正值脾胃两经，土湿与火在这个季节比较突出，所以夏末秋初很多人容易腹泻，可多灸脾经上的穴位。

秋季

秋季阴气渐进，气候转凉、风气劲疾，秋属金，正值肺与大肠经当令。燥是秋季的主要天气，燥邪易伤肺津，影响肺的宣发肃降功能，所以秋季养生应当避免燥邪伤肺，可在室内放加湿器或床头挂湿毛巾来增加空气的湿度。

冬季

冬季阳气深伏于内，万物的生机潜藏起来，此时应早睡晚起，避开清晨、黎明的寒气，适当进食热饮，增加衣被以驱寒，特别是腰背部，因为“腰为肾之府”，所以冬季养生以不损阳气为主，并要进行适度活动，以达气血阳气藏而勿夺的效果。

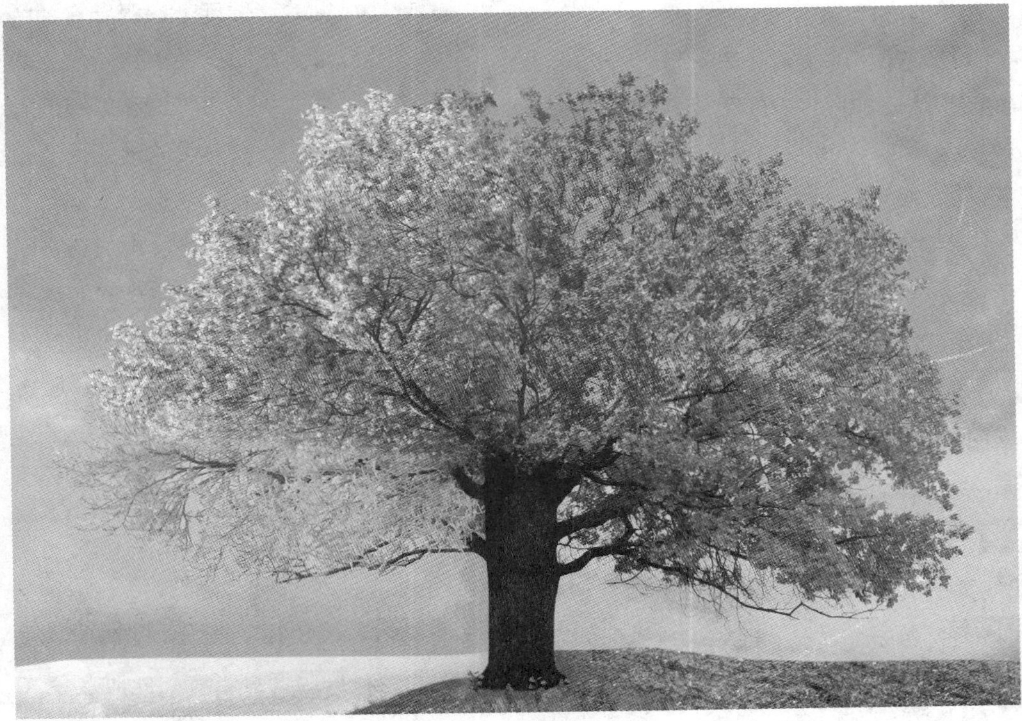

第二章 神奇的腧穴

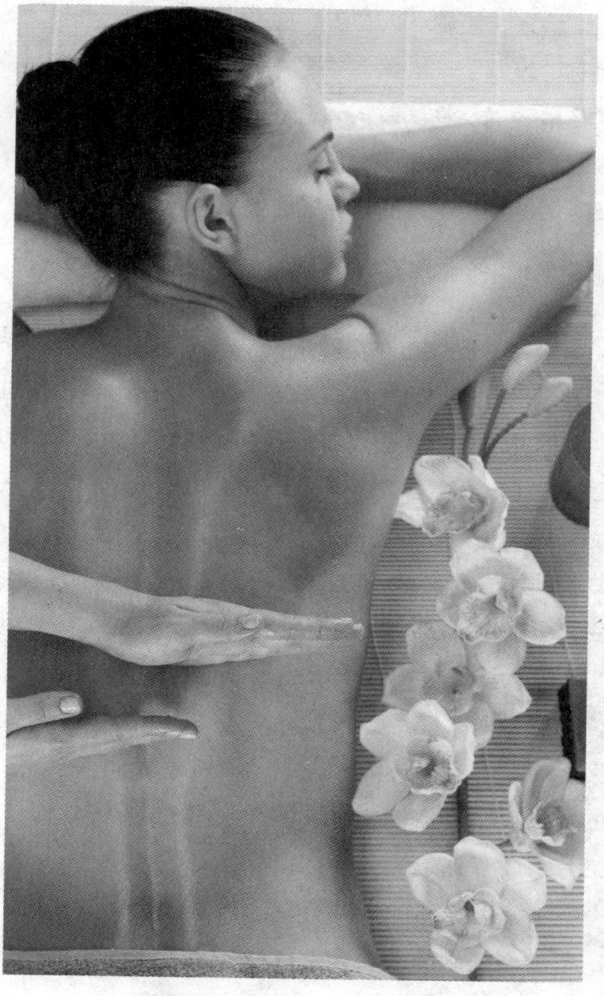

腧穴，也就是我们常说的『穴位』，指人体脏腑经络气血输注的特殊部位，也是疾病的反应点和治疗的刺激点。中医常通过针灸、按摩等刺激相应的穴位来治疗疾病。

什么是腧穴

腧穴，俗称“穴位”，也称“输穴”。腧有“输注”“转输”“转运”的意思。穴有“聚集”“会集”“汇聚”“空隙”的含义。腧穴就如同泉溪江河流经的孔隙洞穴在地表的反馈。就人体来说，腧穴就是经气在经脉中行走时经过的空隙洞穴在体表的反应点。也就是说，腧穴是经络气血会合、输注、渗灌的部位，是体表与脏腑器官及有关部位相联系的特殊区域。

腧穴均分别归属于各经脉，经脉又隶属于一定的脏腑，故腧穴—经脉—脏腑间形成了不可分割的联系。

腧穴主要分布在经脉上，从属于经，通过经脉向内连属脏腑，人体生命运动最精华之气——“神气”在腧穴这一部位游行出入，既向外出，又向内入。

因此腧穴就具备了抵御疾病（出）、反应病痛（出）、传入疾病（入）、感受刺激（入）、传入信息（入）等功能。

当病邪侵袭人体时，人体的正气可以通过经脉、腧穴向外奋起以护卫体表；当人体内部发生病变时，内在的病理状态又可通过经脉腧穴反映于体表，因此腧穴部位的变化可以作为诊断疾病的依据。

当人体正气内虚、肌腠空疏时，邪气也会通过体表腧穴由表入里，而在腧穴部位施以针刺、艾灸、推拿等刺激时，腧穴又能将各种刺激传入体内，从而激发人体的正气以抗御疾病，协调平衡阴阳，达到治疗目的。这是腧穴治疗疾病的基础。

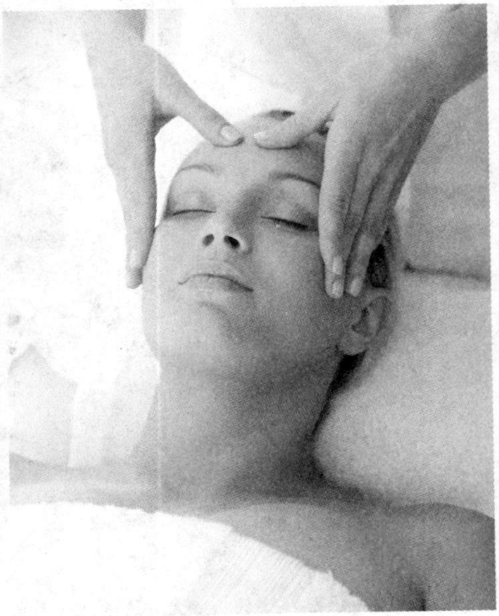

由此可见，腧穴具有把人体脏腑经络的气血输注到体表特定部位的作用，是内在疾病反映到体表部位的反应点，也是点穴、推拿等疗法的刺激部位。

腧穴受到一定的刺激，则可以依据其双向性的调整作用，调节脏腑经络的功能，以达到调整脏腑阴阳的平衡，增强机体抵抗力，从而最终达到缓解疾病的目的。

腧穴的命名

概述

说到腧穴的命名，犹如芸芸众生的名字一样，家长在给自己孩子取名时都会精挑细选，赋予深刻的寓意，人体上的穴名也是一样的，多是源于天文、地理、人体、建筑、功能、形象、脏腑、经脉、气血、精神、阴阳、八卦、音律、度量、传说、历史等。掌握腧穴名称的含义，对理解腧穴的定位、功能、作用以及腧穴与中医理论的联系等方面都有较大的帮助。

根据所在部位命名

若腧穴名称中含有谷、池、溪、渊、泉等字样，则该穴多位于四肢躯干的凹陷处，如阳谷、合谷、阳池、太溪、阳溪、太渊、渊腋、极泉等穴。若腧穴名称中含有“冲”“迎”等字样，其位置多在人体的动脉搏动处，故针刺时应注意避开动脉，以免误伤，如大迎、人迎等穴。

根据治疗作用命名

如耳前之听会、听宫，针刺可使听觉会聚，有聪耳之功，故名；胆经之光明、膀胱经之睛明、膀胱经之承光、胃经之四白，针之有提高视力、明目之效，可使双目重见光明，故名；大肠经之迎香，针之可恢复嗅觉，用于鼻塞不闻香臭，故名。

利用天体命名

如紫宫、天枢、华盖、璇玑等穴，在古天文学中，这些星体在天空隶属于紫微垣，被称为中宫，或中元北极紫微宫。其星之命名，为帝王之首，众官之制。所以，将此星名配之于人体心胸，以明心为君主之官。

结合中医理论命名

气海、血海、神堂等穴以其生理功能来命名，阳陵泉（外）、阴陵泉（内）等以穴位阴阳命名。

概述

腧穴的分类

常用的腧穴

人体的腧穴很多，通常情况下，我们把腧穴分成三类：十四经穴、经外奇穴和阿是穴。

十四经穴

十四经穴简称“经穴”，是分布在十二正经和任督二脉上的腧穴。共有362个穴位，是腧穴中最主要的部分。

十四条经脉上的穴位有单穴和双穴之分。

经穴有固定的经脉、名称和位置。同一条经脉上的穴位，均有治疗本经疾病的作用。其中十二正经腧穴均为左右对称的一名双穴；而任脉和督脉上的腧穴分布于前后正中线上，一名一穴，为单穴。

经外奇穴

经外奇穴是指这些穴位对某些疾病确有疗效，也有固定的名称和位置，因未归纳到十四经脉系统的穴位里面，故称为十四经脉以外有奇效的穴位，简称“经外奇穴”。这些穴位的治疗范围比较单一、特殊，如头面部的太阳穴，小腿上治疗急性单纯性阑尾炎的阑尾穴等。

有的奇穴并不是单单指一个穴位，而是多个穴位的组合，如十宣、八邪、八风、华佗夹脊等。

阿是穴

阿是穴亦称“压痛穴”。通常是指该处既不是经穴，又不是奇穴，只是按压痛点取穴。当按压某一局部时病人反应敏感，出现疼痛、酸胀，发出“啊”的声音。“啊”处即作为施术的穴位，故称阿是穴。

这些穴位既没有固定名称，也没有固定位置，而是随压痛点或其他反应点而定的穴位作为腧穴。阿是穴多在病变附近，也可在与其距离较远处。

阿是穴这一名称源于唐代孙思邈所著的《千金要方》一书，“人有病痛，即令捏其上，若果当其处，不问孔穴，即得便快或痛处，即云‘阿是’，灸刺皆验”。所谓“快或痛”即为敏感反应的意思，因此阿是穴也就是现代所说的压痛点。

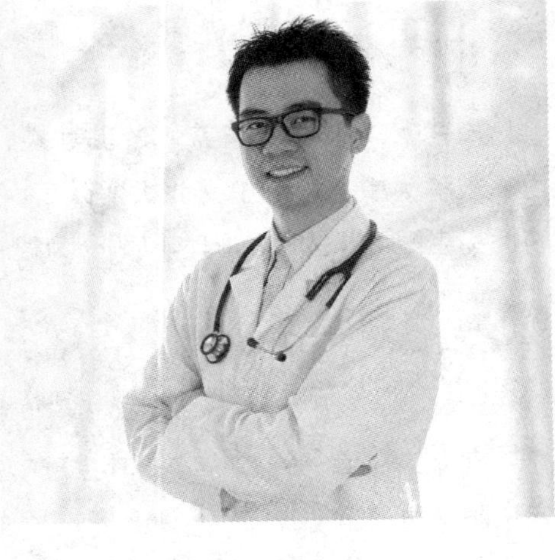

特定穴

在十四经脉腧穴中，有许多特殊作用的腧穴。根据它们的分布和作用不同，区分为五输穴、原穴、络穴、郄穴、腧穴、募穴、交会穴、八会穴、下合穴和八脉交会穴等。

五输穴

十二正经在肘、膝以下各有五种特殊的腧穴，从四肢末端向肘、膝关节分别为井穴、荥穴、输穴、经穴、合穴，这五种穴位统称为“五输穴”。

● 井穴：井，寓意地下泉水初出，微小而浅。井穴是经气始出之处，均位于指（趾）端，用以形容四肢各经的末端穴。井穴是常用的急救要穴，对神志病和心下闷满有很好的改善作用，多用于昏迷、厥证。

● 荥穴：荥，指小水成流。荥穴分布于掌指或跖趾关节之前，是经气稍盛之处，如水之微流。主要用于清泄各经热证，阳经主外热，阴经主内热。

● 输穴：输，意指水流渐大可输送、灌注。输穴分布于掌指或跖趾关节之后，是经气渐盛，如水流注入之处。阳经输穴可改善各经痛症及循经远道（经脉循行所经过的离腧穴较远的部位）病症；阴经输穴即各经原穴，可以缓解各种疼痛，并反映所属脏器病证。

● 经穴：经，寓指水流行经较直、较长。经穴多位于前臂、胫部，是经气更盛之处，如水流通行，主要用于循经远道病证的配穴，用于寒热、喘咳等。

● 合穴：合，寓指水流汇合入深。合穴多位于肘膝关节附近，是经气充盛之处，如水流汇入。阴经合穴用于肠胃等六腑病证，足阳经合穴主要用于腑病，手阳经合穴多用于外经病证。

原穴

原穴是脏腑原气经过和留止的部位。十二正经在腕、踝关节附近各有一个原穴，故名“十二原穴”。在六阳经上，原穴单独存在，排列在输穴之后；六阴经则以输代原，故六阴经输穴、原穴为同一穴位。

原穴在临床上主要用于脏腑疾病的诊断和治疗，具体应用时常用的配伍方法有脏、腑原穴相配，原、络相配，原、俞相配，原、合相配等。

络穴

络脉在由经脉分出的部位上各有一个腧穴，称为络穴。

络穴由正经分出，遍布周身，联络表里两经，使阴经与阳经之间表里相通。络穴皆位于四肢的肘和膝关节以下，加之位于腹部之任脉络穴鸠尾，位于尾骶部之督脉络穴长强，位于胸胁部之脾之大络大包，共十五穴，称之为“十五络穴”。

由于十二正经的络脉分别走向与之相表里的经脉，故络穴又可改善表里两经的病证。如足太阴络“入络肠胃”，手少阴络“入于心中”。这种联系不仅表明该络脉与内脏在生理功能上的联系，而且还直接表明了该络穴的功效所及。

郄穴

郄，是间隙的意思，指经气在深部集聚的部位。在四肢部，十二经脉各有一郄穴，奇经八脉中的阴维脉、阳维脉、阴跷脉、阳跷脉也各有一郄穴，合称“十六郄穴”。

郄穴是缓解本经循行部位及其所属脏腑急性病痛的腧穴之一。

俞、募穴

俞、募穴是五脏六腑之气聚集输注于胸背部的特定穴。脏腑之气输注于背部相应的腧穴，称为背俞穴，背俞穴都位于背部脊柱两侧，多与脏腑相近。脏腑之气输注于胸腹部的腧穴称为募穴，其位置多与其相关脏腑所在部位相近。

俞、募穴局部出现的各种异常反应，如敏感、压痛、结节、凹陷、出血点、丘疹及温度、电阻变化等，常被用来诊察相应的脏腑病证。

交会穴

两条或两条以上经脉交会通过的穴位称为交会穴。交会穴大多数分布在头面、躯干，可缓解本经及其相联系经脉上的病证。

八会穴

八会穴是指脏会穴、腑会穴、气会穴、血会穴、筋会穴、脉会穴、骨会穴、髓会穴。

八会穴与其所属的八种脏器组织的生理功能关系十分密切。临床应用一般各以其会取治，这八个穴既可以缓解奇经上的病证，又可以改善正经上的疾病，均分布于四肢肘膝关节以下。

下合穴

下合穴是六腑之气下合于足三阳经的六个腧穴，是缓解六腑病证的主要穴位。如足三里可以缓解胃脘痛，下巨虚改善泄泻，上巨虚治疗肠痈、痢疾，阳陵泉治胆痛，委阳、委中缓解三焦气化失常而引起的癃闭、遗尿等。

八脉交会穴

八脉交会穴是奇经八脉与十二正经经气相通的八个特定穴。即公孙、内关、后溪、申脉、足临泣、外关、列缺、照海。

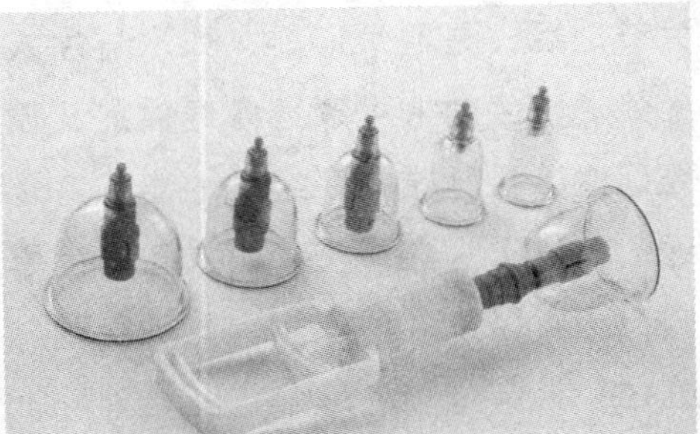

腧穴的穴性

简单来说，穴性就是腧穴的功能作用，穴性既是对腧穴作用的概括，也是决定腧穴作用范围的前提和基础。

诸如百会穴能救治昏迷、休克，即有“醒脑开窍、回阳固脱”的穴性；风池穴能缓解感冒，并用于耳鸣、近视等，即有“疏风解表、聪耳明目”的穴性。

反过来看，知道了一个腧穴的穴性，也就知道了它的作用范围。例如内关的穴性是“宽胸理气、和胃降逆”，即可用于改善因心肺疾患引起的胸痛、胸闷、心悸、咳喘，因胃肠病导致的胃痛、恶心、呕吐、呃逆、嗳气、反酸等；阳陵泉的穴性是“疏肝利胆、舒筋通络”，即可用于改善因肝胆疾患引起的各种肝炎、胆管炎、胆石症、胆道蛔虫症以及一切与“筋”有关的病变，如肢体痉挛、角弓反张、落枕、急性腰扭伤、关节扭挫伤等。

本书从强身保健、补益气血、宁心安神、醒脑开窍（急救）、回阳固脱（升压）、滋阴潜阳（降压）、祛风止痒、清热散寒、发汗止汗、止咳平喘、健脾化痰、止呕催吐、健胃消食、止泻通便、利尿消肿、理脾调经、止血、定痉、镇痛等方面，结合临床应用，对穴性进行了初步归纳、总结，主要有以下几点：

● 强壮保健穴：即对人体有补益作用的穴位。这些穴位从治疗疾病的角度而言，能够缓解一系列慢性虚弱性病症，如体虚感冒、神经衰弱、久泄、久痢、遗尿、遗精、阳痿、肺痨久咳、虚喘、贫血、低血压、乳汁不足、内脏下垂等；从预防疾病的角度而言，可以强身壮体、防病保健、抗衰防老、益寿延年。

● 补气穴：即补益人体的阳气以及五脏六腑之气（如肺气、心气、脾气、胃气、肾气等）的穴位。

● 补血穴：中医认为，人体的血液主要是由食物中吸收的精华部分变化而成，所以，补血穴大多数同脾、胃、肝这几个消化脏器有关。同时，因气为血肿，补气也可以生血。

● 宁心安神穴：即能够治疗神经衰弱、失眠、多梦、健忘、癔病、梦游、癫狂等，具有一定镇静作用的穴位。

● 醒脑开窍穴：如果有人由于高热、中暑、低血糖、癫痫发作或脑卒中等原因导致神志不清、说胡话、突然倒地、不省人事时，可用醒酒开窍的人中等穴紧急救助。

● 回阳固脱（升压）穴：如遇有人因手术、外伤、分娩等失血过多或一氧化碳中毒（即煤气中毒）、血压下降而休克，可急速取穴施行皮肤针叩刺或艾灸，血压可很快回升。对于平时血压偏低而伴有贫血、头昏眼花、心慌、乏力的人，若经常在相应穴位施行针刺、艾灸或皮肤针叩刺，也能收到较为满意的升压效果。

● 滋阴潜阳（降压）穴：40岁以上的中老年人是高血压病的好发人群。高血压病除了饮食、药物控制外，同时，还可以采取一定的方法，刺激一些滋阴潜阳的穴位，如大椎、涌泉等。

● 祛风穴：即能祛除风邪的穴位。人体有许多穴位，是以“风”来命名的，如风池、风府、风门、风市、翳风等，这些穴位都具有祛风的作用，故而均统属于祛风穴。

● 止痒穴：即能缓解皮肤瘙痒的穴位。许多皮肤病（如荨麻疹、湿疹、牛皮癣、神经性皮炎等）及黄疸、糖尿病、女性阴道炎、外阴白斑伴有的皮肤瘙痒都可以用止痒穴来改善。

● 退热穴：即具有清热解表作用的穴位。一般常用于热证的治疗。

● 除寒穴：除寒穴是能够消除内脏组织以及肌肉、关节寒凉，具有温暖肢体作用的穴位。

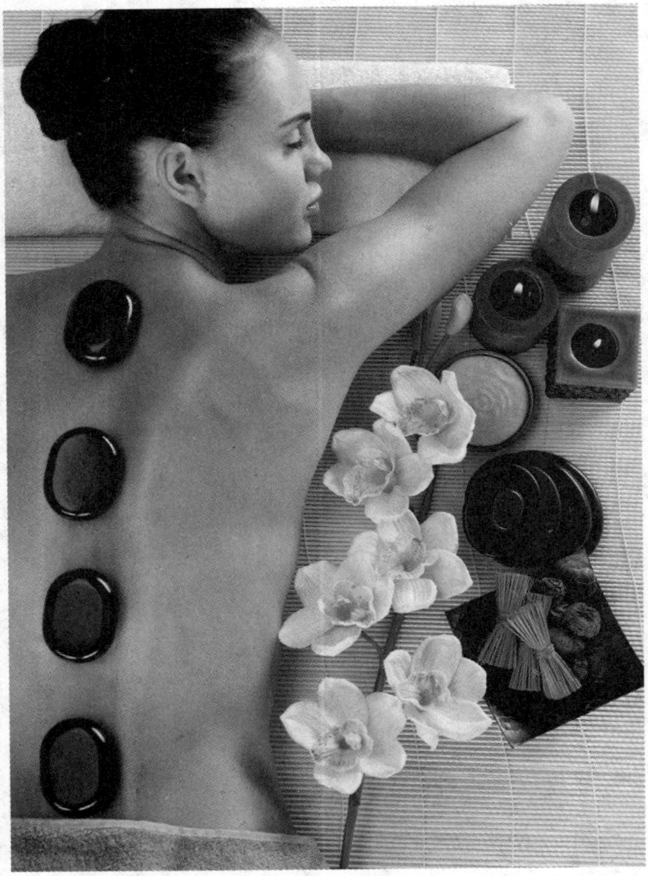

● 止汗穴：有些身体虚弱的人在天气不热的情况下也常常出汗，这叫做“自汗”。而有的患者多出现于夜间睡眠之中出汗，这种情况叫做“盗汗”。对于自汗和盗汗，可以通过适当的刺激止汗穴来止汗。

● 止咳平喘穴：指的是用于缓解咳嗽和哮喘的常用穴位。这样的穴位常用在肺部疾病的治疗中。

● 健脾化痰穴：痰涎产生于脾胃，贮存于肺中，其形成与脾虚、水湿过盛、停滞不行有关。利用健脾化痰穴可以缓解这一现象。

● 止呕、催吐穴：呕

吐，常见于急性胃肠炎、孕妇和晕车、晕船者。轻者呕吐清水，较重者呕吐食物，更重者呕吐胆汁（苦水），凡此都需要止呕。而发生食物中毒、酒精中毒、农药中毒的时候，就需要催吐，以便把胃中毒物尽早呕吐出来，减轻中毒症状。这两种情况运用的穴位是一样的，只不过在手法上有所区别。用于止呕时，手法要轻；用于催吐时，手法要重。

● 健胃消食穴：消食穴，就是能够帮助消化食物，缓解消化不良的穴位。

● 止泄、通便穴：穴位对人体的双向调节作用表现在止泄、通便方面也是比较明显的。许多穴位既能缓解肠鸣、腹泻（发挥止泄作用），又能缓解大便干结（发挥通便作用），区别只是手法不同。

● 利尿、消肿穴：利尿即通利小便。利尿穴适用于小便不畅、点滴而下，或闭塞不通、小便全无，排尿时感尿道灼热、刺疼、时而血尿。利尿和消肿是密切相关的，不论是中医，还是西医，改善水肿都是采用利尿的方法。

● 理脾调经穴：调经即调理月经。凡经期提前或推迟，经色时淡时红或夹有血块，经量时少时多（过少则闭经，过多则崩漏），都属于月经不调。通过调理理脾调经的穴位可改善这一症状。

● 止血穴：常被用于内脏、五官、前后二阴的出血。

● 定痉穴：定痉穴就是有制止抽搐（包括肌肉跳动、抽动、抖动在内）作用的穴位。

● 镇痛穴：镇痛穴具有疏经通络、行气活血、消肿止痛作用。

因此，我们可以根据自己身体的实际情况进行对症治疗。

中医加油站

人体中致命的“死”穴

人体周身有多个穴是致命穴，俗称“死穴”，意思是在遭受重度撞击或击打后如果不及时救治，会有性命之忧之处，我们在日常生活中应注意不要使它们受到击打损伤。

◎头面部“死”穴：百会、印堂、睛明（左右双穴）、太阳（左右双穴）、人中、耳门（左右双穴）、哑门、神庭（左右双穴）、人迎。

◎胸腹部“死”穴：膻中、乳根、期门（左右双穴）、神阙、中极、关元、气海、章门、太渊（左右双穴）、膺窗（左右双穴）、乳中（左右双穴）、鸠尾、巨阙、曲骨。

◎脊背部“死”穴：肩井、大椎、命门、长强、肺俞（左右双穴）、厥阴俞（左右双穴）、肾俞（左右双穴）、气海俞（左右双穴）、志室（左右双穴）、尾闾。

◎腿足部“死”穴：足三里（左右双穴）、三阴交（左右双穴）、涌泉（左右双穴）。

概述 腧穴的保健疗疾作用

腧穴分布在一定的经络循行路线上，它的作用和经络是密切相关的。具体来说，腧穴有以下几种养生健体的作用。

反映病痛

当病邪侵袭人体时，人体的正气可以通过经脉、腧穴向外奋起以护卫机体表面；当人体内部发生病变时，内在的病理状态又可通过经脉腧穴反映于体表，因此腧穴部位的变化可以作为诊断疾病的依据。

与经脉反映病证不同，腧穴所反映的病证主要限于腧穴范围的压痛、酸楚、结节、肿胀、瘀血、丘疹、虚陷等现象。

腧穴反映病证的作用近年有不少新发现，如呼吸系统病症多在中府、肺俞、孔最处出现反应；肝胆系统的病症多在肝俞、胆俞、胆囊穴出现压痛等。

双向调节作用

双向调节作用是指刺激穴位后，由于机体所处的功能状态不同，可以起到不同的调整作用，如刺激天枢穴，既能止泻，又能通便。腧穴所具备的这种双向性调节作用，与机体当时的功能状态和刺激手法有一定的关系。

强身健体

腧穴不仅是气血输注的部位，也是邪气入侵的处所。当人体正气亏虚、肌腠空疏时，邪气就会通过体表腧穴由表入里。

腧穴输注气血向内传入的特性，又是腧穴之所以能够改善疾病的基础。在腧穴部位施以针刺、温灸等时，各种刺激能通过腧穴、经脉传入体内，从而激发人体的正气，协调平衡阴阳，达到预防和抗御疾病的目的。

特殊作用

穴位除了有以上作用外，还有治疗全身病证以及特殊治疗的作用，如八会穴可以改善气、血、筋、脉、骨、髓、脏、腑的病证；又如大椎清热、人中苏厥、关元温阳、命门壮元，这些穴位的特殊作用，是其他穴位所无法比拟的。

腧穴的以上作用，临床上既可单独运用，也可采用两种以上穴位的方法互相配合，以提高疗效。

常用预防保健穴位速查表

经属	穴名	主治
经穴	列缺	防治落枕、偏头痛
手阳明	合谷	预防感冒、头面疾病
	迎香	防治落枕、偏头痛
足阳明	足三里	预防感冒、脑卒中，保健长寿
	丰隆	防治高血压，预防脑卒中
足太阴	血海	防治痛经、皮肤病
手少阴	神门	防治痴呆症、失眠
手太阳	后溪	防治颈椎病、腰椎病
	听宫	防治耳聋、耳鸣
足太阳	睛明	防治近视、腰痛
	天柱	预防高血压、颈椎病
	膏肓	可强身健骨
足少阴	太溪	防治耳鸣、腰痛
	涌泉	防治静脉曲张、高血压
手厥阴	内关	防治高血压、心脏病，增加机体抵抗力
手少阳	角孙	防治疲劳、头痛
足少阳	风池	防治感冒、高血压、近视
	风市	防治脑卒中、腰腿痛
任脉	神阙	预防衰老、延年益寿
	气海	养生保健、延年益寿
	关元	养生保健、延年益寿
督脉	身柱	预防婴幼儿消化不良，为小儿保健要穴
	大椎	预防流行性感冒、流行性脑膜炎、疟疾
	印堂	防治失眠、高血压
	百会	健脑，预防痴呆，增强记忆
奇穴	太阳	防治头痛，健脑，增强记忆

近治作用

根据经络学说的叙述，每条经脉上所分布的穴位，是这条经脉脉气所发的部位。如果这条经脉发生了异常变化，可通过刺激这条经脉的穴位，以调整经脉、脏腑的气血，改善疾病。

“腧穴所在，主治所在”，对腧穴施行刺激，具有缓解腧穴所在部位的局部和邻近组织器官脏腑疾病的作用。如眼周围的穴位能治疗眼部疾患；膝关节部的穴位能缓解膝关节疾病等。这就是所有腧穴都具有的近治作用。

每个经穴随着经脉循行部位的不同，其治疗重点也随之转移，由于每条经脉的经穴都存在这个共性，因此，应用经穴治疗局部体表或邻近内脏疾患，往往可以不受经脉所循线路的制约，而体现出横向的阶段性的局部治疗规律。

以足少阴肾经腧穴为例：足底的涌泉用于改善足心热；足跟的大钟可用于改善足跟痛；腓肠肌下端的筑宾可用于改善小腿内侧痛；小腹部的横骨、大赫可用于改善生殖、泌尿系统疾病；上腹部的幽门、通谷可用于改善胃肠病；胸部的俞府、神藏可用于改善肺脏病。

远治作用

既然我们的经络四通八达，可以无处不到，那么经络上的某个穴位除了对局部起作用外，还可以对它所归属的经脉起始端及结束端的部位和器官起作用。

“肚腹三里留，腰背委中求，头项寻列缺，面口合谷收”“头面之疾寻至阴，腿脚有疾风府寻，心胸有病少府泻，脐腹有病曲泉针”。四穴总歌所表达的意思就是腧穴的远治作用。在十四经腧穴中，尤其是十二正经在四肢肘膝以下的腧穴，不仅能改善局部病证，而且能改善本经循行所涉及的远隔部位的组织、器官、脏腑的病证，甚至具有改善全身病患的作用。

经穴的远治作用与经络的循行分布是紧密相连的。例如，手少阴心经上肘以下的穴位，一般都能预防和治疗心血管系统、神经系统等疾病，而手少阴心经所出现的病候，又同该条经脉上的穴位功能主治基本一致。现如今，临床上也常取合谷缓解牙痛，取内关治疗胃脘痛，取后溪、中渚治疗颈项扭伤，取足三里、上巨虚治疗胃肠疾患等，这些正是腧穴的远治作用的具体应用，而且效果显著。

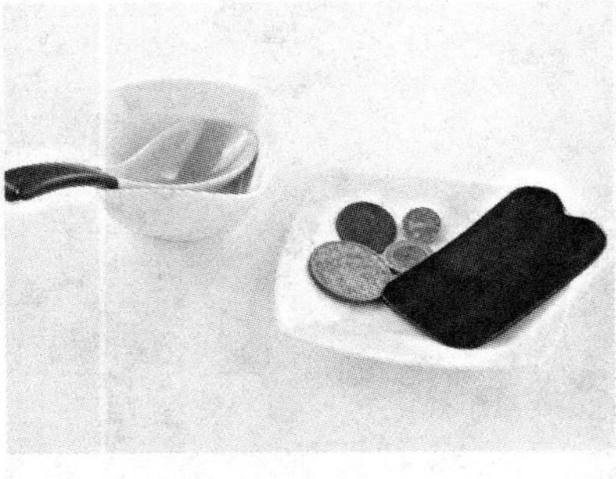

腧穴的定位

概述

穴位特征

很多人看到一些穴位养生的书后喜欢按图索骥，采用自我按压的方法防病和保健，却总感觉不能准确地找到穴位。

其实，找穴很奇妙，下面我们就来谈谈如何才能简单而快速地找穴取穴。

了解穴位集中的部位

穴位的分布是有一定规律的，预先了解穴位集中的位置，实际找起来就简单了。常见穴位集中的部位有：

◎能摸到脉搏的地方，如喉结两侧、腘窝等处。

◎肌肉与肌肉之间、肌肉与骨骼之间、骨骼与骨骼之间。

◎肌肉或骨骼凹陷处的正中间。

◎脊柱两侧。

◎椎骨与椎骨之间。

◎神经或血管离皮肤近的地方。

◎骨头突出的地方，如内踝骨高点下的太溪。

◎关节附近，如肘关节附近有曲池。

注意找到穴位时的表现

穴位是经络的敏感点和功能点，因此，当找到穴位时，可感觉到和周边有所不同。找到穴位时的表现主要有：

◎当手指触压到穴位时会感觉特别柔软，仿佛里面有个凹洞。

◎顺着手指，注力到穴位点，会产生轻微酸麻的感觉。

认识穴位才能找到穴位的反应，感觉较敏锐的人甚至会觉得指压处有轻微的温热。

注意身体异常时穴位的反应

当身体异常时，脏腑、经络就会有所反映，其中穴位的表现尤为明显。常见的异常反应有：

◎用手指一压，会有痛感（压痛）。

◎用指触摸有硬块（硬结）。

◎稍一刺激，皮肤便会刺痒（感觉敏感）。

◎出现黑痣、斑（色素沉着）。

◎和周围的皮肤存在温度差（温度变化）。

常用取穴法

关于腧穴的定位，历代医家都非常重视。因为临床取穴是否准确，与针灸、推拿等外治法的疗效直接相关。

骨度分寸取穴法

骨度分寸取穴法，古称“骨度法”，是指以体表骨节为主要标志折量全身各部的长度和宽度，并依其比例折算出分寸，作为腧穴定位的方法。“骨度法”以《灵枢·骨度》规定的人体各部的分寸为基础，并结合历代学者创用的折量分寸（将设定的两骨节点之间的长度折量为一定的等份，每1等份为1寸，10等份为1尺），作为定穴的依据。不论男女老幼高矮、胖瘦，均可按此标准测量。

全身主要骨度折量寸表

部位	起止点	折量寸	度量法	说明
头面部	前发际正中→后发际正中	12	直寸	用于确定头部腧穴的纵向距离
	眉间→前发际正中	3	直寸	用于确定前或后发际及其头部腧穴的纵向距离
	两额角发际（头维）之间	9	横寸	用于确定头前部腧穴的横向距离
	耳后两乳突（完骨）之间	9	横寸	用于确定头后部腧穴的横向距离
胸腹胁部	胸骨上窝（天突）→胸剑联合中点（歧骨）	9	直寸	用于确定胸部任脉腧穴的纵向距离
	胸剑联合中点（歧骨）→脐中	8	直寸	用于确定上腹部腧穴的纵向距离
	脐中→耻骨联合上缘	5	直寸	用于确定下腹部腧穴的纵向距离
	两乳头之间	8	横寸	用于确定胸腹部经穴的横向距离
背腰部	肩胛骨内侧缘→后正中线	3	横寸	用于确定背腰部腧穴的横向距离
上肢部	腋前、后纹头→肘横纹（平肘尖）	9	直寸	用于确定上臂部腧穴的纵向距离
	肘横纹（平肘尖）→腕掌（背）侧横纹	12	直寸	用于确定前臂部腧穴的纵向距离
下肢部	耻骨联合上缘→股骨内上髁上缘（髌底）	18	直寸	用于确定大腿部腧穴的纵向距离
	髌尖→内踝尖	15	直寸	用于确定小腿内侧部腧穴的纵向距离
	股骨大转子→腘横纹（平髌尖）	19	直寸	用于确定大腿部前外侧部腧穴的纵向距离
	臀沟→腘横纹	14	直寸	用于确定大腿后部腧穴的纵向距离
	腘横纹（平髌尖）→外踝尖	16	直寸	用于确定小腿外侧部腧穴的纵向距离
	内踝尖→足底	3	直寸	用于确定足内侧部腧穴的纵向距离

① 骨度分寸——正面

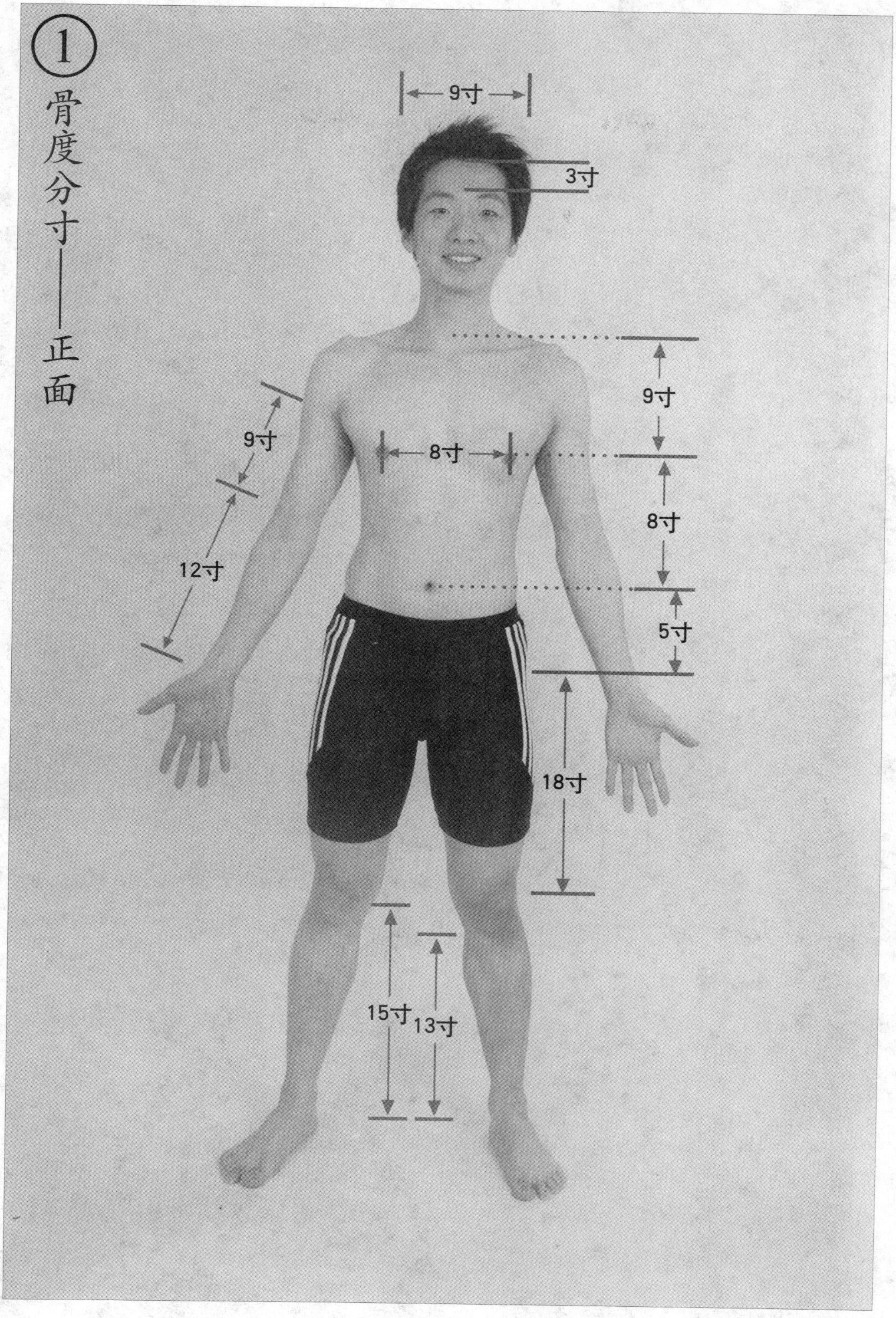

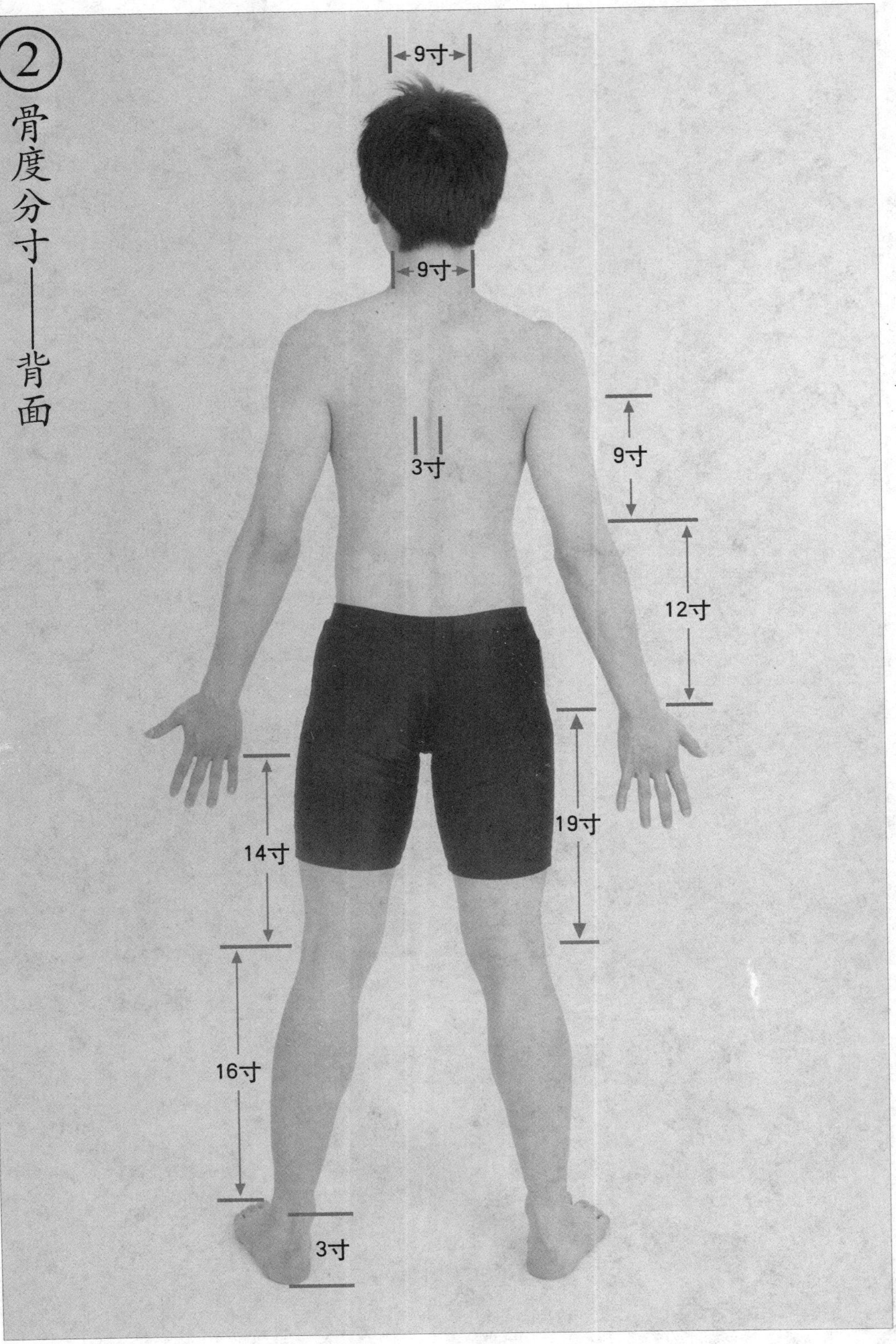
②
骨度分寸——背面
9寸
9寸
3寸
9寸
12寸
19寸
14寸
16寸
3寸

③ 骨度分寸——侧面

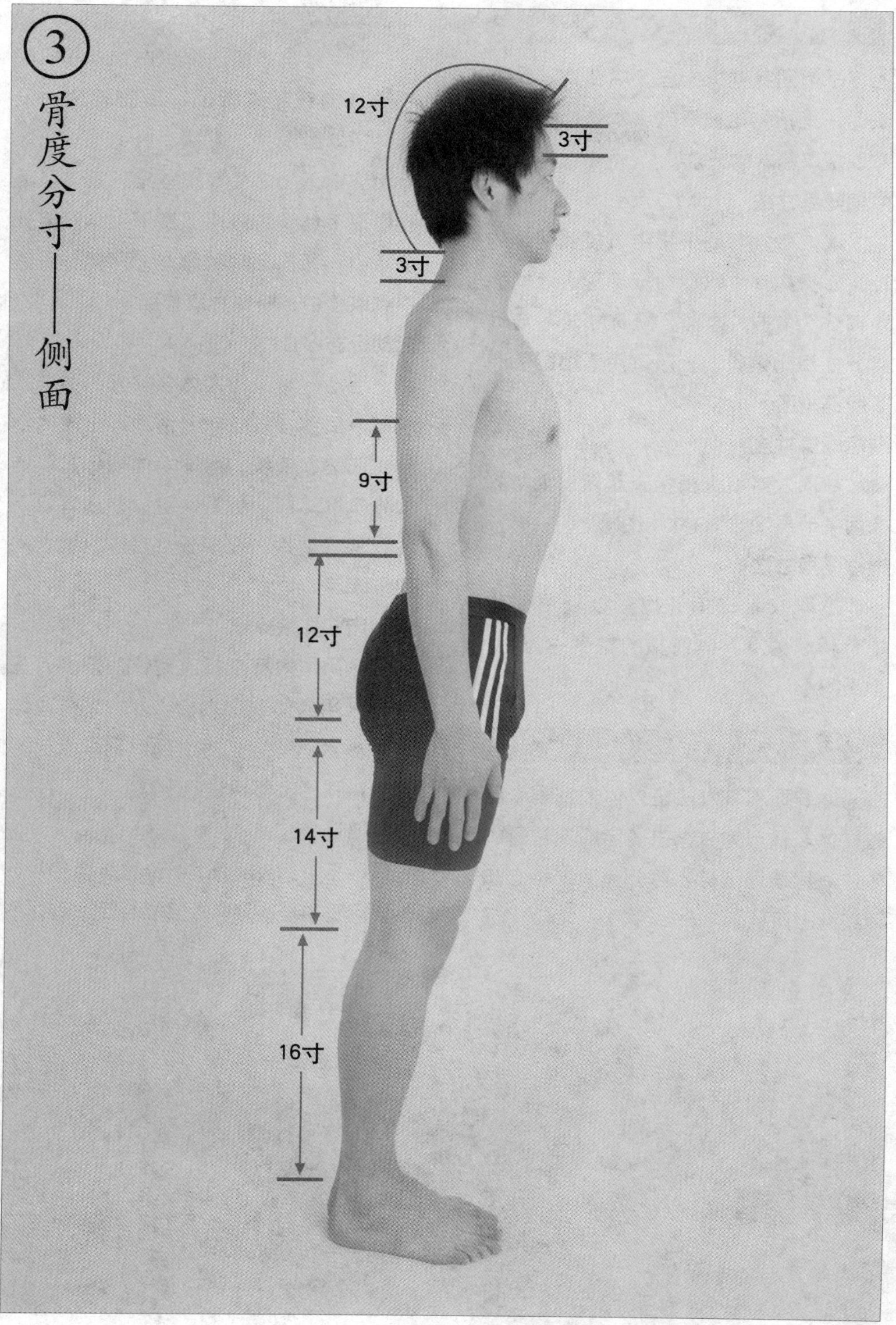

手指同身寸取穴法

手指同身寸取穴法又叫“指寸定位法”，是指依据被取穴者本身手指的分寸以量取腧穴的方法。

中指同身寸法

以被取穴者的中指中节桡侧两端的纹头（拇指、中指屈曲成环形）之间的距离作为1寸。这种“同身寸法”与骨度分寸相比偏长，一般适用于小腿部和下腹部（图④）。

拇指同身寸法

被取穴者将大拇指竖起，以拇指的指间关节宽度作为1寸（图⑤）。

横指同身寸法

被取穴者四指并拢，以其中四指中节横纹为准，其四指的宽度约为3寸（图⑥）。

体表标志取穴法

体表标志取穴法是以体表解剖学的各种体表标志为依据来确定腧穴位置的方法。体表解剖标志可分为固定标志和活动标志两种。

固定标志

固定标志是指人体中由骨节和肌肉所形成的突起或凹陷、五官轮廓、发际、指（趾）甲、乳头、脐窝等。如腓骨小头前下凹陷处取阳陵泉；第二骶后孔中取下髎；腓肠肌肌腹下尖角凹陷处取承山；两眉之间取印堂；两乳头连线中点取膻中；脐中央取神阙。

活动标志

活动标志是指人体各部分的关节、肌肉、肌腱、皮肤随着活动而出现的空隙、凹陷、皱纹、尖端等体表标志。例如张口取耳门、听宫、听会；闭口取下关；外展拇指，在拇长、短伸肌腱之间取阳溪等。

常用定穴体表标志

应用体表解剖标志定位法需要首先确定常用的体表定穴标志。如果传统体表标准术语有完全对应的解剖学术语，则直接采用，不再进行定义。

● 头部

前发际正中：头部有发部位的前缘正中。

后发际正中：头部有发部位的后缘正中。

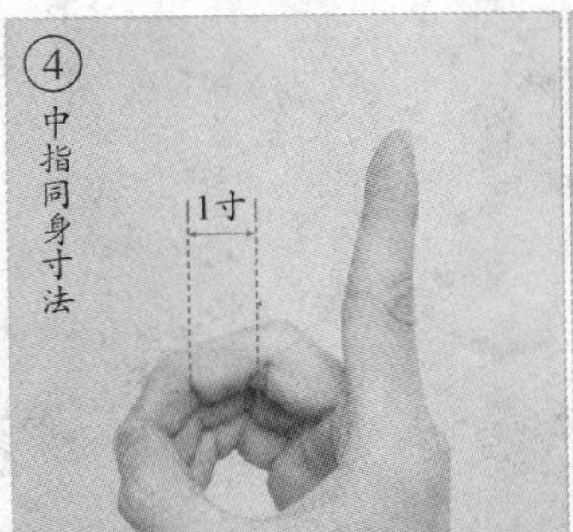

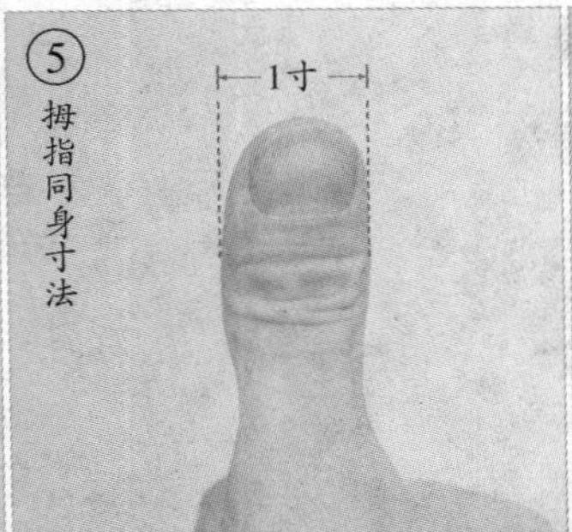

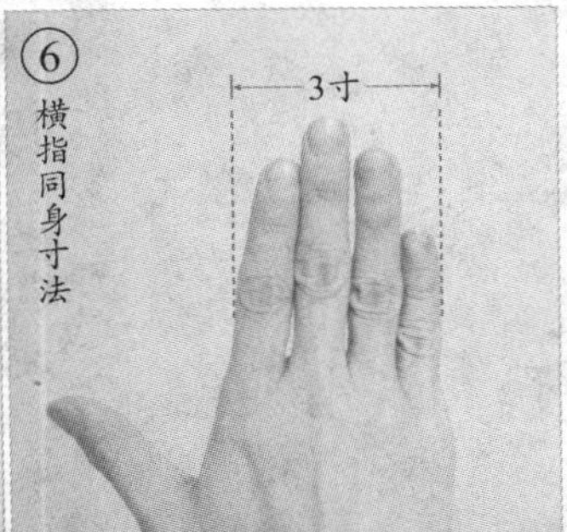

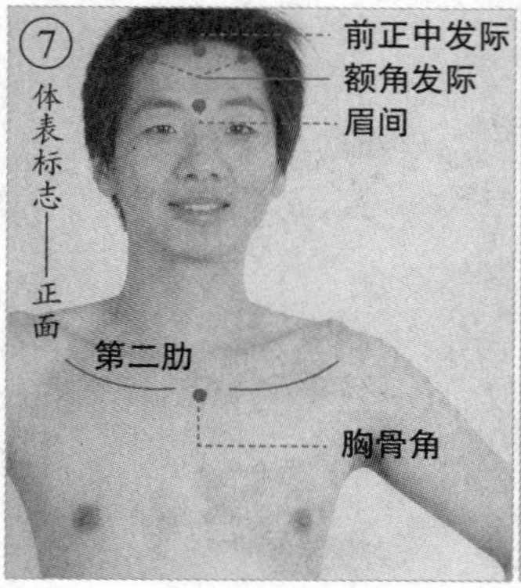

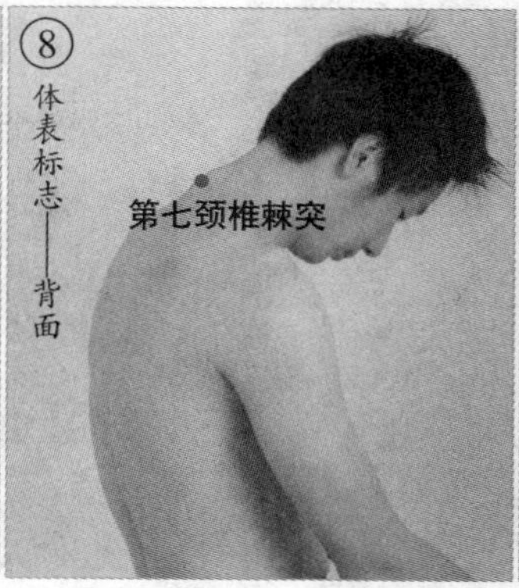

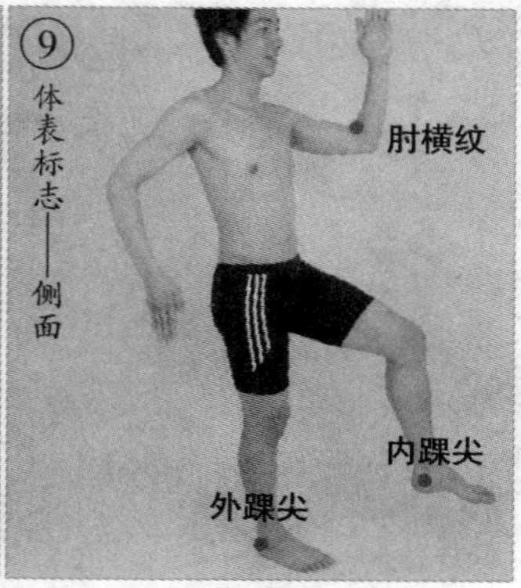

额角发际：前发际额部曲角处即是。

眉间：两眉头之间的中点。

耳尖：当耳向前折时耳的最高点处。

● 胸胁部

第二肋：平胸骨角或锁骨下可触及的肋骨即第二肋（图⑦）。

第四肋间：男子乳头平第四肋间。

● 颈背腰骶部

第七颈椎棘突：颈后隆起最高且能随头旋转而转动者即为第七颈椎棘突（图⑧）。

第二胸椎棘突：直立，两手下垂时，两肩的胛骨上角连线与后正中线的交点即是。

第三胸椎棘突：直立，两手下垂时，两肩胛冈内侧端连线与后正中线的交点。

第七胸椎棘突：直立，两手下垂时，两肩胛骨下角的水平线与后正中线的交点。

第十二胸椎棘突：直立，两手下垂时，平两肩胛骨下角与两髂嵴最高点连线的中点。

第四腰椎棘突：两髂嵴最高点连线与后正中线的交点。

第二骶椎：两髂后上棘连线与后正中线的交点。

骶管裂孔：取尾骨上方左右的骶角，与两骶角平齐的后正中线上。

● 上肢部

肘横纹：屈肘90度时肘窝处横纹或与肱骨内上髁、外上髁连线相平（图⑨）。

赤白肉际：手掌、手背皮肤移行处；足底、足背皮肤移行处。

● 下肢部

腘横纹：腘窝处横纹。

外踝尖：外踝最凸点（图⑨）。

内踝尖：内踝最凸点（图⑨）。

简易快速取穴法

简便取穴法，是指取穴时结合一些简便的活动标志来取穴的方法。例如：

● 血海：被取穴者正坐屈膝，取穴者面对被取穴者，用手掌按在被取穴者的膝盖上，拇指尖指处即为本穴（图⑩）。

● 风市：自然立正垂臂，股外侧中指端所指之处即为本穴（图⑪）。

● 天府：被取穴者正坐，前臂向前伸展，鼻尖正对的地方即为本穴（图⑫）。

● 列缺：两手虎口自然平直相交，食指

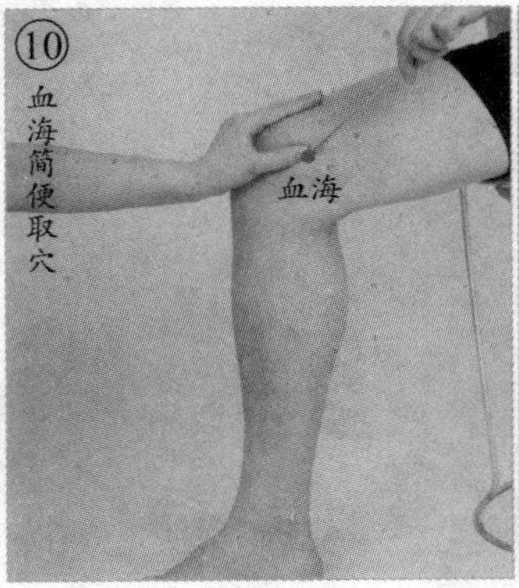

⑩ 血海简便取穴

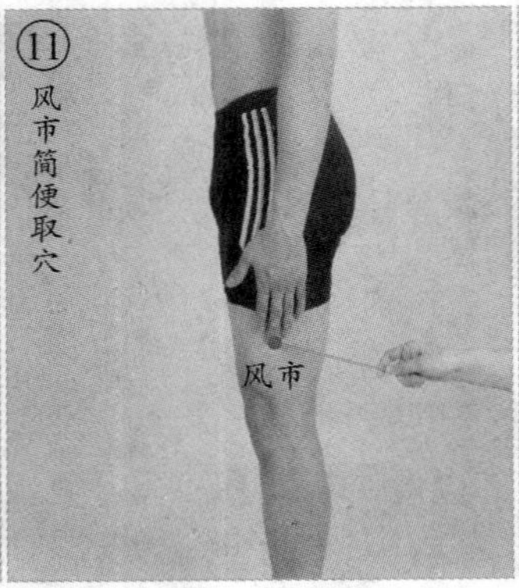

⑪ 风市简便取穴

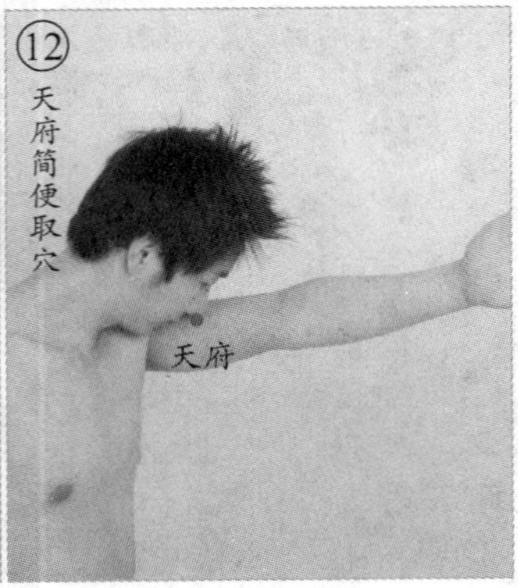

⑫ 天府简便取穴

尖端所指处即是。

- 百会：两耳尖直上连线中点即是。
- 劳宫：半握拳，中指指尖压在掌心的第一横纹处即是。

取穴时应注意什么

利用取穴参照

全身的经穴，督脉和任脉位于正中线，它们的穴位较易确定，因此任、督脉的穴位常可作为两旁经穴定位的参考依据。而头部和肩部的腧穴比较复杂，取穴时须仔细分辨。取肢体外侧面的穴位时，主要观察筋骨的凹陷等骨性标志；而取形体内侧面的穴位时，除注意体表标志外，还应注意动脉的搏动等。

采取适当姿势取穴

某些穴位应采取坐姿取穴，而某些穴位则以卧式取穴为宜；有些穴位应伸直肢体取之，而有些穴位则应屈曲肢体取之。

善用手指及辅助工具

人体各个部位的大小因人而异，差别很大，故作为取穴一个大致的标准，一般是采用手指的宽度辅助测量。

用手指找穴位时，通常采用的主要有触、捏、按三种方法。

- 触法：用手指抚摸皮肤表面，有刺痛感、麻胀感的位置就是穴位。
- 捏法：用拇指和食指轻轻捏起皮肤，有痛感或麻胀感的位置就是穴位。
- 按法：用拇指、食指和中指的指腹垂直按压皮肤。发硬、有压痛和紧张感的位置就是穴位。

此外，为了更准确地确定某些穴位的位置，还可以用辅助工具，如用带子来找与脐同高的穴位。

腧穴的基本按摩手法

弹法

【方法】 用单手中指扣住食指，然后用食指做拨动滑脱动作，使食指指背弹打在某一部位上（图①、②）。

【要点】 弹打的强度需由轻渐重。

【作用】 通利关节，放松肌肉，祛风散寒，消除疲劳，理气和中，健脾和胃，疏通经络。

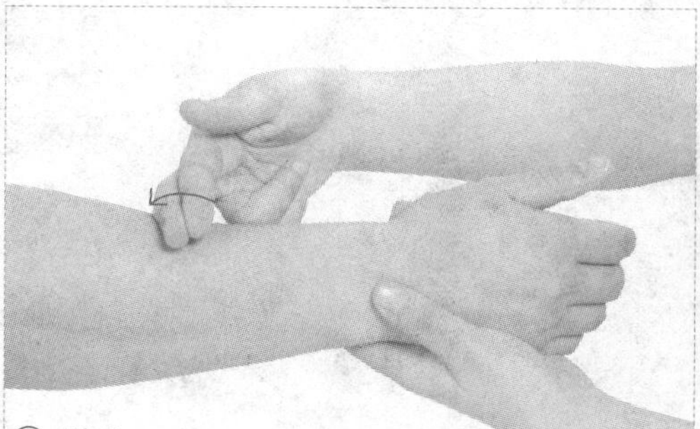

① 弹法1

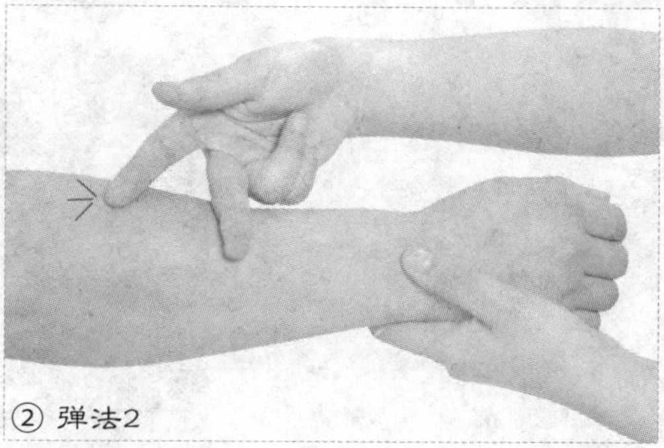

② 弹法2

拨法

【方法】 将手指端嵌入软组织缝隙中，然后做横向的拨动，称为拨法。临床上常分为拇指拨法、掌指拨法及肘拨法。以拇指螺纹面按于施治部位，以上肢带动拇指，垂直于肌腱、肌腹、条索间，往返用力推动称为拇指拨法（图①）；以一手拇指指腹置于施治部位，另一手手掌置于该拇指之上，以掌发力，以拇指着力，垂直于肌腱、肌腹、条索间，往返推动，称为掌指拨法（图②）；以尺骨鹰嘴着力于施治部位，垂直于肌腹往返用力推动，称为肘拨法。

【要点】 垂直用力，刮拨的方向可根据病变部位走向而定。本法刺激量较强，多与其他手法配合使用。

【作用】 缓解肌肉痉挛，松解组织粘连，舒筋通络，滑利关节，消肿止痛。

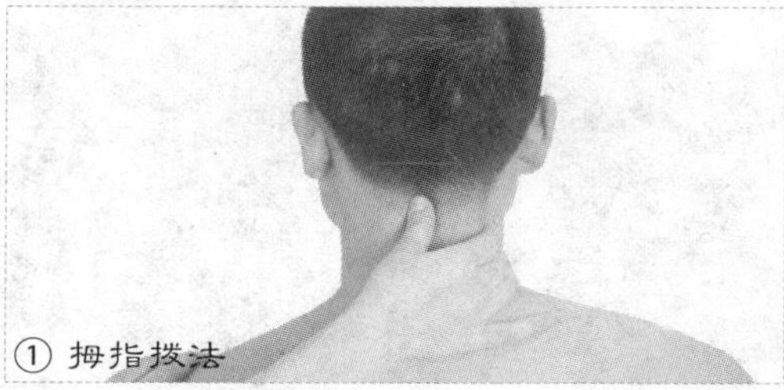

① 拇指拨法

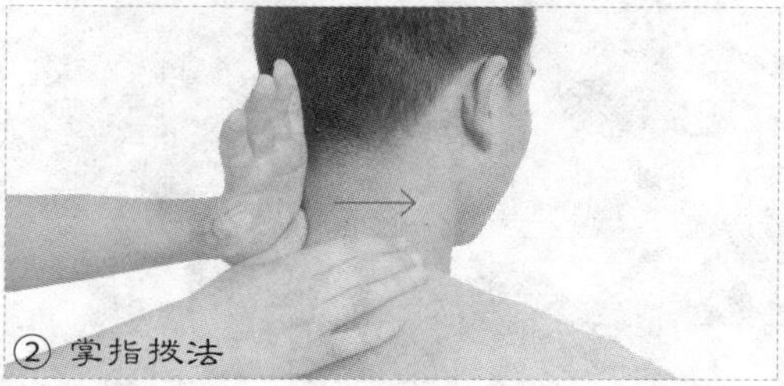

② 掌指拨法

推法

【方法】 用手指指腹、手掌或拳面着力于人体一定部位或穴位上，用力向一定方向推动。临床上常分为平推法、直推法、旋推法、分推法（图①）、一指禅推法等。平推法又分为拇指平推法、掌平推法和肘平推法。用拇指指腹着力，按经络循行或肌纤维平行方向推进，称为拇指平推法（图②、③）；用手掌掌面平贴于皮肤上，以掌根为重点，向一定方向推进，或双手掌重叠向一定方向推进，称为掌平推法；屈肘后用肘关节鹰嘴突着力向一定方向推进，称为肘平推法。

【要点】 肩及上肢放松，着力部位紧贴体表部位或穴位，运用适当的压力，进行单方向的直线移动。

【作用】 疏通经络，行气止痛，放松皮肤，调和气血。

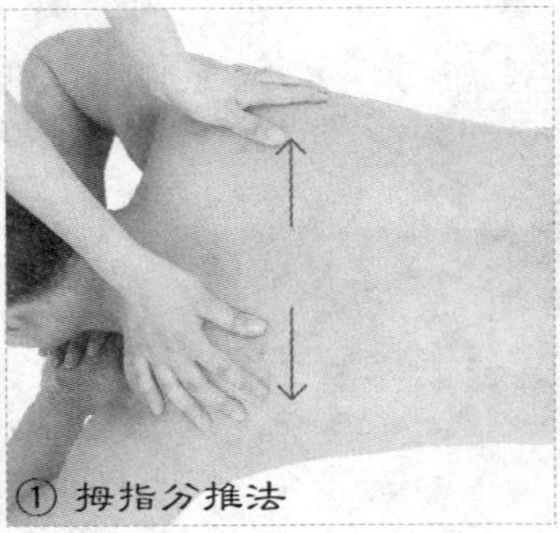
① 拇指分推法

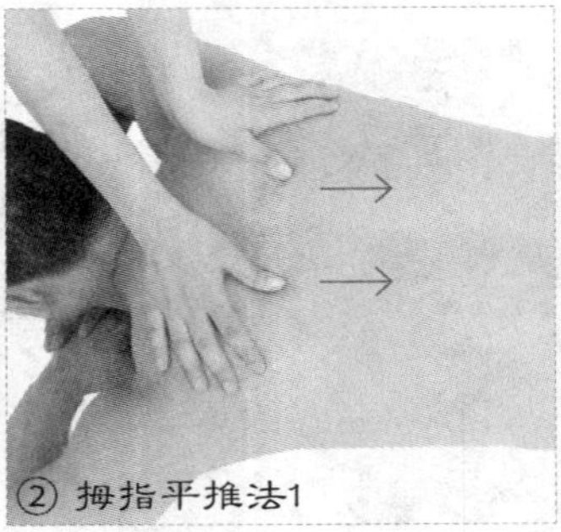
② 拇指平推法1

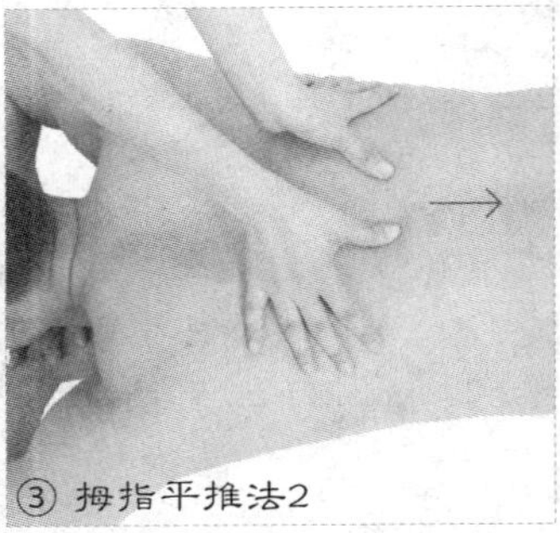
③ 拇指平推法2

按法

【方法】 用手指指腹或手掌掌面着力于治疗部位或穴位上，逐渐用力下按，按而留之（不捻动）。临床上常分为指腹按、屈指按（图①）、屈肘按（图②）、双掌重叠按（图③）。指腹按，是用手指指腹下按；屈指按，是用屈曲的指间关节突起部下按；屈肘按是按摩者屈肘，用肘关节鹰嘴突起下按；双掌重叠按，一般是按摩者腕背屈，右手手掌放于左手手背上，双手重叠下按。

【要点】 垂直下按，固定不移，用力由轻逐渐加重，稳而持续，忌用暴力。

【作用】 疏松肌筋，消除肌肉紧张，温中散寒，调和气血，抑制神经亢进，缓解神经性疼痛。

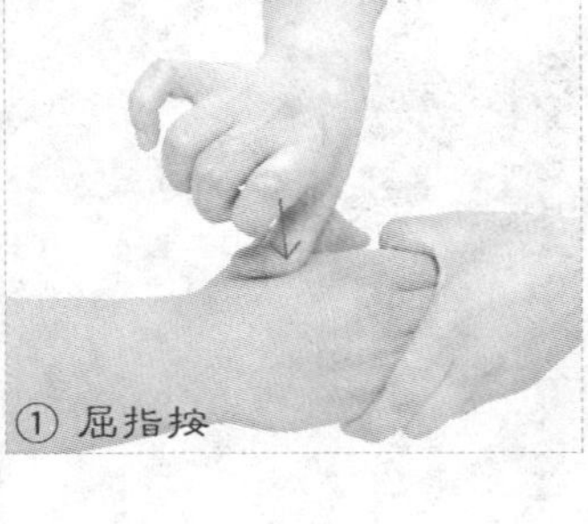
① 屈指按

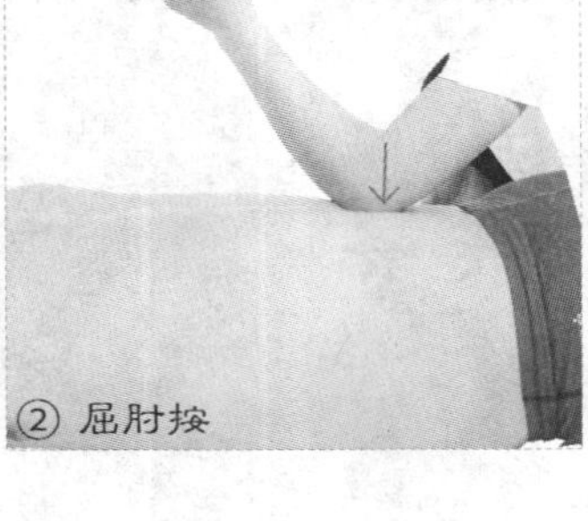
② 屈肘按

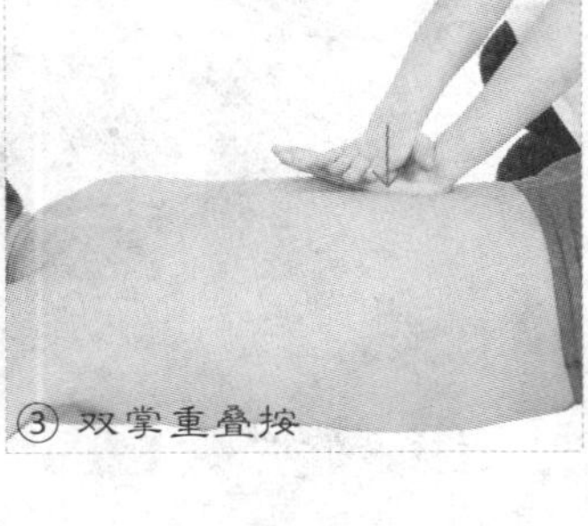
③ 双掌重叠按

揉法

【方法】用手指指腹、手掌鱼际部或手掌掌面吸附于身体体表部位或穴位上，轻柔缓和地回旋揉动。临床上常分为指揉法、鱼际揉法（图①）、掌揉法（图②）。用手指指腹或指端轻按在某一穴位或部位上，做轻柔的小幅度回旋揉动，称为指揉法；用手掌的大、小鱼际部分，吸附于一定的部位或穴位上，轻柔地回旋揉动，称为鱼际揉法；用掌根部着力，手腕放松，以腕关节连同前臂作小幅度的回旋揉动，称为掌揉法。

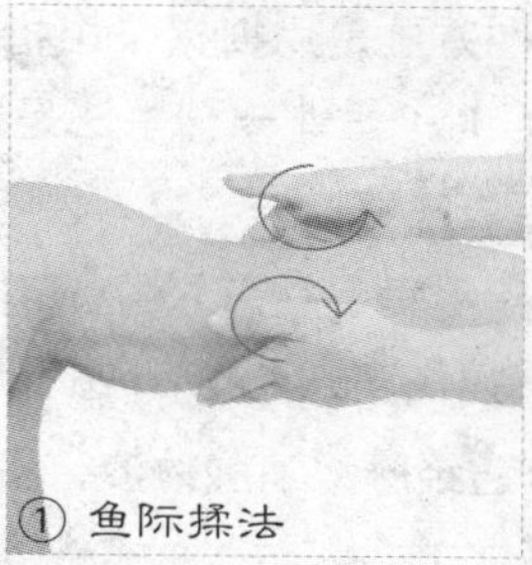
① 鱼际揉法

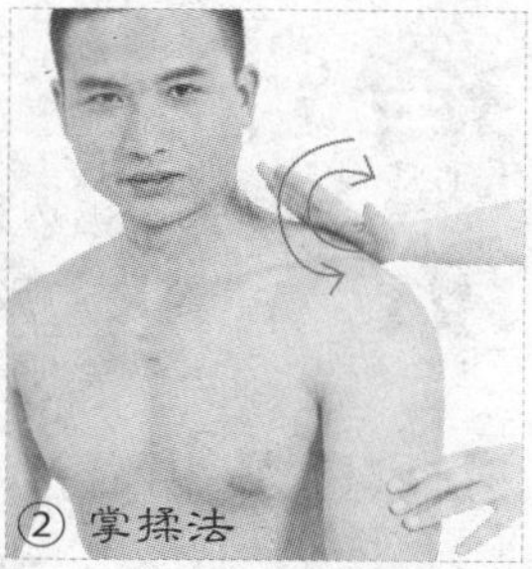
② 掌揉法

【要点】轻按于治疗部位上，带动该处皮下组织一起揉动。

【作用】宽胸理气，消积导滞，活血化瘀，疏通经络，消肿止痛，缓解疲劳。

摇法

【方法】以关节为轴心，摇动肢体并使之顺势做回旋运动，双轴和多轴关节都可进行，如腕关节摇动、肩关节摇动等。临床上习惯将缓慢地摇动称为运法，将大幅度地转摇称为盘法。颈部摇法，可让被按摩者取坐位，颈部放松，按摩者站在其侧后方，一手扶住被按摩者后枕部，另一手托住其下颌，做缓慢的环旋摇动（图①、②）；腰部摇法，被按摩者站立，弯腰扶住床边，按摩者站在其侧后方，一手扶住其腹部，另一手扶住其腰部，两手相对用力，环旋摇动腰部；肩部摇法，以右肩为例，按摩者站在被按摩者右后方，左手扶按被按摩者的右肩，右手握住被按摩者的右腕部，环旋摇动肩关节，也可以用右手提住被按摩者右腕，环旋摇动其肩关节（图③、④）；膝部摇法，被按摩者仰卧，按摩者站在其身侧，一手扶膝，一手托踝，环旋摇动膝关节，也可俯卧，按摩者一手扶大腿下段的后侧，另一手扶足跟部，环旋摇动膝关节。

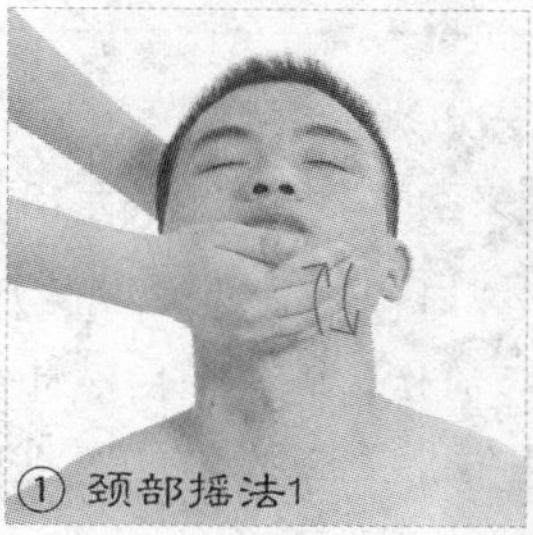
① 颈部摇法1

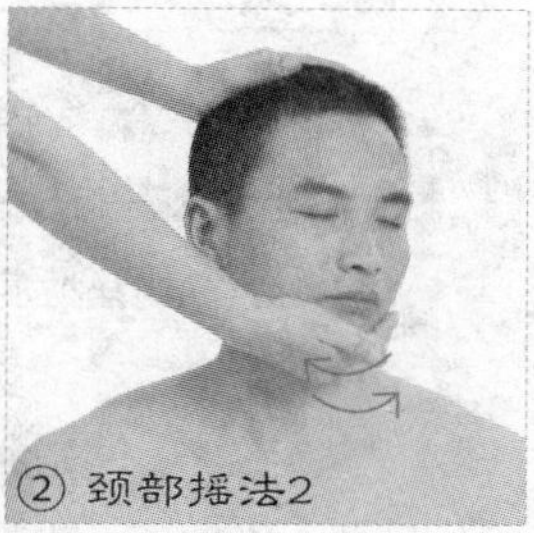
② 颈部摇法2

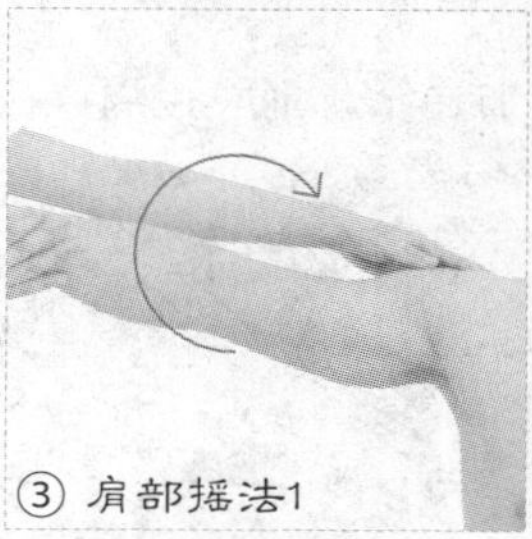
③ 肩部摇法1

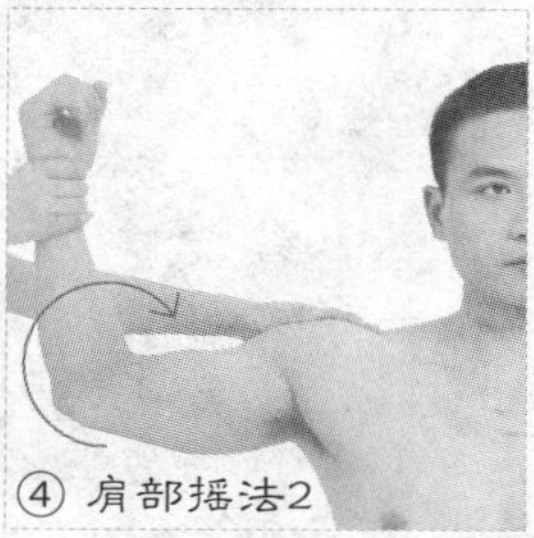
④ 肩部摇法2

【要点】摇转幅度大小依关节病情适度调整，因势利导，适可而止，操作时除摇动关节外，身体其他部位不应晃动。

【作用】松解粘连，滑利关节，增加肢体活动能力。

掐法

【方法】一种方法是用拇指、中指或食指在身体某些穴位上，做持续的掐压（图①、②）；另外一种手法是用一手或两手拇指做一排排轻巧而密集的掐压，边掐边向前推进。

【要点】用指甲垂直按压穴位，用力较重而刺激面积较小，不宜用力抠，以免力度过重损伤皮肤。

【作用】刺激穴位，疏通经脉，消肿散瘀，镇静安神，开窍。

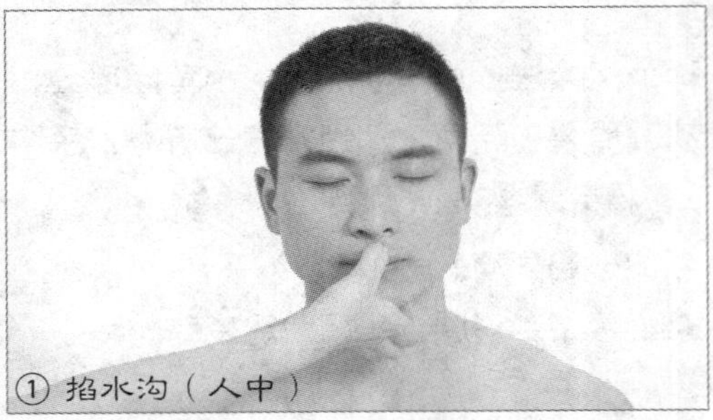
① 掐水沟（人中）

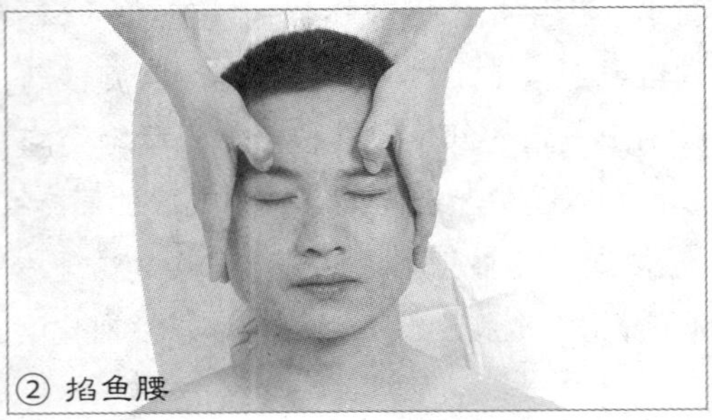
② 掐鱼腰

擦法

【方法】擦法分为手指擦法、鱼际擦法和掌擦法。用拇指、食指、无名指和小指的指腹来回摩擦肌肤称为手指擦法；用手掌的大鱼际或小鱼际来回摩擦肌肤称为鱼际擦法（图①、②、③）；用手掌来回摩擦肌肤称为掌擦法（图④）。

【要点】上肢放松，腕关节自然伸直，用全掌、大鱼际或小鱼际为着力点，以上臂带动手做上下或左右的直线往返摩擦，作用力浅，仅作用于皮肤及皮下。

【作用】益气养血，活血通络，消肿止痛，祛风除湿，通经散寒，疏通气血。

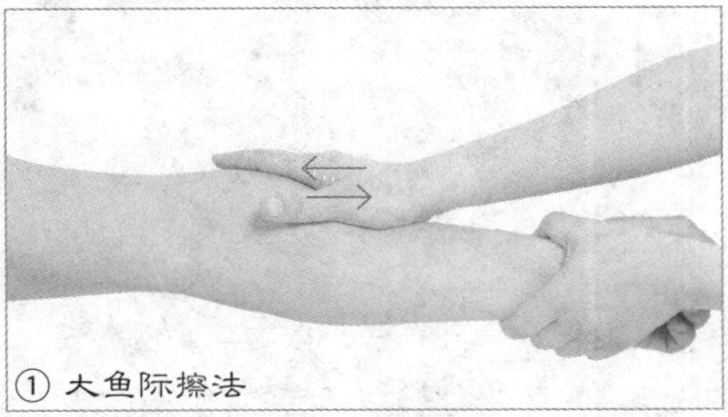
① 大鱼际擦法

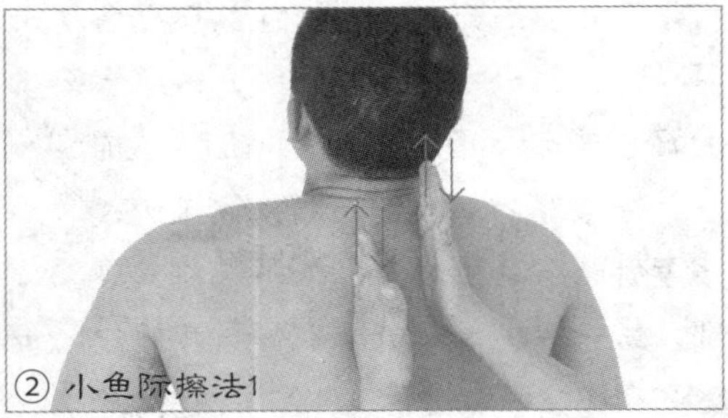
② 小鱼际擦法1

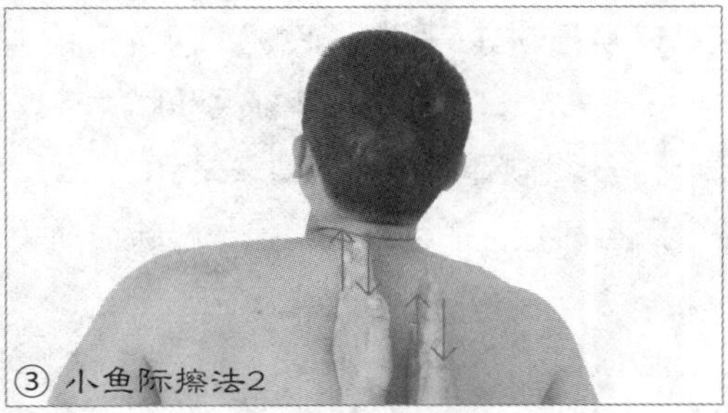
③ 小鱼际擦法2

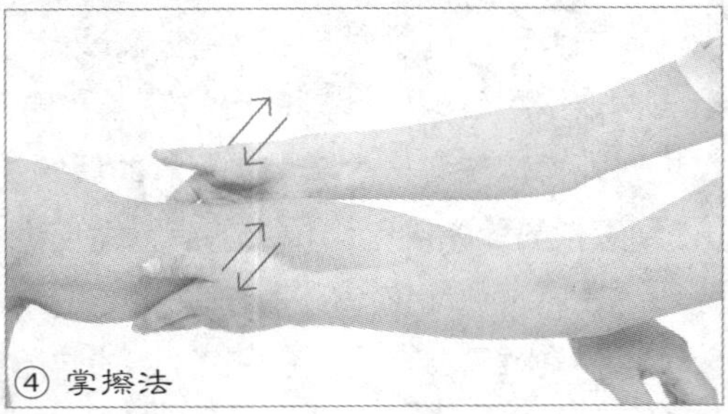
④ 掌擦法

抖法

【方法】用单手或双手握住肢体远端，如腕、踝等，做连续的、小幅度的、频率较高的上下抖动。临床上常用于上肢（图①）、下肢（图②）和腰部，其力量作用于肌肉、关节及韧带。

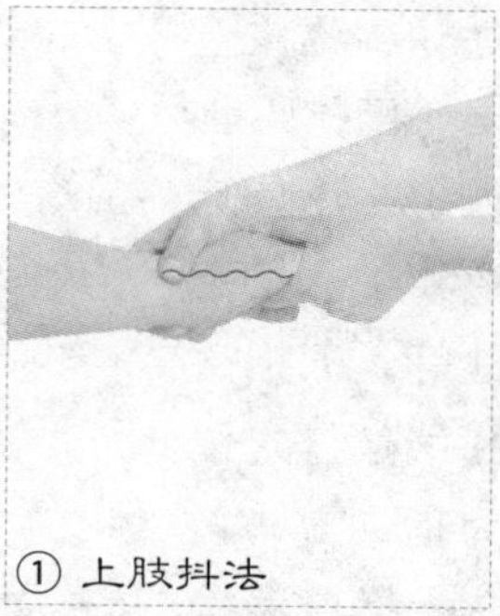
① 上肢抖法

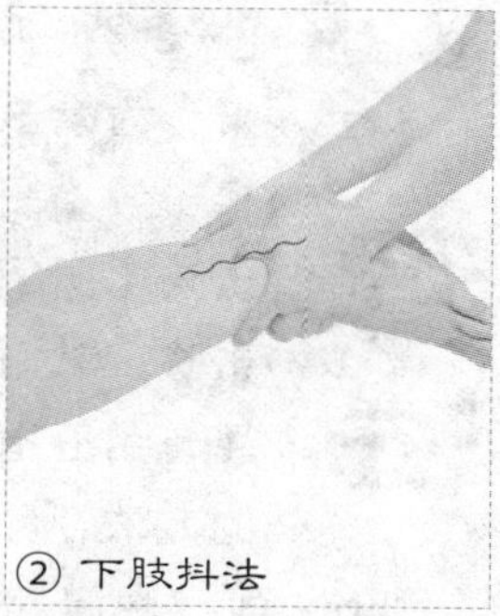
② 下肢抖法

【要点】操作时握住被按摩者肢体的远端，在牵拉的同时用柔劲做上下抖动，使被按摩者的肢体随着抖动的力量呈现出波浪样的起伏。

【作用】舒展筋骨，滑利关节，消除疲劳，增强人体体质。

啄法

【方法】手指自然屈曲呈爪状或聚拢呈梅花状，用腕部上下屈伸摆动带动指端着力，垂直于按摩部位，呈鸡啄米状（图①、②）。

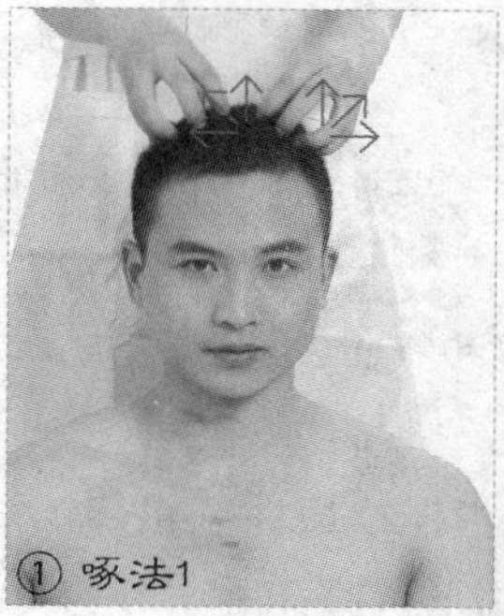
① 啄法1

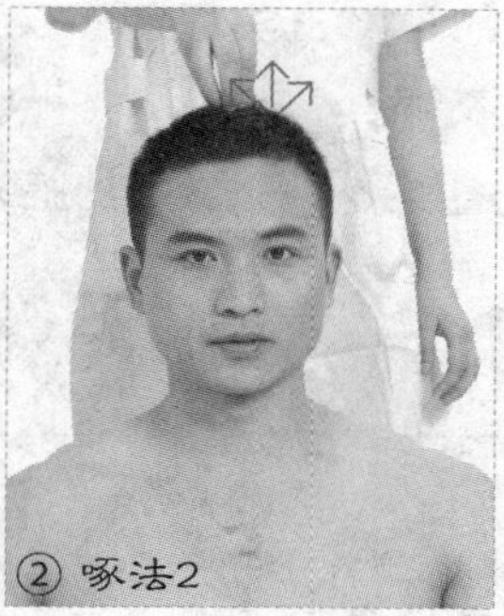
② 啄法2

【要点】腕部放松，以腕施力，力度均匀和缓。

【作用】安神醒脑，疏通气血，活血化瘀。

拿法

【方法】用拇指、食指和中指，或用拇指和其余四指的指腹，相对用力紧捏一定部位或穴位，并提起，一松一紧地拿按。本法常作为推拿的结束手法使用，适用于肩部（图①）、颈项（图②）、四肢等部位。

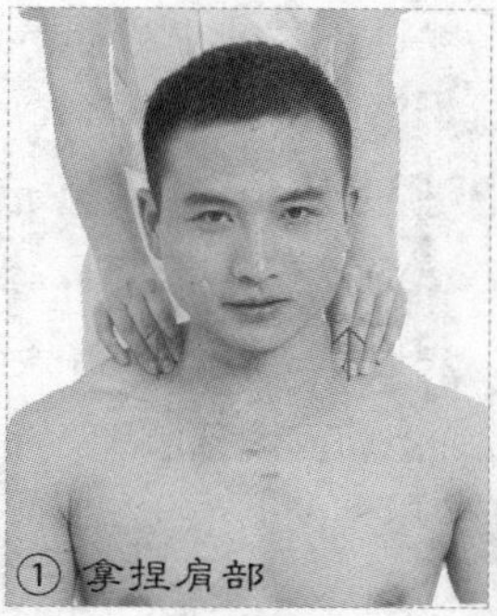
① 拿捏肩部

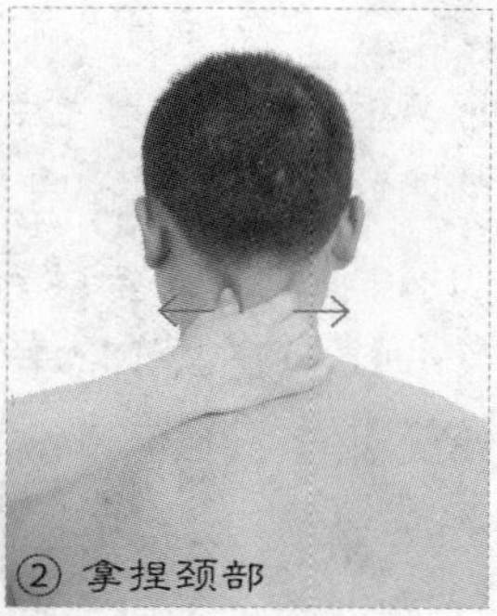
② 拿捏颈部

【要点】手腕放松，灵活用力，动作缓和而连贯。

【作用】祛风散寒，舒筋通络，开窍止痛。

叩击法

【方法】叩击法在临床上常分为拳击法（图①）、棒击法（图②）、小鱼际击法（图③、④）、指尖击法、掌击法等。五指微屈，用五指指端敲打穴位的方法，称为指尖击法，适用于头面、胸腹部；手指自然松开，手腕伸直，用掌根叩击体表，称为掌击法，适用于头顶、腰臀及四肢部；拳击法适用于腰背及四肢部；小鱼际击法适用于腰背及四肢部；棒击法适用于头顶、腰背及四肢部。

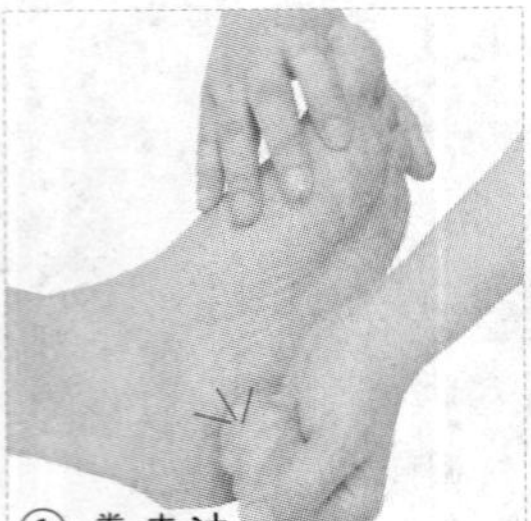
① 拳击法

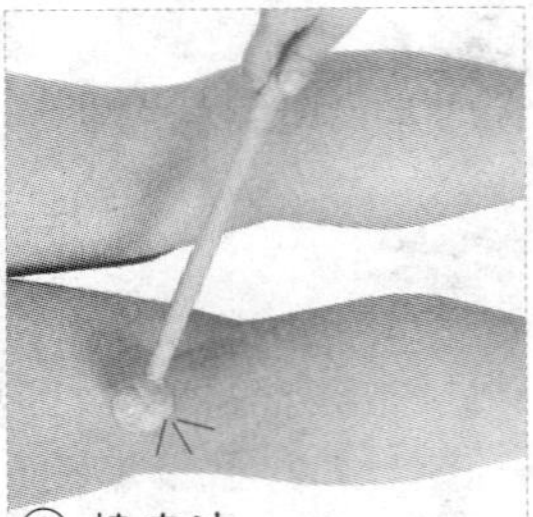
② 棒击法

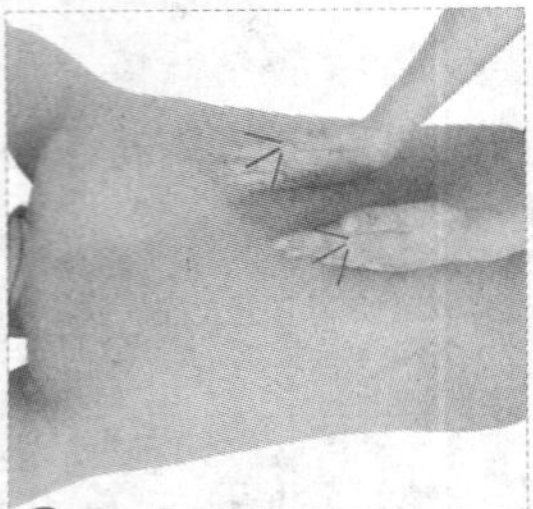
③ 小鱼际击法1

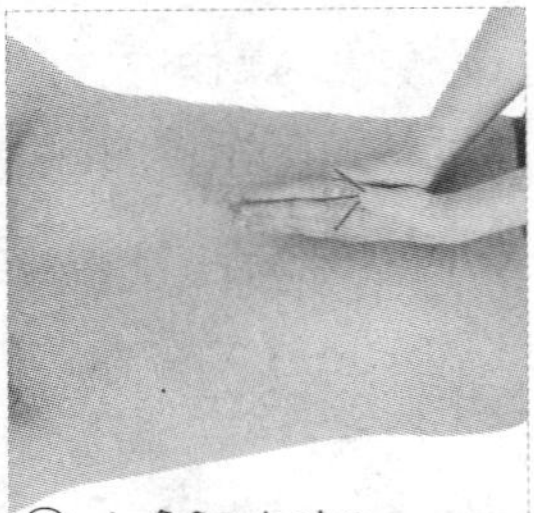
④ 小鱼际击法2

【要点】按摩者的腕关节要放松，用力要快速而短促，垂直叩击体表，速度要均匀而有节律。

【作用】舒筋通络，调和气血，缓解疲劳。

点法

【方法】用指端或屈曲的指间关节突起部位为着力点，按压于某一治疗点上，称为点法。临床上常分为拇指端点法、屈拇指点法和屈食指点法三种。拇指端点法是以拇指端为着力点压于治疗部位（图①）；屈拇指点法是以手握拳，拇指屈曲抵住食指中节的桡侧面，以拇指指间关节桡侧为着力点压于治疗部位（图②）；屈食指点法是以手握拳并突出食指，用食指近节指间关节为着力点压于治疗部位。

【要点】点按胸部时要迎随呼吸，在被按摩者呼气时点按；点按腰部肾俞穴时，方向由内略向上斜；点按委中穴时，被按摩者双膝跪于床上，按摩者用拇指端点法，用力向上时，放射感向上传，用力向下时，放射感传到足跟。

【作用】开通闭塞，活血止痛，调整脏腑。

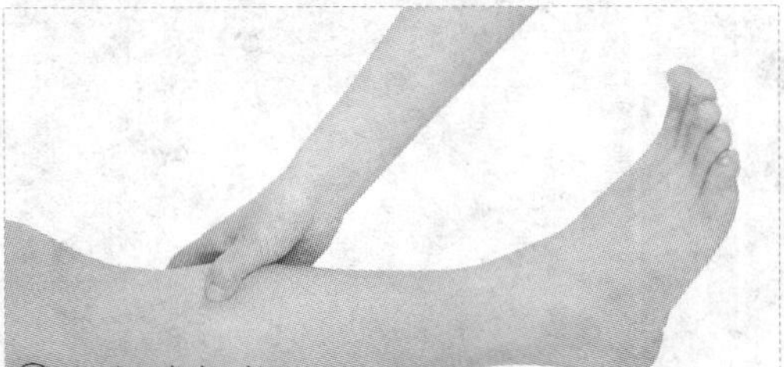
① 拇指端点法

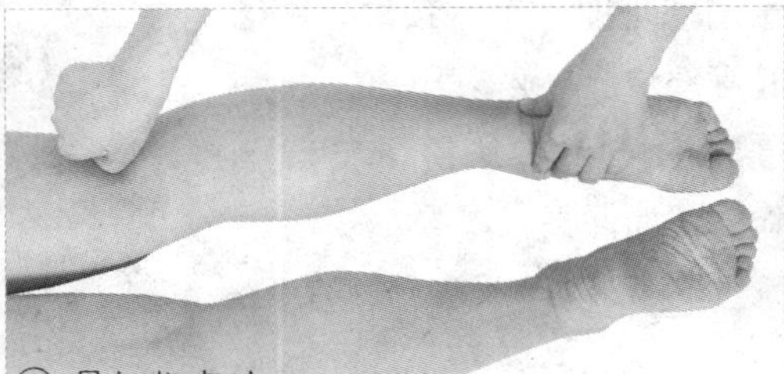
② 屈拇指点法

捏脊法

【方法】用双手拇指、食指和中指指腹捏拿脊柱两侧的肌肤，用力均匀逐渐捻动向前移（图①、②）。

【要点】拇指在下，食指、中指在上，相对用力地提捏被按摩者的皮肤，用力宜适当、均匀。

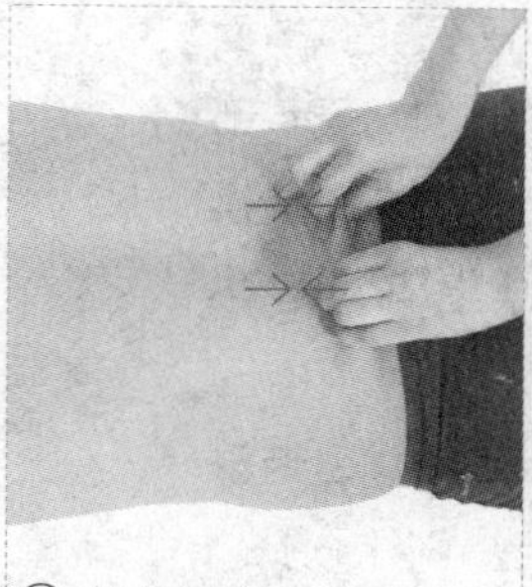
① 捏脊法1

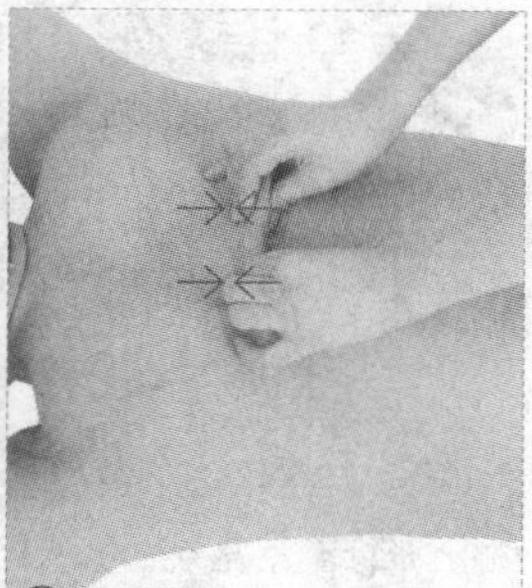
② 捏脊法2

【作用】疏通经络，调和气血，祛除邪气。

振法

【方法】用单手指腹或手掌掌面紧贴身体某一部位或穴位上，做持续震颤的一种手法，也可双手重叠进行。临床上常分为指振法（图①）和掌振法（图②）两种。

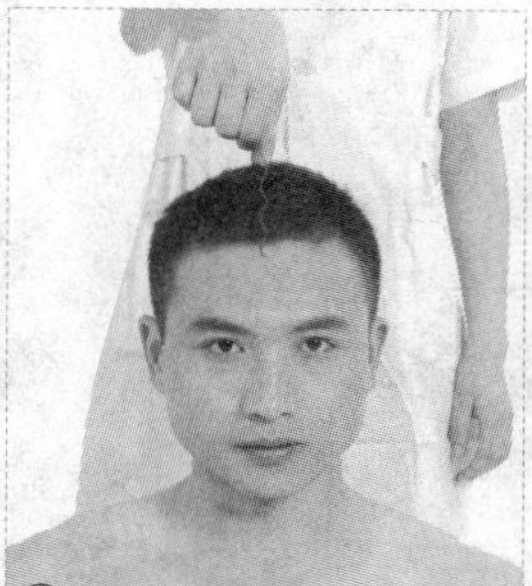
① 指振法

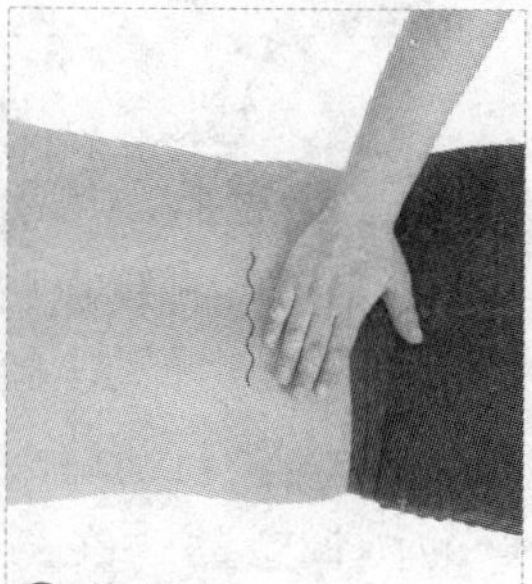
② 掌振法

【要点】主要依靠前臂和手部的肌肉持续用力，使力量集中于指腹或手掌，形成震动力，使按摩部位随之发生震颤，在操作时需注意，按摩者的手始终不能离开被按摩者的治疗部位。

【作用】通行腹气，调理胃肠功能，调节神经，解痉止痛，放松肌肉，缓解疲劳。

摩法

【方法】用手掌掌面或手指指面轻放于体表治疗部位，以一点为中心，做环形的、有节律的抚摩。临床上常分为指摩法（图①）和掌摩法（图②）两种。用手指指面进行按摩称为指摩法；用手掌掌面进行按摩称为掌摩法。

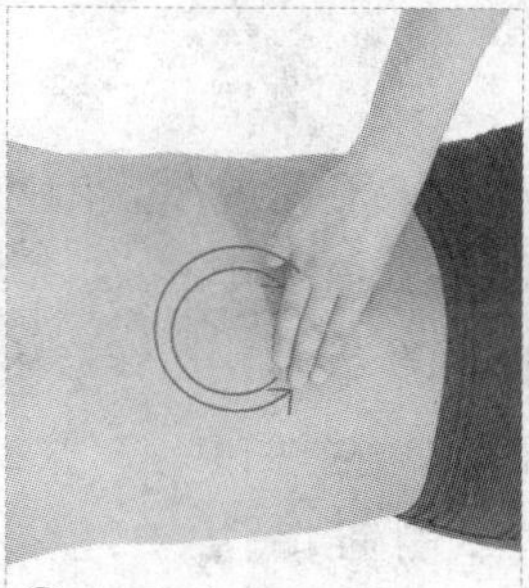
① 指摩法

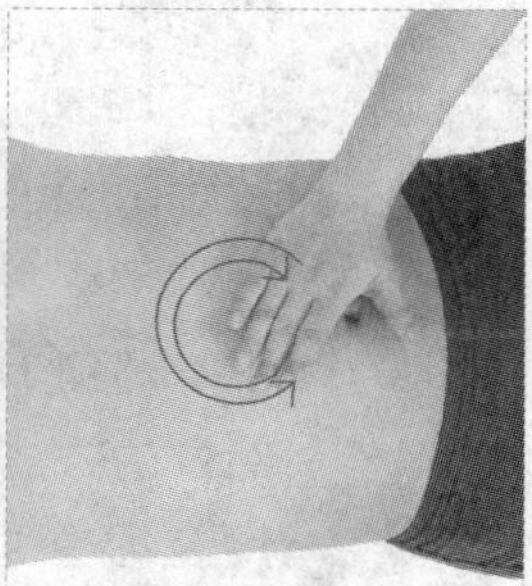
② 掌摩法

【要点】以腕关节连同前臂做轻缓而有节律的盘旋摩擦，直至被按摩者肌肤产生一定的温热感。

【作用】祛除寒邪，理气和中，健脾和胃，疏通经络，活血止痛，化瘀散积。

搓法

【方法】用双手的掌面或掌侧挟住身体一定部位，相对用力做快速搓揉动作，同时做上下往返移动，其作用力可达肌肉、肌腱、筋膜、骨骼、关节囊、韧带等处。临床上常分为掌搓法（图①）、侧掌搓法（图②）。

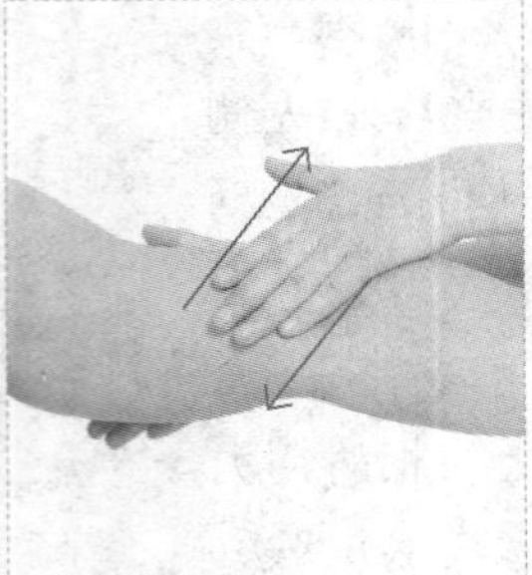

① 掌搓法

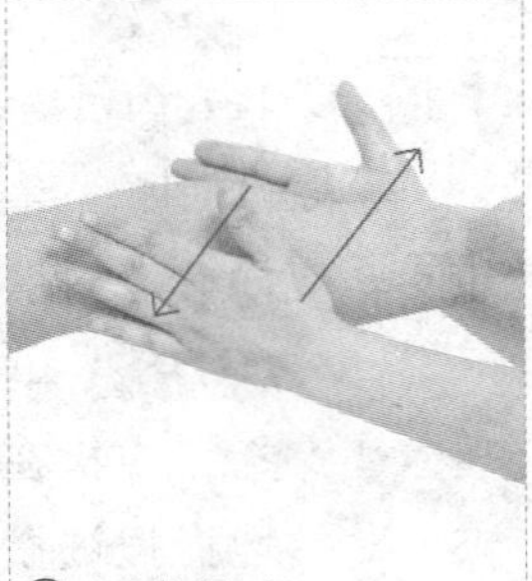

② 侧掌搓法

【要点】双手用力要对称，搓动要快，移动要慢。

【作用】调和气血，疏通经络，通利关节。

㨰法

【方法】将掌指关节略微屈曲，用手掌的背面小指尺侧部紧贴于皮肤体表处用力，连续摆动腕掌部，进行前臂旋转和腕关节屈伸的协调运动，在身体上滚动（图①、②）。

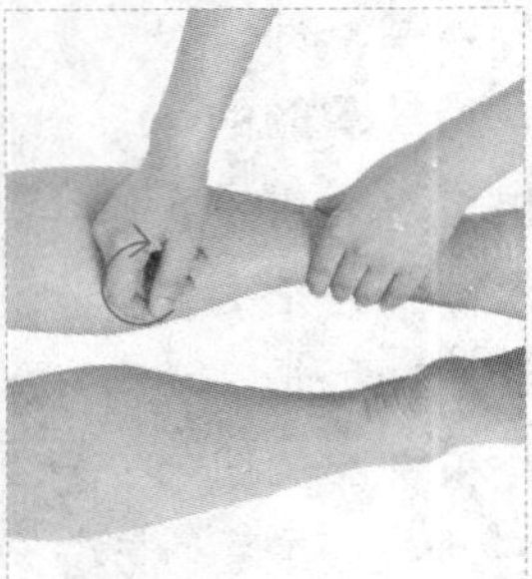

① 㨰法1

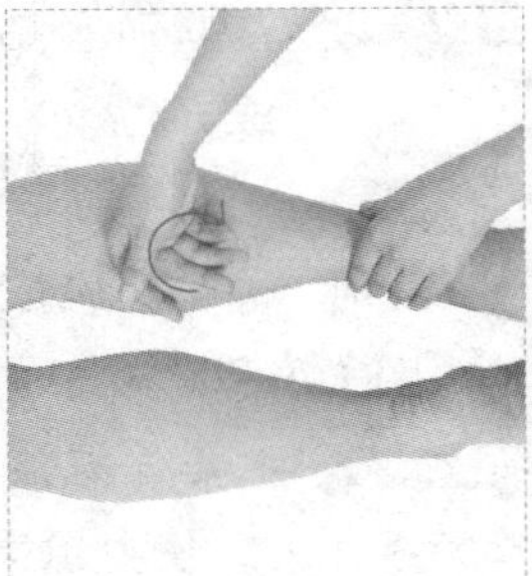

② 㨰法2

【要点】为了使㨰的动力集中到手指，在滚动前将手腕稍屈，各指略微伸开，手背平贴推拿部位以助发力。

【作用】疏通气血，祛除寒邪，通达经脉。

拍捶法

【方法】五指并拢，掌指关节微屈，用虚掌拍打（图①），或者五指并拢，用手掌尺侧（靠近手小指那侧）拍打身体某一部位的方法，称为拍法；用空心拳或拳侧面捶击身体某部位的方法，称为捶法（图②）。拍法分为指拍、指背拍和掌拍；捶法分为卧拳捶和侧拳捶。

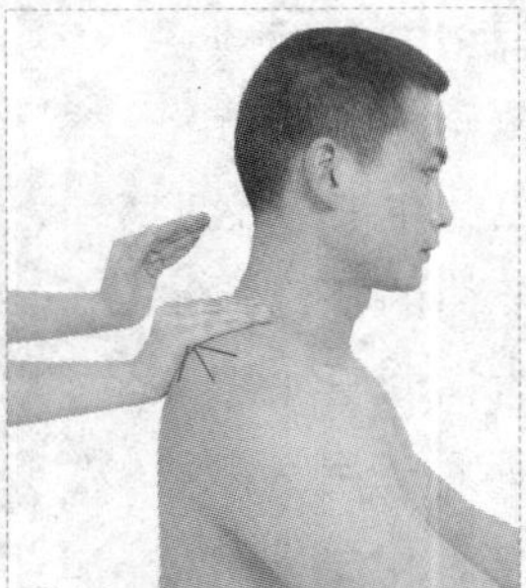

① 虚掌拍打

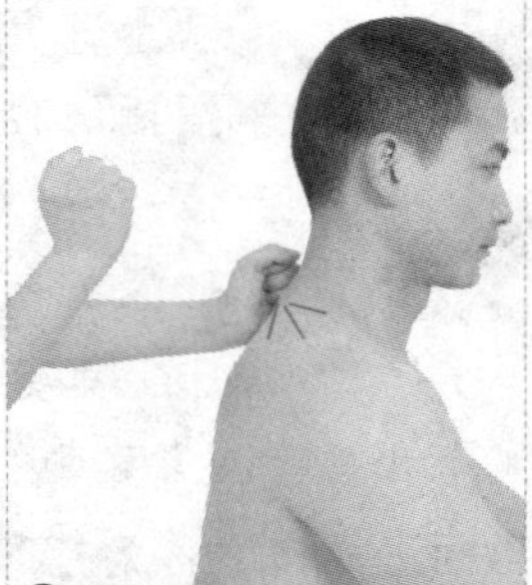

② 捶法

【要点】按摩者腕关节一定要放松，以腕发力，用力由轻而重，由慢而快，或一阵快、一阵慢交替操作，并且动作要协调。

【作用】行气活血，疏通经络，放松肌肉。

常见的按摩器具

常见器具	操作方法
木槌、按摩棒、击打棒	用木槌、按摩棒、击打棒击打肩部、背部、大腿等区域较大的部位，可以疏通筋骨、减轻疲劳；用按摩棒点压局部可增强按摩效果
牙刷、软毛刷、浴刷	利用牙刷、软毛刷、浴刷这些物体沿着经络的循行路线进行梳理或刷擦，可以代替按摩中的摩法或擦法，但不可将皮肤划破
核桃、小球	通常用手握住两个核桃或小球，用手指的运动带动核桃或小球相互摩擦转动，可达到锻炼手指灵活性的效果
鹅卵石	可脱掉鞋袜，赤脚走在公园的鹅卵石路上，也可以找一些大小匀称的鹅卵石在家踩踏锻炼，以达到按摩足底穴位的目的
牙签	将牙签绑成一束，进行穴位按摩，可以刺激穴位，增强按摩效果。可将牙签尖的和圆的部分分部位使用，达到不同的保健效果
梳子	用梳子进行按摩刺激穴位时，可做快速而连续的敲打，促进血液循环，缓解疲劳；也可按住不动，停留一会儿，刺激穴位
滚摩器	使用时将滚摩器放在想按摩的部位，稍稍用力，做上下移动，每次6～10分钟即可
热水袋	将热水袋用毛巾包好，放于疼痛部位10分钟左右可达到治疗效果
足底按摩器	踩上足底按摩器后，凸粒可以刺激足底，促进血液循环，缓解足部酸痛及全身疲劳

概述

按摩益处多

改善亚健康

经常接受按摩，能调节神经功能，改善大脑皮质兴奋状态，解除大脑的紧张和疲劳，改善血液循环，加速体内垃圾的排出，促进消化吸收和营养代谢，缓解肌肉痉挛，消除肌肉疲劳，促使身体完成从亚健康状态向健康状态的转变。

按摩尤其对亚健康症状中的慢性疲劳综合征有显著的改善作用。慢性疲劳综合征在中、青年人中均易出现，是一类表现为躯体症状，但在发生、发展、转化和防治方面与社会心理因素有密切关联的综合征。做全身保健按摩和足底保健按摩可有效地解除躯体和精神疲劳。

提高免疫力

有一项报告指出，适当地按摩穴位能提高免疫功能，抑制炎症。也有报告指出，对穴位进行长时间按摩还会增加皮质醇的副肾上腺皮质激素，皮质醇是一种具有抗炎作用的激素。

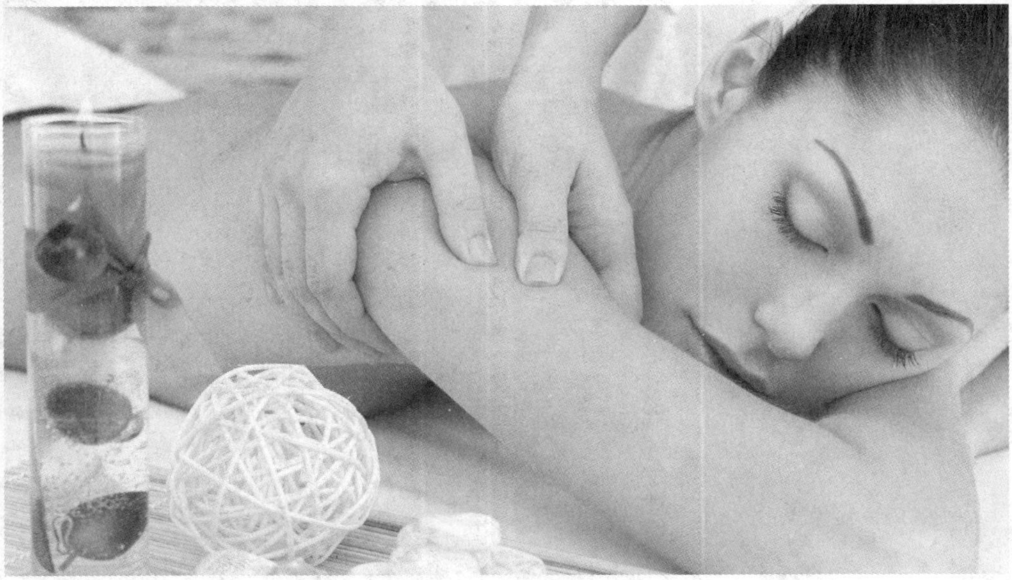

缓解酸痛感

专家指出，患颈肩腰腿痛的人，血清中的内啡肽含量与全血中的5－羟色胺均低于正常人。

按摩可以让血液中的生物活性物质恢复活力，从而增加肢体酸痛者体内内啡肽与全血中的5－羟色胺的含量，改善疼痛的状况。

增强肠胃功能

足三里穴是按摩中常用到的穴位，现代医学研究证明，刺激足三里穴可兴奋迷走神经，当迷走神经兴奋时，胃的“活动”也会变活跃，就能促进胃肠的功能，因此刺激足三里穴能提高胃肠功能。

促进血压稳定

有研究指出，按摩可以抑制交感神经的兴奋而使血压下降，也可以兴奋交感神经而使血压上升。

增强镇痛效果

在实施穴位按摩时，脑部会释放出一些类似脑啡肽功能的物质，起到镇静镇痛的作用。在非穴位的部位给予同样刺激时，则不会释放出类似物质。刺激非穴位的部位，虽然也会出现镇痛效果，但其机制不同，而且专家认为这样做反而会降低镇痛的效果。

修复软组织

进行局部按摩，可以促进局部血液循环，促进韧带、关节囊等软组织的代谢，改善韧带、关节囊的弹性，解除软组织粘连，促进软组织内水肿的吸收，以达到对受损软组织的修复作用。

中医加油站

家庭按摩与医疗按摩

医疗按摩是中医外治疗法之一，也是人类最古老的一种主要应用按摩以达到治病目的的物理疗法。

家庭按摩则是家人之间用手法按摩来养生保健的中医保健方法之一，以健身防病为主，诊疗伤病为辅。

家庭按摩属于保健医学的一个分支，主要是解除家人的精神和身体疲劳，让家人从心理和身体上得到放松。

概述

按摩的其他常识

按摩的适用病症

◎内科常见病。如感冒、哮喘、失眠、偏头痛、低血压、高血压、冠心病、慢性胃炎、肋间神经痛等。

◎外科常见病。如扭伤、腰肌劳损、风湿性关节炎、关节强直等。

◎妇科和男科常见病。如痛经、闭经、月经不调、围绝经期综合征、遗精、阳痿、早泄等。

◎儿科、五官科常见病。如小儿咳嗽、小儿遗尿、小儿夜啼、近视、牙痛、慢性鼻炎、扁桃体炎等。

◎急症。如中暑、心绞痛、鼻出血、小腿抽筋等。

◎其他。如中老年保健、缓解考前紧张、睡前保健、减肥等。

不宜按摩的人群

◎年老多病的患者需要静卧调养，不宜按摩。

◎骨骼受伤患者不宜按摩。

◎皮肤损伤及皮肤病患者，如湿疹、丹毒、脓肿、烫伤以及一些开放性伤口，不可进行按摩。

◎急性软组织损伤导致的局部组织肿胀，不可立即按摩，可先冰敷20分钟以上，然后用棉花置于伤部加压包扎，过了24小时或36小时拆除包扎后再按摩。

◎血压过高，严重心、肝、肺、肾功能不全的患者，不宜按摩。

◎患有血友病、白血病等各种容易出血的疾病者，不可进行按摩。

◎急性阑尾炎、胃穿孔等急症患者，不可进行按摩。

◎可疑或已经明确诊断为骨关节或软组织肿瘤的患者，不可进行按摩。

◎各种骨折或者关节脱位患者，不可进行按摩。

◎久病且体质较弱者不宜按摩。

◎女性经期及妊娠期不宜对腹部、腰骶部和髋部进行按摩。

◎孕妇不适宜按摩肩井、合谷、三阴交、昆仑等穴。

按摩的注意事项

◎按摩手法上应先轻后重、由浅入深，循序渐进，使患者有个适应的过程。切勿用力过大，以免擦伤皮肤。

◎按摩时间以每次20～30分钟为宜，按摩12次为1个疗程。

◎饭后不要急于按摩，一般应在饭后2小时左右按摩为宜。

第三章 手太阴肺经

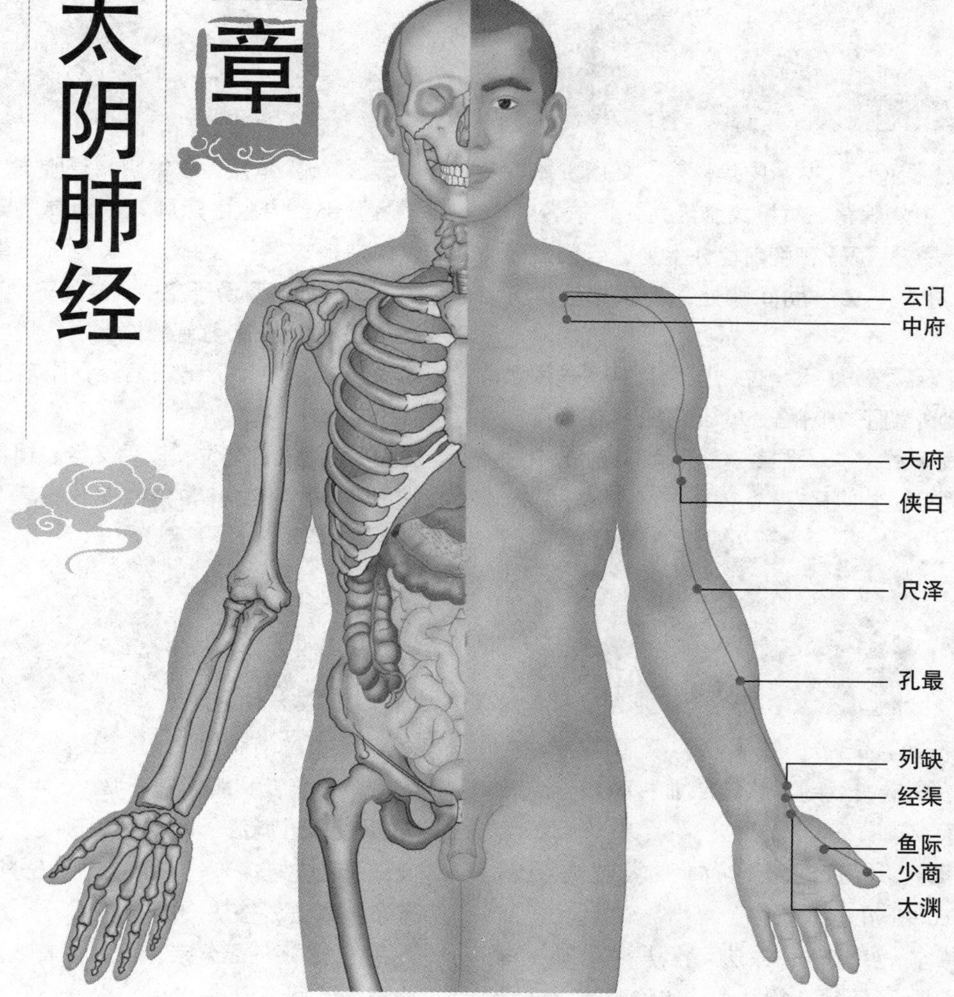

本经腧穴主治咳、喘、咽喉痛等肺系疾病及本经脉循行路线上的其他病症，如上肢麻木酸痛、胸闷、掌心发热等。

中府

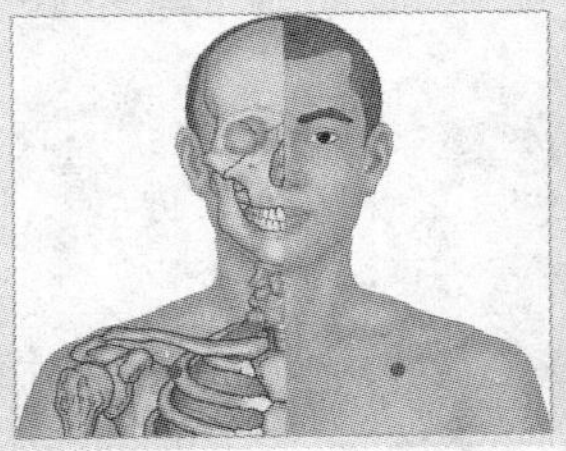

常用程度 ★

国际编号 LU1

【穴名释义】中，中焦；府，处所。本穴为中焦脾胃之气聚集肺经之处，故名。

【标准定位】在胸前壁外上方，云门穴下1寸，平第一肋间隙处，前正中线旁开6寸。

【穴位速取】正坐位，以手叉腰，先取锁骨外端下方凹陷处的云门穴，在云门穴直下约1寸，平第一肋间隙，前正中线旁开6寸（图①）。

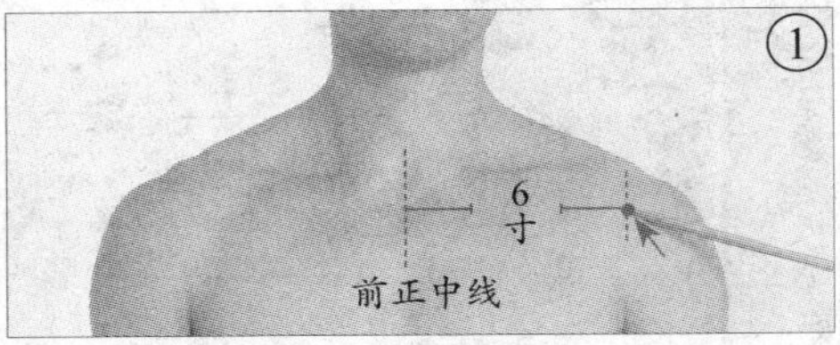

【功效主治】止咳平喘，清泻肺热。主治咳嗽，气喘，咳吐脓血；胸痛，肺胀满；肩背痛。

【常用疗法】**刺法：**向外斜刺或平刺0.5~0.8寸。

推拿：点按法、擦法、揉法。

【穴位配伍】◆配肺俞，主治哮喘、外感咳嗽。

◆配肩髎穴，主治肩痛。

特别说明

◆肺募穴。

◆针尖不可向内斜刺，以免误入胸腔，刺伤肺脏。

云门

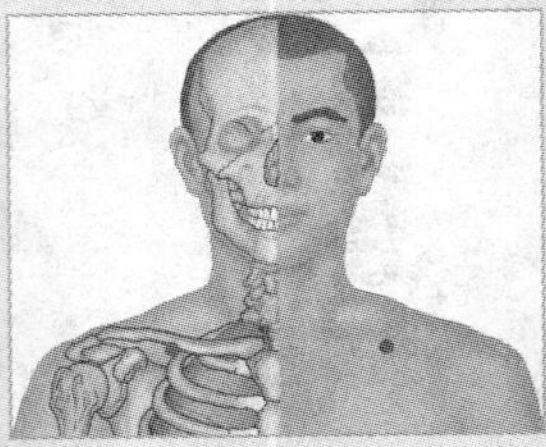

常用程度 ★

国际编号 LU2

【穴名释义】本穴为手太阴脉气所发，位于胸膺部，内应上焦肺气，为肺气出入之门户，故名“云门”，寓意气血首出云门，犹如气浮游于空中，滋润万物。

【标准定位】在胸前臂的外上方，肩胛骨喙突上方，锁骨下窝凹陷处，距前正中线6寸。

【穴位速取】正坐位，以手叉腰。锁骨外端下方出现的三角窝的中点处（图②）。

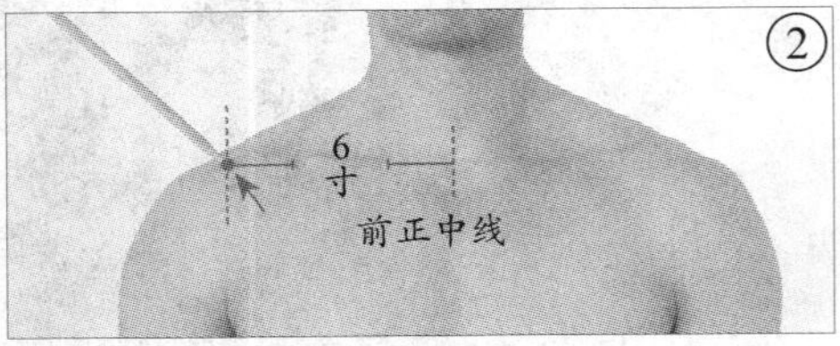

【功效主治】清肺理气，泻四肢热。主治咳嗽，气喘，胸痛；肩背痛。

【常用疗法】**刺法：**向外斜刺0.5~0.8寸。

灸法：艾炷灸3~7壮，艾条灸5~15分钟。

推拿：拿法、按法、揉法。

【穴位配伍】◆配天宗、秉风、肩髃，主治肩痛不举。

◆配膻中、内关，主治胸闷痛。

特别说明

◆斜刺时，局部酸胀，可向前胸或腋下放散。

◆不宜直刺或向内斜刺，以免刺伤肺脏，引起气胸。

天府

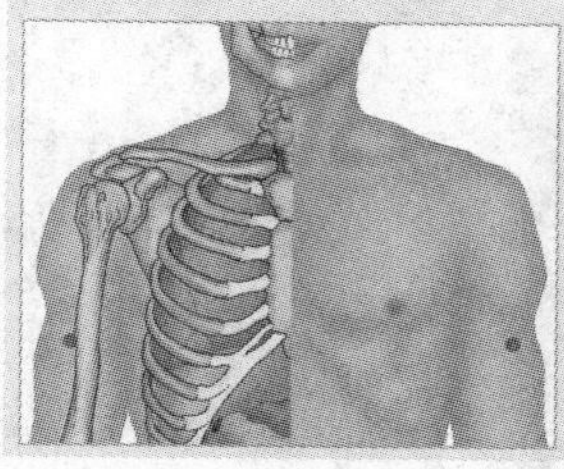

常用程度

★

国际编号

LU3

【穴名释义】天，指人体上部；府，意为聚的意思。古时取此穴时需请患者以手伸直，用鼻尖碰手臂时的触点处为穴。因鼻为肺的窍，肺凭借鼻通天气，又为人身诸气汇聚的地方，故名。

【标准定位】在臂内侧面，肱二头肌桡侧缘，腋前纹头下3寸。

【穴位速取】◆坐位，臂向前平举，俯头，鼻尖接触上臂侧处即是（图①）。

◆肱二头肌外侧沟中，腋前纹头至肘横纹的上1/3与下2/3交界处。

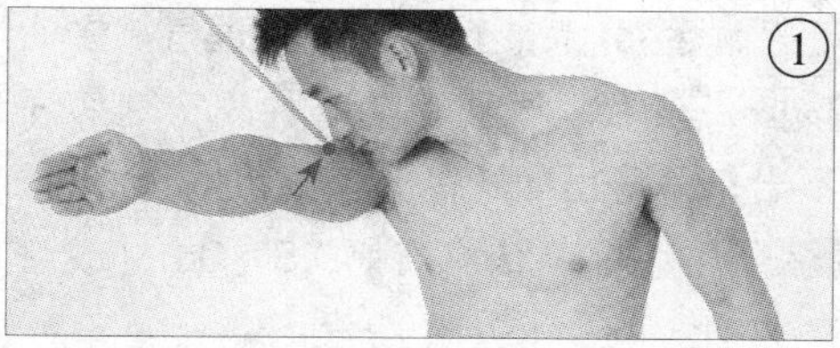

①

【功效主治】调理肺气，安神定志。主治咳嗽，气喘；甲状腺肿大；精神病；鼻出血，吐血；肩臂部疼痛。

【常用疗法】**刺法：**直刺0.5～1.0寸。

灸法：艾炷灸或温针灸3～5壮，艾条灸5～15分钟。

推拿：点按法、指推法、擦法、揉法。

【穴位配伍】◆配尺泽、列缺，主治咳嗽。

◆配合谷，主治鼻出血。

侠白

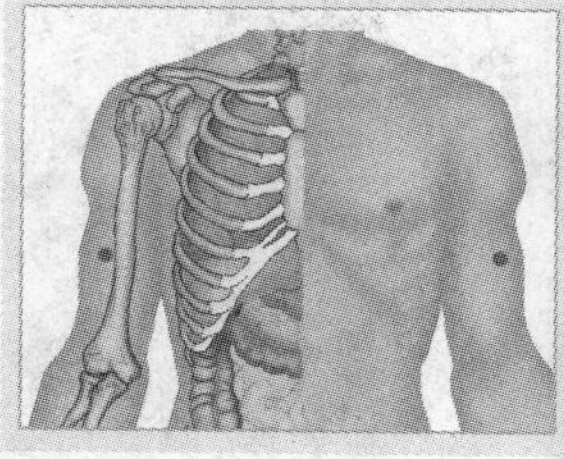

常用程度

★

国际编号

LU4

【穴名释义】侠，通“夹”，有旁边之意；白，即白色，白色属肺。两臂下垂，此穴夹于肺之两旁，故名。

【标准定位】在臂内侧面，肱二头肌桡侧缘，腋前纹头下4寸或肘横纹上5寸。

【穴位速取】◆正坐位，两手合掌向前伸直，夹住乳房，此时乳头所指的手臂内侧处，即是本穴（图②）。

◆在臂内侧面，肱二头肌桡侧缘，天府下1寸。

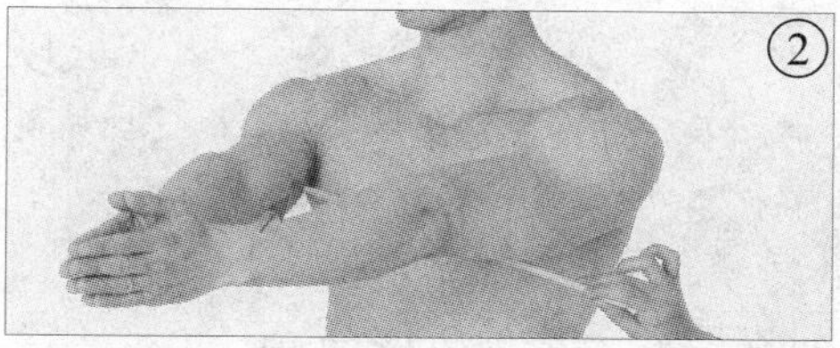

②

【功效主治】宣肺理气，宽胸理胃。主治咳嗽，气短，烦满；干呕；上臂内侧痛。

【常用疗法】**刺法：**直刺0.5～1.0寸。

灸法：温针灸3～5壮，艾条灸5～10分钟。

推拿：点按法、揉法、拿法。

【穴位配伍】◆配尺泽、孔最，主治咳嗽。

◆配心俞、膈俞、内关，主治胸痛烦满。

特别说明

直刺时局部酸胀，似触电感传至胸前或向前臂放散。

尺泽

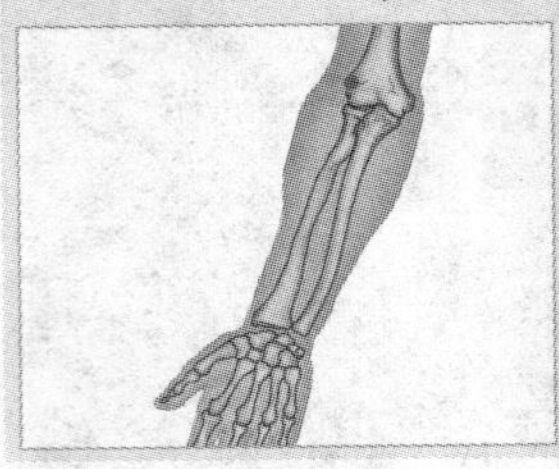

常用程度
★★★

国际编号
LU5

【穴名释义】尺，尺部、前臂；泽，沼泽。脉气流注于此穴，如水注沼泽，故名。

【标准定位】在肘区，肘横纹上，肱二头肌腱桡侧缘凹陷中。

【穴位速取】手掌向上，肘部稍弯曲，用拇指沿肘横纹从外（桡）侧向内（尺）侧触摸，在肘弯正中可摸到一条粗大的筋腱（肱二头肌），靠这条大筋外边的肘弯横纹凹陷处，压之会有酸胀感，即为本穴（图①）。

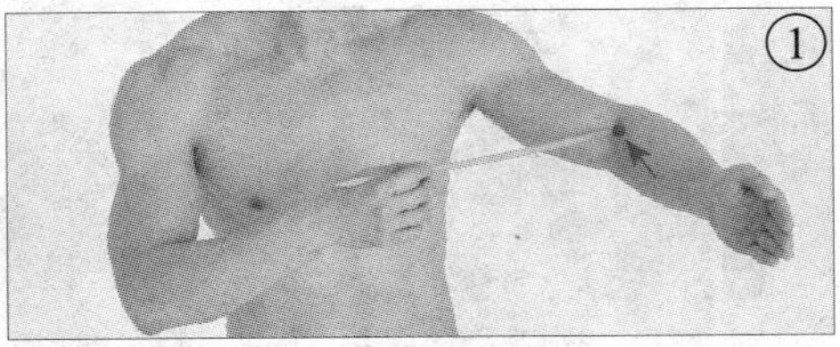

①

【功效主治】调理肺气，清热和中，通络止痛。主治咳嗽，气喘，咳血，潮热，胸中胀满；咽喉肿痛；小儿惊风；吐泻；肘臂挛痛。

【常用疗法】**刺法：**直刺0.8～1.2寸或用三棱针点刺放血。

灸法：隔姜灸5～7壮，温和灸10～20分钟。

推拿：点按法、揉法、拿法。

【穴位配伍】◆配肺俞，主治咳嗽、气喘。

◆配少商，主治咽喉肿痛。

孔最

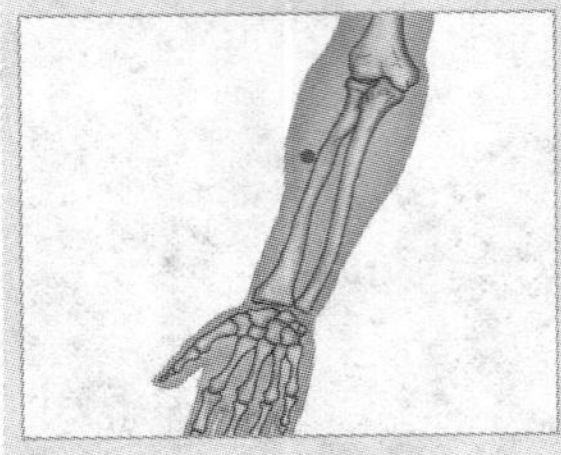

常用程度
★★

国际编号
LU6

【穴名释义】孔，孔隙；最，极。此穴为手太阴肺经之气深聚之处，故名。

【标准定位】在前臂掌面桡侧，尺泽与太渊连线上，腕横纹上7寸处。

【穴位速取】伸臂侧掌，在尺泽与太渊连线的中点上1寸处取穴（图②）。

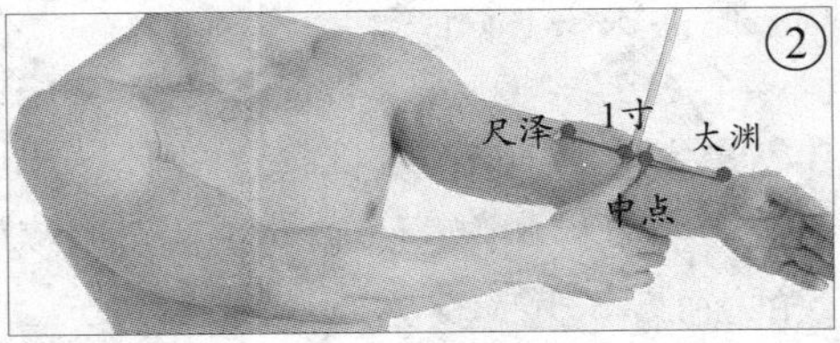

②

【功效主治】清热止血，润肺理气。主治咳血，咳嗽，气喘；咽喉肿痛；热病汗不出；痔疮出血；肘臂疼痛。

【常用疗法】**刺法：**直刺0.5～0.8寸或点刺放血。

灸法：艾炷灸或温针灸5～7壮，艾条灸10～20分钟。

推拿：点按法、揉法、拿法、推法。

【穴位配伍】◆配曲泽、肺俞，主治咳血。

◆配肺俞、风门，主治咳嗽、气喘。

◆配少商，主治咽喉肿痛。

特别说明

◆郄穴。

◆针刺时，局部有酸胀沉重感，可向前臂扩散。

列缺

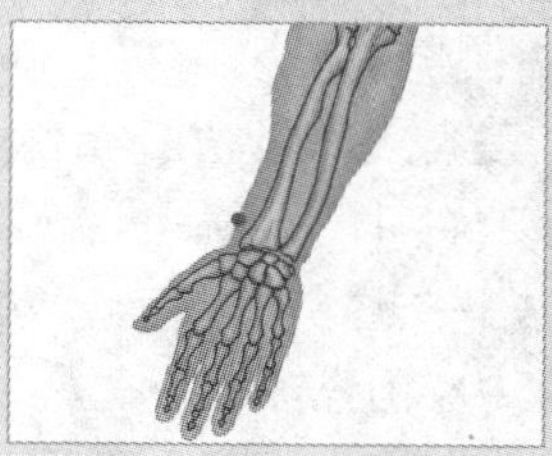

常用程度

★★

国际编号

LU7

【穴名释义】列，分解；缺，器破。手太阴肺经从此穴处分支，别走手阳明大肠经，故名。

【标准定位】在前臂桡侧缘，桡骨茎突上方，腕横纹上1.5寸，肱桡肌与拇长展肌腱之间。

【穴位速取】以被取穴者左右两手虎口交叉，一手食指压在另一手的桡骨茎突上，在食指尖到达之处即是（图①）。

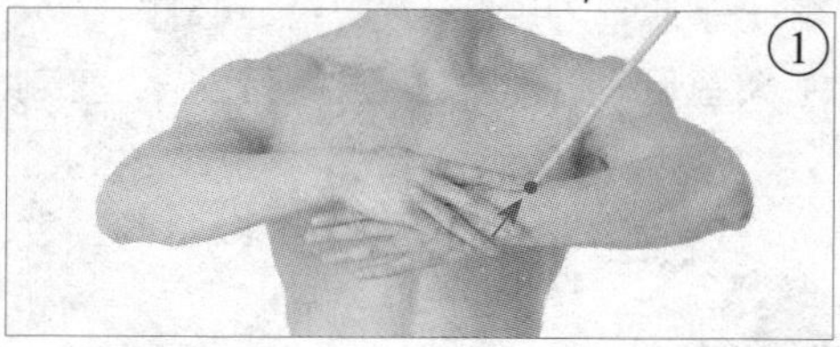

【功效主治】宣肺疏风，通调任脉。主治外感头痛，咳嗽，气喘，咽喉痛；口眼歪斜，牙痛；高血压；遗精；手腕无力。

【常用疗法】**刺法：**向上斜刺0.5～0.8寸。

灸法：艾炷灸3～5壮，艾条灸5～10分钟。

【穴位配伍】◆配大椎，主治高血压。

◆配照海，主治阴虚、咽喉疼痛。

特别说明

◆络穴、八脉交会穴，通任脉。

◆若用于治疗腕部疾患，可向下斜刺0.5寸，若治疗外感时，可向大肠经方向斜刺0.3～0.5寸。

经渠

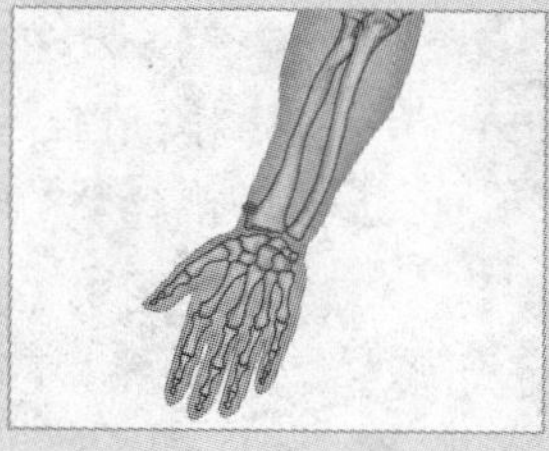

常用程度

★

国际编号

LU8

【穴名释义】经，经过；渠，沟渠。本穴位于动脉所在，血气旺盛，犹如水渠，故名。

【标准定位】在前臂掌面桡侧缘，桡骨茎突与桡动脉之间的凹陷处，腕横纹上1寸即是。

【穴位速取】伸臂侧掌，从腕横纹上1横指桡骨茎突的高点向内侧推至骨边，可感觉与桡动脉间有一凹陷处（图②）。

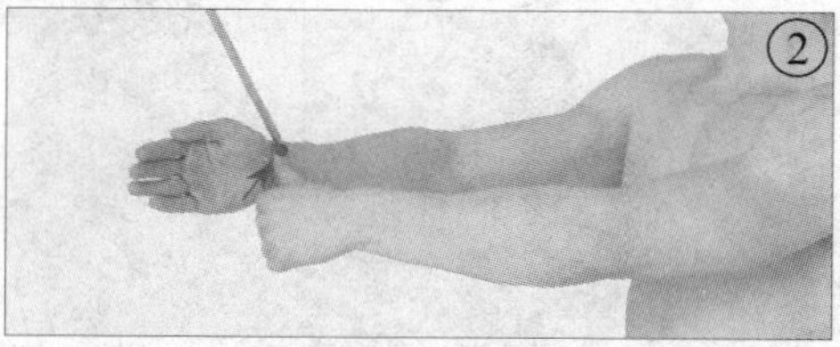

【功效主治】宣肺利咽，降逆平喘。主治咳嗽，气喘，咽喉肿痛，胸痛；手腕痛，膈肌痉挛。

【常用疗法】**刺法：**向上斜刺0.3～0.5寸。

灸法：艾炷灸或温针灸3～5壮，艾条灸5～10分钟。

推拿：点按法、揉法、拿法。

【穴位配伍】◆配大椎，主治高血压。

◆配照海，主治阴虚、咽喉疼痛。

◆配肺俞，主治咳嗽。

特别说明

◆经穴。

◆针刺时应避开动脉；可灸，但不宜直接灸。

太渊

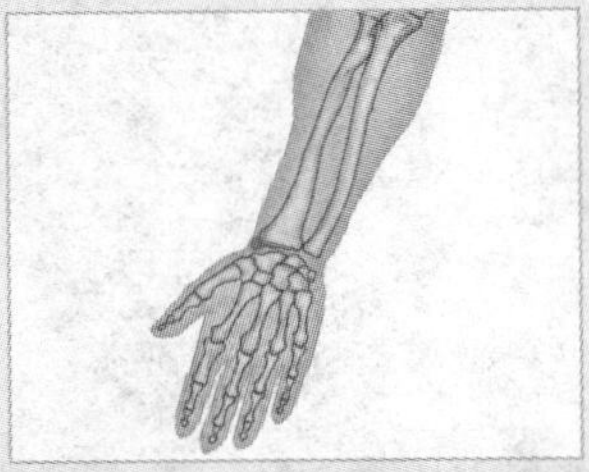

常用程度 ★★

国际编号 LU9

【标准定位】腕掌侧横纹桡侧，桡动脉桡侧凹陷处。

【穴位速取】坐位，伸臂侧掌，在腕横纹桡侧轻触桡动脉，从感觉到搏动处稍往桡侧移动，至凹陷处（图①）。

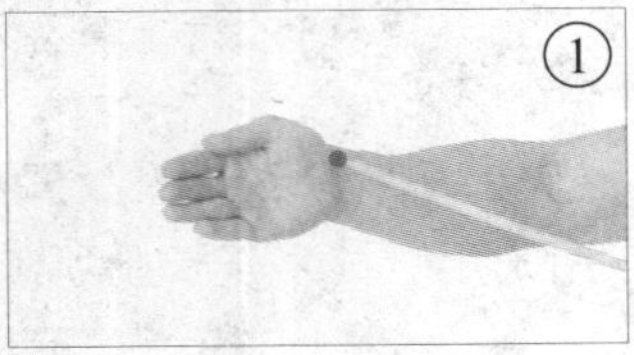

【功效主治】调理肺气，活血通脉。主治咳嗽，气喘，咯血；胸背痛，咽喉肿痛；腕痛无力。

【常用疗法】**刺法：**直刺0.2～0.3寸。

灸法：艾炷灸1～3壮，艾条灸5～10分钟。

推拿：点按法、揉法、拿法。

鱼际

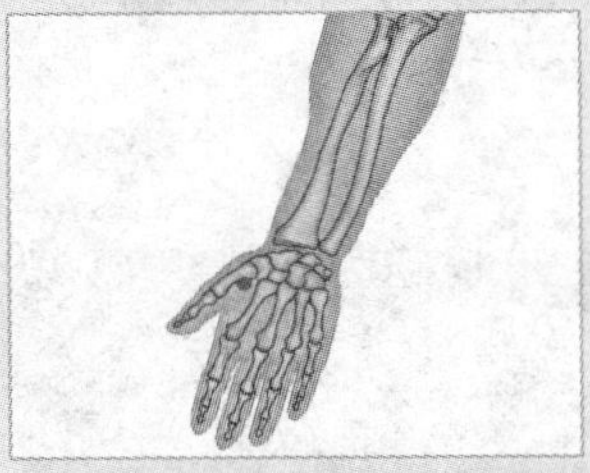

常用程度 ★★

国际编号 LU10

【标准定位】手拇指本节（第一掌指关节）后凹陷处，约在第一掌骨中点桡侧，赤白肉际处。

【穴位速取】仰掌，在第一掌指关节后，第一掌骨中点，掌后白肉（大鱼际肌）隆起的边缘，赤白肉际处即是（图②）。

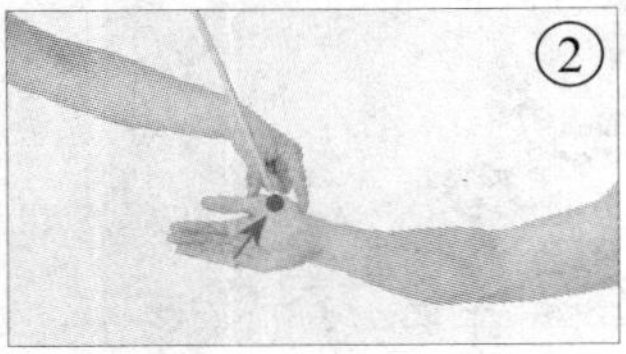

【功效主治】清泻肺热，止咳平喘。主治哮喘，咳嗽；咽喉肿痛；发热；小儿疳积；腹泻；心悸。

【常用疗法】**刺法：**直刺0.5～0.8寸。

灸法：艾炷灸1～3壮，艾条灸3～5分钟。

推拿：点按法、揉法、拿法。

少商

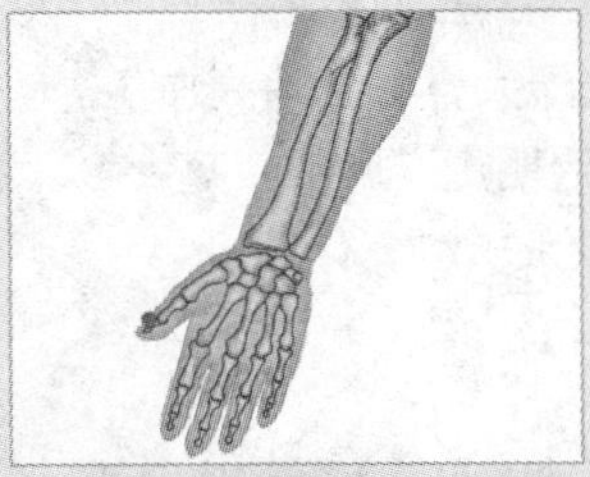

常用程度 ★★

国际编号 LU11

【标准定位】在手拇指末节桡侧，距指甲角0.1寸。

【穴位速取】伏掌，手拇指末节桡侧沿指甲桡侧面画一直线与指甲基底缘水平线交点处，按后有痛感（图③）。

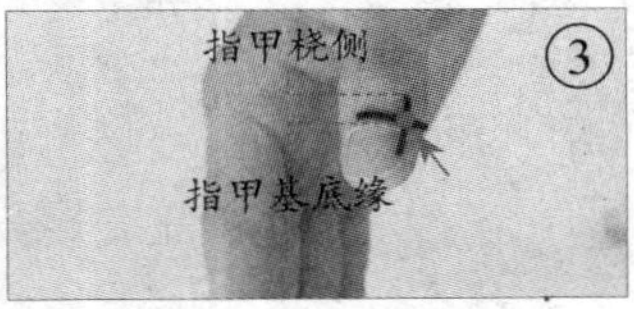

【功效主治】清热利咽，醒脑开窍。主治咽喉肿痛，咳嗽，鼻出血；高热；昏迷，癫狂；指端麻木。

【常用疗法】**刺法：**浅刺0.1～0.2寸或用三棱针点刺挤压放血5～10滴。

灸法：艾条灸5～10分钟。

推拿：点按法、掐法。

第四章 手阳明大肠经

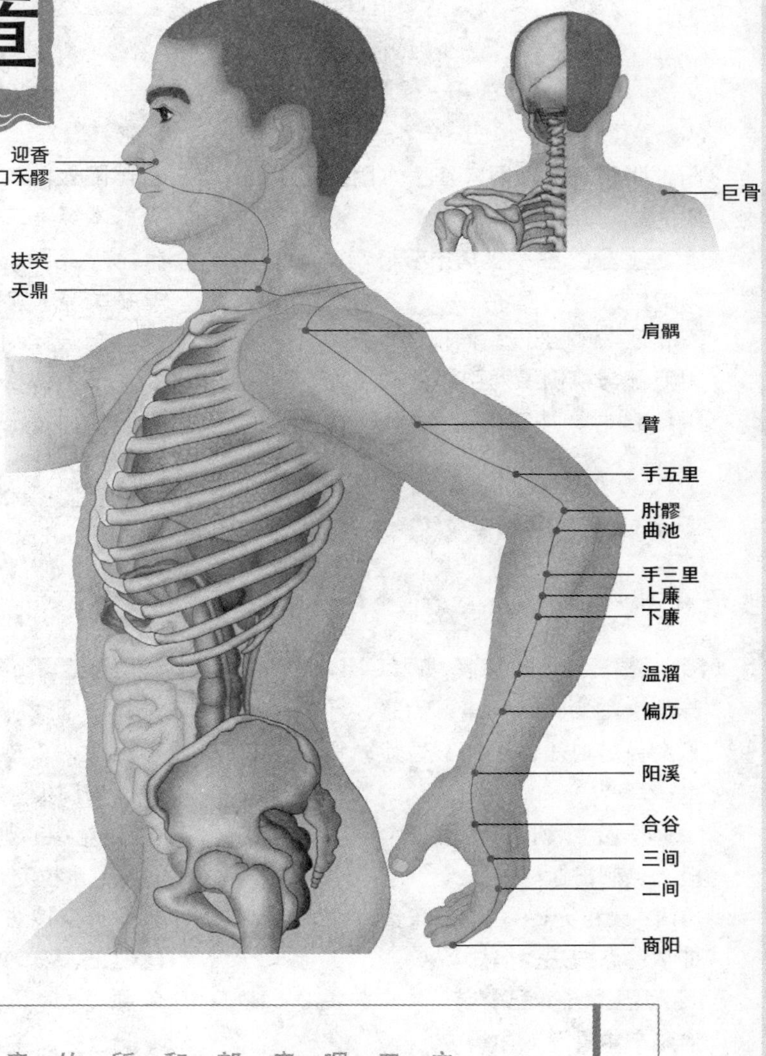

本经腧穴主治眼、耳、口、牙、鼻、咽喉等器官病症，胃肠等腹部疾病，热病和本经脉循行所经过部位的病症，如头痛、咽喉肿痛、鼻炎、上肢屈侧外缘肿痛或寒冷麻木等。

商阳

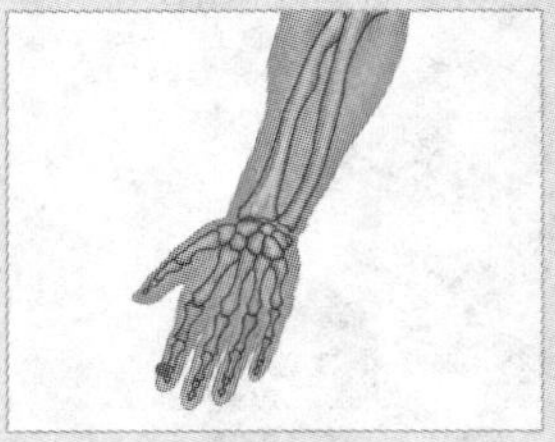

常用程度 ★

国际编号 LI1

【穴名释义】商，五音之一，属金；阳，阴阳之阳。因穴在手太阴肺经少商穴的外侧，故名。

【标准定位】在手食指末节桡侧，距指甲角0.1寸。

【穴位速取】坐位，伸指伏掌，沿食指指甲底部与桡侧缘两引线的交点处，距指甲角0.1寸，按压有痛感（图①）。

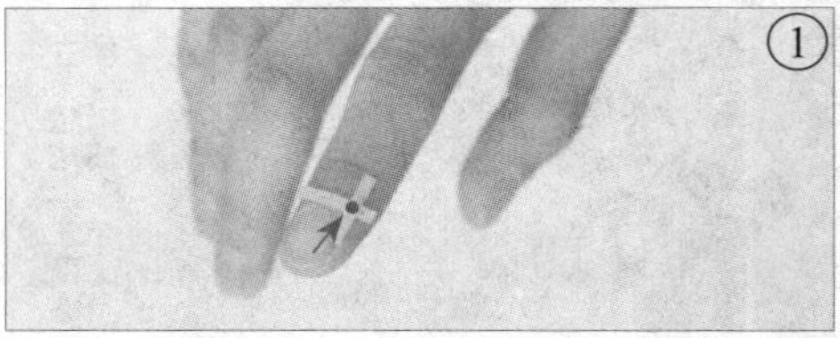

①

【功效主治】清热解表，理气平喘，开窍苏厥。主治咽喉肿痛，齿痛，牙痛，腮腺炎；高血压，热病，昏迷；食指端麻木；耳聋。

【常用疗法】**刺法：**浅刺0.1～0.2寸或三棱针点刺出血。

灸法：米粒灸1～3壮，艾条灸5～10分钟。

推拿：点按法、掐法。

【穴位配伍】◆配少商、中冲、关冲，主治脑卒中昏迷，中暑。

◆配合谷、少商，主治咽喉肿痛。

特别说明

◆井穴。

◆点刺时边挤压边擦净血液，直到血色变淡为止。

二间

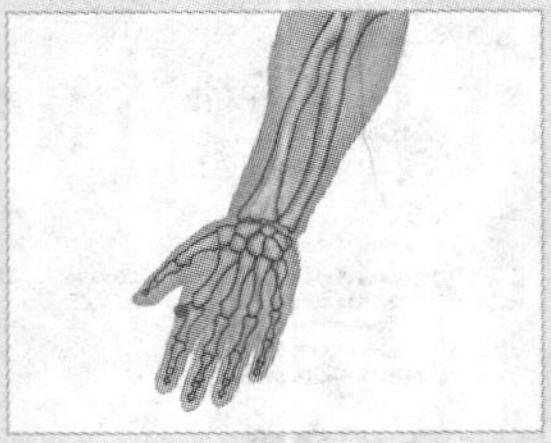

常用程度 ★

国际编号 LI2

【穴名释义】二，第二；间，隙也，意指隙陷处。穴在手第二掌指关节前凹陷处，本经第二个穴位，故名。

【标准定位】微握拳，在食指本节（第二掌指关节）前，桡侧凹陷处。

【穴位速取】伸臂，微握拳，食指第二掌指关节前缘桡侧皮肤皱褶顶点，触之有凹陷处，按压有痛胀感（图②）。

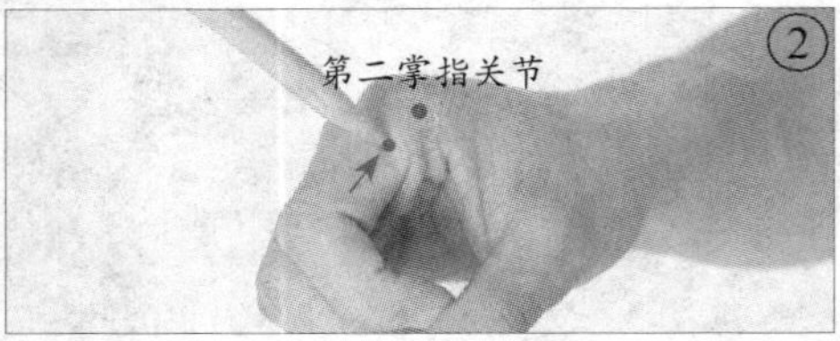

②

【功效主治】解表清热，通利咽喉。主治牙痛，咽喉肿痛；目赤肿痛，睑腺炎，鼻出血，食指关节肿痛；扁桃体炎，热病，肩周炎。

【常用疗法】**刺法：**直刺0.3～0.5寸。

灸法：米粒灸3～5壮，艾条灸5～10分钟。

推拿：点按法、掐法。

【穴位配伍】◆配太阳，主治目赤肿痛、睑腺炎。

◆配合谷，主治牙痛。

特别说明

◆荥穴。

◆针刺时，局部有酸胀感。

三间

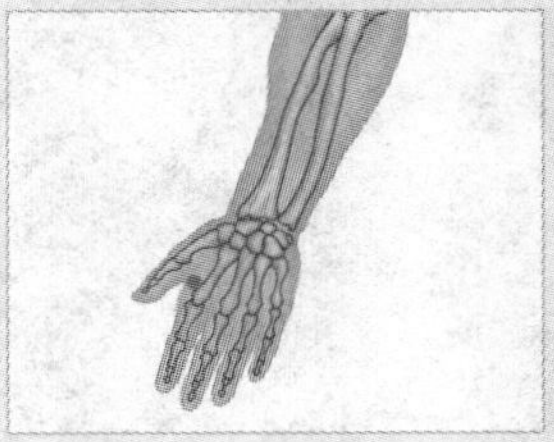

常用程度 ★★

国际编号 LI3

【穴名释义】三，第三；间，隙也，意指隙陷处。穴在手第二掌指关节后陷处，本经第三个穴位，故名。

【标准定位】微握拳，在手食指本节（第二掌指关节）后，桡侧凹陷处。

【穴位速取】微握拳，沿食指桡侧的掌背交界线轻推，手食指第二掌指关节后缘触及一凹陷处，按压有酸胀感（图①）。

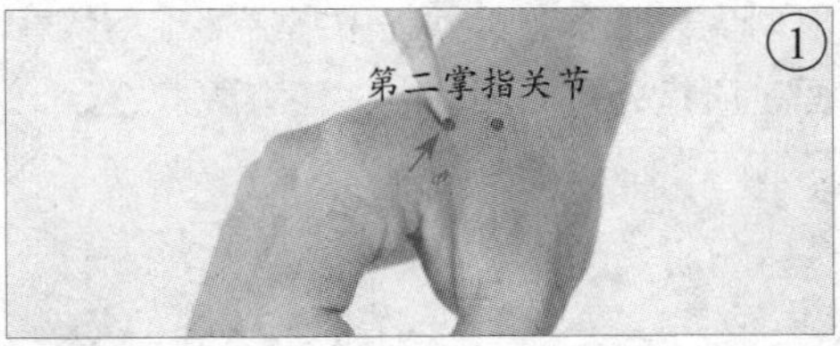

【功效主治】泻热止痛，通利咽喉。主治目痛，青光眼，牙痛，三叉神经痛，咽喉肿痛；身热，手背及手指红肿疼痛。

【常用疗法】**刺法**：直刺0.5～0.8寸。

灸法：米粒灸3～5壮，艾条灸5～10分钟。

推拿：点按法、掐法。

【穴位配伍】◆配角孙，治三叉神经痛。◆配二间，主治肩周炎。

特别说明

◆输穴。

◆直刺时，局部麻胀或向手背放散。

合谷

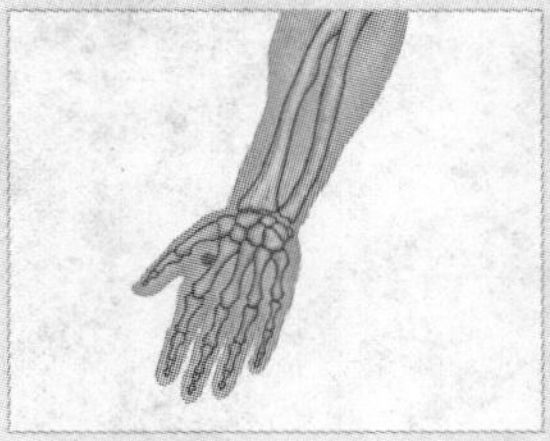

常用程度 ★★★★

国际编号 LI4

【穴名释义】合，合拢也；谷，山谷也。穴在第一、二掌骨间，言两骨相合形如山谷处也，故名。

【标准定位】手背，第一、二掌骨间，当第二掌骨桡侧的中点处。

【穴位速取】◆以一手的拇指指间关节横纹放置在另一手拇指、食指之间的指蹼缘上，在拇指尖下。

◆在手背，第二掌骨桡侧的中点处，按压有酸胀感（图②）。

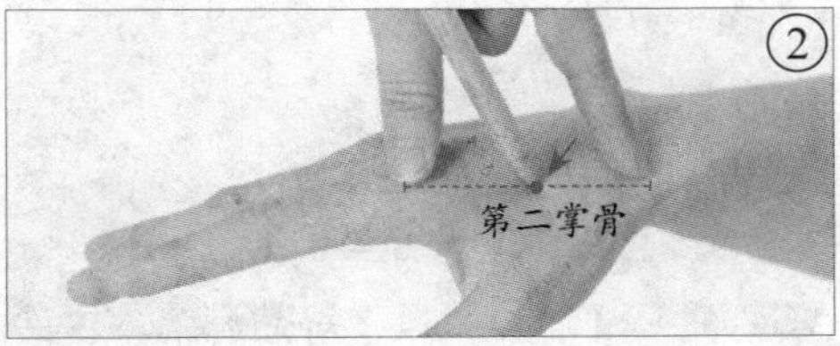

【功效主治】镇静止痛，通经活络。主治外感头痛，头晕，目赤肿痛；鼻窦炎，鼻出血；牙痛，牙关紧闭；耳聋；面瘫，面肌抽搐；咽肿失音；恶寒，发热，热病无汗，多汗；痛经，经闭；胃痛，腹痛。

【常用疗法】**刺法**：直刺0.5～1.0寸。

灸法：米粒灸8～9壮，艾条灸10～20分钟。

推拿：点按法、揉法、拿法、摩法。

【穴位配伍】配三阴交，主治痛经。

特别说明

◆原穴。

◆孕妇不宜针灸

阳溪

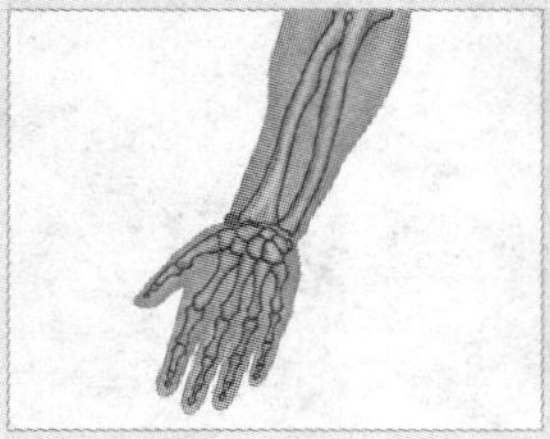

常用程度 ★★

国际编号 LI5

【穴名释义】阳，阴阳之阳，指阳经；溪，溪流。穴局部呈凹陷，就好像山间的溪流，故名。

【标准定位】在腕背横纹桡侧，手拇指向上跷起时，在拇短伸肌腱与拇长伸肌腱之间的凹陷处。

【穴位速取】将手掌侧放，拇指伸直向上跷起，在腕背桡侧，手腕横纹上侧有一凹陷处，按压有酸胀感（图①）。

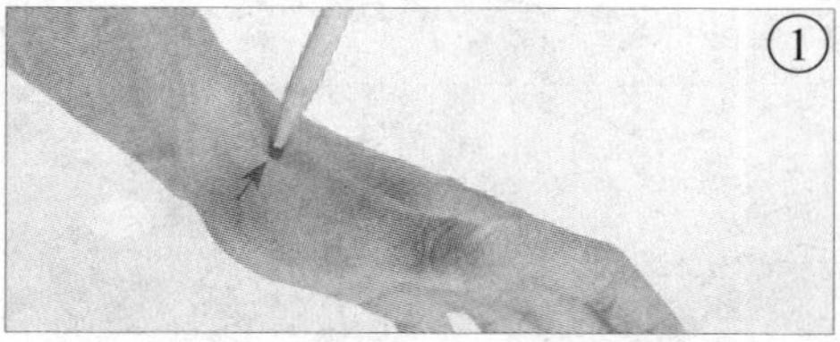

【功效主治】清热散风，舒筋利节。主治前头痛，目赤肿痛，结膜炎，面神经麻痹；荨麻疹；齿痛，耳聋；手腕无力。

【常用疗法】**刺法：**直刺0.5～0.8寸。

灸法：米粒灸3～5壮，艾条灸10～20分钟。

推拿：点按法、揉法。

【穴位配伍】◆配上星、二间、前谷，主治目痛。

◆配阳谷，主治神经系统疾病。

◆配迎香、印堂，主治鼻炎。

偏历

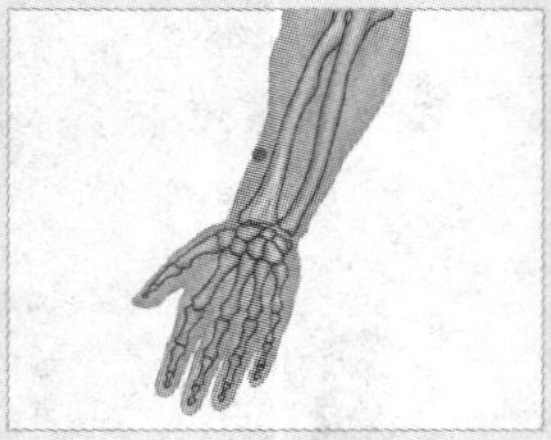

常用程度 ★★

国际编号 LI6

【穴名释义】偏，偏斜；历，经历。穴为手阳明之络，脉气由本穴偏侧别出，越历本经走向太阴之脉，故名。

【标准定位】在前臂，腕背侧远端横纹上3寸，阳溪与曲池连线上。

【穴位速取】◆前臂侧立位，先取阳溪再向上量4横指（即3寸）处，桡骨外侧即是（图②）。

◆两虎口垂直交叉，在中指端落于前臂背面，所指处有一凹陷，按压有酸痛感。

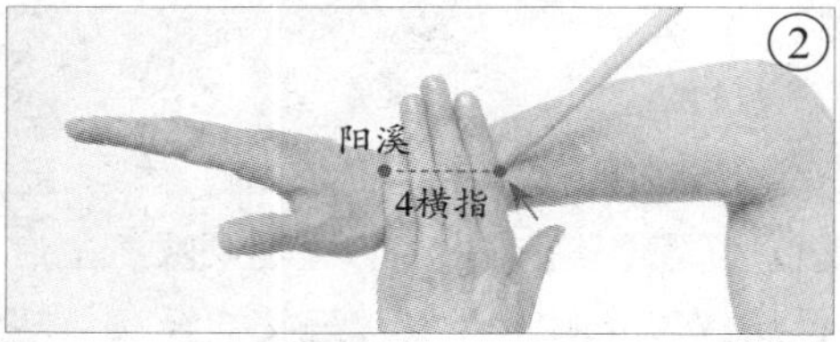

【功效主治】清热利尿，通经活络。主治龋齿；耳聋，耳鸣；鼻出血；喉痛；面瘫；水肿，手臂酸痛。

【常用疗法】**刺法：**直刺0.3～0.5寸或斜刺0.5～0.8寸。

灸法：艾炷灸或温针灸3～5壮，艾条灸5～10分钟。

推拿：点按法、揉法、拿法、推法。

【穴位配伍】◆配听宫穴，主治耳聋、耳鸣。

◆配水分、阴陵泉，主治水肿。

温溜

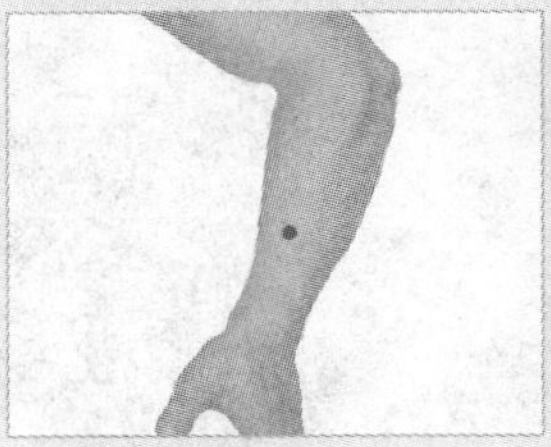

常用程度

★

国际编号

LI7

【穴名释义】温，温热；溜，通流。此穴为气血流经至此而深聚之处，故名。

【标准定位】在前臂，腕背侧远端横纹上5寸，阳溪与曲池连线上。

【穴位速取】伸臂，掌向胸，先确定阳溪与曲池的位置，再从阳溪与曲池连线的中点处向下量1横指处即是（图①）。

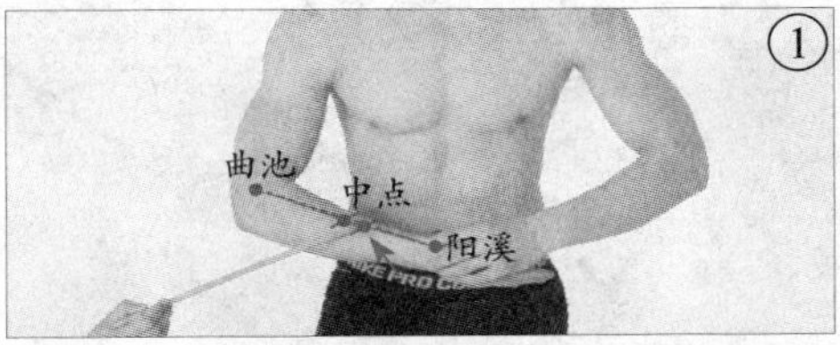

【功效主治】调理肠胃，清邪泻热。主治头痛，咽喉肿痛；鼻出血；腮腺炎，扁桃体炎；面瘫、面肿；癫狂；急性肠鸣、腹痛，肩背酸痛；痔疮；疔疮。

【常用疗法】**刺法：**直刺0.5～1.0寸。

灸法：艾炷灸3～5壮，艾条灸5～10分钟。

推拿：点按法、揉法、拿法、推法。

【穴位配伍】◆配期门，主治项强。

◆配厥阴俞、内庭，主治牙痛。

特别说明

◆郄穴。

◆针刺时，局部有酸胀感。

下廉

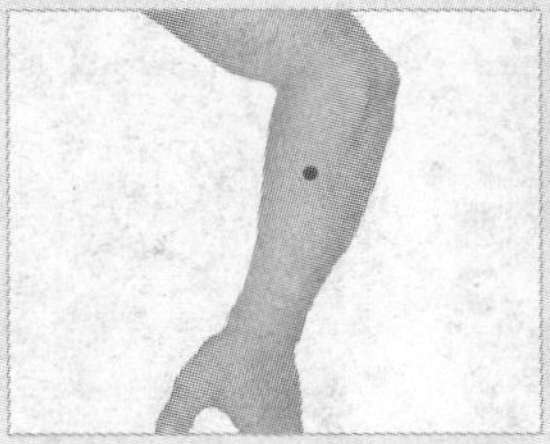

常用程度

★

国际编号

LI8

【穴名释义】下，下方；廉，边缘。屈肘，穴在前臂桡侧内缘，上廉下方，故名。

【标准定位】在前臂背面桡侧，阳溪与曲池连线上，肘横纹下4寸。

【穴位速取】前臂侧立位，在阳溪与曲池连线上1/3与下2/3的交点处（图②）。

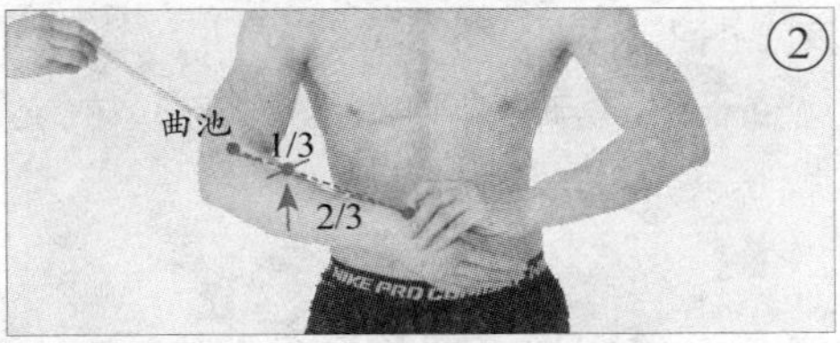

【功效主治】调理肠腑，通经活络。主治头痛，眩晕，目痛；牙痛，扁桃体炎；腹胀腹痛；肘臂痛；急性脑血管病。

【常用疗法】**刺法：**直刺0.5～1.0寸。

灸法：艾炷灸或温针灸3～5壮，艾条灸5～10分钟。

推拿：点按法、揉法、拿法、推法。

【穴位配伍】◆配足三里，主治腹胀、腹痛。

◆配头维、神庭，主治头痛、眩晕、目痛等。

◆配丘墟，主治癫狂。

特别说明

针刺下廉穴可促进胃肠蠕动。

上廉

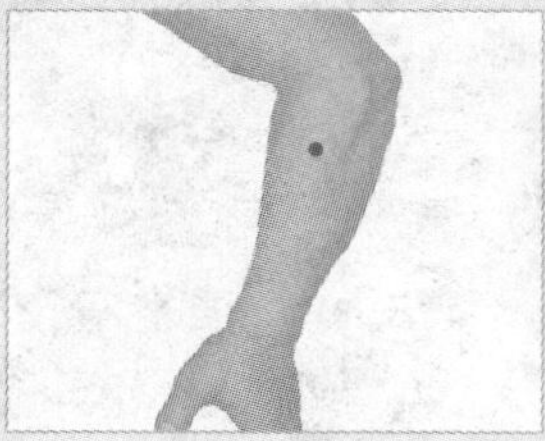

常用程度 ★

国际编号 LI9

【穴名释义】上，上方；廉，边缘。屈肘，穴在前臂桡侧内缘，下廉上方，故名。

【标准定位】在前臂背面桡侧，阳溪与曲池连线上，肘横纹下3寸。

【穴位速取】◆前臂侧立位，在曲池下4横指（即3寸），桡骨内侧处，即是本穴（图①）。

◆位于阳溪与曲池连线上1/4与3/4的交点处。

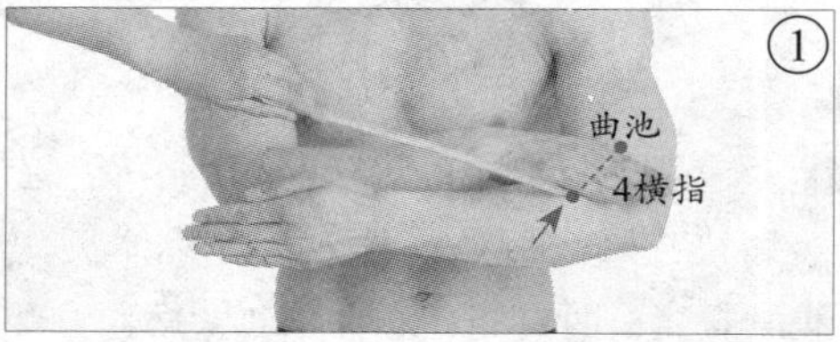

【功效主治】调理肠腑，通经活络。主治头痛，牙痛；半身不遂，肩臂酸痛，桡神经麻痹，手臂麻木；腹痛肠鸣；脑血管疾病后遗症。

【常用疗法】**刺法：**直刺0.5～1.0寸。

灸法：艾炷灸3～5壮，艾条灸5～10分钟。

推拿：点按法、揉法、拿法、推法。

【穴位配伍】◆配曲池，主治手臂麻木。

◆配足三里、内关，主要治疗脑血管疾病后遗症。

特别说明

◆针刺时，局部有酸胀感。

◆针刺上廉穴可使胃蠕动增强。

手三里

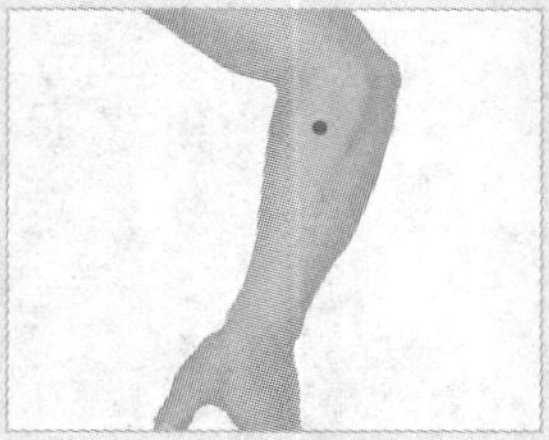

常用程度 ★★★

国际编号 LI10

【穴名释义】手，上肢；三，数词；里，古代有以里为寸之说。穴在上肢，因距手臂肘端3寸，故名。

【标准定位】在前臂背面桡侧，阳溪与曲池连线上，肘横纹下2寸。

【穴位速取】侧腕屈肘，先确定阳溪与曲池的位置，从曲池沿阳溪与曲池的连线向下量约2横指（图②）。

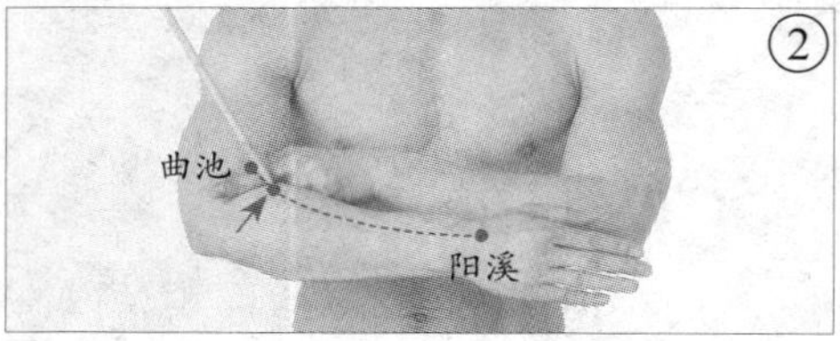

【功效主治】通经活络，清热明目，理气通腑。主治腰痛，肩背痛，上肢不遂；消化性溃疡，肠炎，消化不良；牙痛，口腔炎；腹痛，腹泻。

【常用疗法】**刺法：**直刺0.8～1.2寸。

灸法：艾炷灸或温针灸5～7壮，艾条灸10～20分钟。

推拿：点按法、揉法、拿法、推法。

【穴位配伍】◆配肩髃，主治上肢不遂、胃脘胀满。

◆配后溪，主治腰痛。

特别说明

弹拨手三里可消除因针刺不当引起的不适感。

曲池

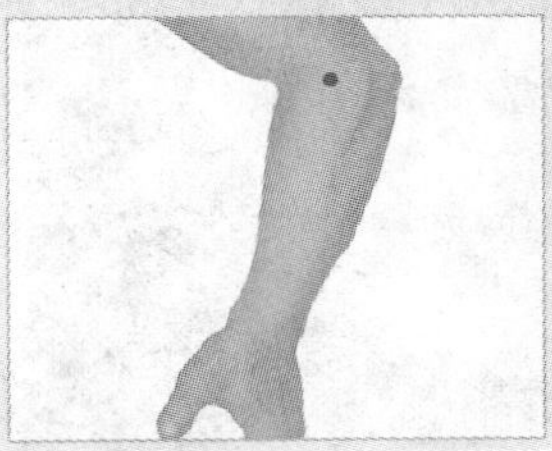

常用程度 ★★★★

国际编号 LI11

【穴名释义】曲，弯曲；池，池塘。脉气流注于水池中；又取穴时，屈曲其肘，横纹处有凹陷，形似浅池，故名。

【标准定位】在肘横纹外侧端，屈肘，即尺泽与肱骨外侧髁连线的中点。

【穴位速取】屈肘90度，肘横纹外侧端外凹陷中，按压有酸胀感，即为本穴（图①）。

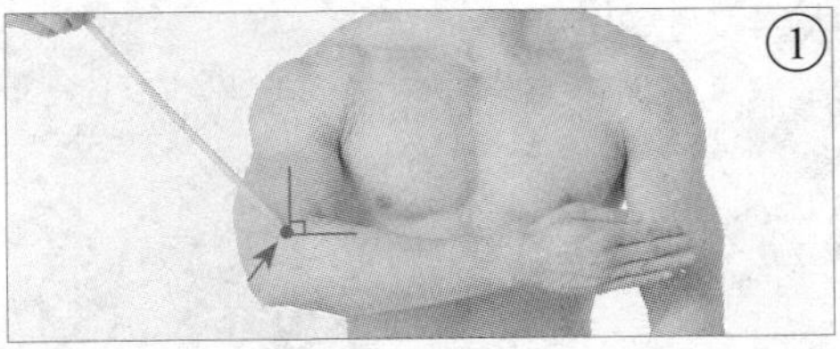

【功效主治】疏风清热，调和营卫。主治热病，咽痛，目赤肿痛，视物不清，牙痛，半身不遂，肩痛不举，膝关节肿痛；头痛，头晕；月经不调；瘾疹，疥疮，丹毒；腹痛，吐泻；癫狂；瘰疬。

【常用疗法】**刺法：**直刺1.0～1.5寸或用三棱针点刺放血。

灸法：艾炷灸5～7壮。

推拿：点按法、揉法、拿法、推法。

【穴位配伍】◆配肩髃、外关，主治上肢痿痹。

◆配合谷、血海、委中、膈俞，主治丹毒、荨麻疹。

◆配太冲、大椎，主治高血压。

肘髎

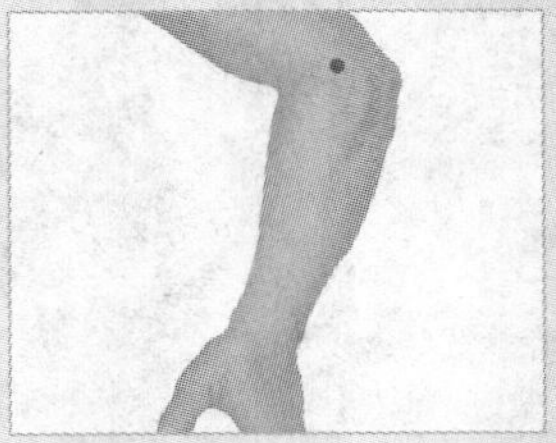

常用程度 ★

国际编号 LI12

【穴名释义】肘，肘部；髎，孔穴。穴在肘上肱骨旁凹陷，靠近骨隙处，故名。

【标准定位】在臂外侧，屈肘，曲池上方1寸，肱骨边缘处。

【穴位速取】◆在臂外侧，屈肘，先取曲池穴再向上量1横指处，在肱骨边缘处即为本穴（图②）。

◆屈肘，从曲池向外上方轻推，至肱骨外上髁上缘一凹陷处。

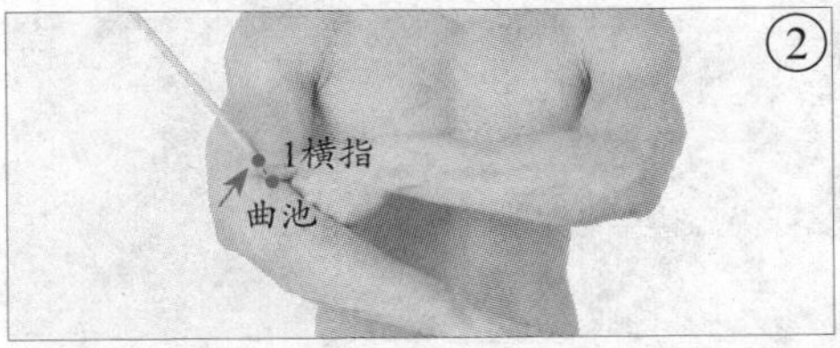

【功效主治】舒筋活络，通经止痛。主治肘臂酸痛，麻木，挛急，上肢神经痛，麻痹，风湿性肘关节炎。

【常用疗法】**刺法：**直刺0.5～1.0寸或沿肱骨前缘斜刺1.0～1.5寸。

灸法：艾炷灸或温针灸3～7壮，艾条灸10～20分钟。

推拿：点按法、揉法、拿法、推法。

【穴位配伍】◆配曲池，主治肱骨外上髁炎。

◆配列缺、阳溪，主治桡骨茎突狭窄性腱鞘炎。

手五里

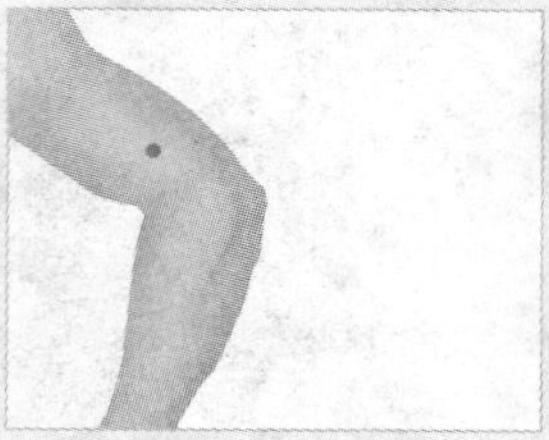

常用程度

★

国际编号

LI13

【穴名释义】手，上肢；五，数词；里，古代以里为寸。穴在曲池上3寸，若自肘端（肱骨外上髁）向上量之，适得5寸，故名。

【标准定位】在臂部，曲池与肩髃连线上，肘横纹上3寸。

【穴位速取】抬臂屈肘，自曲池沿曲池与肩髃连线向上量4横指（即3寸），所及肱骨桡侧缘的凹陷处即是（图①）。

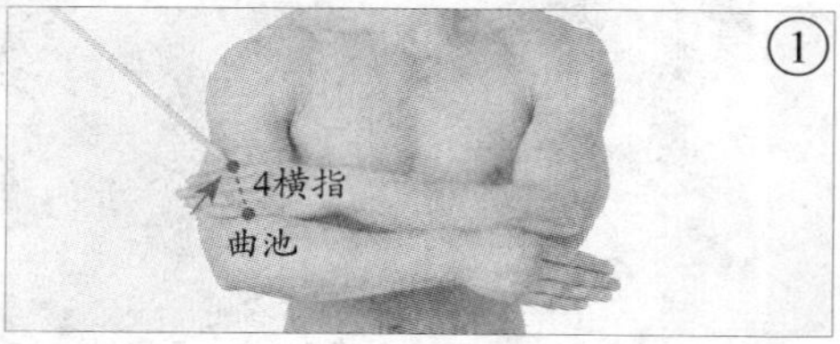

【功效主治】理气散结，通经活络。主治咳血，肺炎，胸膜炎，腹膜炎；淋巴结肿大，扁桃体炎；偏瘫；肘臂酸痛，麻木，挛急。

【常用疗法】**刺法：**直刺0.8～1.0寸。

灸法：艾炷灸或温针灸3～5壮，艾条灸5～20分钟。

推拿：揉法、点按法、拿法、推法。

【穴位配伍】◆配曲池，主治肘臂挛痛。

◆配合谷、曲池，主治牙痛。

臂臑

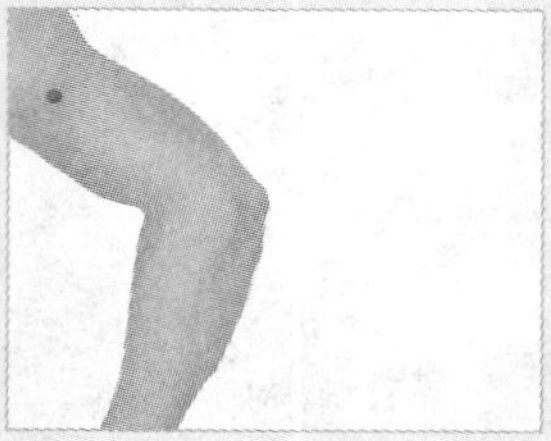

常用程度

★★

国际编号

LI14

【穴名释义】臂，上肢；臑，上臂肉隆起处。穴在上肢肌肉隆起处，故名。

【标准定位】在臂部，曲池与肩髃连线上，曲池上7寸，自然垂臂时，三角肌止点处。

【穴位速取】屈肘，微握拳，上肢用力使其紧张，则上臂可见明显隆起，即三角肌，在三角肌下端偏内侧处，按压有酸胀感（图②）。

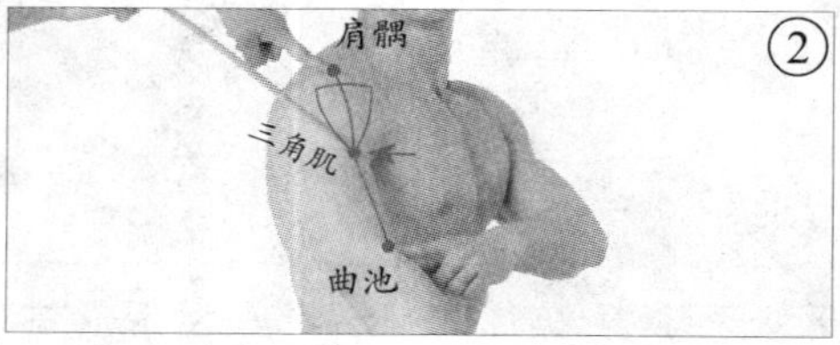

【功效主治】清热明目，祛风通络。主治目疾；淋巴结肿大；瘰疬；肩臂痛，上肢瘫痪或疼痛，颈项强痛，头痛；肌肉拉伤，肩周炎。

【常用疗法】**刺法：**直刺0.5～1.0寸或向上斜刺0.8～1.5寸。

灸法：艾炷灸或温针灸3～7壮，艾条灸5～20分钟。

推拿：揉法、点按法、拿法、推法。

【穴位配伍】◆配肩髃、肩贞，主治肩周炎。

◆配光明，主治目疾。

肩髃

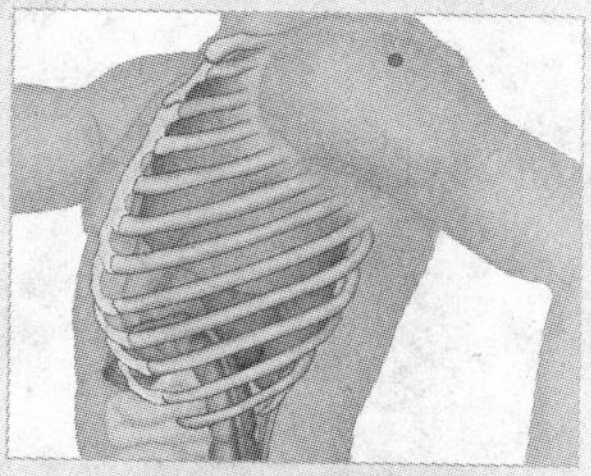

常用程度 ★★

国际编号 LI15

【标准定位】位于肩部，三角肌上，臂外展或向前平伸时，即肩峰前下方凹陷处。

【穴位速取】屈肘抬肩，肩峰外侧缘前后端呈现两个凹陷，前一较深凹陷（图①）。

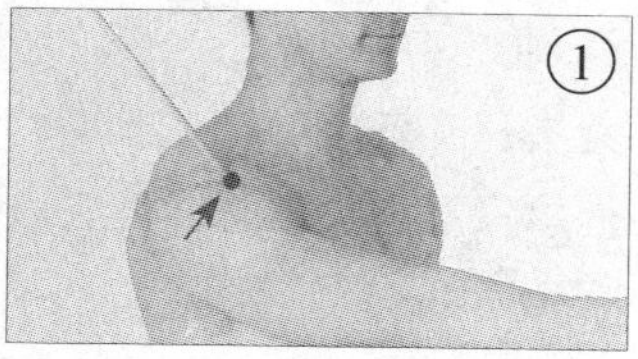

【功效主治】通利关节，疏散风热。主治上肢不遂，肩痛不举；瘰疬，风疹，荨麻疹；高血压；乳腺炎。

【常用疗法】**刺法：**直刺或向下斜刺0.8～1.5寸。

灸法：艾炷灸5～7壮。

推拿：揉法、点按法、拿法、推法。

巨骨

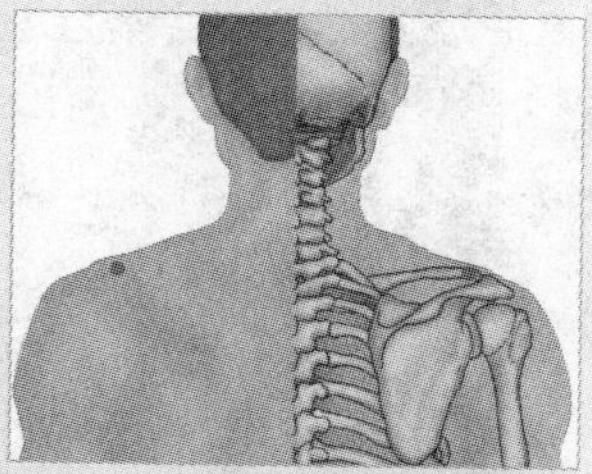

常用程度 ★★

国际编号 LI16

【标准定位】在肩上部，锁骨肩峰端与肩胛冈之间的凹陷处。

【穴位速取】在肩上部，锁骨肩峰端与肩胛冈之间的凹陷处即是，按压会有酸痛感（图②）。

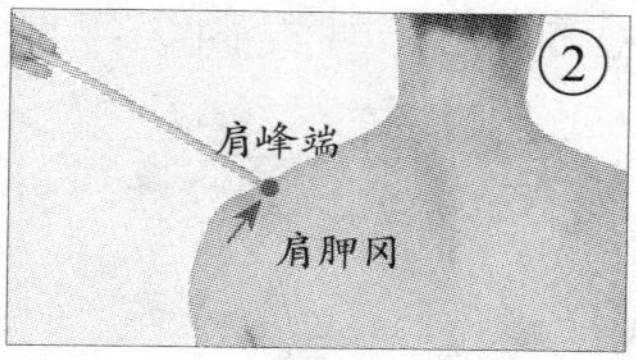

【功效主治】通经活络，散结消肿。主治肩背疼痛；高热痉挛；淋巴结肿大；瘰疬；吐血，胃出血。

【常用疗法】**刺法：**直刺或斜刺0.5～1.0寸或斜向外下方刺1.0～1.5寸。

灸法：艾炷灸或温针灸3～5壮。

推拿：揉法、点按法、拿法、推法。

天鼎

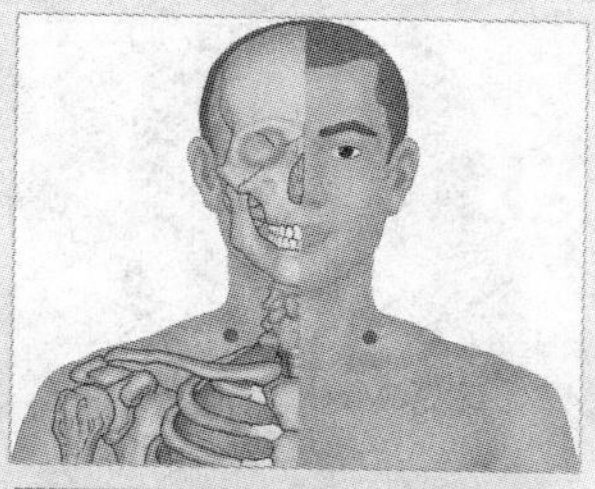

常用程度 ★★

国际编号 LI17

【标准定位】颈外侧部，胸锁乳突肌后缘，在喉结旁，扶突穴与缺盆连线的中点。

【穴位速取】头微侧仰，位于喉结旁开3寸，扶突下1寸，在胸锁乳突肌的胸骨头与锁骨头的结合处即为本穴（图③）。

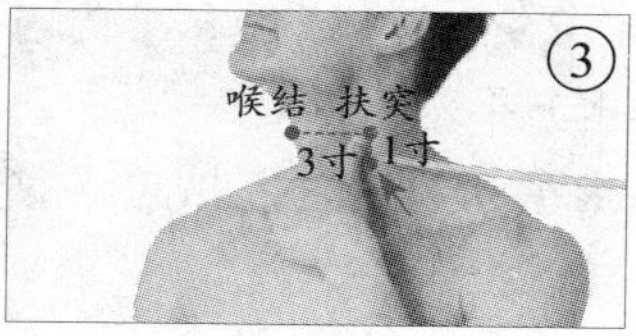

【功效主治】清咽散结，理气化痰。主治暴喑，气哽，咽喉肿痛；瘰疬，瘿气；听力减退。

【常用疗法】**刺法：**直刺或斜刺0.3～0.5寸。

灸法：艾炷灸3～5壮。

推拿：揉法、点按法、拿法、推法。

扶突

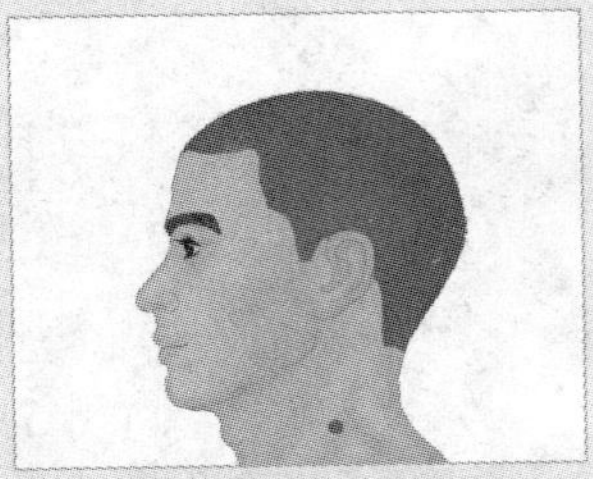

常用程度 ★

国际编号 LI18

【标准定位】在颈外侧部，喉结旁，胸锁乳突肌的前、后缘之间。

【穴位速取】头微侧仰，先取甲状软骨与舌骨之间的廉泉穴，从廉泉向外4横指（即3寸），在胸锁乳突肌的前、后缘之间即为本穴（图①）。

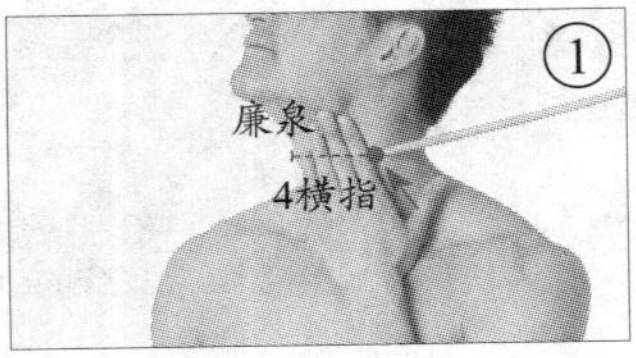

【功效主治】清咽消肿，理气降逆。主治咳嗽气喘，咽喉肿痛，暴喑；瘿气，瘰疬；低血压。

【常用疗法】**刺法：**直刺或斜刺0.5～0.8寸。

灸法：艾条灸5～10分钟。

推拿：揉法、拿法、推法。

口禾髎

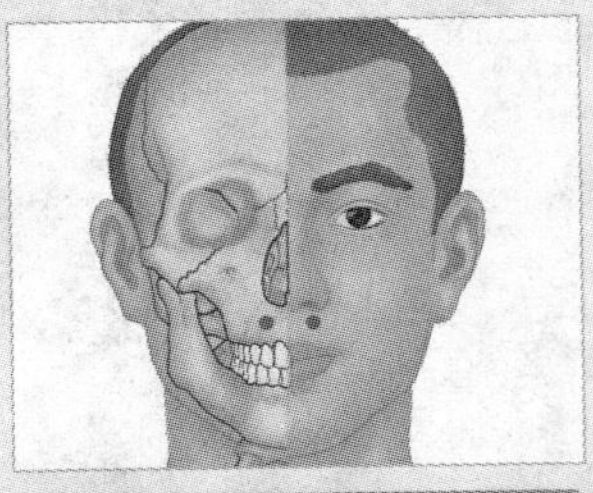

常用程度 ★★

国际编号 LI19

【标准定位】在上唇部，鼻孔外缘直下，平水沟穴，平人中沟上1/3与下2/3交点处即为此穴。

【穴位速取】正坐位，位于上唇部，鼻孔外缘直下，平水沟穴处，按压会有痛感（图②）。

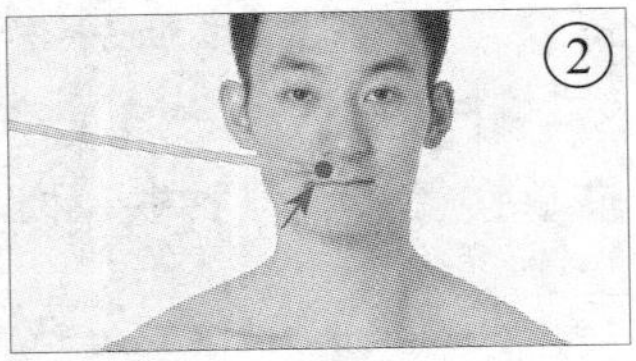

【功效主治】祛风开窍，活血止血。主治鼻塞，鼻出血，嗅觉减退，腮腺炎；口歪，口噤不开，面神经麻痹；龋齿，牙龈脓肿。

【常用疗法】**刺法：**直刺0.3～0.5寸或向内平刺0.5～0.8寸。

推拿：揉法、点按法、拿法、推法。

迎香

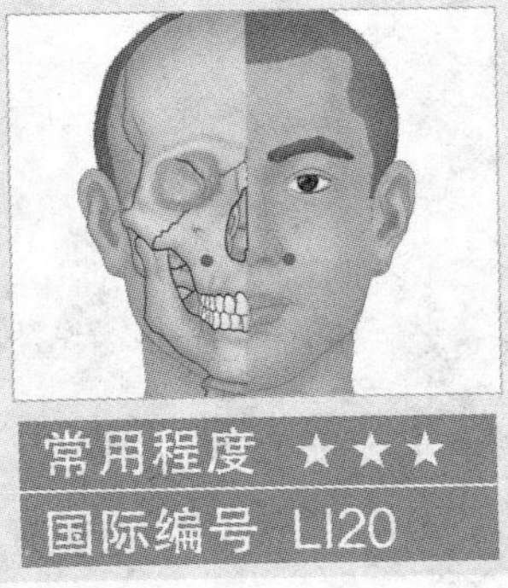

常用程度 ★★★

国际编号 LI20

【标准定位】在面部，在鼻翼的外缘中点旁，鼻唇沟中。

【穴位速取】正坐位，用手指从鼻翼沿鼻唇沟向上推，至鼻唇沟中点处可触及一凹陷，按之酸胀处即是（图③）。

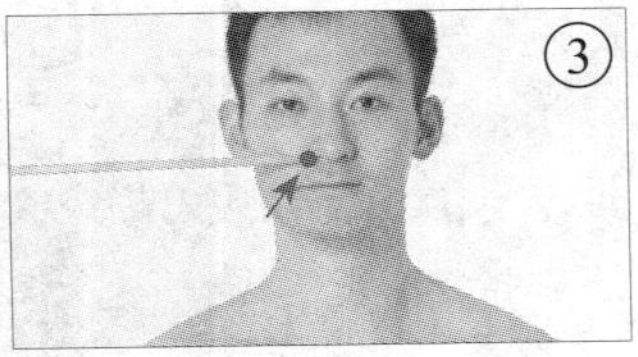

【功效主治】疏风解表，通利鼻窍。主治鼻塞，鼻出血；口歪，脑卒中后遗症，面神经麻痹，三叉神经痛；胆道蛔虫症；便秘，痛经。

【常用疗法】**刺法：**直刺0.2～0.3寸或沿鼻根向内上方平刺0.3～0.5寸。

推拿：揉法、点按法、拿法、推法。

第五章

足阳明胃经

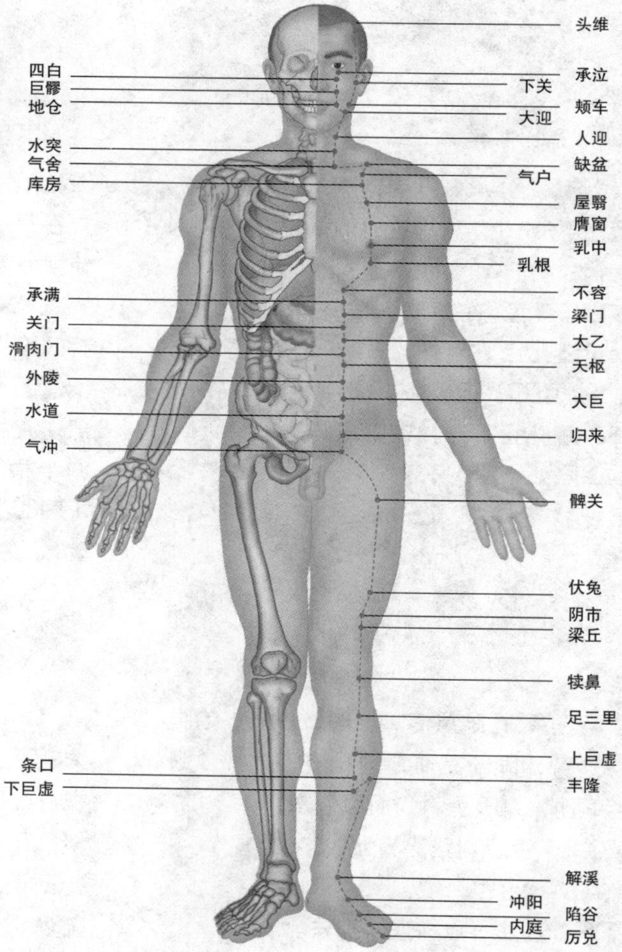

主治胃肠等消化系统及神经系统、呼吸系统、循环系统和经脉循行路线所经过部位的病症，如胃痛、胸部及下肢疼痛、面神经炎、中风偏瘫后遗症、热病等。

承泣

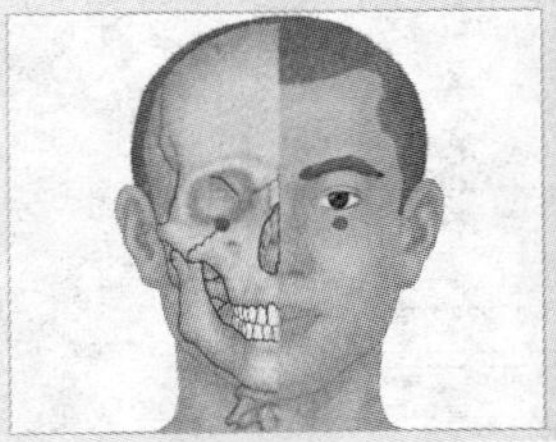

常用程度
★★
国际编号
ST1

【穴名释义】承，承受；泣，眼泪。穴在瞳孔下0.7寸，意指泣时泪下，穴处承受之，故名。

【标准定位】在面部，眼球与眶下缘之间，瞳孔直下。

【穴位速取】正坐位，直视前方，在面部，瞳孔正下方，在眼球与眶下缘之间的凹陷处（图①）。

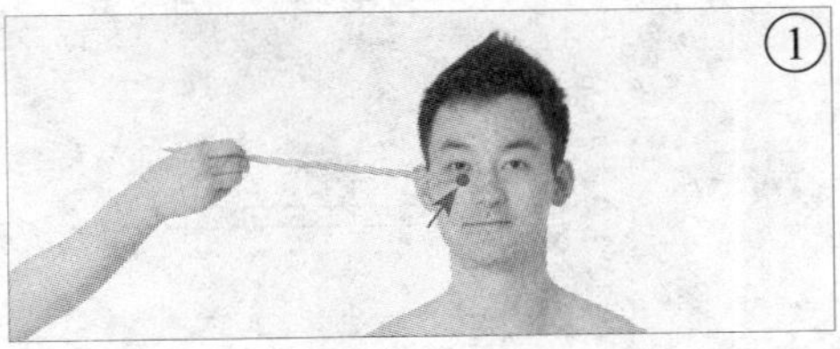

①

【功效主治】疏风清热，明目止痛。治眼部疲劳，眼部充血，迎风流泪近视；眼睑瞤动，口眼歪斜，面肌痉挛。

【常用疗法】**刺法：**直刺0.5～1.0寸或平刺0.5～0.8寸。

推拿：揉法、点按法、摩法。

【穴位配伍】◆配内关，主治心律失常。
◆配睛明、攒竹、光明，主治目痛。

特别说明

针刺时以左手拇指向上轻推眼球，紧靠框缘缓慢进针，不宜提插，以防刺破血管引起血肿；出针时稍加按压，以防出血。

四白

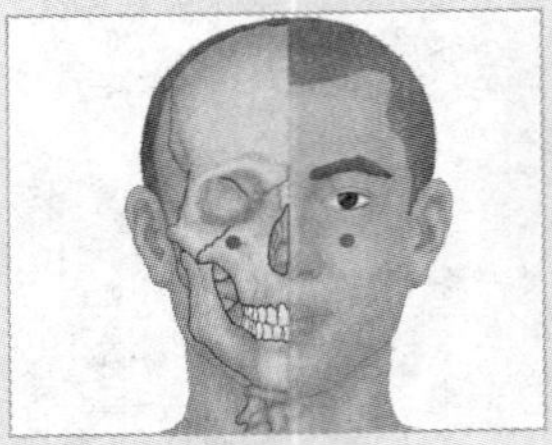

常用程度
★★
国际编号
ST2

【穴名释义】四，四方广阔；白，明。穴在目下1寸，主“目不明”，针刺能使视力复明四方，故名。

【标准定位】在面部，瞳孔直下，眶下孔凹陷中。

【穴位速取】正坐位或仰卧位，在面部，直视前方，瞳孔直下，沿眼眶向下约半横指，可触及一凹陷，按之酸胀（图②）。

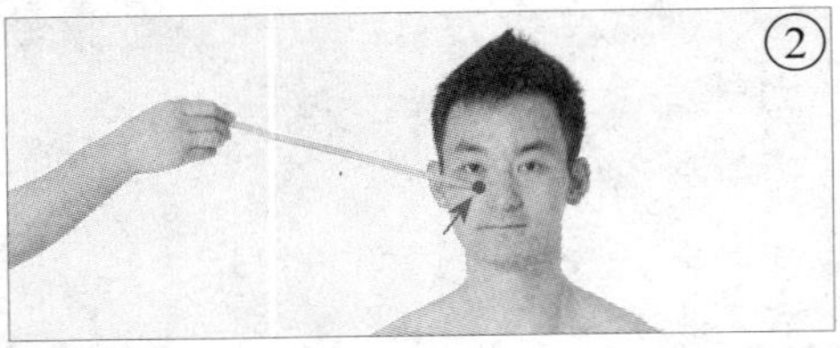

②

【功效主治】疏风明目，通经活络。治近视，目翳，目赤痛痒；眼睑瞤动，口眼歪斜；三叉神经痛，头痛，面痛，眩晕。

【常用疗法】**刺法：**直刺或向上斜刺0.3～0.5寸。

推拿：揉法。

【穴位配伍】◆配廉泉、承浆，主治口眼歪斜。
◆配颊车、攒竹、太阳，主治角膜炎。

特别说明

针刺时不可深刺，以免伤及眶下动、静脉，也不可过度提插捻转。

巨髎

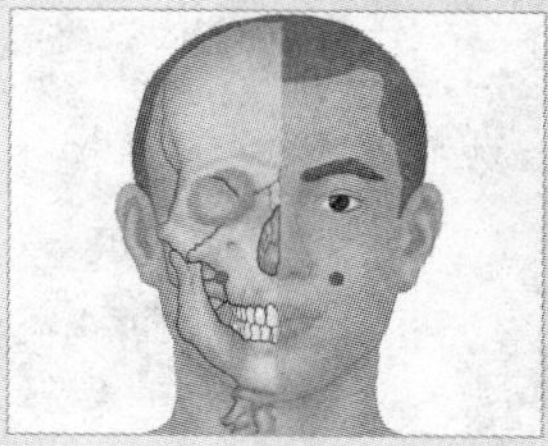

常用程度
★
国际编号
ST3

【穴名释义】巨，巨大；髎，骨隙。穴在面部上颌骨和头骨交接处的大骨隙中，故名。

【标准定位】在面部，瞳孔直下，平鼻翼下缘处，鼻唇沟外侧。

【穴位速取】正坐位或仰卧位，直视前方，瞳孔直下，沿瞳孔直下垂直线向下轻推，至与鼻翼下缘水平线的交点处，按之有酸胀感（图①）。

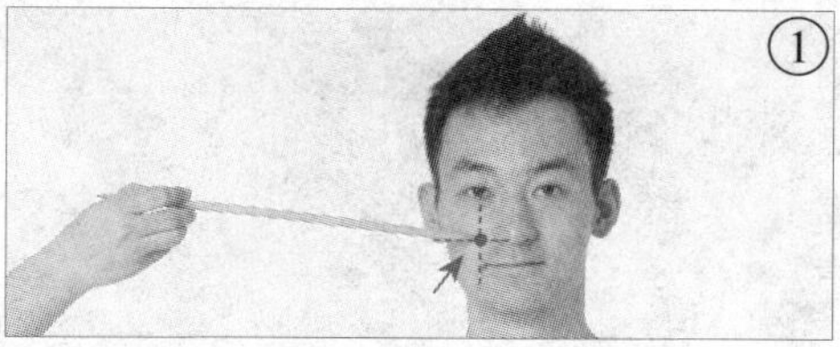

【功效主治】清热熄风，明目退翳。主治面痛，口眼歪斜，眼睑瞤动；鼻出血，牙痛，唇颊肿痛；三叉神经痛；青光眼，近视，白内障。

【常用疗法】**刺法：**直刺0.5～0.8寸。

灸法：温针灸3～5壮，艾条灸5～10分钟。

推拿：揉法、点按法、一指禅法。

【穴位配伍】◆配合谷，主治齿痛。

◆配地仓、颊车，主治口歪。

特别说明

◆足阳明经、阳跻脉交会穴。

◆治疗面瘫时，可向颊车方向透刺。

地仓

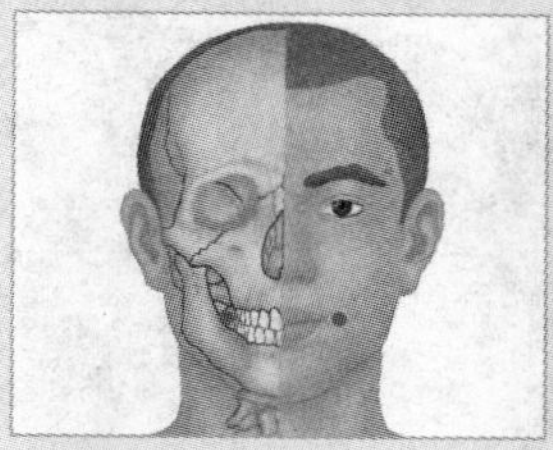

常用程度
★★★
国际编号
ST4

【穴名释义】地，土地；仓，粮仓。土生五谷，谷从口入，如进粮仓。穴在口角旁，又脾主口土，为仓廪之官，故名。

【标准定位】在面部，口角外侧，上直对瞳孔。

【穴位速取】正坐位，直视前方，瞳孔直下，沿瞳孔直下垂直线向下轻推，至与口角水平线的交点处（图②）。

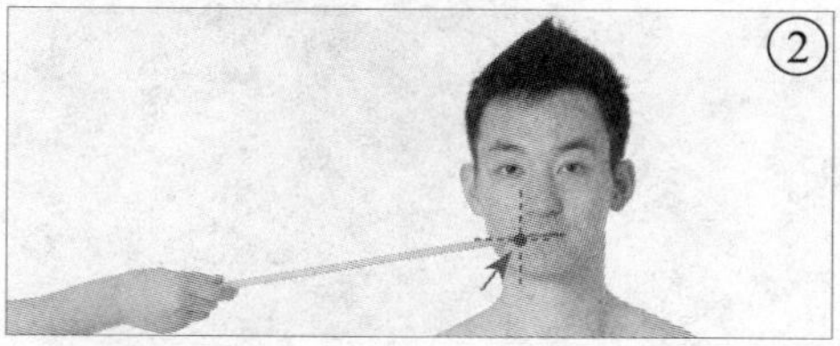

【功效主治】祛风止痛，舒筋活络。主治口角歪斜，流涎，口腔黏膜炎，面部痉挛，眼睑瞤动；小儿流涎。

【常用疗法】**刺法：**直刺约0.2寸。

灸法：温针灸3～5壮，艾条灸5～10分钟。

推拿：揉法、点按法。

【穴位配伍】◆配迎香，主治三叉神经痛。

◆配颊车，主治面瘫。

特别说明

◆治疗面瘫时，向颊车方向平刺0.5～1.5寸。

◆治疗三叉神经痛时，可向迎香透刺。

大迎

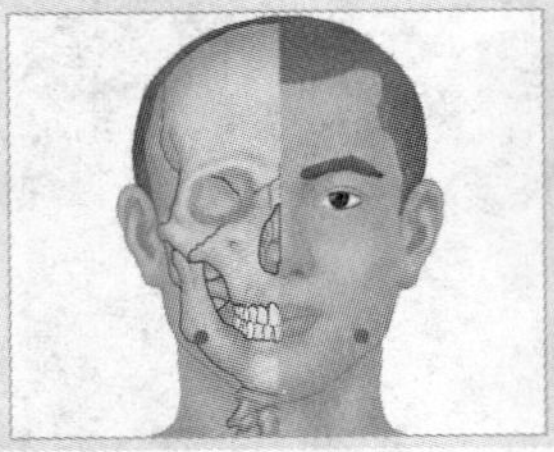

常用程度 ★★

国际编号 ST5

【穴名释义】大，多也、尊也。迎，受也。穴前有面动脉通过，按压该穴有大动脉搏动冲迎指面之感，故名。

【标准定位】在面部，下颌角前方，咬肌附着部的前缘凹陷中，面动脉搏动处。

【穴位速取】正坐位，闭口鼓气，在下颌角前下方即出现一沟形凹陷，按凹陷下端有搏动处（图①）。

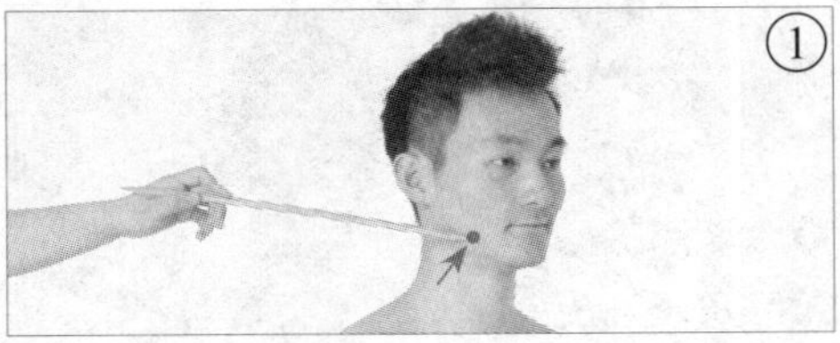

【功效主治】祛风通络，消肿止痛。主治颊肿，牙痛，口腔黏膜炎；口眼歪斜，眼睑痉挛，颈部淋巴结结核，口噤，三叉神经痛。

【常用疗法】**刺法：**直刺0.3~0.5寸。

灸法：温针灸3~5壮，艾条灸10~15分钟。

推拿：揉法、点按法。

【穴位配伍】◆配颊车、合谷，治齿痛。

◆配天容、天牖，主治胸锁乳突肌痉挛。

特别说明

对本穴进行针刺时应注意避开动脉直刺或斜刺，以免伤及血管。

颊车

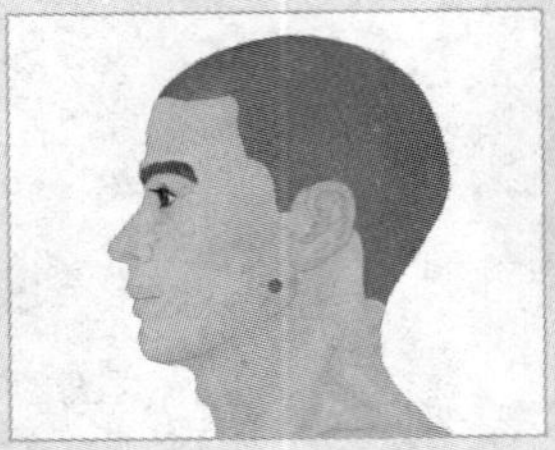

常用程度 ★★★

国际编号 ST6

【穴名释义】耳前颧侧面为颊，下颌骨古称“颊车骨”。穴在其处，总载诸齿开合如机轴转运，故名。

【标准定位】在面颊部，下颌角前上方约1横指，当咀嚼时咬肌隆起，按之有凹陷处。

【穴位速取】侧坐，上下齿咬紧时，隆起的咬肌高点处，按之凹陷有酸胀感处，即为本穴（图②）。

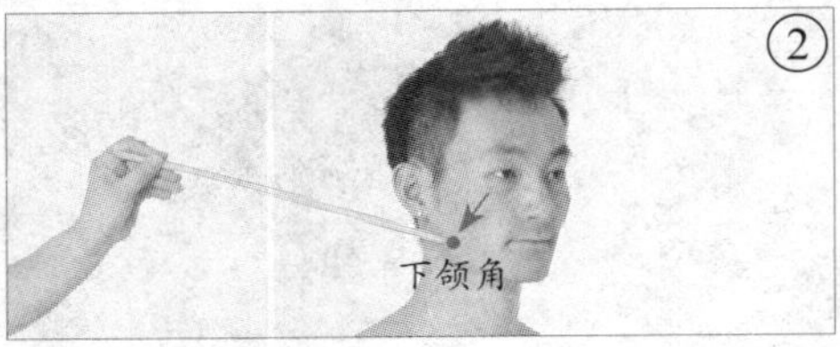

【功效主治】祛风通络，消肿止痛。主治颊肿，甲状腺肿大，牙痛，口腔黏膜炎；口眼歪斜，眼睑痉挛，口噤，耳部疼痛，三叉神经痛。

【常用疗法】**刺法：**直刺0.3~0.5寸或斜刺0.5~0.8寸。

灸法：温针灸3~5壮，艾条灸10~15分钟。

推拿：揉法、点按法、指推法。

【穴位配伍】◆配颊车、口禾髎，主治牙痛。

◆配人中、承浆、合谷，主治脑卒中，口噤不开。

下关

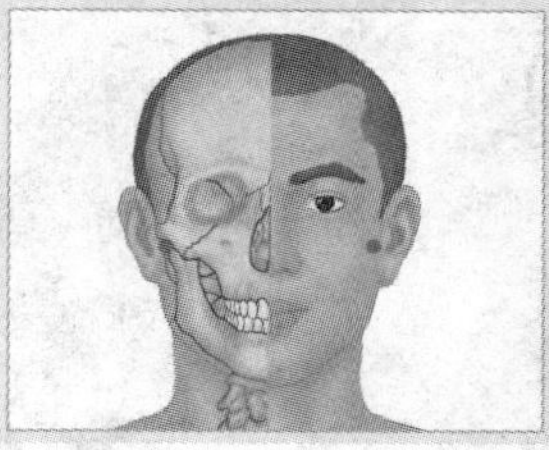

常用程度
★★★
国际编号
ST7

【穴名释义】下，下方；关，机关。穴在下颌关节前“牙关”处，故名。

【标准定位】在面部耳前方，颧弓下缘中央与下颌切迹之间凹陷中。

【穴位速取】◆侧坐，位于颧弓下缘，下颌骨髁状突之前方，切迹之间凹陷中处，合口有孔，张口即闭（图①）。

◆颊车直上，在颧弓下缘取穴。

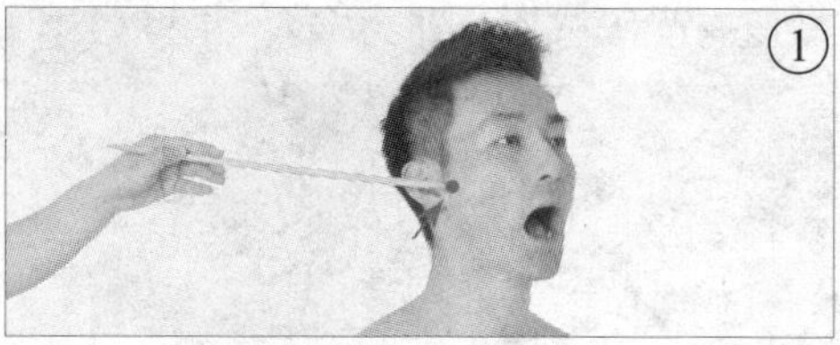
①

【功效主治】消肿止痛，聪耳通络。主治耳聋，耳鸣，聤耳；牙痛，三叉神经痛，鼻塞；口眼歪斜，张口困难，面痛；高血压；足跟痛。

【常用疗法】**刺法：**向下直刺0.3~0.5寸。

灸法：温针灸3~5壮，艾条灸10~15分钟。

推拿：揉法、点按法、指推法、摩法。

【穴位配伍】◆配偏历，主治龋齿。

◆配听宫、听会，主治耳鸣、耳聋。

特别说明

◆足阳明、少阳经交会穴。

◆治疗颞合关节不利，可使用“齐刺法”。

◆宜闭口取穴。

头维

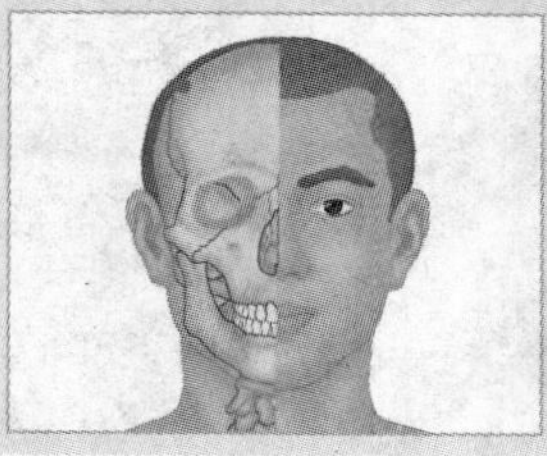

常用程度
★★★★
国际编号
ST8

【穴名释义】头，头部；维，维护。穴为阳明脉气所发，有维持头部正常秩序的作用，故名。

【标准定位】在头侧部，额角发际上0.5寸，头正中线旁4.5寸。

【穴位速取】◆正坐，在头侧部，从额角发际向上轻推约0.5寸，动嘴，可觉肌肉也会动之处，即为本穴（图②）。

◆在鬓发前缘直上与神庭穴横开的交点处即是。

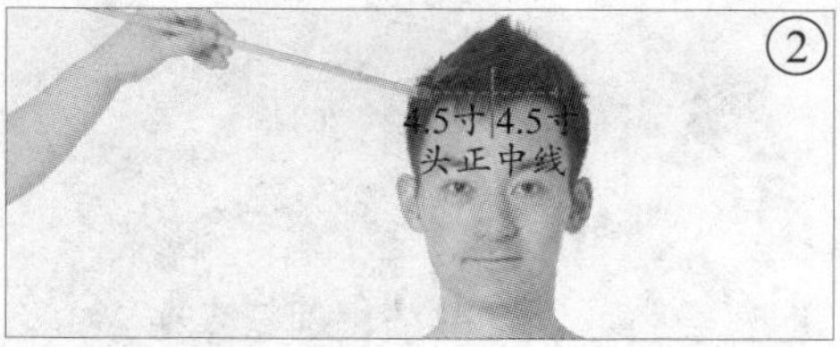

②

【功效主治】清头明目，止痛镇痉。主治头痛，头晕，目眩；眼痛，迎风流泪，视物不清，视力不清；高血压。

【常用疗法】**刺法：**向后平刺0.5~0.8寸。

灸法：隔物灸3~5壮，艾条灸10~15分钟。

推拿：揉法、点按法、指推法。

【穴位配伍】◆配攒竹，主治眼睑瞤动。

◆配睛明、临泣、风池，主治迎风流泪。

特别说明

运用本穴自我保健，可用中指或食指按压50~100次。

人迎

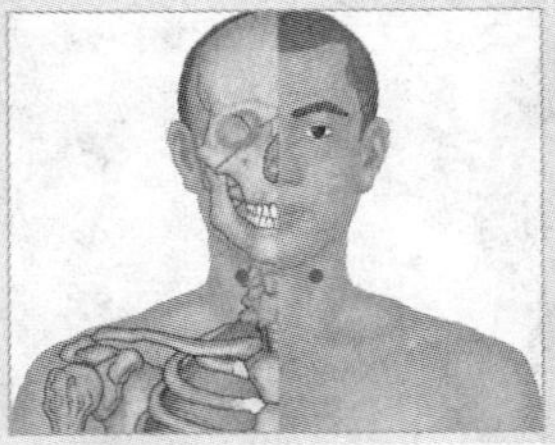

常用程度 ★★

国际编号 ST9

【穴名释义】人，人类；迎，迎接。穴在切脉的人迎脉，古以此迎候人事三阳之气，故名。

【标准定位】在颈部，平喉结，喉结旁开1.5寸，胸锁乳突肌前缘，颈总动脉搏动处。

【穴位速取】正坐，头微抬，从喉结往外测量2横指，在胸锁乳突肌颈部动脉搏动处（图①）。

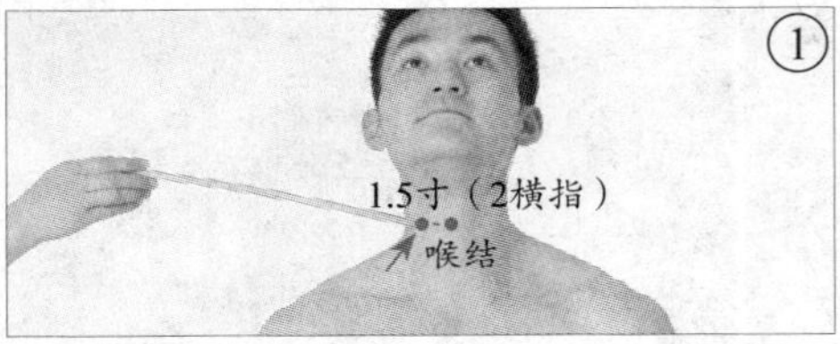

【功效主治】利咽散结，理气降逆。主治头痛，眩晕；咽喉肿痛，扁桃体炎；瘰疬，瘿气；脑卒中偏瘫；胸满喘息，咳血；高血压；雷诺病。

【常用疗法】**刺法：**直刺0.3～0.8寸。

推拿：揉法、指推法、摩法。

【穴位配伍】◆配足三里、三阴交、攒竹，主治呃逆。

◆配大椎、太冲，主治高血压。

特别说明

◆足阳明、少阳经交会穴。

◆针刺时，避开动脉直刺，以免刺伤血管。

水突

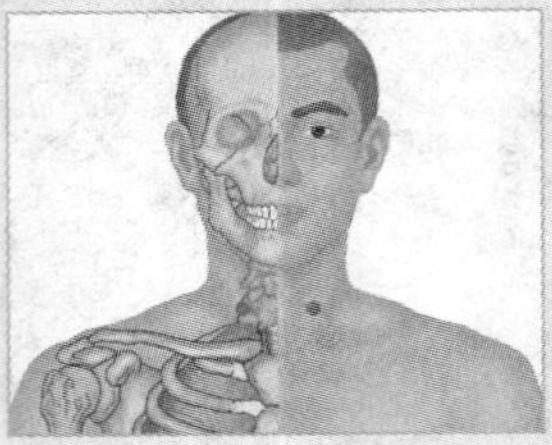

常用程度 ★

国际编号 ST10

【穴名释义】水，水谷；突，突起。穴在胸锁乳突肌前，喉结突起之旁。当饮食咽下时，穴会向上突起冲动，故名。

【标准定位】在颈部，横平环状软骨，胸锁乳突肌前缘，即人迎与气舍连线的中点处。

【穴位速取】正坐，头微抬，人迎直下约1寸（1横指），胸锁乳突肌的前缘，按压有酸胀感处，即为本穴（图②）。

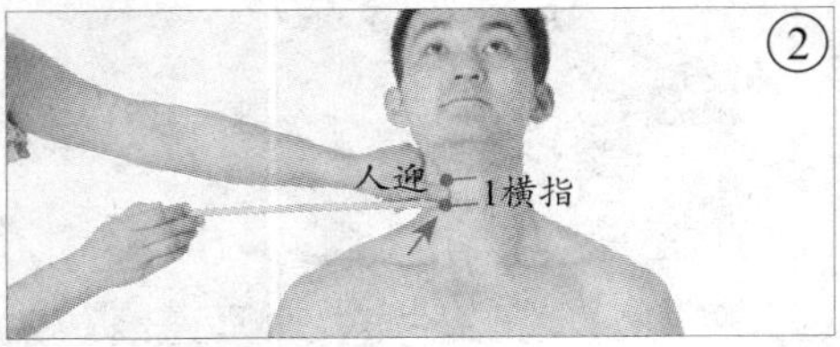

【功效主治】清热利咽，降逆平喘。主治咽喉肿痛；咳嗽，气喘，胸部憋闷；甲状腺肿大。

【常用疗法】**刺法：**直刺0.3～0.5寸。

推拿：揉法、指推法、摩法。

【穴位配伍】◆配内关，治甲状腺肿大。

◆配太冲、风池、风府，主治脑卒中偏瘫。

特别说明

◆不宜深刺，以免伤及颈总动脉和颈外动脉分支。

◆治疗甲状腺肿大，可用“齐刺”“合谷刺”两种方法。

气舍

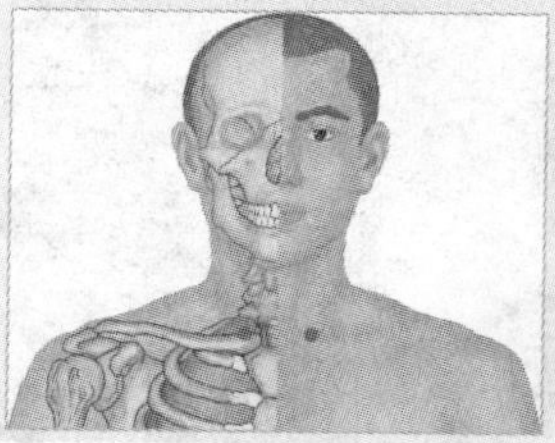

常用程度 ★

国际编号 ST11

【穴名释义】气，空气，指肺胃之气；舍，宅舍。脉气留止之处，穴在气管旁，犹如气之宅舍，故名。

【标准定位】在胸锁乳突肌区，锁骨上小窝，锁骨胸骨端上缘，胸锁乳突肌胸骨头与锁骨头中间的凹陷处。

【穴位速取】正坐仰靠，在颈部，锁骨胸骨端上缘，胸锁乳突肌胸骨头与锁骨头之间可触及一凹陷处，按之有痛感，即为本穴（图①）。

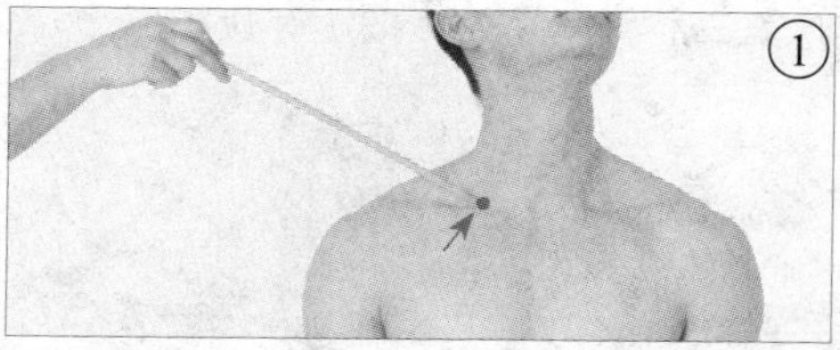

【功效主治】清咽利肺，理气散结。主治咽喉肿痛；胸满，咳嗽，气喘，呼吸困难；瘿瘤，瘰疬，颈项强痛；消化不良；落枕，颈椎病。

【常用疗法】**刺法：**直刺0.3～0.5寸。

灸法：艾炷灸3～5壮；艾条灸5～10分钟。

推拿：指揉法、点按法。

【穴位配伍】配水突，主治瘿瘤。

特别说明

不宜深刺，以免伤及颈总动脉和肺等器官。

缺盆

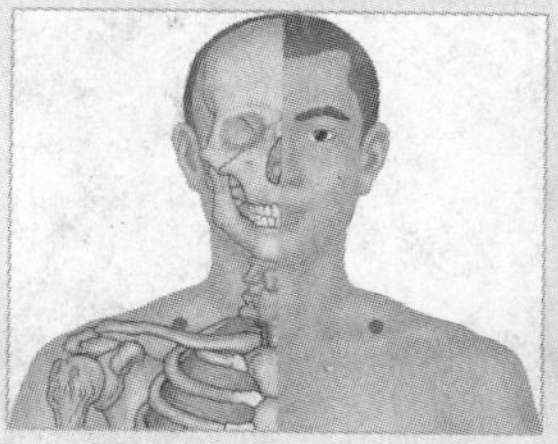

常用程度 ★

国际编号 ST12

【穴名释义】缺，凹陷；盆，器物名。穴在锁骨凹陷处，因穴在其中，骨形如破缺之盆，故名。

【标准定位】在锁骨上窝中央，距前正中线4寸。

【穴位速取】正坐，位于颈外侧部，锁骨上缘与乳中线交点处向上向内可触及的凹陷处，按压有酸胀感处，即为本穴（图②）。

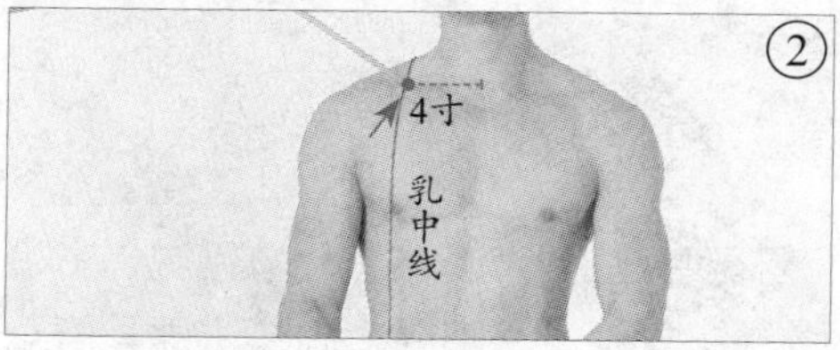

【功效主治】宽胸利膈，止咳平喘。主治咳嗽，气喘，咽喉肿痛；缺盆中痛，瘰疬；甲状腺肿大；膈肌痉挛；雷诺病，顽固性呃逆。

【常用疗法】**刺法：**斜刺0.3～0.5寸。

灸法：艾炷灸3～5壮，艾条灸5～10分钟。

推拿：指揉法、点按法。

【穴位配伍】◆配肺俞，主治咳嗽。

◆配三阴交、十宣，主治雷诺病。

特别说明

◆禁止向下斜刺。

◆不可深刺、捣刺，以免发生气胸。

◆孕妇禁针。

气户

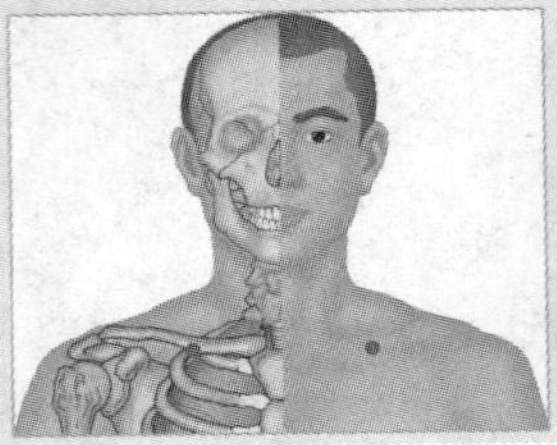

常用程度 ★

国际编号 ST13

【穴名释义】气，即脉气；户，门户。本穴为脉气出入之门户，故名。

【标准定位】在胸部，锁骨下缘，前正中线旁开4寸。

【穴位速取】正坐位，乳中线与锁骨下缘相交的凹陷处，约距前正中线4寸处，按压有酸胀感，即为本穴（图①）。

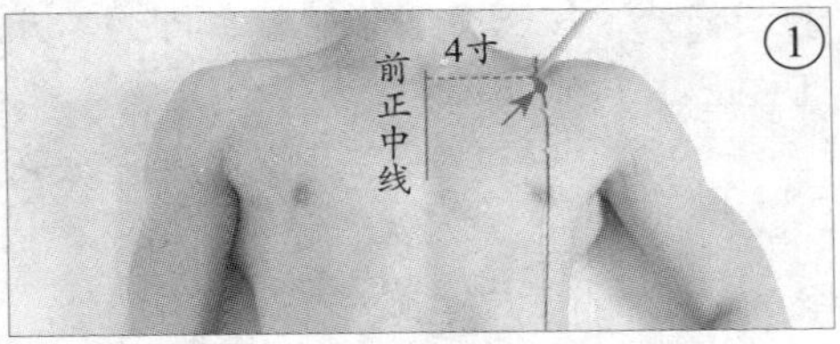

【功效主治】理气宽胸，止咳平喘。主治慢性支气管炎；咳喘；胸痛胀满，胸膜炎；肋软骨炎，肋间神经痛。

【常用疗法】**刺法：**向外斜刺或平刺0.5～0.8寸。

灸法：艾炷灸3～5壮，艾条灸5～10分钟。

推拿：指揉法、点按法。

【穴位配伍】◆配气海，开胸理气，主治噎嗝。

◆配华盖穴，宽胸利气止痛，可以舒缓胁肋痛。

◆配华盖、膻中、肺俞、尺泽、列缺，可宣肺宽胸，利气平喘，用于缓解胸肋疼痛、咳嗽喘息。

库房

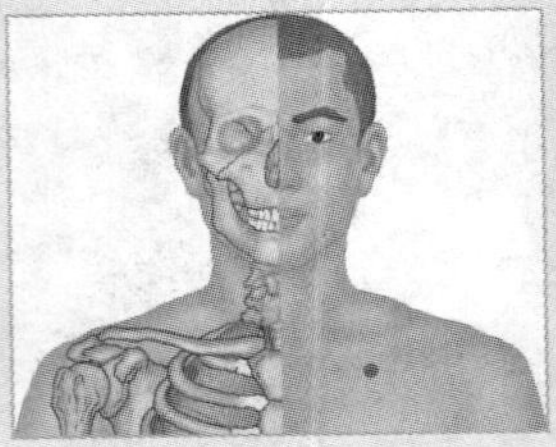

常用程度 ★

国际编号 ST14

【穴名释义】库，即府库；房，有居住之处之意。因本穴多关联到肺脏，好像肺的储藏之室，故名。

【标准定位】在胸部，第一肋间隙，前正中线旁开4寸。

【穴位速取】◆正坐位，从乳头沿垂直线向上推3个肋间隙（即第一肋间隙），按压有酸胀感即是（图②）。

◆正坐位，先取锁骨，锁骨下面的肋骨即为第一肋骨，在乳头直上，第一肋骨与第二肋骨之间处，按压有酸胀感。

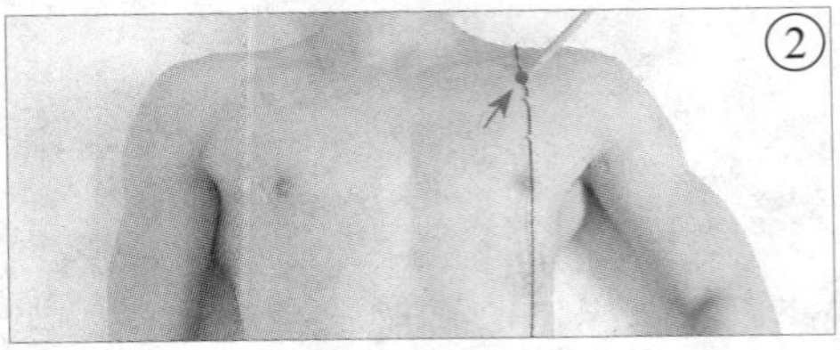

【功效主治】理气宽胸，清热化痰。主治咳喘，咳唾脓血，肺炎等；胸胁胀痛，胸膜炎；肋间神经痛。

【常用疗法】**刺法：**直刺或斜刺0.3～0.5寸。

灸法：艾炷灸3～5壮，艾条灸5～10分钟。

推拿：指揉法、点按法。

【穴位配伍】◆配肺俞、膻中、天突、尺泽，可宣肺利气，主治胸痛、咳嗽、吐脓血。

◆配尺泽、肺俞，可缓解咳嗽。

屋翳

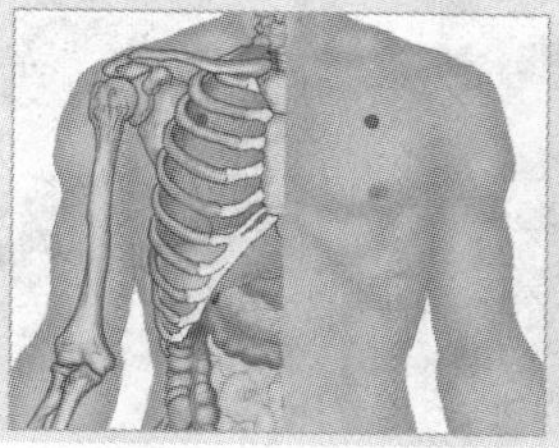

常用程度
★

国际编号
ST15

【穴名释义】屋，深室；翳，隐蔽，亦华盖之意。肺为华盖，穴主肺疾，内应于肺，故名。

【标准定位】在胸部，第二肋间隙，距前正中线4寸。

【穴位速取】正坐位，从乳头沿乳中线向上推2个肋间隙（男性乳头所在的肋间隙为第四肋间隙，再向上数2肋即为第二肋间隙）按压有酸胀感处，即为本穴（图①）。

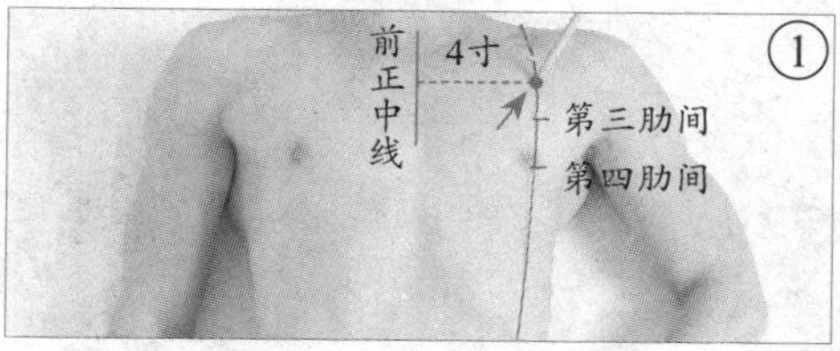

【功效主治】止咳化痰，消痈止痒。主治咳喘，气喘，咳唾脓血，胸胁胀痛，乳腺炎，乳癖。

【常用疗法】**刺法：** 直刺0.2～0.3寸或斜刺0.5～0.8寸。

灸法： 艾炷灸3～5壮，艾条灸5～10分钟。

推拿： 指揉法、点按法。

【穴位配伍】◆配天宗，主治乳腺炎。

◆配中府，主治胸肋胀痛。

特别说明

不可深刺、捣刺，以免发生气胸。

膺窗

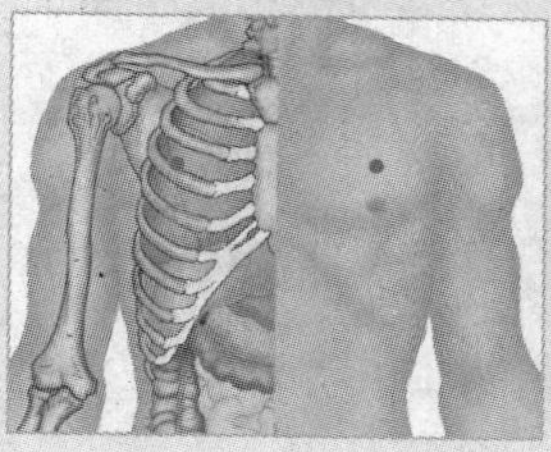

常用程度
★

国际编号
ST16

【穴名释义】膺，指胸部；窗，通孔的意思。膺窗指位于胸部的穴位。本穴位于胸部乳房的乳晕上缘，为女性通乳汁的重要穴位。

【标准定位】在胸部，第三肋间隙，前正中线旁开4寸。

【穴位速取】正坐位，从乳头沿乳中线向上推1个肋间隙（即第三肋间隙），按压有酸胀感处，即为本穴（图②）。

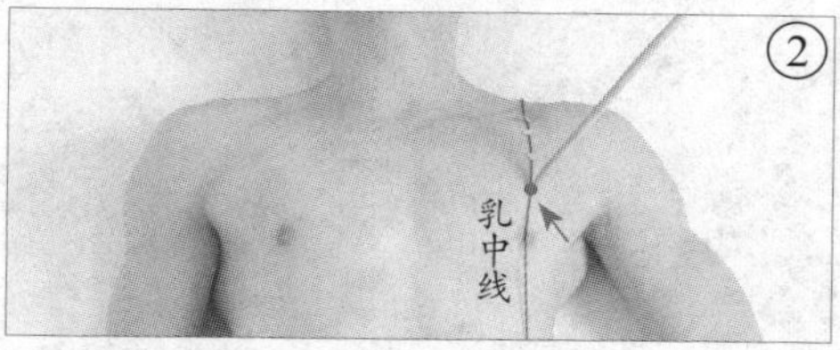

【功效主治】止咳宁嗽，消肿清热。主治咳喘，胸胁胀痛，乳腺炎，肠炎，肋间神经痛。

【常用疗法】**刺法：** 直刺0.2～0.4寸或斜刺0.5～0.8寸。

灸法： 艾炷灸3～5壮，艾条灸5～10分钟。

推拿： 指揉法、点按法。

【穴位配伍】◆配支沟，用于缓解胸胁胀痛。

◆配乳根、曲池、足三里，主治乳腺炎。

◆配少泽、尺泽、足三里，用于改善乳汁分泌不足。

乳中

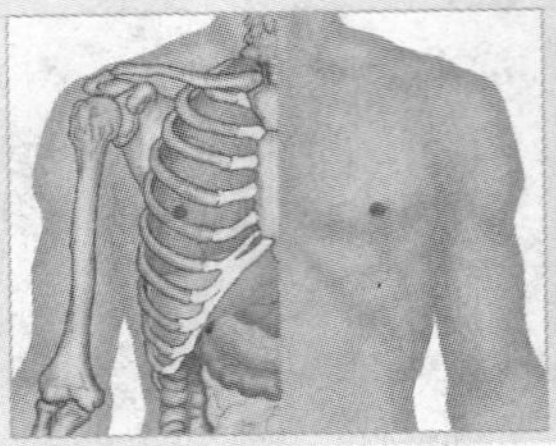

常用程度 ★

国际编号 ST17

【穴名释义】顾名思义，可知本穴位于乳房正中央。

【标准定位】在胸部，第四肋间隙，乳头中央，距前正中线4寸。

【穴位速取】◆正坐位，乳头中央，距前正中线4寸，按压有麻胀感（图①）。

◆将食指指腹放于胸部乳头中央，食指指腹所指位置即为本穴，轻揉会有麻胀的感觉。

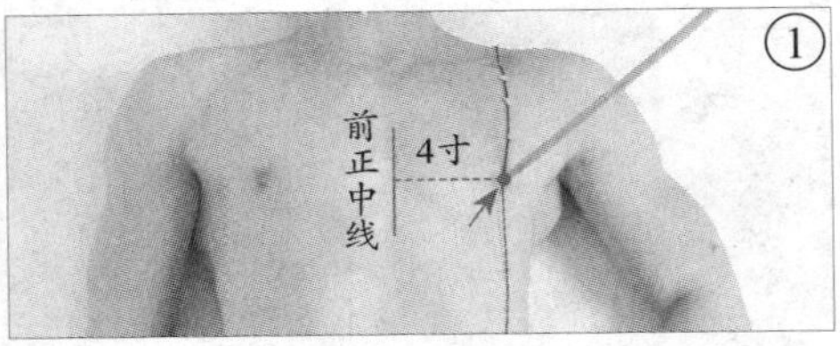

①

【功效主治】调气醒神，通窍明目。主治母乳不畅，乳汁少；咳嗽，胸闷，性冷淡；癫痫；月经不调。

【常用疗法】此穴作为胸腹部取穴标志，不做针灸治疗。

特别说明

禁针刺或艾灸。

乳根

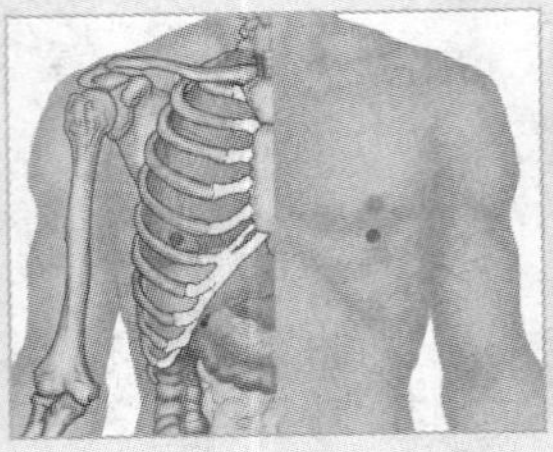

常用程度 ★

国际编号 ST18

【穴名释义】乳，乳房；根，根部。穴在乳房之根部，故名。

【标准定位】在胸部，第五肋间隙，距前正中线4寸。

【穴位速取】◆仰卧位，位于胸部，男性当乳头直下，女性沿锁骨中线，第五肋间隙，距前正中线4寸处，按压有酸胀感（图②）。

◆仰卧位，从乳头沿垂直线向下推1个肋间隙，按压有酸胀感。

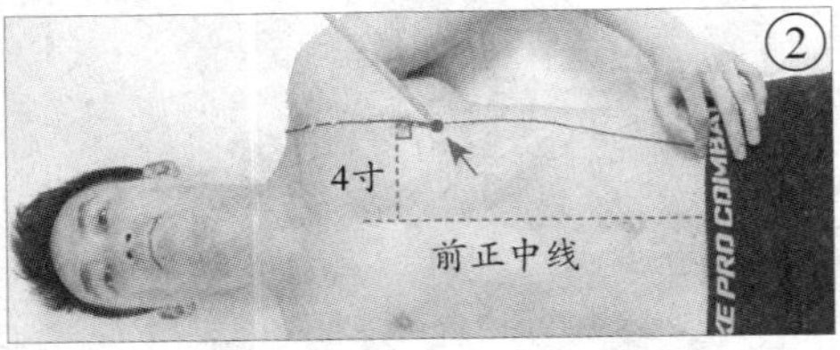

②

【功效主治】通乳化淤，宣肺理气。主治乳腺炎，乳腺增生，乳汁少；胸痛，咳喘；肋间神经痛，臂丛神经痛。

【常用疗法】**刺法：**直刺或斜刺0.5～0.8寸。**灸法：**艾炷灸3～5壮，艾条灸5～10分钟。**推拿：**指揉法、点按法。

【穴位配伍】配少泽、足三里，主治乳汁少。

特别说明

宜循肋骨长轴方向刺入，在女性孕期和哺乳期，此穴亦应慎用，以保护乳房。

不容

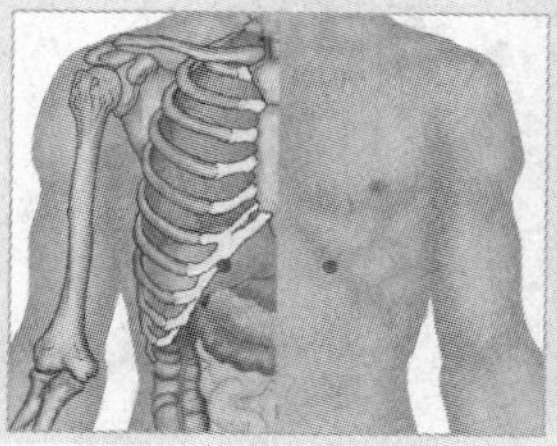

常用程度

★

国际编号

ST19

【穴名释义】不，在此处指开始的意思；容，意为容纳。此穴为食物汇入的地方，也就是胃部的重要入口处，故名。

【标准定位】在上腹部，脐中上6寸，前正中线旁开2寸。

【穴位速取】坐位，从肚脐向上量2个4横指（6寸），再水平旁开约2横指处，按压有酸胀感，即为本穴（图①）。

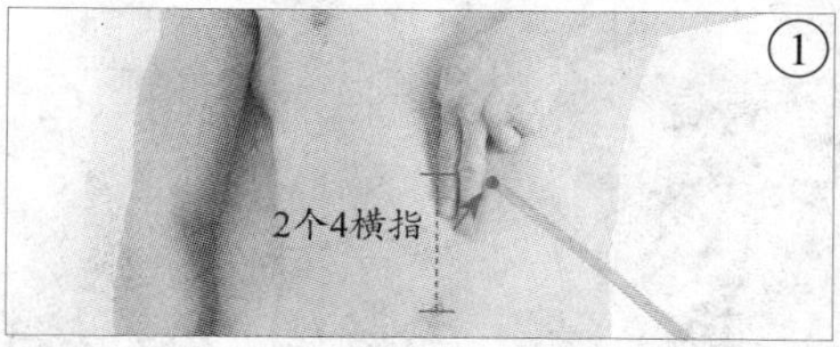

【功效主治】调中和胃，理气止痛。主治胃痛，呕吐，食欲不振，腹胀；咳嗽，哮喘；肋间神经痛，肩臂部痉挛。

【常用疗法】**刺法：**直刺0.5～1.0寸。

灸法：艾炷灸3～5壮，艾条灸5～10分钟。

推拿：指揉法、点按法、掌推法、摩法。

【穴位配伍】◆配中脘、内关、足三里、公孙，用于缓解胃脘胀痛。

◆配上脘、大陵，主治呕吐。

特别说明

不可深刺，以免刺伤肝、胃。

承满

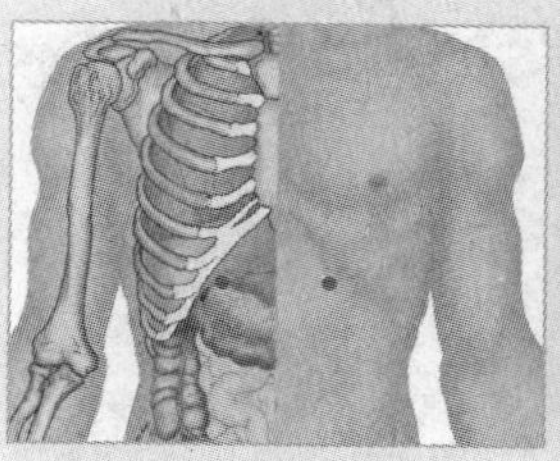

常用程度

★

国际编号

ST20

【穴名释义】承，指承受；满，指盛。因该穴位于不容之下，说明盛水的容器已满了，故名。

【标准定位】在上腹部，脐中上5寸，前正中线旁开2寸。

【穴位速取】◆在上腹部，脐中上5寸，前正中线旁开约2横指，按压有酸胀感即是（图②）。

◆坐位，从不容垂直向下量1横指（拇指），按压有酸胀感。

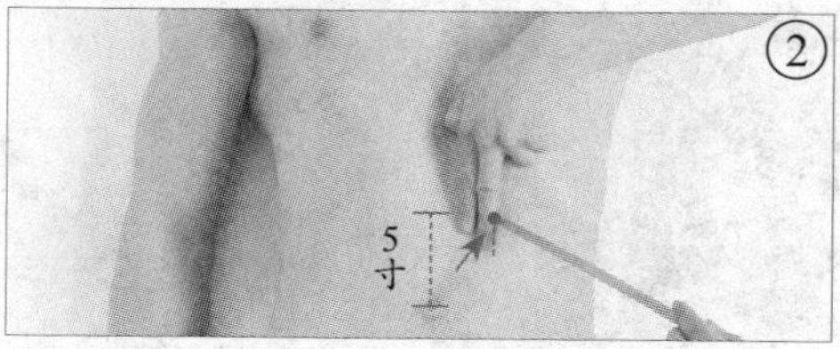

【功效主治】理气和胃，降逆止呕。主治胃痛，吐血，呕吐，食欲不振，消化不良；腹胀；痢疾；肝炎。

【常用疗法】**刺法：**直刺0.5～1.0寸。

灸法：艾炷灸3～5壮，艾条灸5～10分钟。

推拿：掌推法、点按法、摩法。

【穴位配伍】◆配中脘、胃俞、合谷、太冲，用于缓解胃痛、腹胀。

◆配中脘、内关，主治呃逆。

特别说明

◆针刺时，上腹部沉重发胀。

◆勿深刺，以免刺伤肝、胃。

梁门

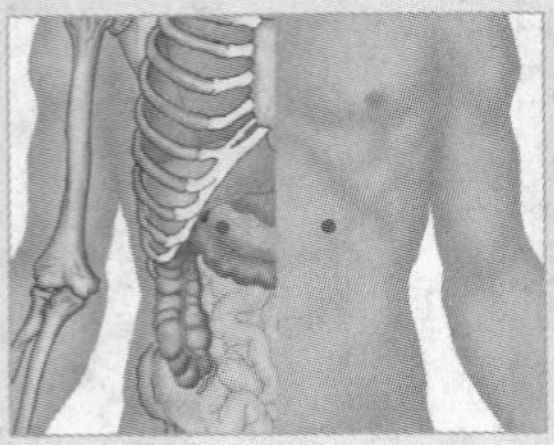

常用程度 ★★★

国际编号 ST21

【穴名释义】梁，通“粱”，膏粱之物；门，门户。穴为胃气出入之重要门户，故名。

【标准定位】在上腹部，脐中上4寸，前正中线旁开2寸。

【穴位速取】◆仰卧位，在上腹部，肚脐与胸剑联合点的中点处，即脐中上4寸，前正中线旁开约2横指处（图①）。

◆仰卧位，取肚脐与胸剑联合点的中点处，再水平旁开约2横指处。

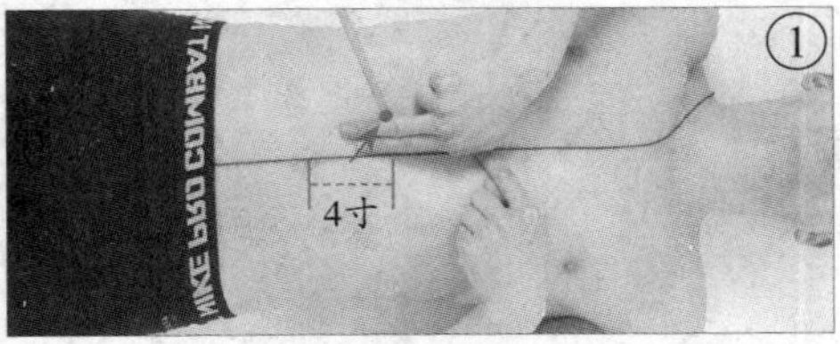

【功效主治】和胃理气，健脾调中。主治胃痛，呕吐，食欲不振，腹胀泄泻，消化不良；胃神经症。

【常用疗法】**刺法：**直刺或斜刺0.5～1.0寸。

灸法：艾炷灸3～5壮，艾条灸5～10分钟。

推拿：指揉法、点按法、掌推法。

【穴位配伍】◆配梁丘、中脘、足三里，主治胃痛。

◆配胃俞、脾俞、肾俞、上巨虚，主治腹泻。

特别说明

过饱者禁针，肝大者慎针或禁针，不宜做大幅度提插捻转。

关门

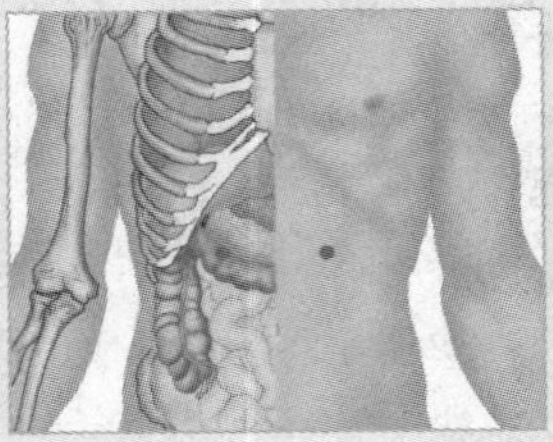

常用程度 ★★

国际编号 ST22

【穴名释义】关，关隘；门，门户。穴在胃脘下部，约胃肠交界处，有开有关，如同门户，故名。

【标准定位】在上腹部，肚脐与胸剑联合点的连线处，脐中上3寸，前正中线旁开2寸。

【穴位速取】仰卧位，从肚脐沿前正中线向上量4横指（即3寸），再水平旁开约2横指（图②）。

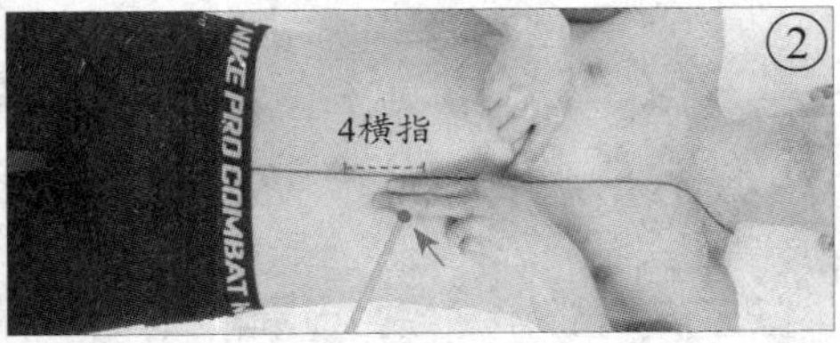

【功效主治】调理肠胃，利水消肿。主治腹胀，腹痛，肠鸣，泄泻，便秘；水肿；遗尿。

【常用疗法】**刺法：**直刺或斜刺0.5～1.0寸。

灸法：艾炷灸3～5壮，艾条灸5～10分钟。

推拿：指揉法、点按法、摩法。

【穴位配伍】◆配足三里、水分，主治肠鸣腹泻。

◆配中极，主治遗尿。

特别说明

针刺时，局部有酸胀感，可向下放射。

太乙

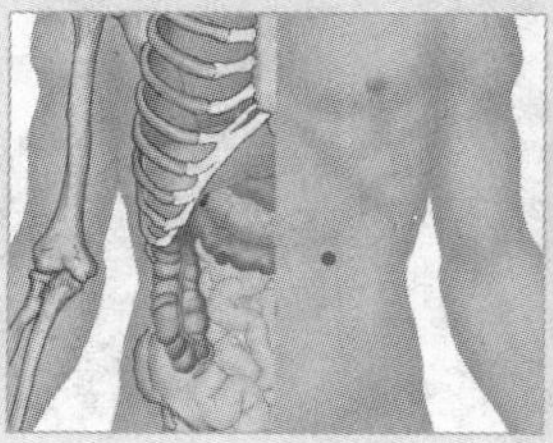

常用程度 ★

国际编号 ST23

【穴名释义】太，即大的意思；乙，曲。此穴位于腹部，内应于长且多曲之小肠腑，故名。

【标准定位】在上腹部，脐中上2寸，前正中线旁开2寸。

【穴位速取】坐位，从肚脐沿前正中线向上量约2横指，再水平旁开约2横指，按压有酸胀感（图①）。

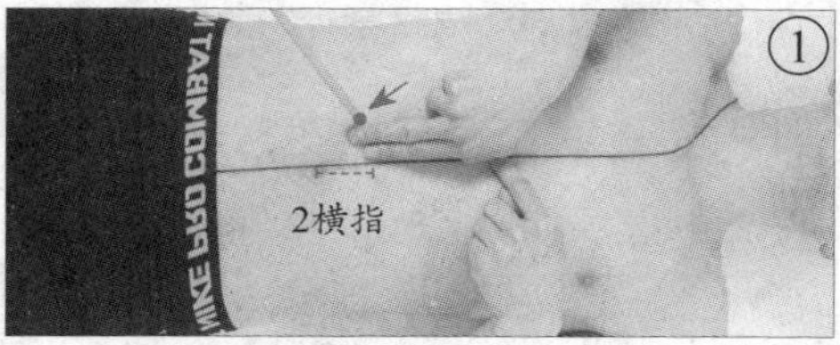

【功效主治】涤痰开窍，镇静安神。主治胃痛，消化不良，肠鸣，腹胀；癔症，心烦癫狂，精神病；遗尿。

【常用疗法】**刺法：**直刺0.8～1.2寸。

灸法：艾炷灸3～5壮，艾条灸5～10分钟。

推拿：掌推法、点按法、摩法。

【穴位配伍】◆配足三里、中脘，可用于缓解胃痛。

◆配百会、心俞、神门、大陵，主治癫痫。

◆配滑肉门，主治狂癫吐舌。

特别说明

针刺时，局部有酸胀感。

滑肉门

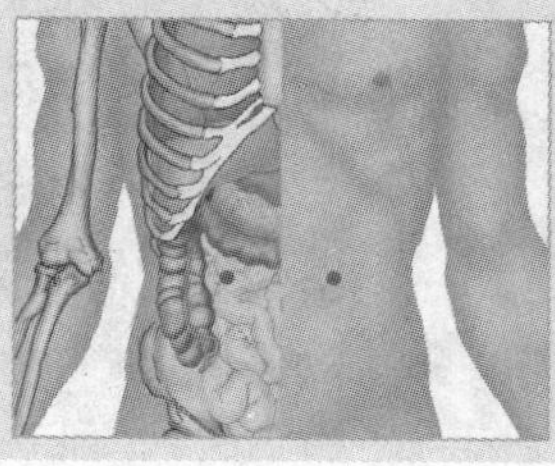

常用程度 ★★★

国际编号 ST24

【穴名释义】滑，利；肉，肌肉。脾生肉，阳明主肉。穴主脾胃之疾，通利脾胃之门，故名。

【标准定位】在上腹部，脐中上1寸，前正中线旁开2寸。

【穴位速取】仰卧位，从肚脐沿前正中线向上量1横指，旁开约2横指处，按之有酸胀感即是（图②）。

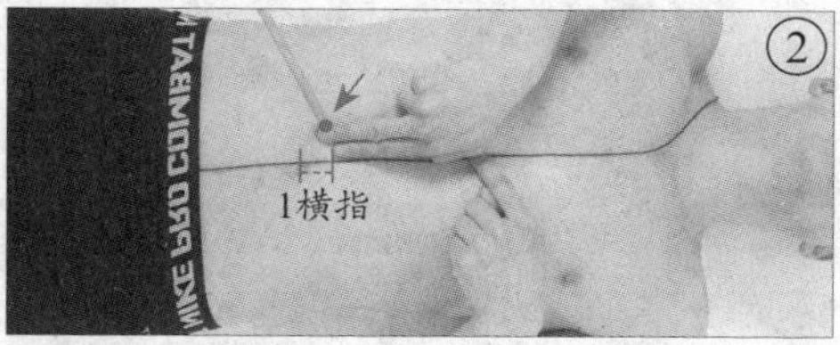

【功效主治】镇惊安神，清心开窍。主治胃痛；神经衰弱；月经不调；舌炎。

【常用疗法】**刺法：**直刺或斜刺0.8～1.2寸。

灸法：艾炷灸3～5壮，艾条灸5～10分钟。

推拿：指揉法、点按法、摩法、掌推法。

【穴位配伍】◆配足三里，主治胃痛。

◆配天枢、丰隆，主治肥胖病。

◆配少海、温溜，主治吐舌。

特别说明

◆针刺时，局部酸胀，可向下放射。

◆孕妇禁灸。

◆按摩此穴时，有打嗝、放屁等症状为正常现象。

天枢

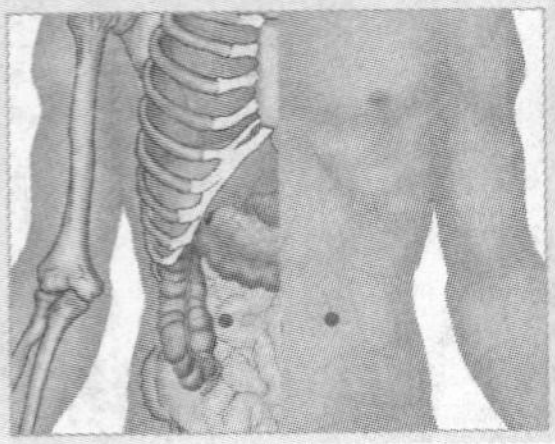

常用程度 ★★★★

国际编号 ST25

【穴名释义】枢，枢纽；脐上应天，脐下应地。穴在脐旁为上下腹交界处，通于中焦，故名。

【标准定位】在腹部，横平脐中，前正中线旁开2寸。

【穴位速取】坐位或仰卧位，肚脐旁开约2横指处，按压有酸胀感即是（图①）。

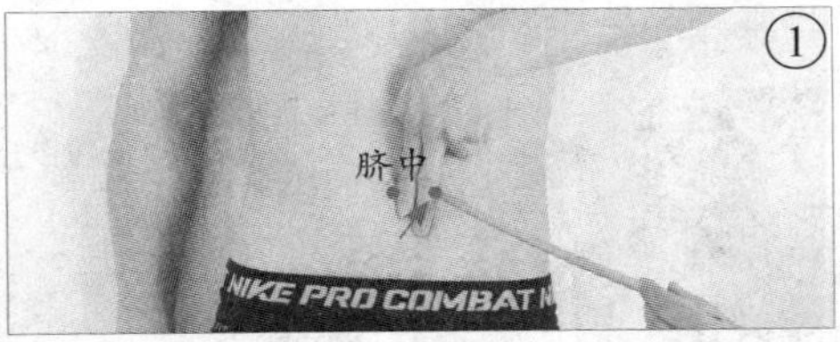

【功效主治】调中和胃，理气健脾。主治腹胀肠鸣，绕脐痛，便秘，泄泻，痢疾；月经不调，癥瘕，痛经，经闭；肥胖；腰痛；胆囊炎，肝炎，肾炎。

【常用疗法】**刺法：**直刺或斜刺1.0～1.5寸。

灸法：艾炷灸3～5壮，艾条灸15～30分钟。

推拿：指揉法、点按法。

【穴位配伍】◆配支沟，主治便秘。

◆配丰隆、陷谷，主治水肿。

◆配气海、足三里，主治腹泻。

特别说明

◆大肠募穴。

◆直刺时，局部酸胀，可向同侧腹部放射。

◆孕妇禁灸。

外陵

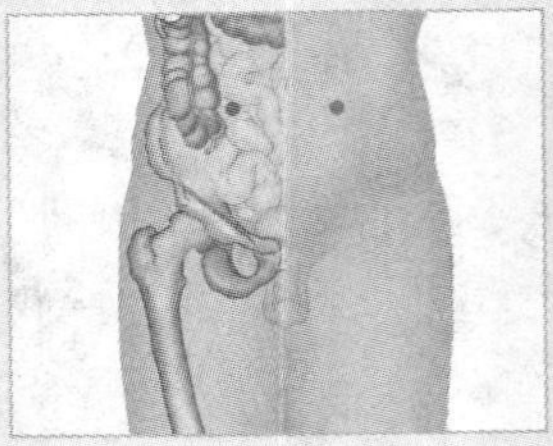

常用程度 ★★★

国际编号 ST26

【穴名释义】外，腹中线外侧；陵，高起处，山陵。穴在腹脐外下方，因腹直肌隆起处如山陵，故名。

【标准定位】在下腹部，脐中下1寸，前正中线旁开2寸。

【穴位速取】仰卧位，从肚脐沿正中线向下量1横指（即1寸），再水平旁开约2横指（图②）。

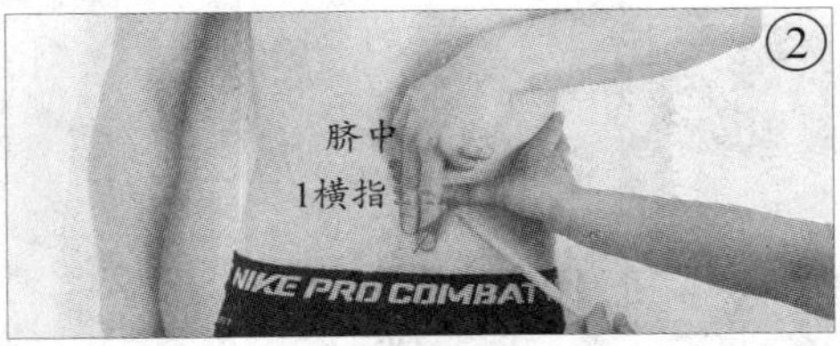

【功效主治】和胃化湿，理气止痛。主治腹痛；疝气，痛经；胃痛，胃下垂；阑尾炎。

【常用疗法】**刺法：**直刺或斜刺1.0～1.5寸。

灸法：艾炷灸3～5壮，艾条灸5～10分钟。

推拿：指揉法、点按法、摩法。

【穴位配伍】◆配子宫、三阴交，主治痛经。

◆配天枢、足三里、中脘，主治胃痛。

◆配阑尾、足三里，主治阑尾炎。

特别说明

孕妇禁灸。

大巨

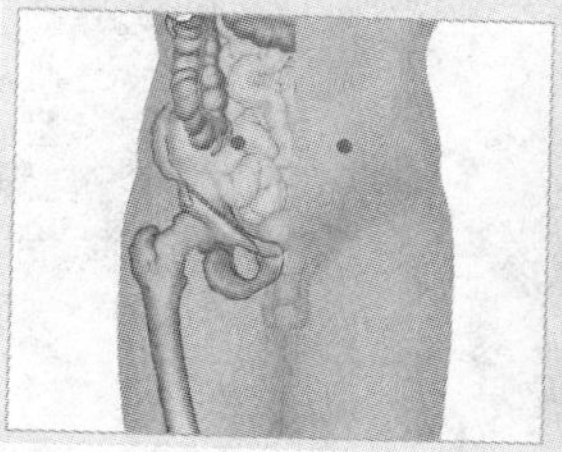

常用程度
★
国际编号
ST27

【穴名释义】大，为空阔之意，巨，即硕大的意思。此穴位于身体肠道分布处的两侧，即腹直肌隆起高突的阔大处，故名。

【标准定位】在下腹部，脐中下2寸，前正中线旁开2寸。

【穴位速取】坐位，从肚脐沿前正中线向下量约2横指，再水平旁开约2横指，按压有酸胀感（图①）。

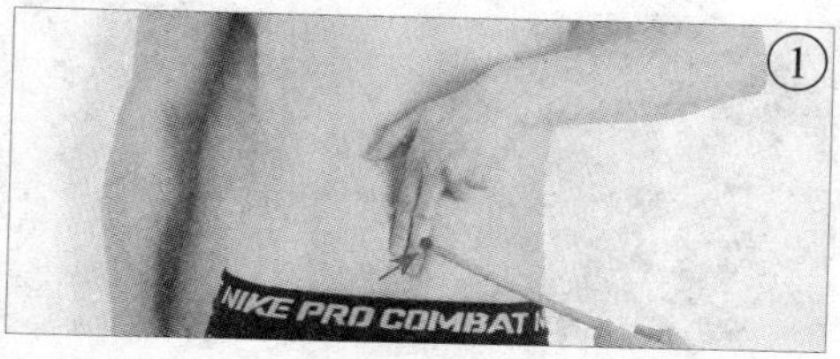

【功效主治】调理肠胃，固肾纳气。主治小腹胀满，便秘，小便不利；疝气；睾丸炎，遗精，早泄，阳痿；失眠。

【常用疗法】**刺法：**直刺1.0～1.5寸。

灸法：艾炷灸或温针灸3～5壮，艾条灸5～10分钟。

推拿：点按法、摩法、揉法。

【穴位配伍】◆配天枢，主治便秘。

◆配地机，主治疝气。

◆配关元，可有效调理和改善遗精、早泄。

水道

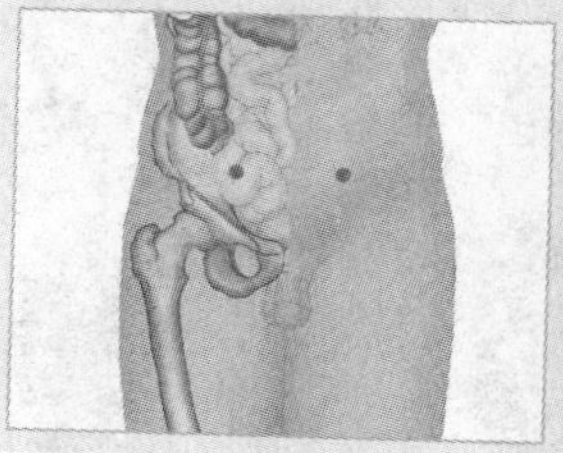

常用程度
★★★
国际编号
ST28

【穴名释义】水，水液；道，道路。穴有通调水道，使水液渗注于膀胱之功，故名。

【标准定位】在下腹部，脐中下3寸，前正中线旁开2寸。

【穴位速取】仰卧位，从肚脐沿正中线向下量4横指（即3寸），再水平旁开约2横指，按压有酸胀感（图②）。

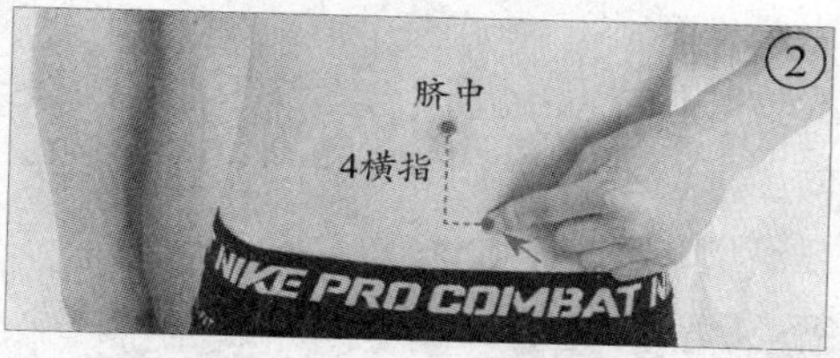

【功效主治】利水消肿，调经止痛。主治小腹胀满，腹水，小便不利；痛经，不孕，疝气；脱肛，便秘；子宫病，卵巢炎；脊髓炎。

【常用疗法】**刺法：**直刺1.0～1.5寸。

灸法：艾炷灸3～5壮，艾条灸5～10分钟。

推拿：指揉法、点按法。

【穴位配伍】◆配三阴交、中极，主治痛经，不孕。

◆配水分，主治水肿。

◆配筋缩，主治背脊强痛。

特别说明

直刺时，局部酸胀，可向阴部放射。

归来

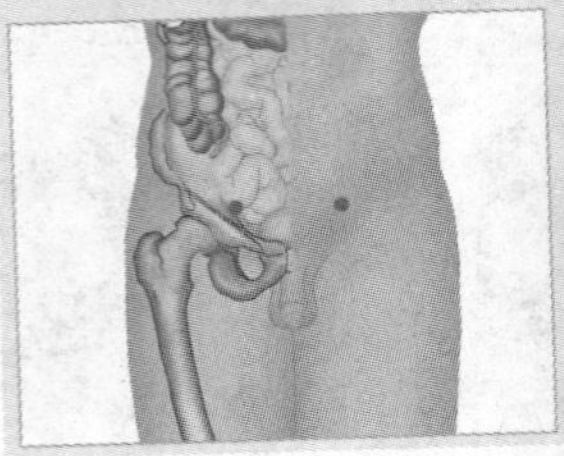

常用程度 ★★★

国际编号 ST29

【穴名释义】归，归来；来，返回。穴有恢复和复原之意。穴主男子卵缩，女子子宫脱出诸症，刺本穴可使之复原而愈，故名。

【标准定位】在下腹部，脐中下4寸，前正中线旁开2寸。

【穴位速取】◆仰卧位，在下腹部，脐中下4寸，前正中线旁开2横指，按压有酸胀感（图①）。

◆仰卧位，从耻骨联合上缘沿前正中线向上量1横指，再水平旁开约2横指，按压有酸胀感。

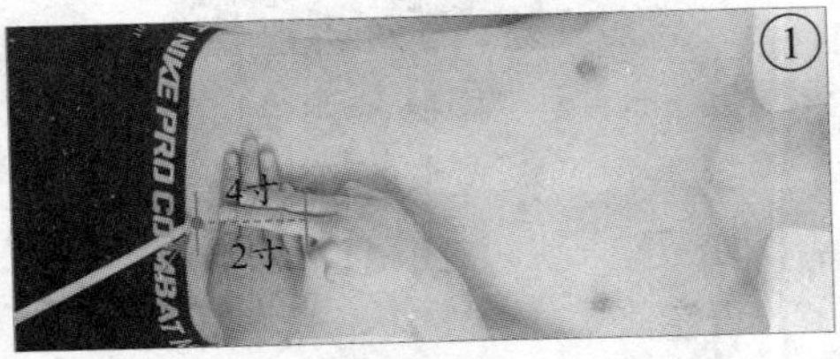

【功效主治】活血化瘀，调经止痛。主治阴挺；月经不调，闭经，白带，阴痒；疝气；腹痛；膀胱炎，夜尿症。

【常用疗法】**刺法：**直刺1.0~1.5寸或斜刺1.5~2.0寸。

灸法：艾炷灸3~5壮，艾条灸5~10分钟。

推拿：指揉法、点按法。

【穴位配伍】配大敦，主治疝气。

特别说明

斜刺时，针尖朝向耻骨联合上缘方向。

气冲

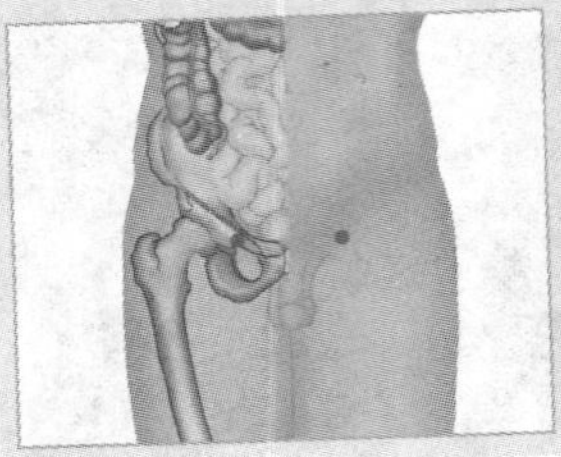

常用程度 ★★

国际编号 ST30

【穴名释义】气，经气；冲，冲要。穴在气街部位，为经气流注之冲要，故名。

【标准定位】在腹股沟区，耻骨联合上缘，前正中线旁开2寸，动脉搏动处。

【穴位速取】◆仰卧位，在腹股沟稍上方，耻骨联合上缘，肚脐下5寸，距前正中线约2横指，按压有酸胀感（图②）。

◆仰卧位，从耻骨联合上缘中点，水平旁开约2横指，按压有酸胀感。

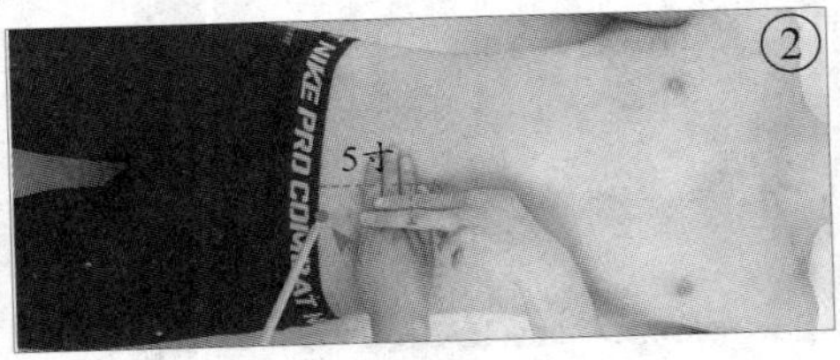

【功效主治】调经舒筋，理气止痛。主治肠鸣；腹痛；疝气；痛经，月经不调，不孕；阳痿，阴肿，前列腺炎。

【常用疗法】**刺法：**直刺1.0~1.5寸或斜刺1.0~2.0寸。

灸法：艾炷灸3~5壮，艾条灸5~10分钟。

推拿：指揉法、点按法、摩法、指推法。

【穴位配伍】◆配气海，治肠鸣，腹痛。

◆配大敦，主治疝气。

特别说明

不可深刺、捣刺，斜刺时向外阴方向。

髀关

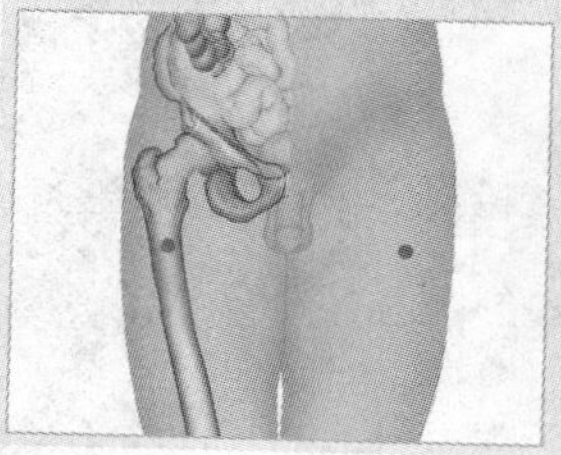

常用程度 ★★

国际编号 ST31

【穴名释义】髀，髀骨，即股骨；关，股骨上端关节处。因穴在髂前上棘下方近股骨关节处，故名。

【标准定位】在大腿前面，髂前上棘与髌底外侧端的连线上，屈股时，平会阴，居缝匠肌外侧凹陷中。

【穴位速取】坐位，右手手掌第一横纹中点按于伏兔穴，手掌平伸向前，在中指尖到处即是（图①）。

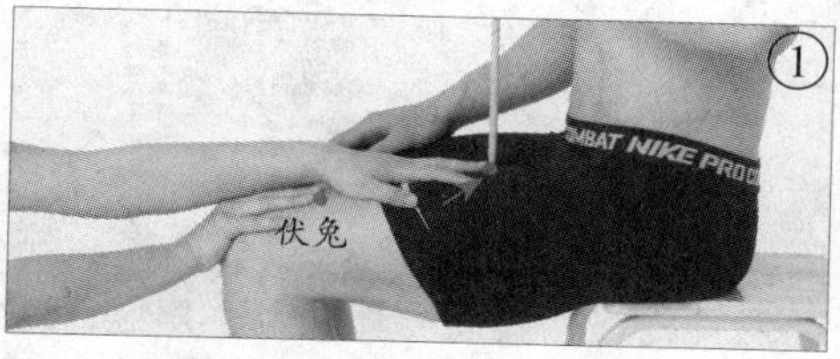

【功效主治】强腰壮膝，通经活络。可治疗下肢痿痹，脑卒中偏瘫，腰膝冷痛，肥胖，膝关节痛，大腿肌肉痉挛，重症肌无力。

【常用疗法】**刺法：** 直刺1.0～2.0寸或斜刺2.0～3.0寸。

灸法： 艾炷灸3～5壮，艾条灸5～10分钟。

推拿： 指揉法、点按法、肘压法、弹拨法。

【穴位配伍】◆配犊鼻、阳陵泉，主治腰腿疼痛。

◆配伏兔，主治痿痹。

◆配梁丘、鹤顶、犊鼻，治膝关节疼痛。

伏兔

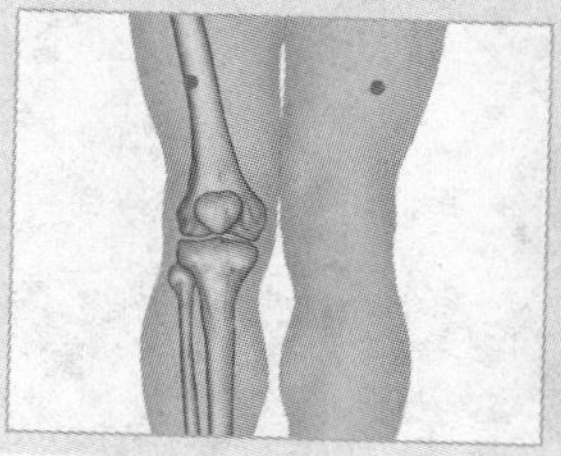

常用程度 ★★★

国际编号 ST32

【穴名释义】伏，俯伏；兔，兔子。穴位局部肌肉隆起，形如俯伏之兔，故名。

【标准定位】在股前区，髌底上6寸，髂前上棘与髌底外侧端的连线上。

【穴位速取】◆坐位，屈膝成直角，以手掌横纹中点按在髌骨上缘中点，手指并拢按压在大腿上，在中指尖端到达处，按压有酸胀感，即为本穴（图②）。

◆在膝上6寸，大腿前面正中，按压有酸胀感。

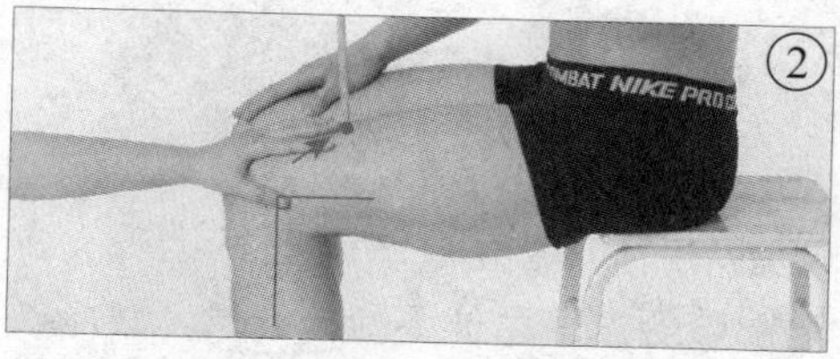

【功效主治】散寒化湿，疏通经络。主治下肢不遂，腰膝冷痛；脚气；荨麻疹；风湿性关节炎。

【常用疗法】**刺法：** 直刺1.0～2.0寸。

灸法： 艾炷灸3～5壮，艾条灸5～10分钟。

推拿： 指揉法、点按法、揉法。

【穴位配伍】◆配髀关、阳陵泉，主治下肢痿痹。

◆配犊鼻、足三里，主治膝关节病。

特别说明

针刺时，局部酸胀，可传至膝关节。

阴市

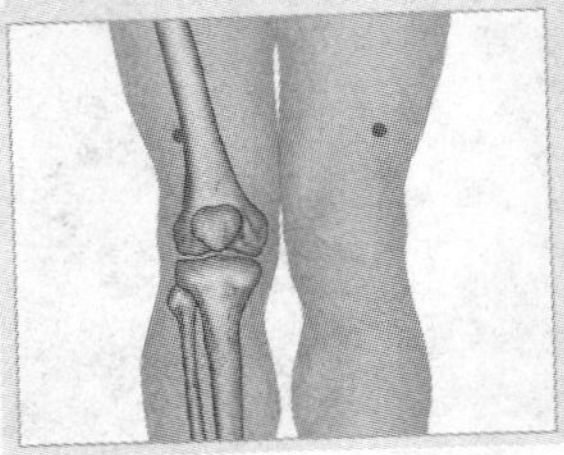

常用程度
★★★
国际编号
ST33

【穴名释义】阴，阴阳之阴，指寒邪；市，集结之外。穴为足阳明脉气所发，主治阴寒湿邪集聚之患，故名。

【标准定位】在股前区，髌底上3寸，股直肌肌腱外侧缘。

【穴位速取】正坐屈膝，于膝盖外上缘直上4横指（即3寸）处，按压有酸胀感，即为本穴（图①）。

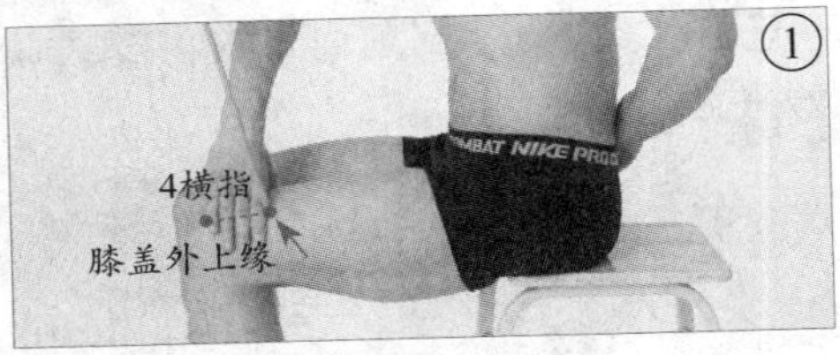

【功效主治】温经散寒，理气止痛。主治腿膝冷痛，屈伸不利；疝气，腹胀，腹痛；脑血管疾病后遗症；糖尿病；水肿；风湿性关节炎。

【常用疗法】**刺法：**直刺1.0～1.5寸。

灸法：艾炷灸或温针灸3～5壮，艾条灸5～10分钟。

推拿：指揉法、点按法、弹拨法。

【穴位配伍】◆配足三里、阳陵泉，主治腿膝痿痹。

◆配承山，主治疝气。

◆配伏兔、足三里、丰隆、血海，主治脑卒中。

梁丘

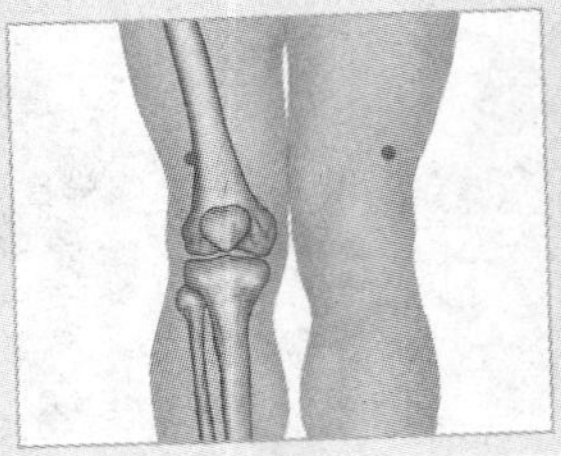

常用程度
★★★
国际编号
ST34

【穴名释义】梁，山梁；丘，丘陵。该穴前骨巨如梁，穴后肉隆如丘，故名。

【标准定位】在股前区，髌底上2寸，股外侧肌与股直肌肌腱之间。

【穴位速取】屈膝，在大腿前面，髂前上棘与髌底外侧端连线上，髌底上约2横指处即是（图②）。

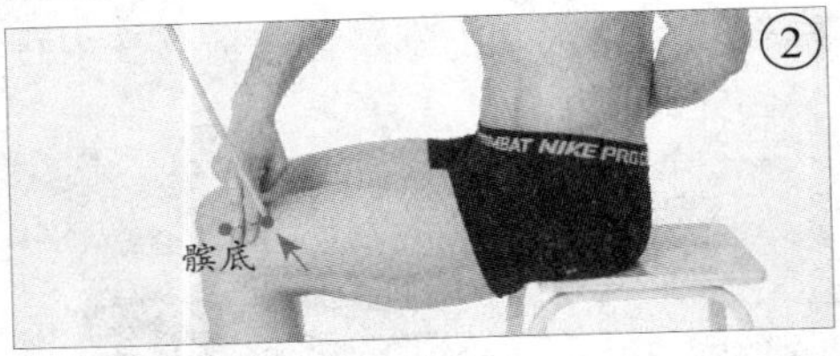

【功效主治】理气和胃，通经活络。主治急性胃痛，腹泻，乳腺炎；痛经；膝关节肿痛，下肢不遂。

【常用疗法】**刺法：**直刺或斜刺0.3～0.5寸。

灸法：艾炷灸3～5壮，艾条灸5～10分钟或药物天灸。

推拿：指揉法、点按法。

【穴位配伍】◆配足三里、公孙，主治胃痛。

◆配少泽，主治乳腺炎。

◆配下巨虚、足三里，主治腹泻。

特别说明

◆足阳明胃经的郄穴。

◆针刺时，局部酸胀，可放射至膝关节。

犊鼻

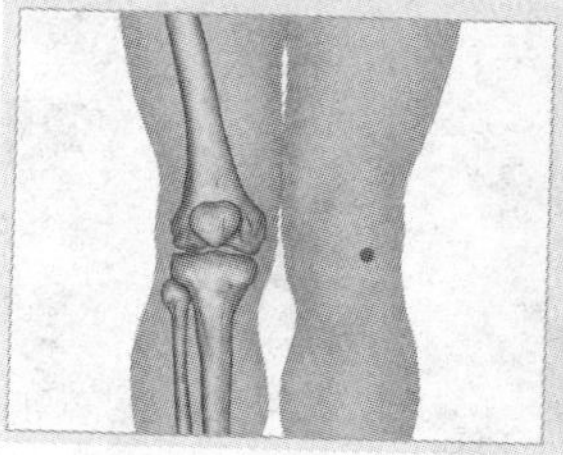

常用程度 ★★★★

国际编号 ST35

【穴名释义】犊，小牛；鼻，鼻孔。穴在髌韧带外侧凹陷处，犹如牛犊鼻孔，故名。

【标准定位】在膝前区，髌骨下缘，髌骨与髌韧带外侧凹陷中。

【穴位速取】侧坐屈膝135度，下肢用力蹬直时，在膝盖外边见一凹陷处，按压有酸胀感，即为本穴（图①）。

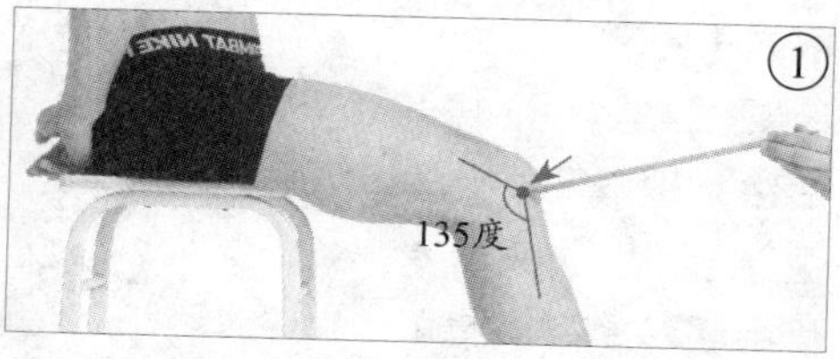

【功效主治】通经活络，消肿止痛。主治膝关节肿痛，屈伸不利；下肢麻痹；腹胀，便秘；脚气。

【常用疗法】**刺法：**从前向后斜刺0.5～1.5寸。

灸法：艾炷灸5～9壮，艾条灸5～10分钟。

推拿：揉法、点按法。

【穴位配伍】◆配鹤顶、足三里、阴陵泉，主治膝关节病。

◆配支沟、天枢，主治腹胀，便秘。

◆配天枢、太溪、涌泉，主治脚气。

◆配梁丘、膝眼、委中，主治膝关节炎。

足三里

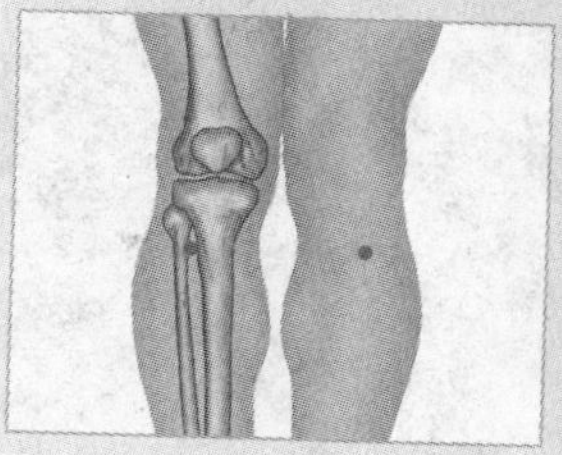

常用程度 ★★★★

国际编号 ST36

【穴名释义】足，下肢；三，数词；里，古代有以里为寸之说。穴在下肢，位于膝下3寸，故名。

【标准定位】在小腿外侧，犊鼻下3寸，犊鼻与解溪连线上。

【穴位速取】◆坐位屈膝，取犊鼻，自犊鼻向下量4横指处（即3寸），按压有酸胀感，即为本穴（图②）。

◆站立弯腰，用同侧手张开虎口围住髌骨上外缘，余4指向下，中指尖所指处，按压有酸胀感。

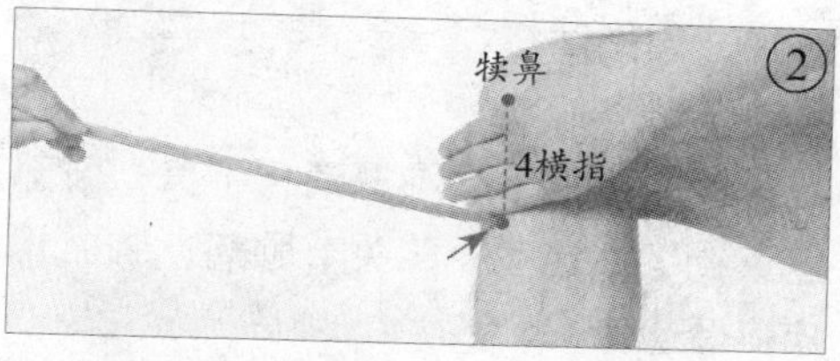

【功效主治】健脾和胃，扶正陪元。主治胃痛，呕吐，消化不良；腹胀，肠鸣，泄泻，痢疾，便秘；乳腺炎；虚劳羸瘦，咳嗽气喘，心悸气短，乏力；头晕失眠，癫狂；膝关节疼痛，脑卒中偏瘫。

【常用疗法】**刺法：**直或斜刺1.0～2.0寸。

灸法：艾炷灸3～5壮，艾条灸5～10分钟。

推拿：指揉法、点按法、推法。

【穴位配伍】◆配阳陵泉、悬钟，主治下肢痿痹。

◆配内关，主治呕吐。

上巨虚

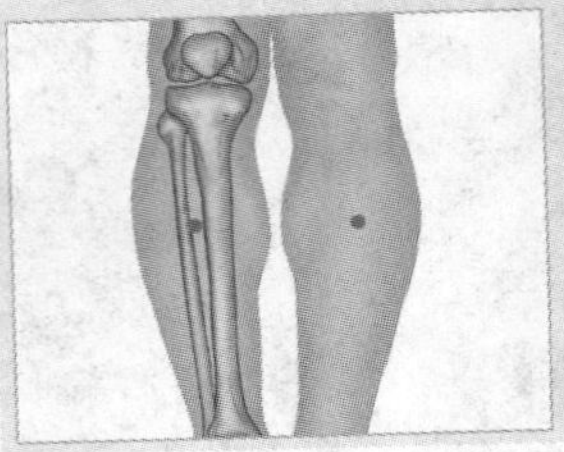

常用程度 ★★★

国际编号 ST37

【穴名释义】巨虚，巨大空虚。穴在下巨虚之上方，胫骨、腓骨之间大的空隙处，故名。

【标准定位】在小腿外侧，犊鼻下6寸，距胫骨前缘1横指（中指）处。

【穴位速取】坐位屈膝，从足三里向下量4横指（即3寸），在胫、腓骨之间可触及一凹陷处（图①）。

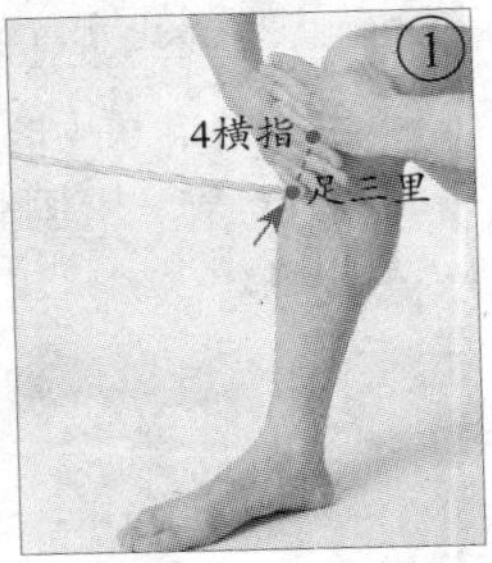

【功效主治】调和肠胃，通经活络。主治肠鸣，腹痛，泄泻，便秘，肠脓肿；消化不良；面部痤疮；下肢痿痹，膝关节肿痛；脑血管疾病后遗症。

【常用疗法】**刺法：**直刺1.0～1.5寸。

灸法：艾炷灸或温针灸5～8壮。

推拿：指揉法、点按法、擦法。

【穴位配伍】◆配足三里、气海，主治便秘、泄泻。

◆配胆囊穴、阳陵泉，主治急性阑尾炎。

特别说明

◆大肠下合穴。

◆针刺时，局部酸胀，可向下放射至足背。

条口

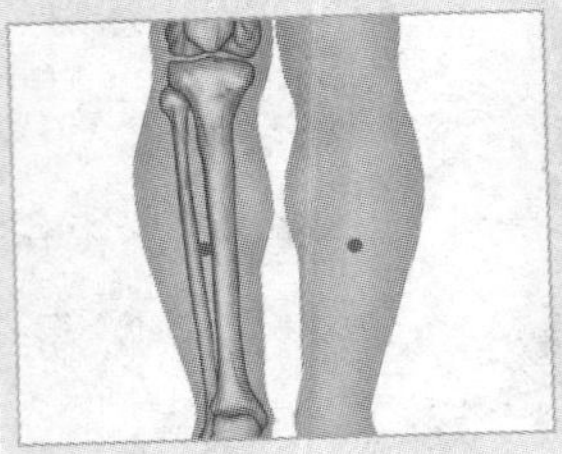

常用程度 ★★★★

国际编号 ST38

【穴名释义】条，长条之形。穴在上下巨虚之间，胫、腓骨间隙中。穴位于条状肌肉处有如条口状，故名。

【标准定位】在小腿外侧，犊鼻下8寸，距胫骨前缘1横指（中指）处。

【穴位速取】侧坐屈膝，足三里直下，于外膝眼与外踝尖连线之中点同高处取穴（图②）。

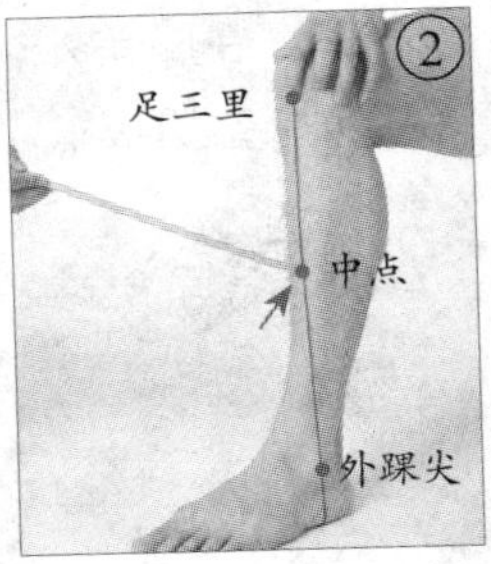

【功效主治】舒筋活络，理气和中。主治肩周冷痛，抬举困难；下肢痿痹，跗肿，转筋；肠炎；扁桃体炎。

【常用疗法】**刺法：**直刺1.0～3.0寸。

灸法：艾炷灸或温针灸3～5壮，艾条灸5～10分钟。

推拿：指揉法、点按法。

【穴位配伍】◆配承山、肩贞，主治肩周炎。

◆配太冲、中封，主治腓神经麻痹。

特别说明

针刺时，局部有酸胀沉重感，可向下扩散至小腿、足背。

下巨虚

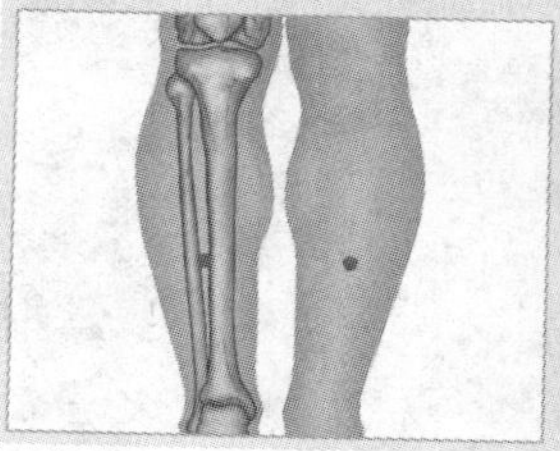

常用程度
★★★
国际编号
ST39

【穴名释义】下，下方；巨，巨大。虚，中空。穴位于胫、腓骨之间的空隙下方，故名。

【标准定位】在小腿外侧，犊鼻下9寸，距胫骨前缘1横指（中指）处。

【穴位速取】坐位屈膝，先确定条口的位置，从条口向下量1横指，在胫、腓骨之间可触及一凹陷处（图①）。

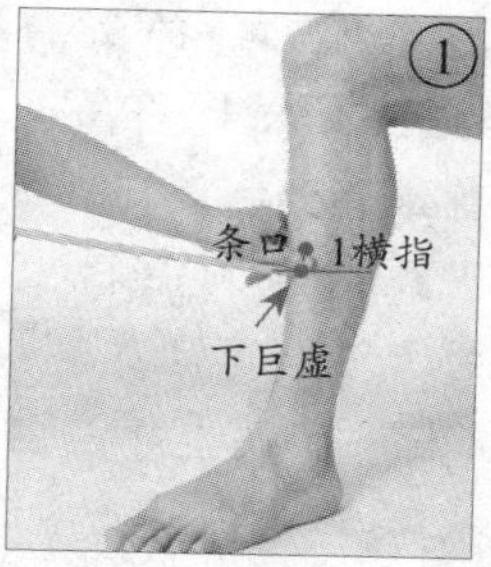

【功效主治】调理肠胃，安神定志。主治小腹痛，泄泻，痢疾；下肢痿痹；肋间神经痛；癫痫，精神病；乳腺炎。

【常用疗法】**刺法：**直或斜刺1.0～1.5寸。

灸法：艾炷灸或温针灸5～9壮，艾条灸10～20分钟。

推拿：指揉法、点按法。

【穴位配伍】◆配天枢、气海，治腹痛。◆配少泽，主治乳腺炎。

特别说明

◆小肠下合穴。

◆针刺时，局部有酸胀感。

丰隆

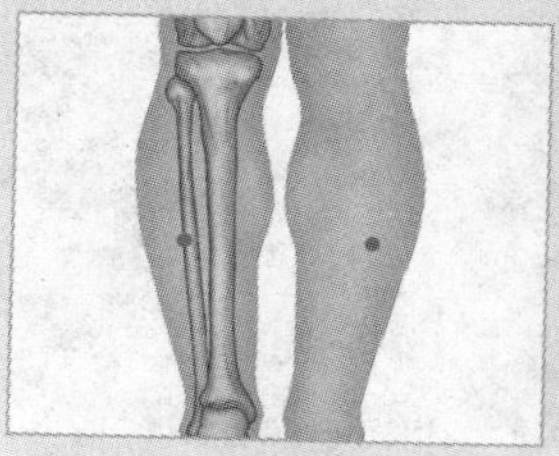

常用程度
★★★★
国际编号
ST40

【穴名释义】丰，丰满；隆，隆盛。穴在伸趾长肌外侧与腓骨短肌之间，该处肌肉丰满而隆起，故名。

【标准定位】在小腿外侧，外踝尖上8寸，胫骨前肌前缘2横指（中指）处。

【穴位速取】坐位屈膝，先确定犊鼻的位置，取犊鼻与外踝尖连线的中点即条口的位置，向右量1横指，在腓骨略前方肌肉丰满处，按压有沉重感，即为本穴（图②）。

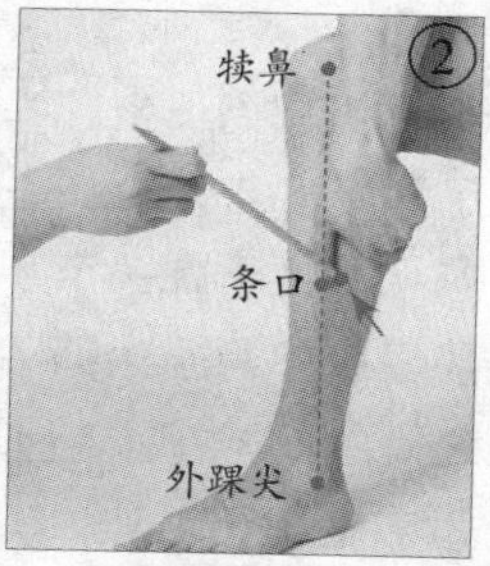

【功效主治】健脾化痰，和胃降逆。主治咳嗽，痰多，哮喘；头晕；癫狂，癫痫；下肢不遂；腹胀，便秘。

【常用疗法】**刺法：**直刺1.0～1.5寸。

灸法：艾炷灸或温针灸5～7壮，艾条灸5～10分钟。

推拿：指揉法、点按法、擦法。

【穴位配伍】◆配风池，主治眩晕。◆配膻中、肺俞，主治咳嗽痰多。

特别说明

◆络穴。

◆针刺时，局部有酸胀感。

解溪

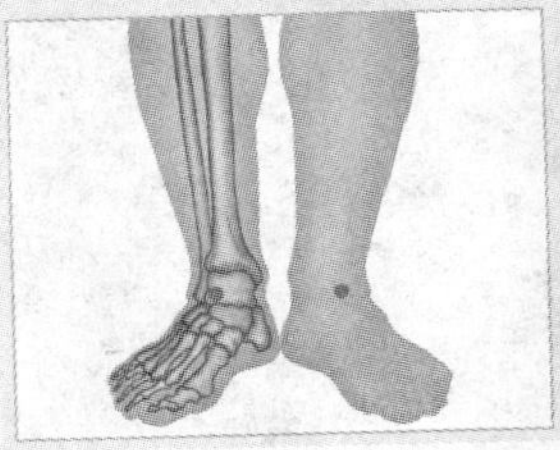

常用程度 ★★★

国际编号 ST41

【穴名释义】解，分解；溪，沟溪。穴在足腕部，当系鞋带之处，如溪谷之状，故名。

【标准定位】在足背与小腿交界处的横纹中央凹陷处，拇长伸肌腱与趾长伸肌腱之间。

【穴位速取】正坐，足背屈，与外踝尖齐平，位于踝关节前横纹中两条大筋之间的凹陷中，与第二足趾正对处，按之有酸胀感即是（图①）。

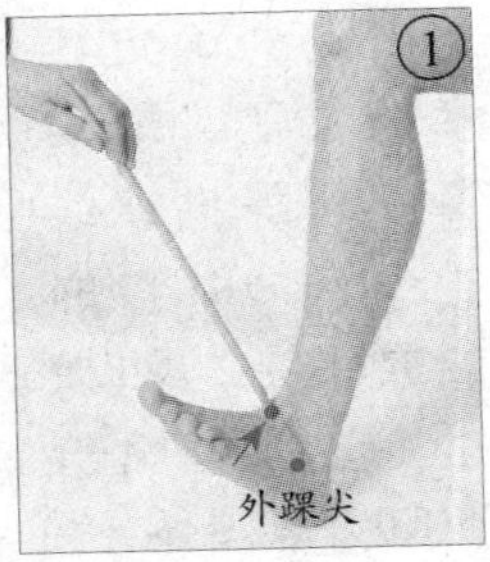

【功效主治】舒筋活络，清胃化痰。主治踝关节疼痛，下肢痿痹；头痛，头晕；癫狂，精神病；腹胀，便秘；高血压；足下垂。

【常用疗法】**刺法：**直刺0.5～1.0寸或平刺1.0～1.5寸。

灸法：艾炷灸3～5壮，艾条灸10～15分钟。

推拿：指揉法、点按法、掐法。

【穴位配伍】◆配阳陵泉、悬钟，主治下肢痿痹。

◆配昆仑、中封，主治踝关节扭伤。

冲阳

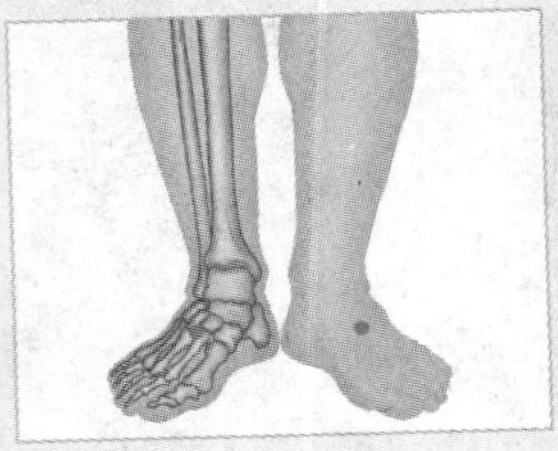

常用程度 ★

国际编号 ST42

【穴名释义】冲，意为要冲，有动的含义；阳，为阳脉。此穴位于足背高处的动脉上，既是胃经脉气流通的“要冲”，更有动脉跳动所产生的脉冲，故名。

【标准定位】在足背，拇长伸肌腱和趾长伸肌腱之间，足背动脉搏动处。

【穴位速取】在足背最高处，第二、三跖骨与中间楔状骨之间，可触及足背动脉（图②）。

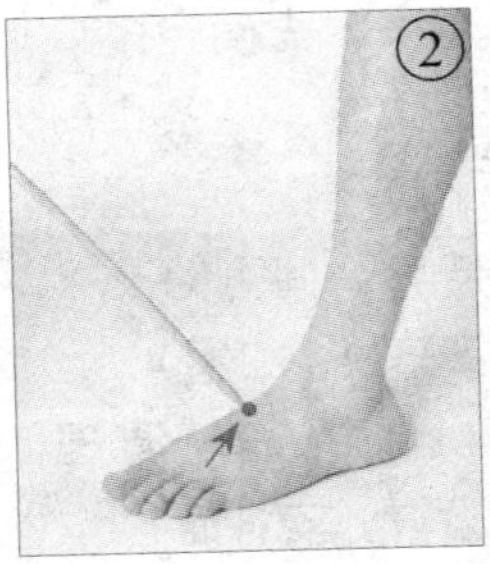

【功效主治】和胃化痰，通络宁神。主治胃痛，腹胀；恶心，食欲不振；面肿，牙痛，口眼歪斜；癫狂，癫痫；足背肿痛，足痿无力。

【常用疗法】**刺法：**直刺0.3～0.5寸。

推拿：指揉法、点按法。

【穴位配伍】◆配陷谷、然谷、中封，主治足背肿。

◆配条口、悬钟、飞扬，主治下肢痿痹。

◆配中脘、足三里，可用于缓解胃痛。

特别说明

◆原穴。

◆针刺时应避开动脉。

陷谷

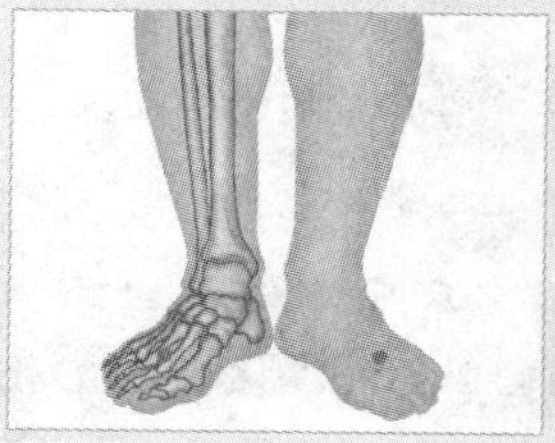

常用程度 ★★

国际编号 ST43

【穴名释义】陷，凹陷；谷，山谷。因穴在足背第二、三跖骨间凹陷，如山谷处，故名。

【标准定位】在足背，第二、三跖骨间，第二跖趾关节近端凹陷中。

【穴位速取】正坐，足尖着地在足背第二、三跖骨间结合部之前可触及一凹陷处，按压有酸胀感即是本穴（图①）。

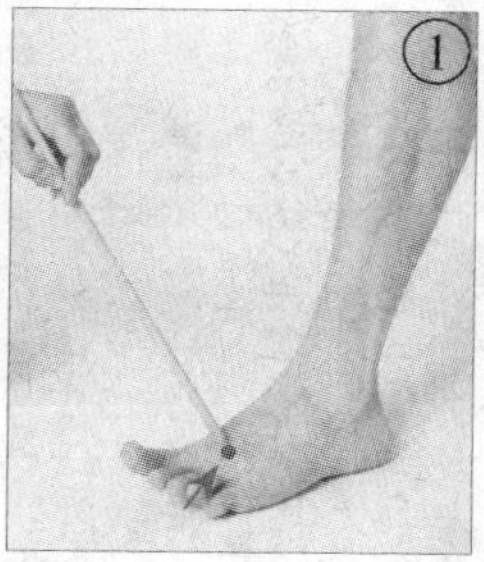

①

【功效主治】清热解表，理气和胃。主治水肿，足背肿痛；下肢瘫痪，足扭伤；急性腰扭伤；肠鸣泻痢，胃痛，疝气。

【常用疗法】**刺法：**直刺0.3～0.5寸或向上斜刺0.5～1.0寸。

灸法：艾炷灸3～5壮，艾条灸5～10分钟。

推拿：点按法、掐法、弹拨法。

【穴位配伍】◆配上星、前顶、囟会、公孙，主治面肿。

◆配后溪，主治急性腰扭伤。

◆配足三里、中脘，主治胃痛。

内庭

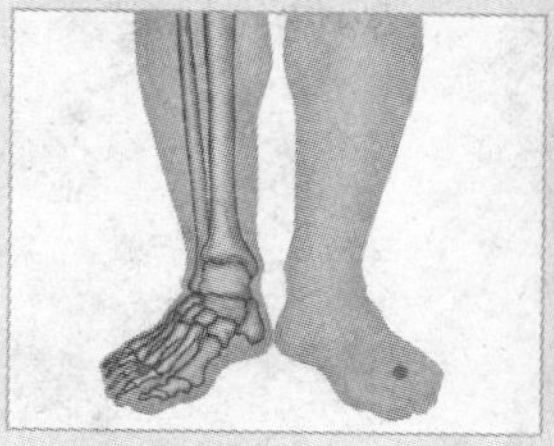

常用程度 ★★★

国际编号 ST44

【穴名释义】内，里边；庭，门庭。穴在足背第二、三趾间缝纹端，趾缝如门，喻穴在纳入门庭之处，故名。

【标准定位】在足背，第二、三趾间，趾蹼缘后方赤白肉际处。

【穴位速取】正坐，在足背，第二、三趾间，趾蹼缘后方赤白肉际处，按压有酸胀感，即是本穴（图②）。

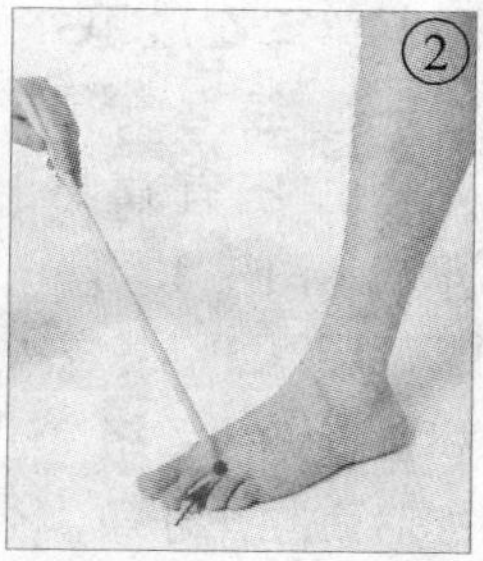

②

【功效主治】清胃泻火，理气止痛。主治牙痛，牙龈炎，咽喉肿痛，三叉神经痛；口歪，鼻出血；腹胀，便秘，胃痛；足背或跖趾关节肿痛；热病。

【常用疗法】**刺法：**直或斜刺0.3～0.5寸。

灸法：艾炷灸3～5壮，艾条灸5～10分钟。

推拿：指揉法、点按法、掐法。

【穴位配伍】◆配合谷，主治齿痛。

◆配地仓、颊车，主治口歪。

特别说明

◆荥穴。

◆针刺时，局部有酸胀感。

厉兑

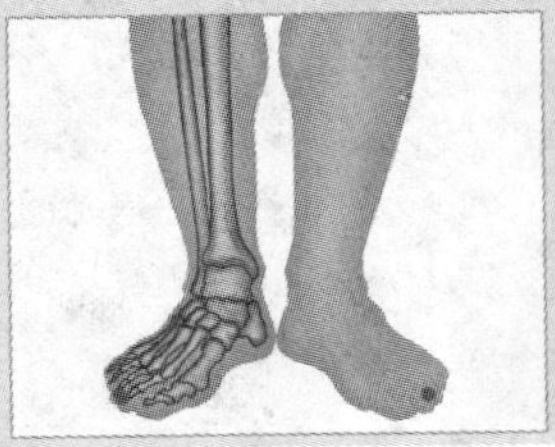

常用程度
★★

国际编号
ST45

【穴名释义】厉，胃；兑，口。本穴在趾端，犹如胃经之门户，故名。

【标准定位】在足趾，第二趾末节外侧，趾甲根角侧后方0.1寸（指寸）。

【穴位速取】正坐，在足第二趾，由足背第二趾趾甲外侧缘与趾甲下缘各作一垂线之交点处，按压有痛感即是（图①）。

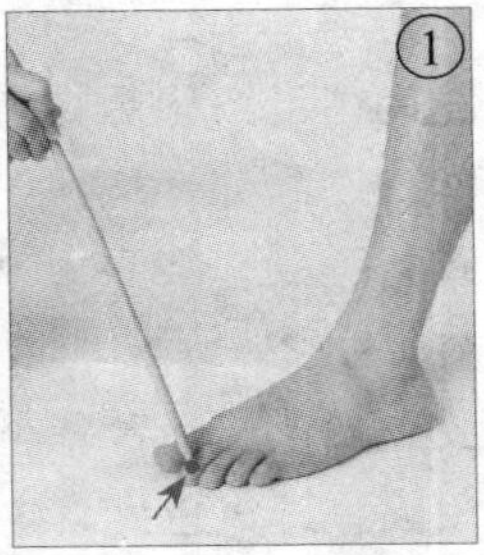

【功效主治】清热和胃，通经活络。主治面肿，牙痛，鼻出血，咽喉肿痛，扁桃体炎；梦魇，癫狂，癔症；热病；休克；下肢麻痹；足背肿痛。

【常用疗法】**刺法：**浅刺0.1～0.2寸或用三棱针点刺放血。

灸法：米粒灸3～5壮，艾条灸5～10分钟。

推拿：掐法、点按法。

【穴位配伍】◆配内关、神门，主治多梦。

◆配大敦，主治疝气。

◆配间使、膈关，主治癫狂。

特别说明

足阳明胃经的井穴。

中医加油站

穴位也“怕累”，不要无止境地反复按摩

按摩穴位、反应点或反射区等，可以产生刺激信息。这些信息经过一定的途径，到达病变部位，可起到改善疾病的作用。刺激信息的传递，关键是在穴位、反应点或反射区等部位上做功。做功量不够，信息量不强烈，达不到应有的舒解效果；做功量过大，信息量过多，会造成穴位疲劳，反而导致穴位接受刺激信息的能力减弱，即机体经络穴位对按摩刺激的应答力下降，产生所谓的经穴疲劳综合征。所以，按摩穴位要定时定量、有规律、有节奏地进行，不要无止境地反复按摩。

按摩开始时，穴位的压痛敏感，多次按压后，压痛就不敏感了。按摩多日后，病情好转，穴位、反应点的压痛随之减轻，这是疾病好转的必然结果。如果病情没有好转，而压痛明显迟钝，这就是穴位疲劳现象。

那么，遇到穴位疲劳的情况，我们该怎么办呢？左右两只手有着同样的穴位、反应点，如果左手的穴位、反应点疲劳了，可以调换使用右手，也可以左右手交叉轮流使用。

第六章 足太阴脾经

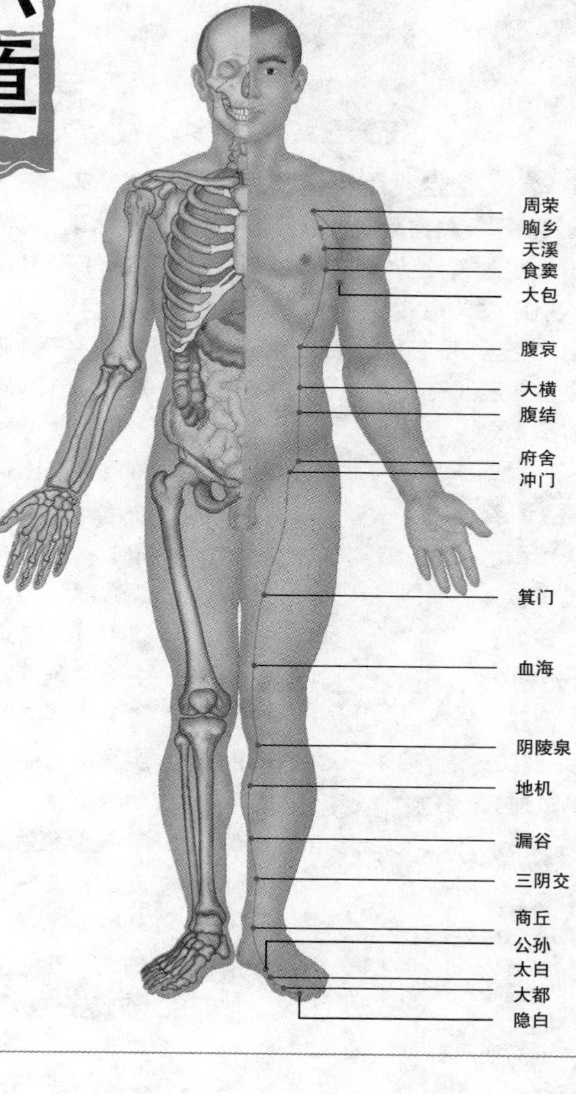

主治脾、胃等消化系统病症及经脉循行路线上的其他病症，如胃痛、恶心呕吐、打嗝、腹泻、黄疸、舌根强痛及膝关节、大腿内侧肿胀、冷痛等。

隐白

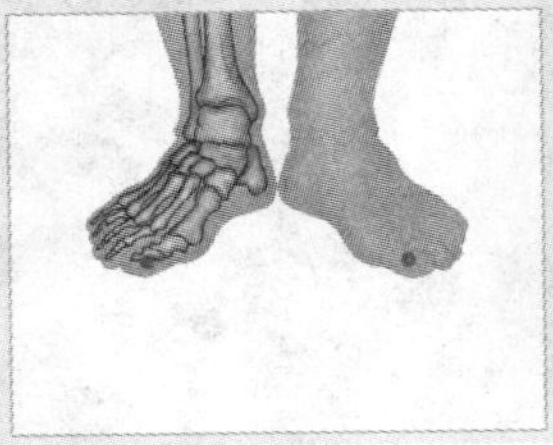

常用程度 ★★

国际编号 SP1

【穴名释义】隐，隐藏；白，指“白肉”。以其穴隐于赤白肉际处，故名。

【标准定位】在足趾，大趾末节内侧，趾甲根角侧后方0.1寸（指寸）。

【穴位速取】正坐，足着地，在足大趾甲内侧缘线与基底部线之交点处，按压有痛感，即是本穴（图①）。

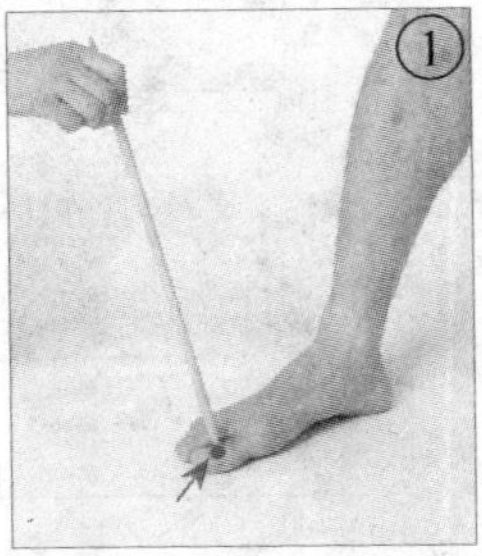

【功效主治】调经统血，健脾回阳。主治月经过多，崩漏，便血，尿血；牙龈出血；鼻出血；腹胀；癫狂，梦魇，小儿惊风。

【常用疗法】**刺法：**浅刺0.1～0.2寸或用三棱针点刺放血。

灸法：艾炷灸3～7壮，艾条灸10～15分钟。

推拿：点按法、掐法。

【穴位配伍】◆配地机、三阴交，主治出血症。

◆配大敦，主治疝气。

特别说明

◆井穴。

◆十三鬼穴之一，治一切癫狂病。

大都

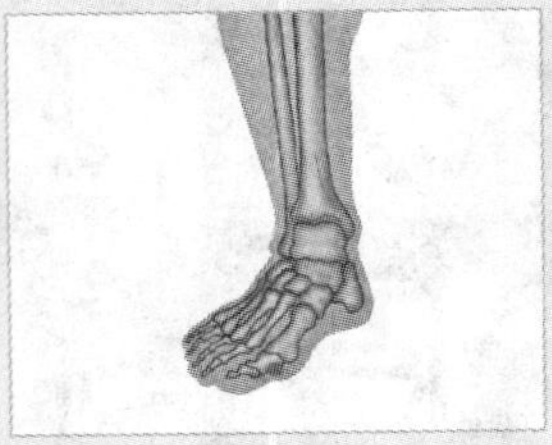

常用程度 ★

国际编号 SP2

【穴名释义】大，大小之大；都，都会。穴在大趾，为经气所留聚之处，故名。

【标准定位】在足趾，第一跖趾关节远端赤白肉际凹陷中。

【穴位速取】正坐，在足大趾与足掌所构成的关节（第一跖趾关节）前下方掌背交界线处可触及一凹陷，按压有酸胀感，即为本穴（图②）。

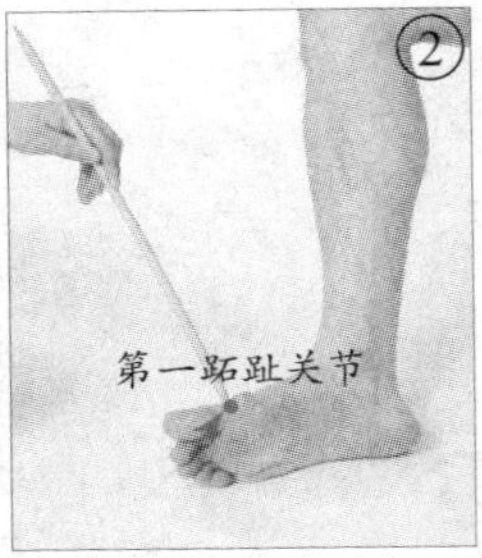

【功效主治】健脾和中，泻热止痛。主治腹胀，呕吐，腹泻，胃痛，便秘；热病无汗；脑血管疾病后遗症；小儿抽搐；足趾痛，肢端寒冷。

【常用疗法】**刺法：**直刺0.3～0.5寸。

灸法：艾炷灸1～3壮，艾条灸10～15分钟。

推拿：点按法、掐法。

【穴位配伍】◆配足三里、天枢，主治腹胀。

◆配公孙、中脘，主治胃痛。

特别说明

◆经穴。

◆孕妇及产后百日内禁灸。

太白

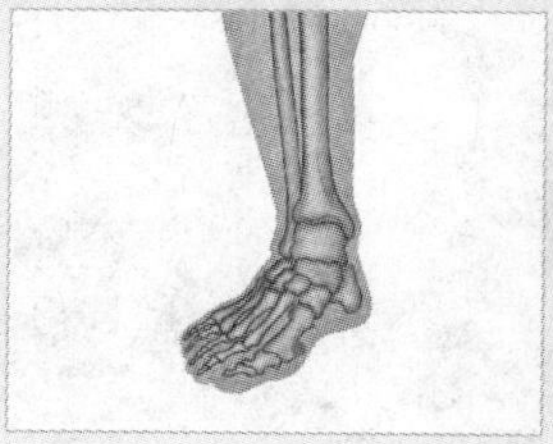

常用程度 ★★

国际编号 SP3

【穴名释义】太，大，始；白，金色。穴为金色所始，又太白为星座名，即金星，亦含土能生金之意，故名。

【标准定位】在跖区，第一跖趾关节近端赤白肉际凹陷中。

【穴位速取】坐位，在足大趾与足掌所构成的关节（第一跖趾关节）后下方掌背交界线处可触及一凹陷，按压有酸胀感，即为本穴（图①）。

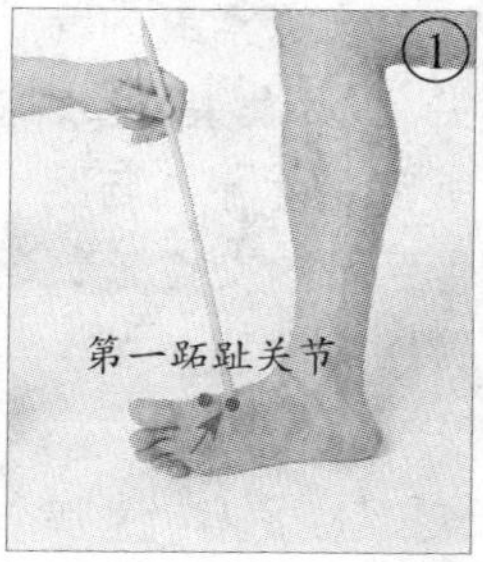

【功效主治】健脾和胃，清热化湿。主治先天性脾虚，胃痛，便秘，肠鸣，腹胀，腹痛，泄泻，呕吐，痢疾；肢倦，血糖不稳，身重；痔疮；心痛；腰痛；下肢麻痹或疼痛，脚气病。

【常用疗法】**刺法：**直刺0.5～0.8寸。

灸法：艾炷灸3～5壮，艾条灸10～15分钟。

推拿：点按法、掐法。

【穴位配伍】◆配足三里、中脘，主治胃痛。

◆配承山、二白，主治痔疮。

特别说明

◆输穴、原穴。

◆针刺时，局部有酸胀感。

公孙

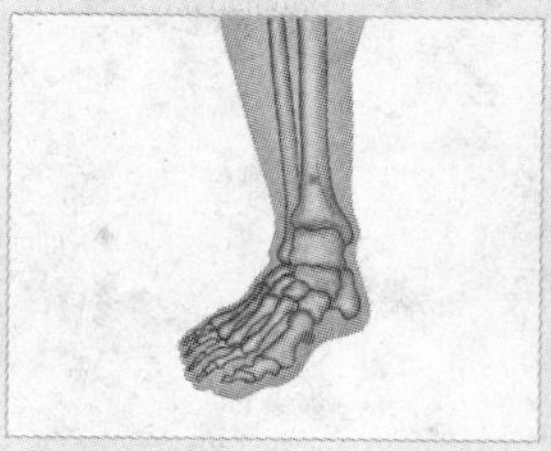

常用程度 ★★★

国际编号 SP4

【穴名释义】公，通；孙，孙络。脾经之络脉从此穴通向胃经，故名。

【标准定位】在跖区，第一跖骨底的前下缘赤白肉际处。

【穴位速取】在足大趾与足掌所构成的关节（第一跖趾关节）内侧，往后用手推有一弓形骨（足弓），在弓形骨后端下缘可触及一凹陷，按压有酸胀感，即为本穴（图②）。

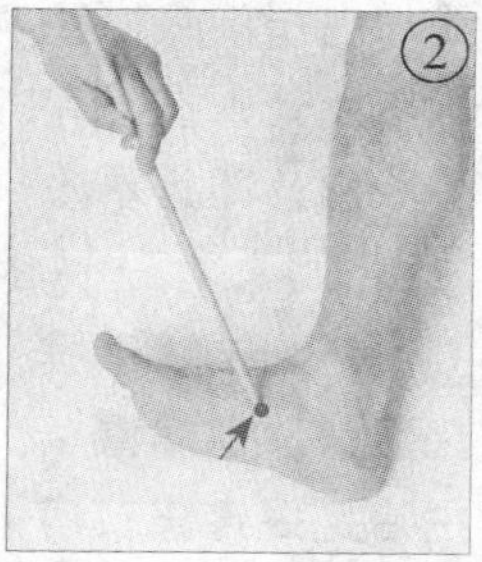

【功效主治】健脾和胃，调理冲任。主治胃脘痛，胃脘堵闷，腹痛，泄泻，便血；心痛，胸闷；月经不调，产后血晕；逆气里急；癫痫；足跟痛。

【常用疗法】**刺法：**直刺0.5～0.8寸或透刺。

灸法：艾炷灸3～5壮，艾条灸5～10分钟。

推拿：点按法、掐法。

【穴位配伍】◆配足三里、中脘、内关，主治胃痛。

◆配申脉、昆仑，主治足跟痛。

商丘

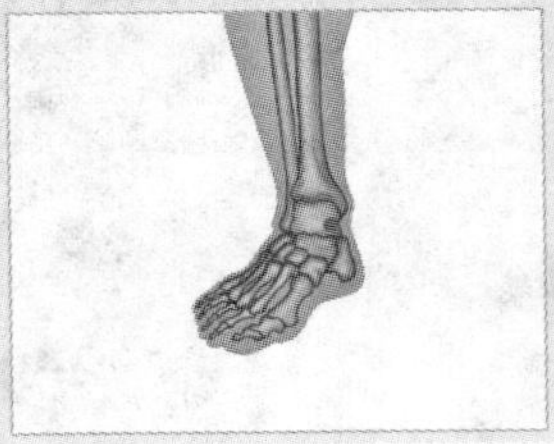

常用程度 ★★

国际编号 SP5

【穴名释义】商，五音之一；丘，土山。穴为足太阴之经穴，五行属金，位于突起之内踝前下，故名。

【标准定位】在踝区，内踝前下方，舟骨粗隆与内踝尖连线中点凹陷中。

【穴位速取】侧坐垂足，于内踝前缘直线与内踝下缘横线之交点处，按压有酸胀感，即为本穴（图①）。

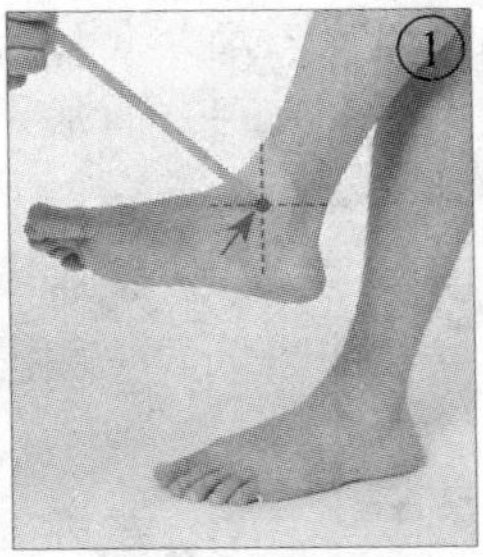

【功效主治】健脾化湿，通调肠胃。主治足踝疼痛；痔疮；腹胀，腹痛，泄泻，便秘，黄疸，消化不良；脚气，水肿；小儿惊厥，百日咳。

【常用疗法】**刺法：**直刺0.3～0.5寸或平刺1.0～1.5寸。

灸法：艾炷灸3～5壮，艾条灸5～10分钟。

推拿：点按法、掐法。

【穴位配伍】◆配商丘、承山，主治痔疮。◆配申脉、昆仑、太溪，主治足跟痛。

特别说明

◆经穴。

◆针刺时，局部酸痛，可向整个踝关节扩散。

三阴交

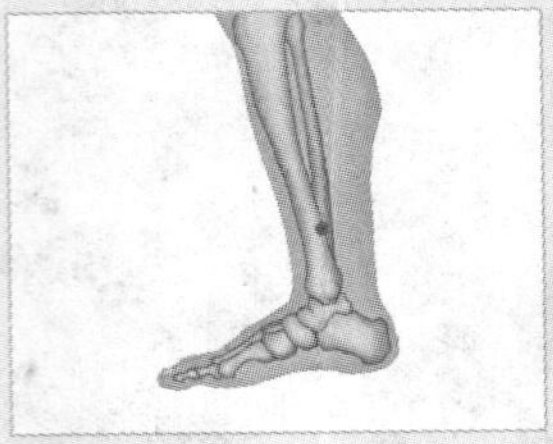

常用程度 ★★★★

国际编号 SP6

【穴名释义】三阴，三条阴经；交，交会。穴为肝、脾、肾三条阴经之交会穴，故名。

【标准定位】在小腿内侧，内踝尖上3寸，胫骨内侧缘后际。

【穴位速取】侧坐垂足，手4指并拢，小指下边缘紧靠内踝尖上，食指上缘所在的水平线与胫骨后缘的交点处，按压有酸胀感（图②）。

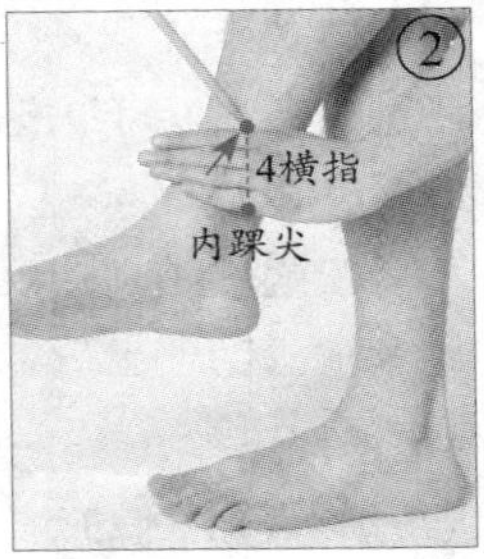

【功效主治】健脾和胃，调经止带。主治月经不调，崩漏，痛经，赤白带下；遗精，阳痿，早泄，阴茎痛，疝气；遗尿，尿闭，水肿，小便不利；腹胀，泄泻；足痿，脚气；瘾疹，湿疹；失眠，头痛，头晕。

【常用疗法】**刺法：**直刺1.0～1.5寸。

灸法：艾炷灸5～9壮，艾条灸5～10分钟。

推拿：点按法、掐法、指推法。

【穴位配伍】◆配中极，主治月经不调。◆配大敦，主治疝气。

特别说明

◆足太阴、少阴、厥阴经交会穴。

◆针刺时，局部酸痛，可向膝关节放射。

漏谷

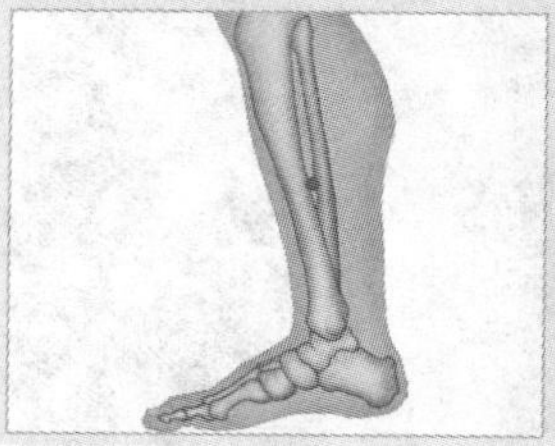

常用程度
★★
国际编号
SP7

【穴名释义】漏，渗漏；谷，凹陷处。因本穴具有渗湿利尿之功能，故名。

【标准定位】在小腿内侧，内踝尖上6寸，胫骨内侧缘后际。

【穴位速取】取侧坐位，垂足，在小腿内侧从内踝尖向上量2个4横指处，胫骨内侧面后缘，按压有酸胀感，即为本穴（图①）。

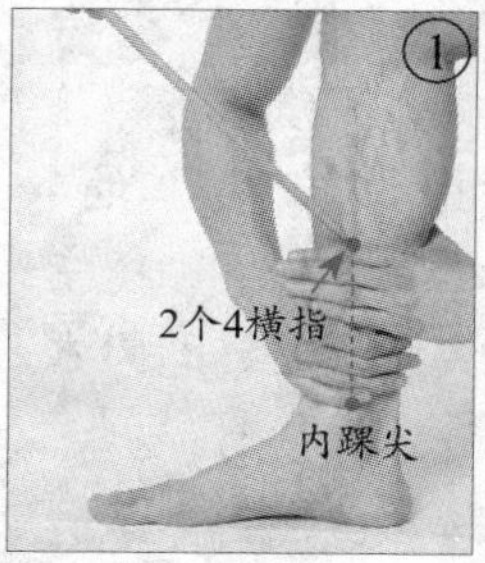

【功效主治】健脾和胃，利尿除湿。主治腹胀，肠鸣；小便不利；下肢痿痹，湿痹不能行，女性漏下赤白，肩胛部疼痛；尿路感染；精神病。

【常用疗法】**刺法：**直刺1.0～1.5寸。

灸法：艾炷灸5～9壮，艾条灸5～10分钟。

推拿：点按法、揉法、指推法。

【穴位配伍】◆配足三里，主治腹胀，肠鸣。

◆配阴陵泉，主治下肢痿痹。

特别说明

不可深刺，防止刺伤胫后动脉、胫后静脉，导致出血过多。

地机

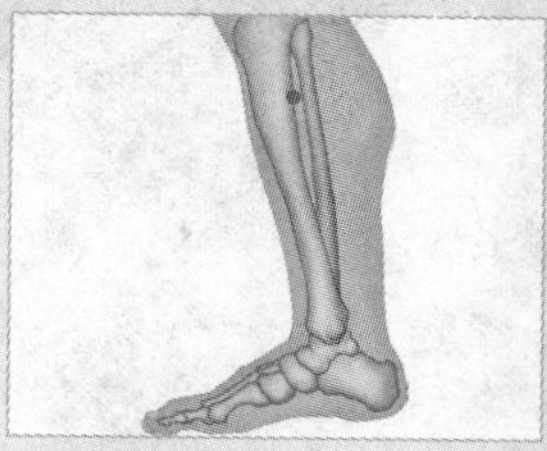

常用程度
★★★
国际编号
SP8

【穴名释义】地，土为地之体，足太阴脾土；机，要。穴为足太阴气血深聚之处，故名。

【标准定位】在小腿内侧，阴陵泉下3寸，胫骨内侧缘后际。

【穴位速取】取侧坐位，在小腿内侧，内踝尖与阴陵泉连线上，阴陵泉下4横指（即3寸）处，按压有酸胀感处即是（图②）。

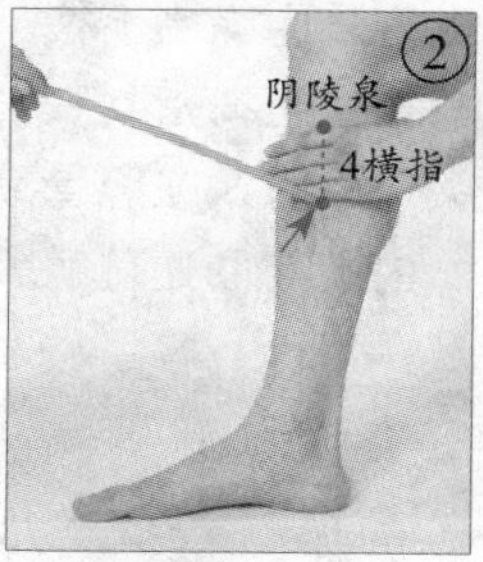

【功效主治】健脾渗湿，调经止带。主治腹痛，泄泻，遗精，阳痿；小便不利，水肿；月经不调，痛经；腰痛；乳腺炎；下肢痿痹。

【常用疗法】**刺法：**直刺0.5～0.8寸。

灸法：艾炷灸或温针灸3～5壮，艾条灸5～10分钟。

推拿：点按法、揉法、指推法。

【常用疗法】◆配子宫，主治痛经。

◆配血海，主治功能失调性子宫出血。

特别说明

◆郄穴。

◆针刺时，局部有酸胀感。

阴陵泉

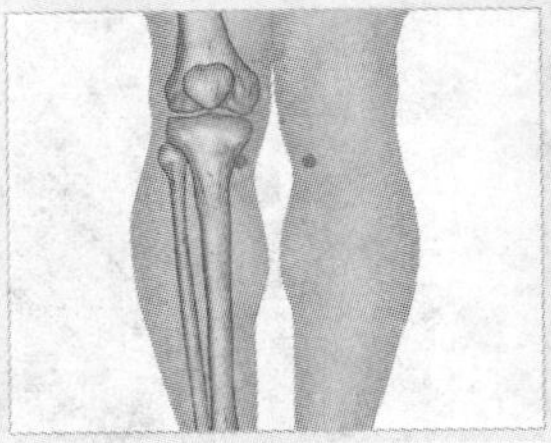

常用程度 ★★★★

国际编号 SP9

【穴名释义】阴，阴阳之阴；陵，山陵；泉，水泉。穴在胫骨内侧髁下缘凹陷中，如山陵之水泉，故名。

【标准定位】在小腿内侧，胫骨内侧髁下缘与胫骨内侧缘之间的凹陷中。

【穴位速取】侧坐屈膝，用拇指沿小腿内侧骨内缘由下往上推，至拇指到膝关节下时，在胫骨向内上弯曲处可触及一凹陷处，按压有酸胀感即是（图①）。

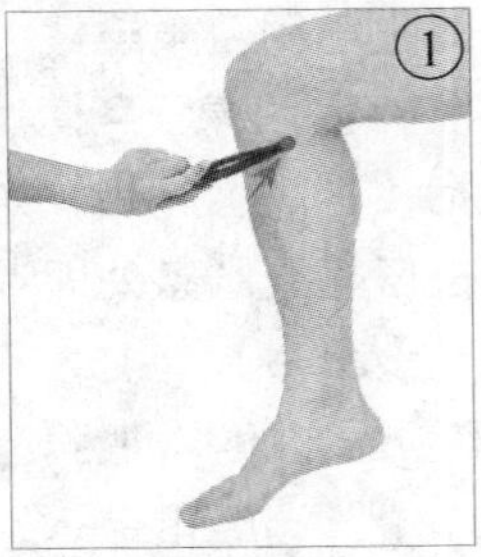

【功效主治】健脾理气，通经活络。主治小便不利或失禁，水肿，黄疸；腹胀，泄泻；膝痛；阴茎痛，痛经，女性阴痛；低血压；便秘，尿频；失眠。

【常用疗法】**刺法：**直刺1.0～2.0寸。

灸法：艾炷灸5～9壮，艾条灸5～10分钟。

推拿：点按法、揉法、指推法。

【穴位配伍】◆配肝俞、至阳，主治黄疸。

◆配阳陵泉、膝关、鹤顶，主治膝关节炎。

特别说明

◆合穴。

◆针刺时，局部有酸胀感。

血海

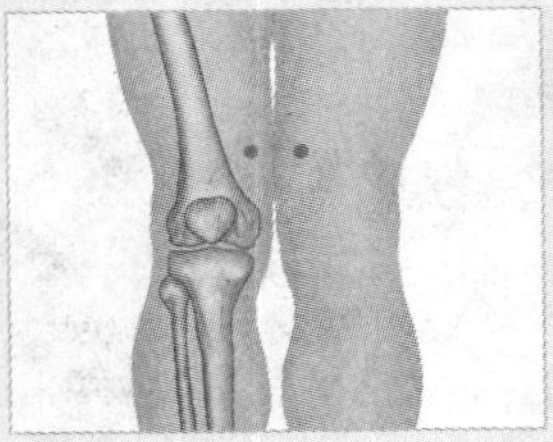

常用程度 ★★★★

国际编号 SP10

【穴名释义】血，气血；海，百川之汇。穴为足太阴脉气所发，气血归聚之海，故名。

【标准定位】在股前区，髌底内侧端上2寸，股内侧肌隆起处。

【穴位速取】侧坐屈膝90度，用左手掌心对准右髌骨中央，手掌伏于膝盖上，拇指与其他4指约成45度，拇指尖所指处，即为本穴（图②）。

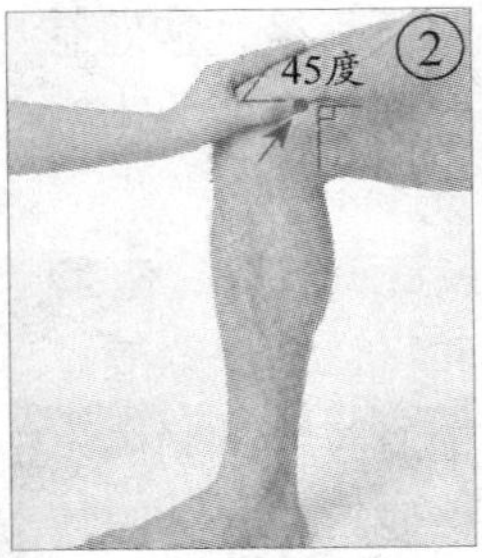

【功效主治】健脾化湿，调经统血。主治月经不调，痛经，经闭；湿疹，荨麻疹，隐疹，丹毒，神经性皮炎；膝关节炎，下肢溃疡。

【常用疗法】**刺法：**直刺1.0～2.0寸。

灸法：艾炷灸5～9壮，艾条灸5～10分钟。

推拿：点按法、揉法、指推法。

【穴位配伍】◆配曲池、合谷、三阴交，主治荨麻疹。

◆配带脉，主治月经不调。

◆配犊鼻、阴陵泉，主治膝关节疼痛。

箕门

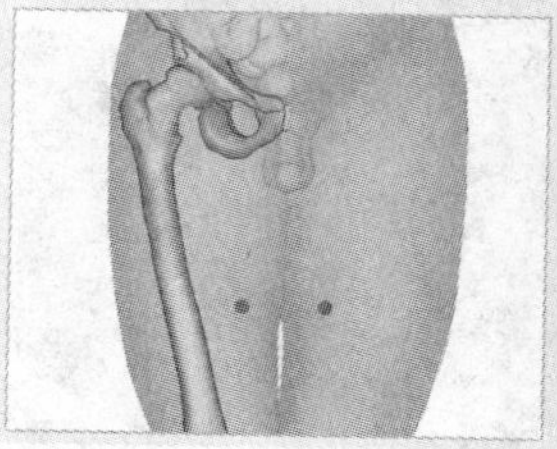

常用程度
★
国际编号
SP11

【穴名释义】箕，簸箕；门，大门。此穴位于人体如簸箕部位且为脉气进出门户。另外，本穴在大腿内侧，同时也是足太阴脾经的门户，故名。

【标准定位】在股前区，在髌底内侧端与冲门的连线上1/3与下2/3交点，长收肌和缝匠肌交角的动脉搏动处。

【穴位速取】坐位，两腿微张开于缝匠肌内侧缘，距血海上2个4横指处（即6寸），按压有酸胀感即是（图①）。

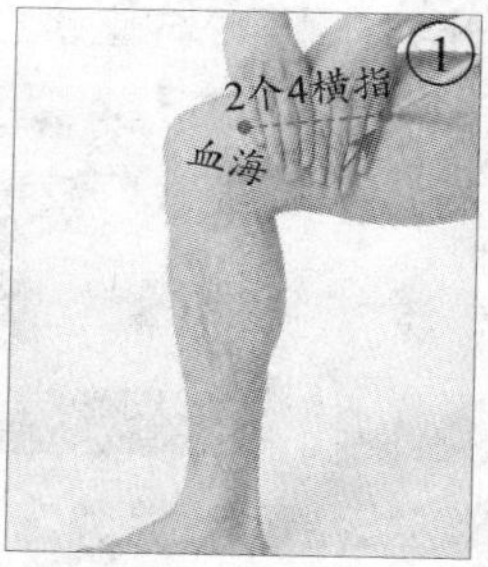

【功效主治】健脾渗湿，通利下焦。主治腹股沟肿痛；小便不利，遗尿；精力减退；痔疮。

【常用疗法】刺法：直刺0.3～1.0寸。

灸法：艾炷灸或温针灸3～5壮，艾条灸5～10分钟。

推拿：点按法、揉法、指推法。

【穴位配伍】◆配然谷、行间，利水通淋，主治淋症。

◆配合阳、三阴交，主治盆腔炎。

◆配通里、大敦、膀胱俞，主治小儿遗尿、尿失禁。

冲门

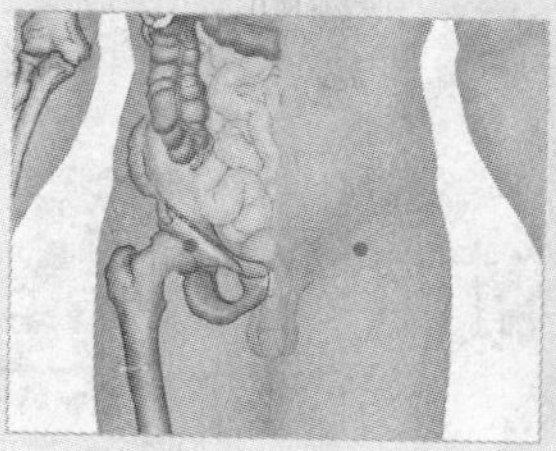

常用程度
★★
国际编号
SP12

【穴名释义】冲，即要冲；门，是门户。本穴可触及股动脉的要冲，是脾经脉气往上冲而进入腹部的门户，故名。

【标准定位】在腹股沟区，腹股沟斜纹中，髂外动脉搏动处的外侧。

【穴位速取】仰卧位，与耻骨联合上缘齐平，距前正中线3.5寸，按压有酸胀感，即为本穴（图②）。

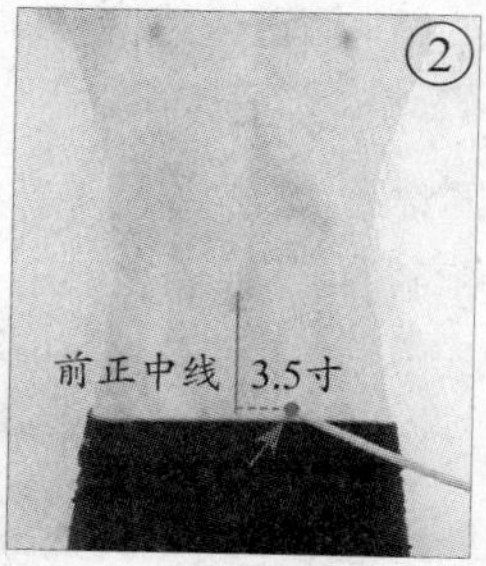

【功效主治】健脾化湿，理气解痉。主治疝气；功能失调性子宫出血，盆腔炎；尿潴留；乳腺炎；胃肠痉挛。

【常用疗法】**刺法：**直刺0.5～1.0寸。

灸法：间接灸或温针灸3～5壮，艾条灸5～10分钟。

推拿：点按法、揉法、指推法。

【穴位配伍】◆配大敦，主治疝气。

◆配中极、三阴交，主治排尿不畅。

◆配中脘、气海、三阴交，主治子宫脱垂等。

府舍

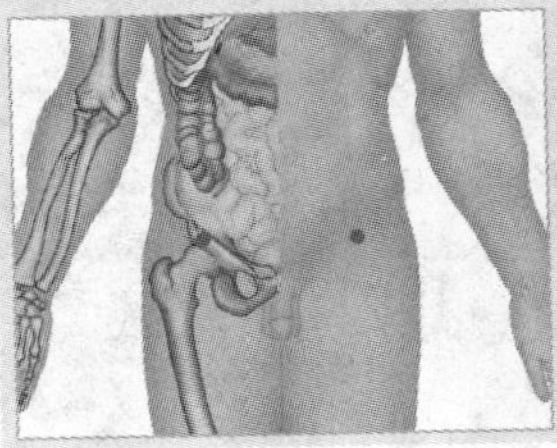

常用程度 ★★

国际编号 SP13

【穴名释义】府，脏腑；舍，居处。穴为足太阴、厥阴、少阴、阳明、阴维5条经脉气血聚会之处所，故名。

【标准定位】在下腹部，脐中下4寸，冲门上方0.7寸，前正中线旁开4寸。

【穴位速取】仰卧位，在下腹部，脐中下4寸，前正中线旁开4寸即是（图①）。

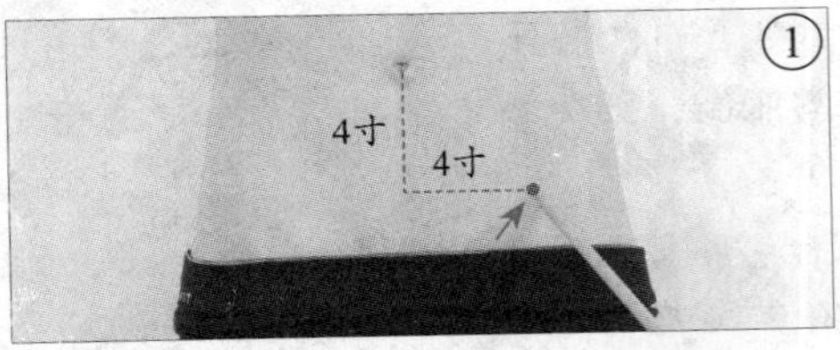

【功效主治】健脾理气，散结止痛。主治疝气，腹痛，脾肿大，肠炎，阑尾炎；便秘；睾丸炎；附件炎，腹股沟淋巴结炎。

【常用疗法】**刺法：**直刺1.0～1.5寸。

灸法：艾炷灸或温针灸5～9壮，艾条灸5～10分钟。

推拿：点按法、揉法、指推法。

【穴位配伍】◆配气海，主治腹痛。

◆配冲门，主治腹股沟淋巴结炎。

特别说明

足太阴、厥阴经，阴维脉交会穴。

腹结

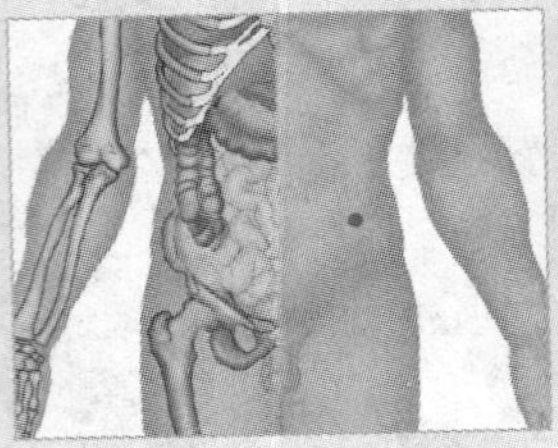

常用程度 ★★

国际编号 SP14

【穴名释义】腹，下腹部；结，结聚。穴为腹气结聚之处，故名。

【标准定位】在下腹部，脐中下1.3寸，前正中线旁开4寸。

【穴位速取】◆仰卧位，在下腹部，前正中线旁开4寸，大横下1.3寸（图②）。

◆仰卧位，在下腹部，先取气海，再旁开4寸，再略向上0.2寸处。

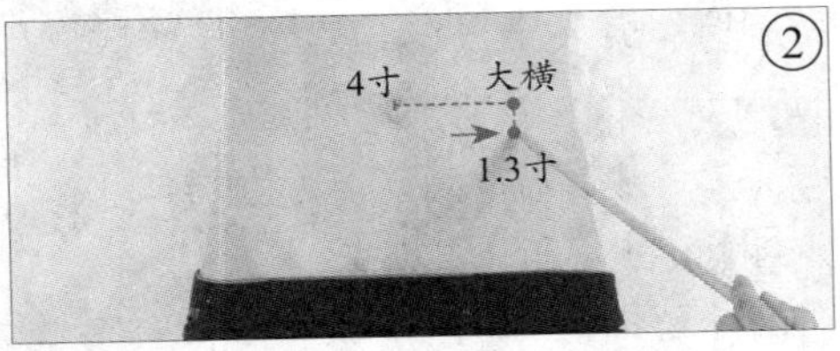

【功效主治】健脾温中，宣通降逆。主治蛔虫症，绕脐腹痛，泄泻，痢疾；便秘；疝气；支气管炎；阳痿；脚气。

【常用疗法】**刺法：**直刺1.0～1.5寸。

灸法：艾炷灸或温针灸3～5壮，艾条灸5～10分钟。

推拿：点按法、揉法、指推法。

【穴位配伍】◆配天枢、大横，主治腹痛。

◆配支沟、足三里，主治便秘。

特别说明

针刺时，局部有酸胀感。

大横

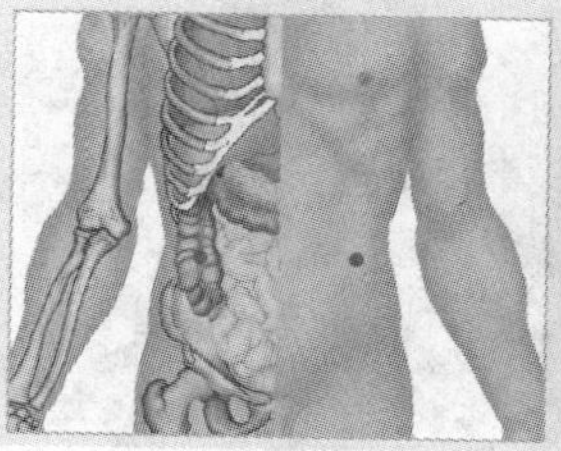

常用程度 ★★★

国际编号 SP15

【穴名释义】大，大小之大；横，平，与肚脐在同一条水平线上。穴位在内应横行于大肠，故名。

【标准定位】在腹中部，脐中旁开4寸。

【穴位速取】◆仰卧位，在腹中部，先取肚脐（神阙），再从前正中线旁开4寸，按压有酸胀感（图①）。

◆仰卧位，在腹中部，腹直肌外侧缘距腹中线为4寸，按压有酸胀感。

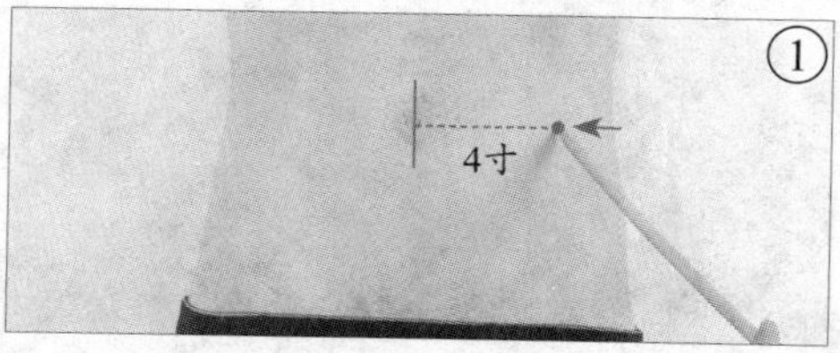

【功效主治】温中散寒，调理肠胃。主治泄泻，便秘，腹痛，痢疾；肠麻痹，肠道寄生虫病；四肢痉挛；流行性感冒。

【常用疗法】**刺法：**直刺1.0～1.5寸。

灸法：艾炷灸或温针灸5～7壮，艾条灸5～10分钟。

推拿：点按法、揉法、指推法。

【穴位配伍】◆配神阙，主治肠寄生虫病。

◆配支沟、足三里、天枢，主治习惯性便秘。

特别说明

◆足太阴经、阴维脉交会穴。

◆针刺时，局部有酸胀感。

腹哀

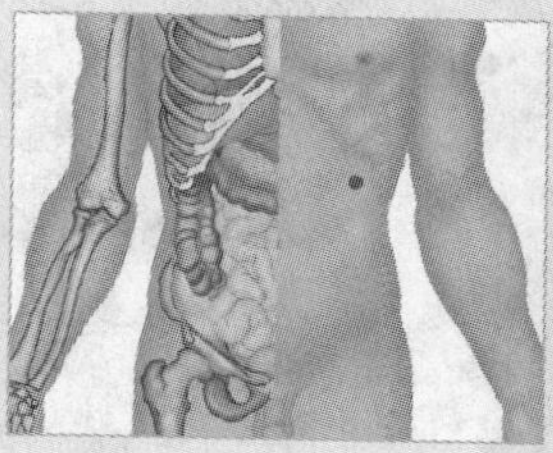

常用程度 ★★

国际编号 SP16

【穴名释义】腹，腹部；哀，哀鸣，哀痛。凡腹中疼痛难忍，发出哀鸣之音，本穴均能治疗，故名。

【标准定位】在上腹部，脐中上3寸，前正中线旁开4寸。

【穴位速取】仰卧位，在上腹部，先取大横穴，再向上量4横指（即3寸）处，按压有酸胀感（图②）。

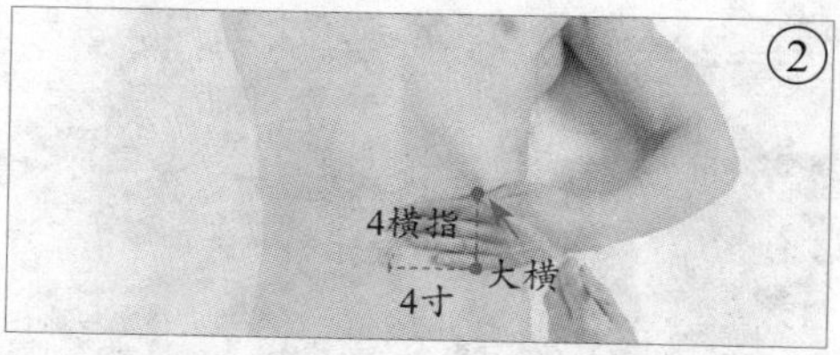

【功效主治】健脾和胃，理气调肠。主治腹痛，肠鸣，消化不良，痢疾，绕脐痛；胃溃疡，胃痉挛，胃酸过多或过少。

【常用疗法】**刺法：**直刺1.0～1.5寸。

灸法：艾炷灸或温针灸3～5壮，艾条灸5～10分钟。

推拿：点按法、揉法、指推法。

【穴位配伍】◆配中脘、关元，主治胃下垂。

◆配气海，主治肠鸣。

特别说明

◆足太阴经、阴维脉交会穴。

◆针刺时，局部有酸胀感。

◆不可深刺、提插。

食窦

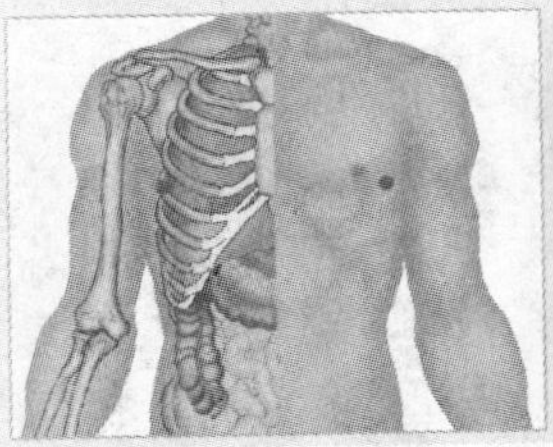

常用程度
★

国际编号
SP17

【穴名释义】窦，即孔，就是孔穴水道之意。该穴可用于调理胸胁支满，肠间雷鸣，常有水声，似有水谷从此通过，故名。

【标准定位】在胸部，第五肋间隙，前正中线旁开6寸。

【穴位速取】仰卧位，在胸部，前正中线旁开2个4横指处，在第五肋间隙，按压有酸胀感，即是本穴（图①）。

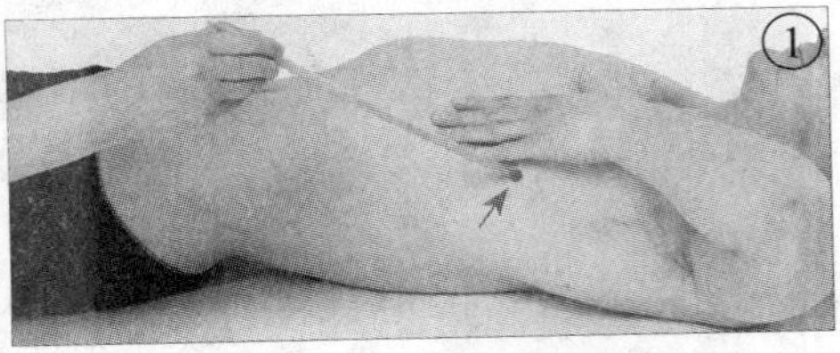

【功效主治】宣肺平喘，健脾利湿。主治胸胁胀痛，反胃，食入即吐；腹胀，水肿，尿潴留；肋间神经痛。

【常用疗法】**刺法**：向外或者平刺0.5～0.8寸。

灸法：艾炷灸或温针灸3～5壮，艾条灸5～10分钟。

推拿：点按法、揉法、指推法。

【穴位配伍】◆配膈俞、郄门、阳陵泉，主治胸胁满痛。

◆配膈俞，可缓解呃逆症状。

◆配足三里、中脘，可改善腹痛、肠鸣。

天溪

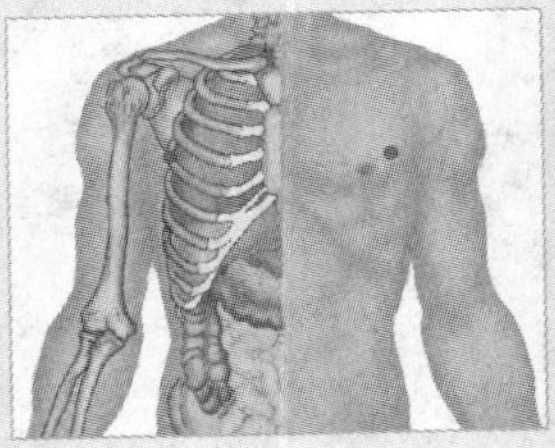

常用程度
★★

国际编号
SP18

【穴名释义】天，天空；溪，两肋间凹陷处。本穴功在宽胸通乳，犹溪水畅流，故名。

【标准定位】在胸部，第四肋间隙，前正中线旁开6寸。

【穴位速取】◆仰卧位，从前正中线向外量2个4横指，在第四肋间隙，按压有酸胀感，即是本穴（图②）。

◆仰卧位，先取乳中，再旁开2寸处，在第四肋间隙，按压有酸胀感。

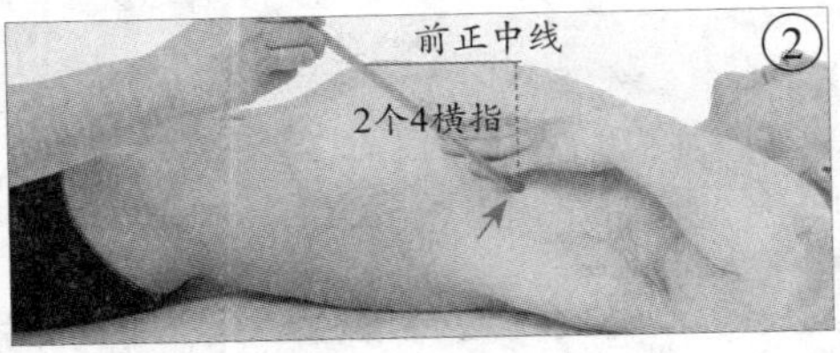

【功效主治】宽胸理气，止咳通乳。主治胸中满痛，咳嗽，哮喘，支气管炎；乳腺炎；乳汁分泌不足；肋间神经痛。

【常用疗法】**刺法**：斜刺或者平刺0.5～0.8寸。

灸法：艾炷灸或温针灸3～5壮，艾条灸5～10分钟。

推拿：点按法、揉法、指推法。

【穴位配伍】◆配膻中，主治胸胁胀痛。

◆配支沟、天宗，主治岔气。

特别说明

◆不可深刺，以免引起气胸。

◆针刺时，局部有酸胀感。

胸乡

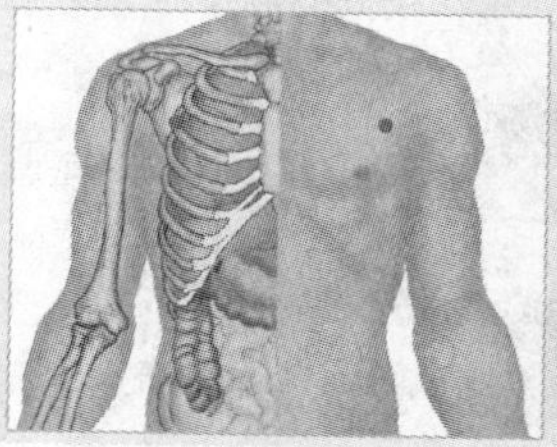

常用程度
★
国际编号
SP19

【穴名释义】胸，胸部；乡，部位。穴在胸廓之侧，故名。

【标准定位】在胸部，第三肋间隙，前正中线旁开6寸。

【穴位速取】仰卧位，在胸部，从乳头旁开2寸，再向上数1个肋间（即第三肋间隙），按压有酸胀感，即为本穴（图①）。

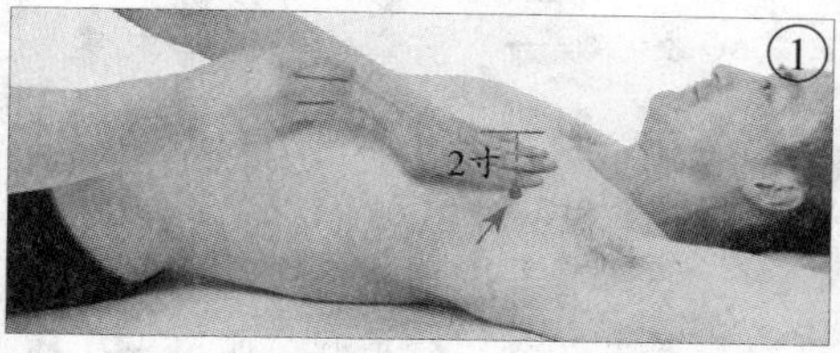

【功效主治】宣肺止咳，理气止痛。主治胸胁胀痛，肺水肿，支气管哮喘；肋间神经痛；膈肌痉挛。

【常用疗法】**刺法：**斜刺或向外平刺0.5～0.8寸。

灸法：艾炷灸或温针灸3～5壮，艾条灸5～10分钟。

推拿：点按法、揉法、指推法。

【穴位配伍】◆配膻中，主治胸胁胀痛。◆配天溪，主治肋间神经痛。

特别说明

◆不可深刺，以免伤及内脏器官。
◆针刺时，局部有酸胀感。

周荣

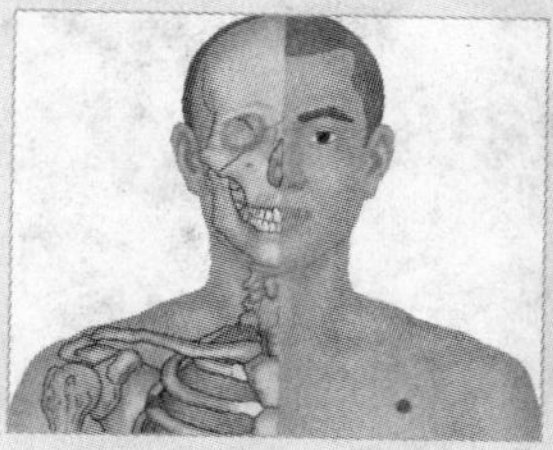

常用程度
★
国际编号
SP20

【穴名释义】周，周身；荣，荣养。此穴可调和营气而荣养周身，故名。

【标准定位】在胸部，第二肋间隙，前正中线旁开6寸。

【穴位速取】仰卧位，在胸部，从前正中线旁开2个4横指，再向上2肋间（第二肋间隙）即是（图②）。

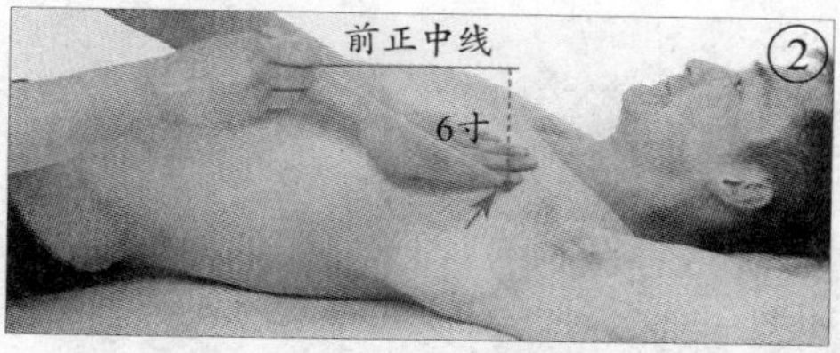

【功效主治】宣肺平喘，理气化痰。主治胸胁胀满，胸膜炎；咳嗽气喘，肺脓肿，支气管扩张；膈肌痉挛，肋间神经痛。

【常用疗法】**刺法：**斜刺或向外平刺0.5～0.8寸。

灸法：艾炷灸3～5壮，艾条灸5～10分钟。

推拿：点按法、揉法、指推法。

【穴位配伍】◆配膻中，主治胸胁胀满。◆配天溪、胸乡，主治肋间神经痛。

特别说明

◆不可深刺，以防气胸。
◆针刺时，局部有酸胀感。

大包

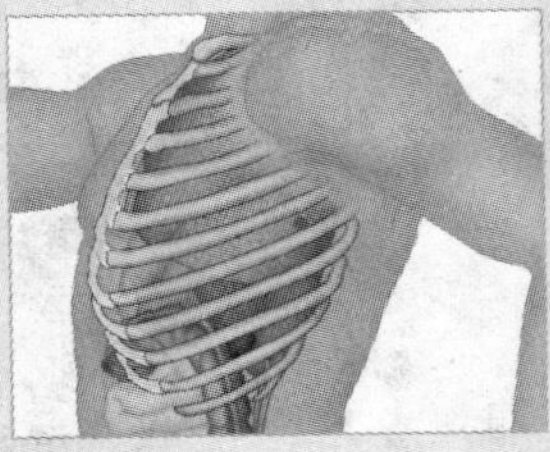

常用程度
★★

国际编号
SP21

【穴名释义】大，大小之大；包，包容。本穴为脾之大络，通络阴阳之经，故名。

【标准定位】在胸外侧区，第六肋间隙，在腋中线上。

【穴位速取】仰卧位，沿腋中线自上而下摸至第六肋间隙，按压有酸胀感，即为本穴（图①）。

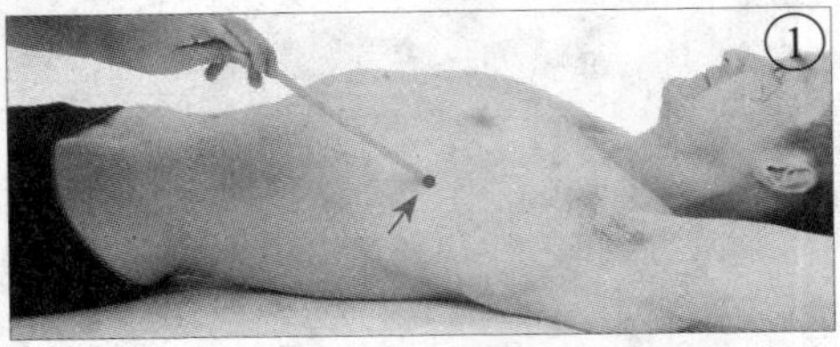

【功效主治】统血养经，宽胸止痛。主治胸胁痛，气喘；全身疼痛；岔气；四肢无力；肋间神经痛。

【常用疗法】**刺法：**斜刺或向后平刺0.5～0.8寸。

灸法：艾炷灸3～5壮，艾条灸5～10分钟。

推拿：点按法、揉法、指推法。

【穴位配伍】◆配足三里，主治四肢无力。◆配天溪、膻中，主治肋间神经痛。

特别说明

◆脾之大络。
◆不可深刺，以免伤及肺脏。

经络补习班

养血需“四物汤”

中医中有一道养血名方——四物汤。而在针灸医学中，也有类似四物汤养血作用的腧穴，那就是血海、膻中、心俞、膈俞、肝俞、脾俞、膏肓、悬钟、三阴交、足三里等穴。

◎血海是脾经之穴，以“血海”命名，比喻此穴犹如血液聚汇之海。

◎膻中本是补气要穴，但中医历来有“益气生血”的说法，故常常作为养血之穴。

◎心俞、膈俞、肝俞、脾俞四穴分别为心、膈肌、肝、脾之背俞穴。中医认为，心主血，肝藏血，脾统血，心肝脾三脏都与血液的生成和储存息息相关，膈俞在心下肝上，是为“血之会穴”，只要是与血有关的病证，均可取用。

◎膏肓与心包的关系密切，为古今养血要穴。

◎悬钟为“髓之会穴”，骨髓具有造血功能。临床实验研究也表明，针灸悬钟穴确有促进血中红细胞生成的作用。

◎三阴交为肝、脾、肾三条经脉的交会穴，通过养肝、补脾、益肾，促成血液再生。

◎足三里是多气多血的胃经腧穴，属全身第一补气补血要穴。

第七章 手少阴心经

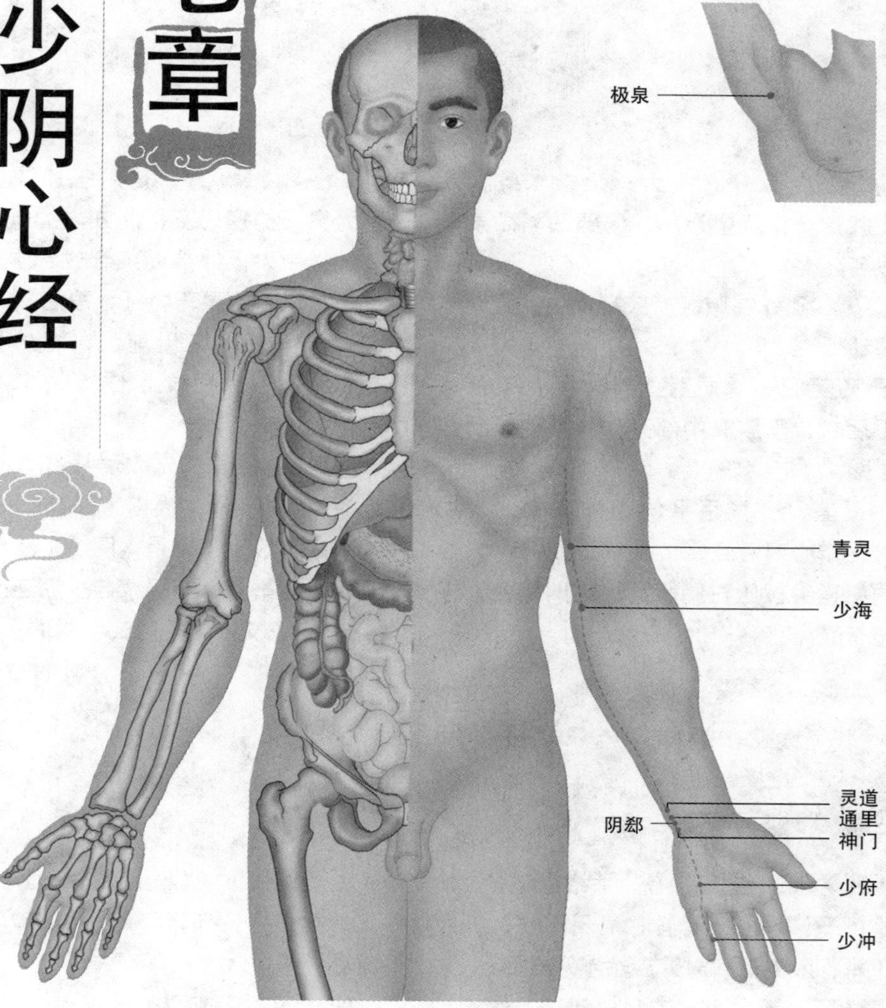

本经腧穴主治心、胸、神经系统、循环系统病症以及经脉循行所经过部位的病症，如心痛、心悸、失眠、咽干、口渴及上肢内侧后缘疼痛等。

极泉

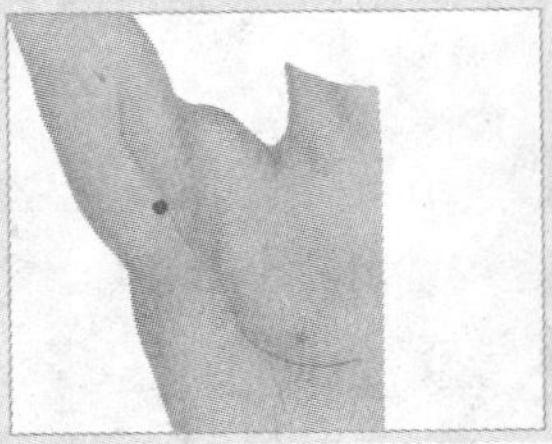

常用程度 ★★

国际编号 HT1

【穴名释义】极，高大；泉，水泉。穴在腋窝处，位置最高，局部凹陷如泉，故名。

【标准定位】在腋区，腋窝中央，腋动脉搏动处。

【穴位速取】◆屈肘上臂外展，手掌按于后枕，于腋窝中部有动脉搏动处即是（图①）。

◆正坐，一只手平伸，举掌向上，屈肘，掌心对着自己的头部，用另一只手的中指尖按压对侧腋窝正中凹陷处，按压有酸痛感。

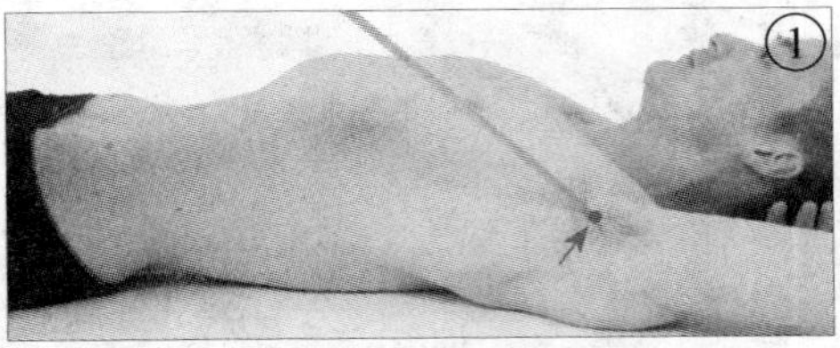

【功效主治】宽胸宁心，活络止痛。主治胸闷气短，心痛心悸；肘臂冷痛，四肢不举；腋臭；肩周炎；乳汁分泌不足。

【常用疗法】**刺法：**直刺0.3～0.5寸。

灸法：艾炷灸或温针灸3～5壮，艾条灸5～10分钟。

推拿：点按法、揉法、弹拨法。

【穴位配伍】配曲池、肩贞，主治臂痛。

青灵

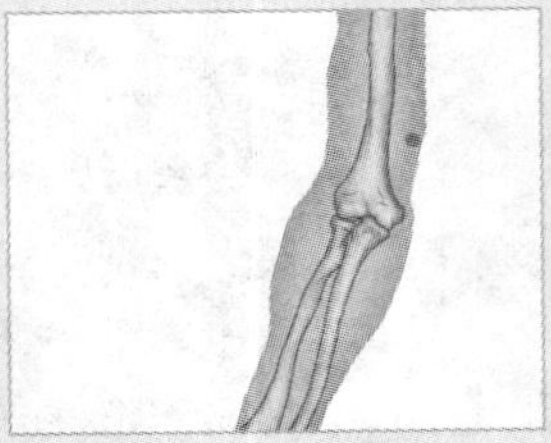

常用程度 ★

国际编号 HT2

【穴名释义】青，是肝脏的颜色；灵，为灵巧的意思。指此穴内的气血在运行过程中，因散热而缩合成水湿之气，表现出风木的灵巧特征，故名。

【标准定位】在臂前区，极泉与少海的连线上，肘横纹上3寸，肱二头肌的内侧沟中。

【穴位速取】◆先取肘横纹尺侧端的少海，于少海穴4横指（即3寸）处，与极泉成直线位上即是（图②）。

◆屈肘举臂，在极泉与少海连线的上2/3与下1/3交点处，肱二头肌的尺侧缘。

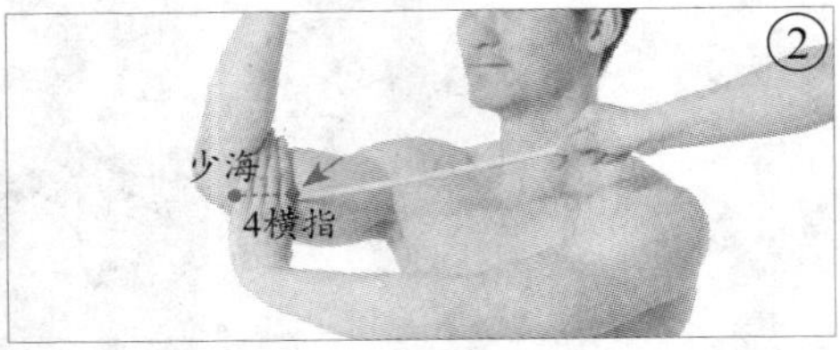

【功效主治】理气止痛，宽胸宁心。主治神经性头痛，心痛，胁痛，肩臂痛，心绞痛。

【常用疗法】**刺法：**直刺0.5～1.0寸。

灸法：艾炷灸或温针灸3～5壮，艾条灸5～10分钟。

推拿：点按法、揉法。

【穴位配伍】配肩髎、曲池，主治肩臂痛。

少海

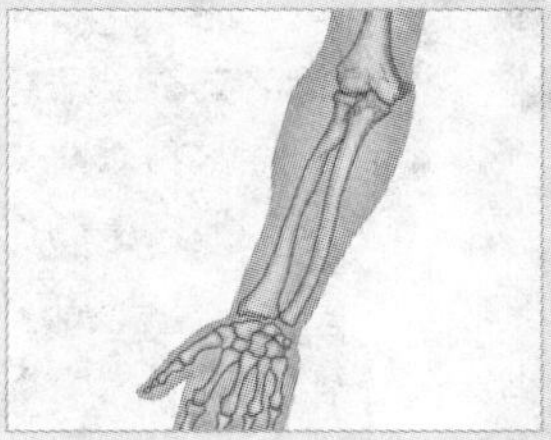

常用程度 ★★★

国际编号 HT3

【穴名释义】少，手少阴经；海，百川之汇。本穴为手少阴经脉气汇聚之处，故名。

【标准定位】在肘前区，横平肘横纹，肱骨内上髁前缘。

【穴位速取】◆屈肘举臂，以手抱头，在肘内侧横纹尽头处，按压有酸胀感即是（图①）。

◆屈肘举臂，在肘横纹内侧端与肱骨内上髁连线的中点处，按压有酸胀感。

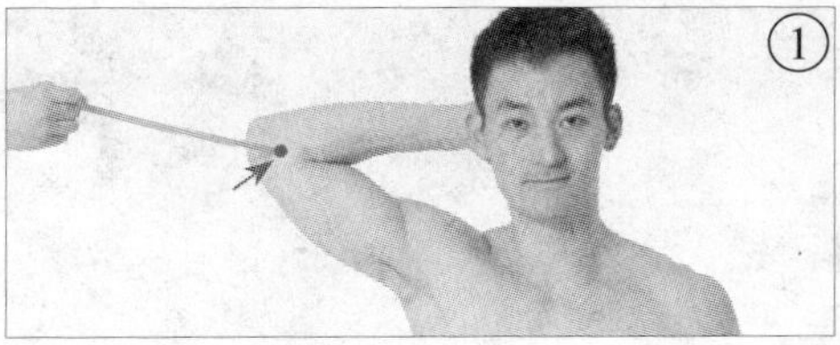

【功效主治】理气通络，宁心安神。主治心痛，肘臂挛痛，麻木；手颤；瘰疬；腋胁痛；三叉神经痛；落枕；神经衰弱；下肢痿痹；疔疮。

【常用疗法】**刺法：**直刺0.5～1.0寸。

灸法：艾炷灸或温针灸3～5壮，艾条灸5～10分钟。

推拿：点按法、揉法、指推法。

【穴位配伍】◆配曲池，主治肘臂挛痛。

◆配神门、内关，主治心律不齐。

特别说明

针刺时，局部酸胀，可有麻电感向前臂放散。

灵道

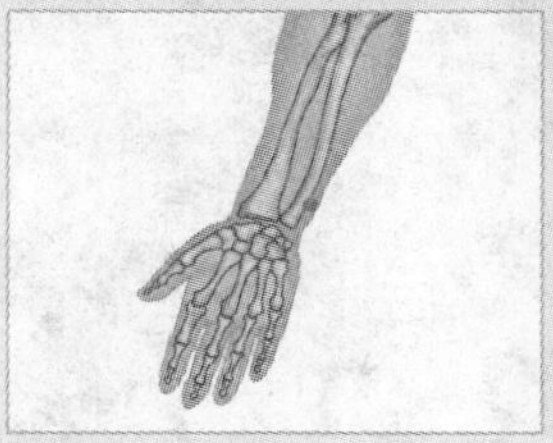

常用程度 ★★

国际编号 HT4

【穴名释义】灵为心灵之毅力；道指道路，为经穴之常道。本穴是心灵出入的道路，手指相握依赖的是心意之灵，力到即能握物，故名。

【标准定位】在前臂前区，腕掌侧远端横纹上1.5寸，尺侧腕屈肌腱的桡侧缘。

【穴位速取】仰掌，在尺侧腕屈肌腱桡侧缘，腕横纹上1.5寸处即是（图②）。

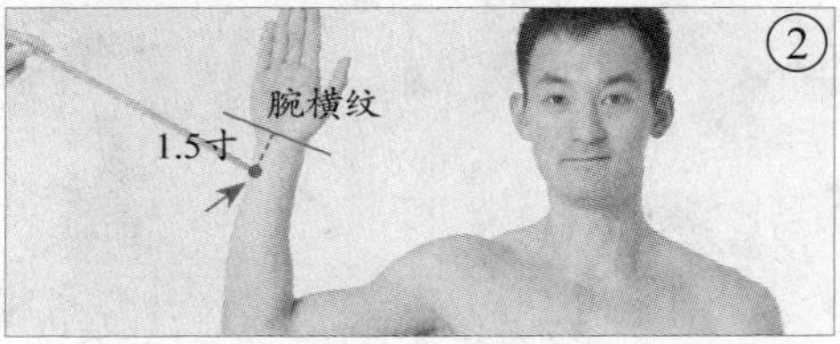

【功效主治】宁心安神，活血通络。主治心痛，暴喑，瘈疭；失眠；精神分裂症；失语；舌骨肌麻痹或萎缩。

【常用疗法】**刺法：**直刺0.5～0.8寸。

灸法：艾炷灸或温针灸1～3壮，艾条灸5～10分钟。

【穴位配伍】◆配内关，主治胸痹。

◆配天突，主治暴喑不能言。

特别说明

◆经穴。

◆在针刺时，应避开尺动脉、尺静脉。

◆针刺时，局部有酸胀感，针感可向肘及手指放射。

通里

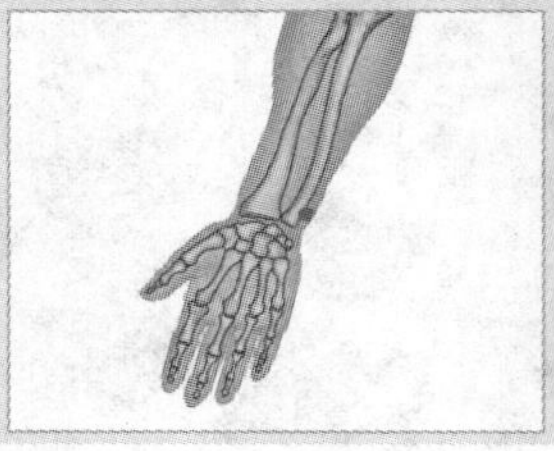

常用程度 ★★

国际编号 HT5

【穴名释义】通，通路；里，表里。本经络脉由本穴别出，与小肠经互为表里而相通，故名。

【标准定位】在前臂前区，腕掌侧远端横纹上1寸，尺侧腕屈肌腱的桡侧缘。

【穴位速取】坐位，仰掌，在前臂前区，于尺侧腕屈肌桡侧缘，在神门与少海连线上，神门上1寸处即是（图①）。

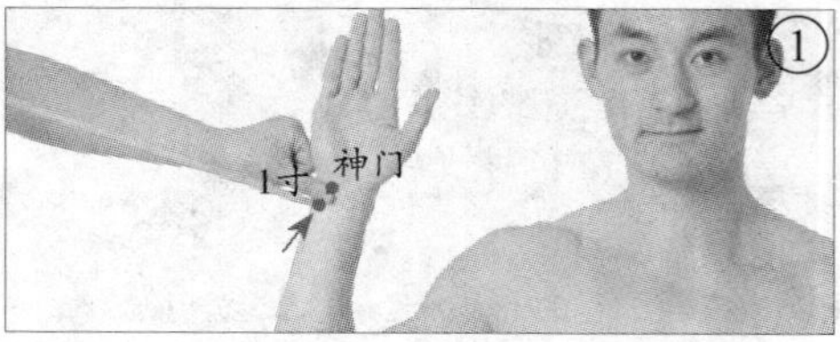

【功效主治】安神定志，通经活络。主治蛔虫症，绕脐腹痛，泄泻，痢疾；便秘；疝气；支气管炎，阳痿，脚气；心悸；眼部充血。

【常用疗法】**刺法：**直刺0.3～0.5寸。

灸法：艾炷灸1～3壮，艾条灸5～10分钟。

推拿：点按法、揉法。

【穴位配伍】◆配廉泉、哑门，可治疗不语。

◆配内关、神门，主治心悸。

特别说明

◆络穴。

◆不可以深刺，以免伤及血管和神经。

◆留针时，不可做屈腕动作。

阴郄

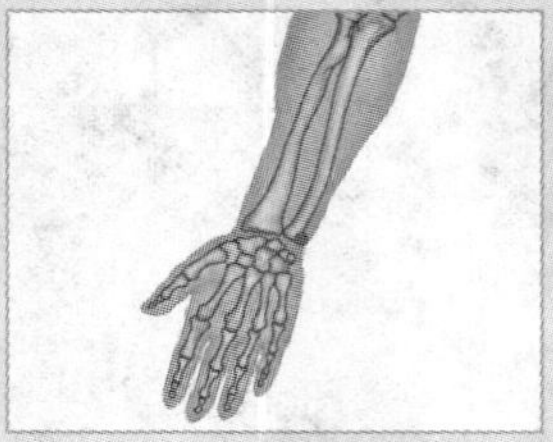

常用程度 ★★

国际编号 HT6

【穴名释义】阴，阴阳之阴，手少阴经；郄，孔隙。本穴为手少阴经气血深聚之处，故名。

【标准定位】在前臂前区，腕掌侧远端横纹上0.5寸，尺侧腕屈肌腱的桡侧缘。

【穴位速取】仰掌，前臂前区，于尺侧腕屈肌桡侧，在神门与少海连线上，神门上0.5寸，即拇指半横指处，即是本穴（图②）。

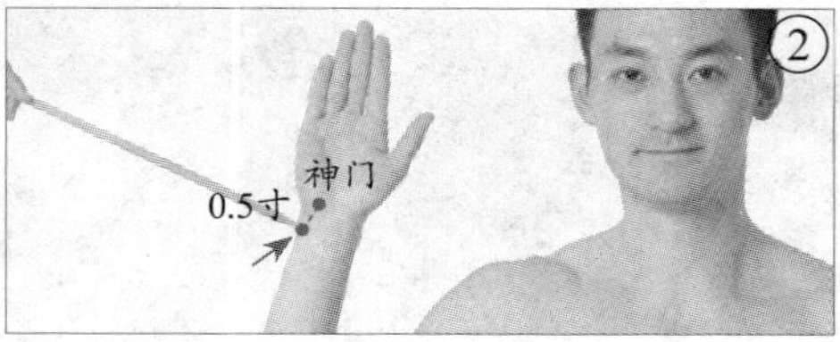

【功效主治】清心安神，固表开音。治心痛，惊悸；骨蒸盗汗；吐血，衄血，暴喑；神经衰弱，癫痫；心绞痛；肺结核；子宫内膜炎。

【常用疗法】**刺法：**直刺0.3～0.5寸。

灸法：间接灸3～5壮，艾条灸5～10分钟。

推拿：点按法、揉法、指推法。

【穴位配伍】◆配大陵、间使，可治疗癫痫。

◆配大椎，主治阴虚盗汗。

特别说明

◆针刺时避开尺动脉、尺静脉，以免引起大出血。

◆针刺时，局部有酸胀感。

神门

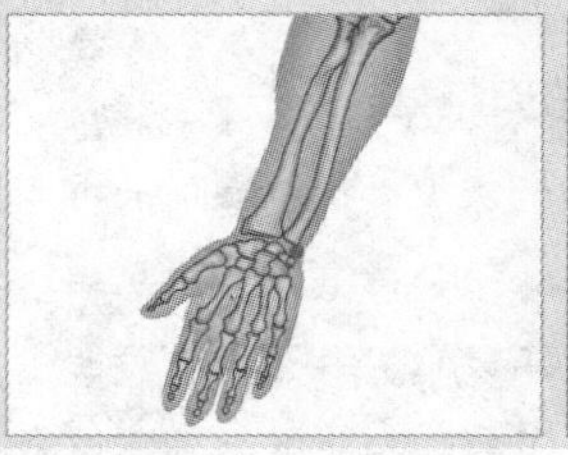

常用程度 ★★★★

国际编号 HT7

【穴名释义】神，心神，神明；门，门户。心藏神，此穴为心气出入之门户，故名。

【标准定位】在腕前区，腕掌侧远端横纹尺侧端，尺侧腕屈肌腱的桡侧缘。

【穴位速取】仰掌，在腕骨后缘，尺侧腕屈肌的桡侧，在掌后第一横纹上即是（图①）。

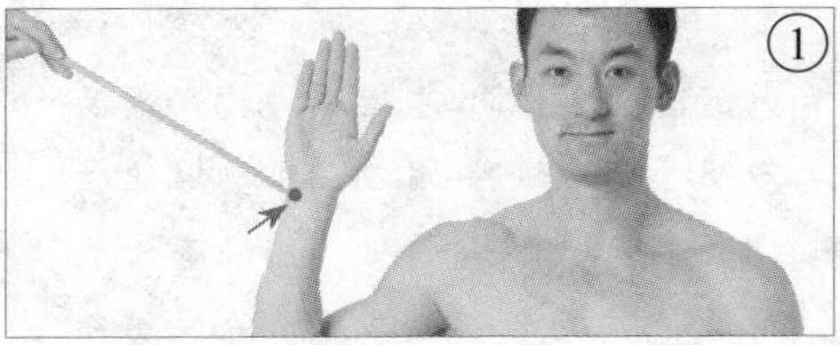

【功效主治】宁心安神，通经活络。主治失眠健忘；心痛，惊悸，心烦，胸痛；神经衰弱，癫狂，痫症，痴呆；高血压；产后失血；扁桃体炎。

【常用疗法】**刺法：**直刺0.3～0.5寸或向上平刺1.0～1.5寸。

灸法：艾炷灸1～3壮，艾条灸5～15分钟。

推拿：点按法、揉法、掐法。

【穴位配伍】◆配内关、心俞，主治心痛。

◆配内关、三阴交，主治健忘、失眠。

特别说明

◆输穴、原穴。

◆针刺时避开尺动脉、尺静脉，以免引起出血。

少府

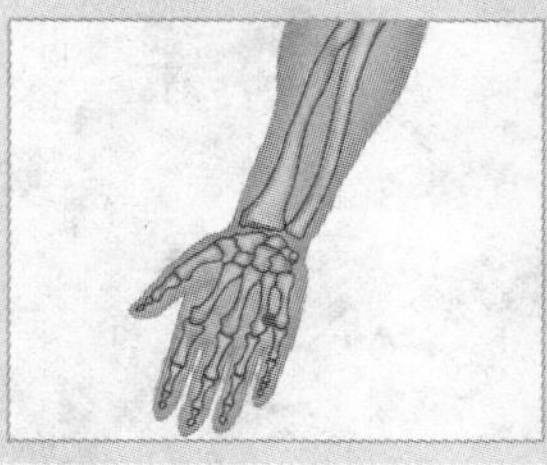

常用程度 ★★

国际编号 HT8

【穴名释义】少，手少阴；府，聚也，处所。穴为脉气所留之处，故名。

【标准定位】在手掌面，横平第五掌指关节近端，第四、五掌骨之间。

【穴位速取】仰掌，在手掌面，握拳，手指屈向掌心横纹，在小指尖下凹陷处，按压有酸痛感，即是本穴（图②）。

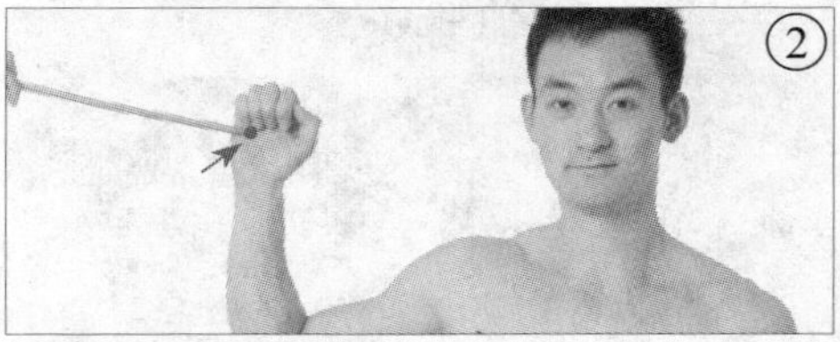

【功效主治】清心泻火，理气活络。主治心悸，胸痛，心律不齐；阴痛，阴部瘙痒；痈疡；小指挛痛；遗尿，尿潴留；月经过多；癔症；臂神经痛；肋间神经痛。

【常用疗法】**刺法：**直刺0.3～0.5寸。

灸法：艾炷灸3～5壮，艾条灸5～10分钟。

推拿：点按法、揉法、指推法。

【穴位配伍】◆配内关，主治心悸。

◆配地机，主治阴部瘙痒。

特别说明

◆荥穴。

◆针刺时，局部有酸胀感。

少冲

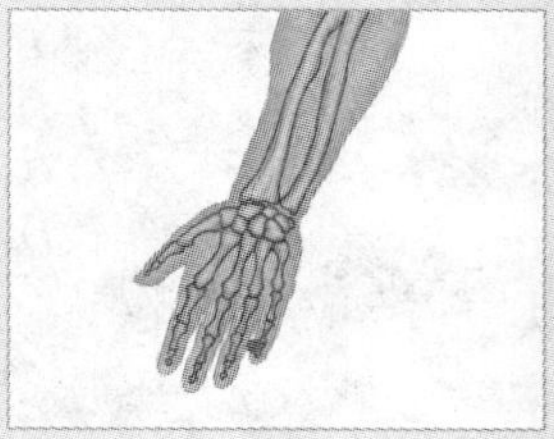

常用程度
★★

国际编号
HT9

【穴名释义】少，阴也；冲，突也。少冲的意思是指此穴中的气血物质从体内冲出，故名。

【标准定位】在手指，小指末节桡侧，指甲根角侧上方0.1寸（指寸）。

【穴位速取】俯掌伸指，在手小指指甲底部与小指桡侧缘引线（掌背交界线）的交点处即为本穴（图①）。

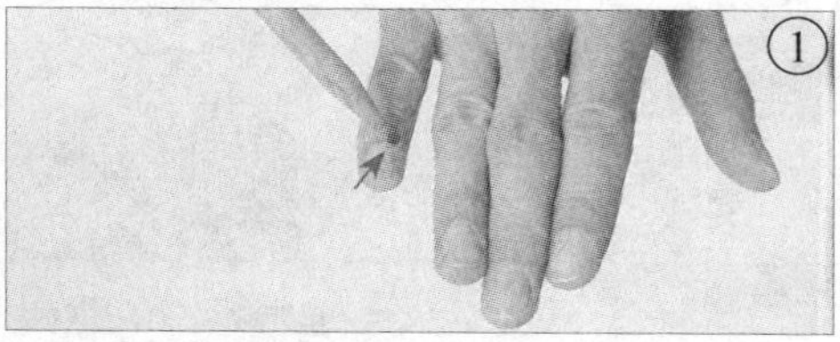

【功效主治】清热熄风，醒神开窍。主治心悸，心痛，胸胁痛；癫狂，热病，昏迷，小儿休克；脑出血。

【常用疗法】**刺法：**浅刺0.1～0.2寸或用三棱针点刺放血。

灸法：艾炷灸或温针灸3～5壮，艾条灸5～10分钟。

推拿：点按法、掐法。

【穴位配伍】配风府、水沟、十宣、合谷，主治脑卒中昏迷。

特别说明

◆针刺时，局部有酸胀感。

◆以垂直方式轻轻揉捏此穴位，有助于醒脑提神。

经络补习班

按摩是不是越痛越好

经络按摩的原理是按摩之处的神经一旦受到刺激，会将信号传达至组织器官，调节其功能。当气血运行能够顺畅，气能生血，血能载气，穴位的疼痛将逐渐缓和，最后消除，身体也就会恢复原有的活力。

手部按摩主要通过刺激手部穴位或病理反射区等调节相应脏腑的功能来预防和缓解疾病。所以，对多数穴位和病理反射区来说，刺激适当强一点，痛感重一点，效果就好一些。特别是骨骼、关节、肌肉、韧带等部位的病痛，必须用较强的力量按摩，才能取得较满意的效果。但也不要用力过重，以免造成损伤。手部按摩时，用力要先轻后重，可逐渐增加力量，直至被按摩者能接受的最大限度为止。一般而言，按摩手法力量较轻、时间较长为补法；按摩手法力量较重、时间较短为泻法。

按摩的正确方法是用正确的方式，准确地找到穴位或反射区，再以正确的手法，轻轻触压。若一味信奉“越痛越好”，不仅会让按摩者受伤，也可能让病人受到内伤。依据中医理论，用力凶猛按压是泻法，一开始会感觉有效，长期这样下去会让身体越来越虚。

第八章 手太阳小肠经

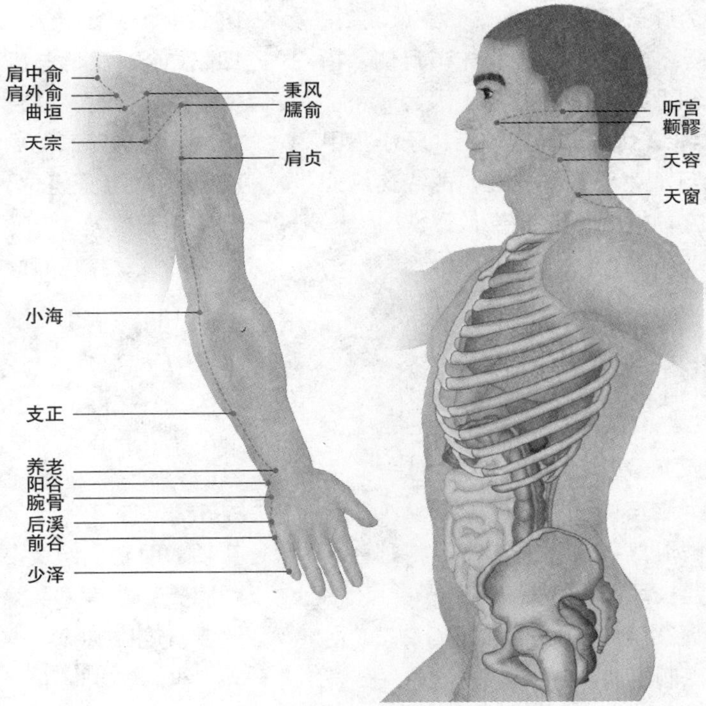

本经穴位

主治头项、五官病症，热病，神志疾患及本经循行部位的病变，如小腹疼痛、肩背痛、耳聋、目黄、咽喉肿痛、癫狂及肩臂外侧后缘痛等。

少泽

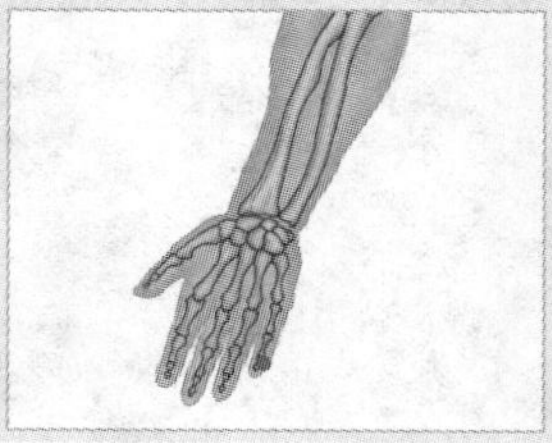

常用程度

★★

国际编号

SI1

【穴名释义】少，幼小，初生；泽，沼泽。穴为脉气所初生之处，故名。

【标准定位】在手指，小指末节尺侧，指甲根角侧上方0.1寸（指寸）。

【穴位速取】伏掌，伸直小指，于小指甲尺侧缘与基底部各作一线，两线交点处即为本穴，按之有酸胀感（图①）。

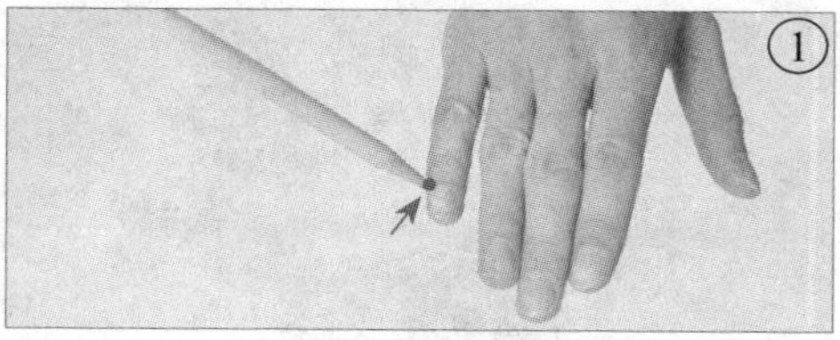

①

【功效主治】清热通乳，散瘀利窍。主治热病，脑卒中，昏迷；乳汁少，乳腺炎；咽喉肿痛，目翳，头痛，脑血管疾病后遗症；耳鸣，耳聋；疟疾。

【常用疗法】**刺法：**浅刺0.1～0.2寸或用三棱针点刺放血。

灸法：艾炷灸1～3壮，艾条灸5～15分钟。

推拿：点按法、掐法。

【穴位配伍】◆配膻中、乳根，主治乳汁分泌过少。

◆配人中、十宣，主治高热，脑卒中昏迷。

特别说明

◆此穴为急救穴之一。

◆孕妇慎用。

◆针刺时，局部胀痛。

前谷

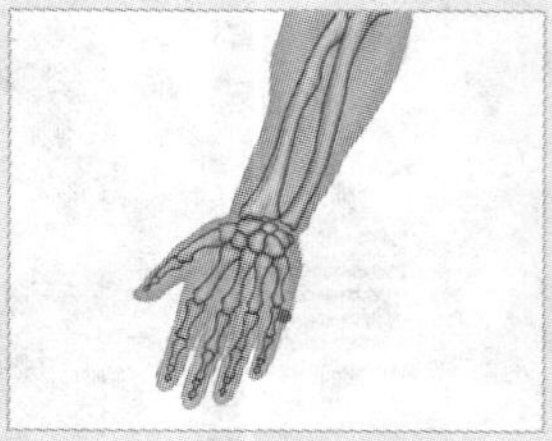

常用程度

★★★

国际编号

SI2

【穴名释义】前，表明位置，穴在本节后陷之前，又因孔穴所在之处骨肉相会，凹陷如谷，又恰与后溪相对，故名。

【标准定位】在手指，第五掌指关节尺侧远端赤白肉际凹陷中。

【穴位速取】正坐位，微握拳，在小指本节（第五掌指关节）前的掌指横纹头赤白肉际处，按压有酸胀感（图②）。

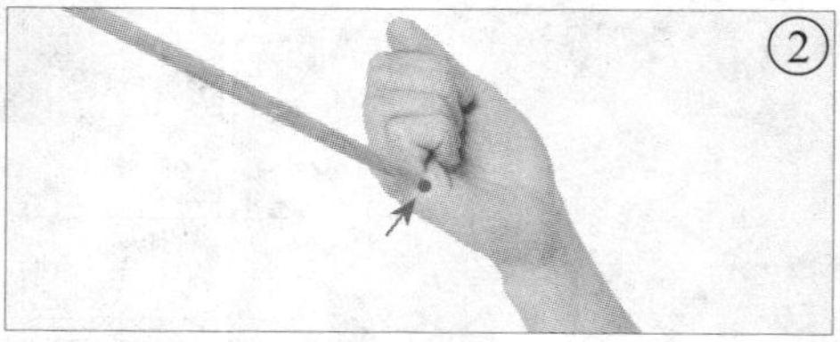

②

【功效主治】疏风散热，清利头目。主治头项、肘臂、腕关节疼痛，手指麻木；腮腺炎；热病，头痛；耳鸣，耳聋；小便赤；咽喉肿痛，产后无乳，乳腺炎，乳汁少。

【常用疗法】**刺法：**直刺0.2～0.3寸。

灸法：艾炷灸或温针灸3～5壮，艾条灸5～15分钟。

推拿：点按法、揉法。

【穴位配伍】◆配合谷、曲池、外关，主治手臂痛麻。

◆配照海、中封，主治咽喉肿痛。

◆配后溪，主治耳鸣。

后溪

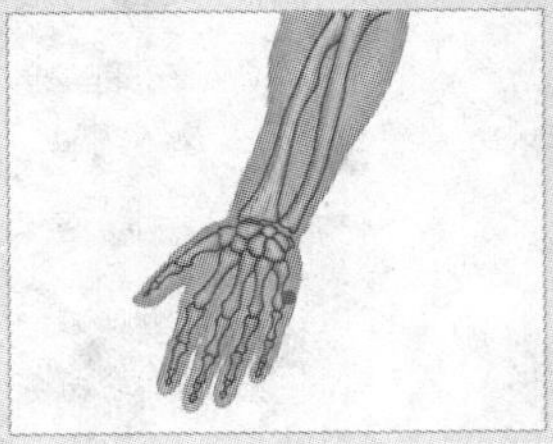

常用程度

★★★★

国际编号

SI3

【穴名释义】后，前后之后；溪，沟溪。穴在第五掌指关节后方，当尺侧横纹尽头，其形犹如沟溪，故名。

【标准定位】在手内侧，第五掌指关节尺侧近端赤白肉际凹陷中。

【穴位速取】仰掌握拳，在手掌尺侧，第五掌指关节后，有一皮肤皱褶突起，其尖端处即为本穴（图①）。

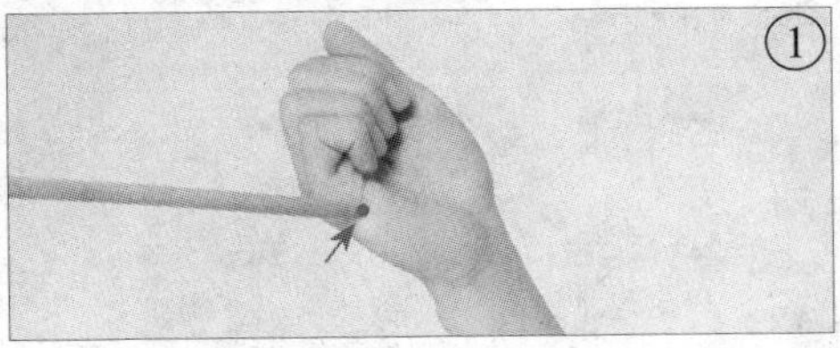

①

【功效主治】清心安神，通经活络。主治头项强痛，失眠；疟疾，手指及肘臂挛急；脑卒中，癫狂，痫证；耳聋，目赤；盗汗；荨麻疹，腰扭伤；小儿惊厥。

【常用疗法】**刺法：**直刺0.5～0.8寸。

灸法：艾炷灸1～3壮，艾条灸5～15分钟。

推拿：点按法、揉法。

【穴位配伍】◆配列缺、膻中，主治项强痛。

◆配人中，主治急性腰扭伤。

特别说明

本穴为手太阳小肠经之腧穴，八脉交会穴之一，通于督脉。

腕骨

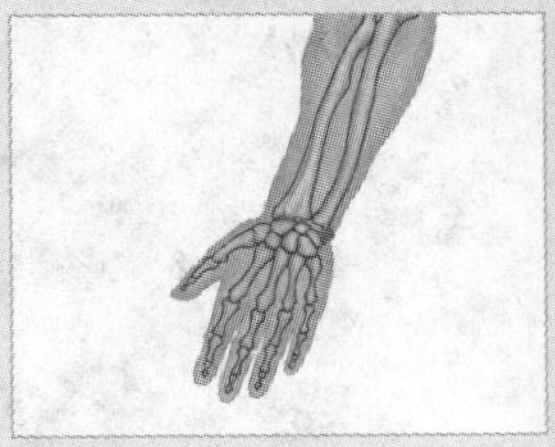

常用程度

★★

国际编号

SI4

【穴名释义】腕，腕部；骨，骨头。穴在手外侧豌豆骨下的凹陷处，故名。

【标准定位】在手内侧，第五掌指关节尺侧与钩骨之间的赤白肉际凹陷中。

【穴位速取】屈肘，掌心向下，由后溪穴向腕部推，可摸到两块骨头（第五掌骨基底和三角骨），在两块骨头的结合部可触及一凹陷处即为本穴（图②）。

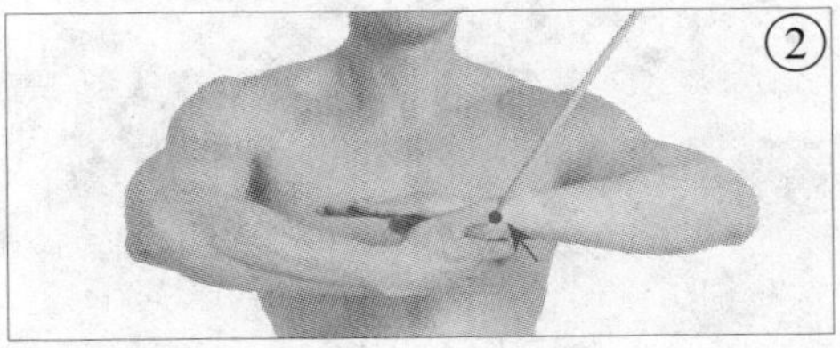

②

【功效主治】清心安神，通经活络。主治头项强痛，失眠，疟疾，手指及肘臂挛急；脑卒中，癫狂，痫证；耳聋，目赤；消渴，热病；盗汗；荨麻疹，腰扭伤。

【常用疗法】**刺法：**直刺0.5～0.8寸。

灸法：艾炷灸1～3壮，艾条灸5～15分钟。

推拿：点按法、揉法。

【穴位配伍】◆配列缺、膻中，主治项强痛。

◆配人中，主治急性腰扭伤。

特别说明

◆原穴。

◆针刺时，局部有酸胀感。

阳谷

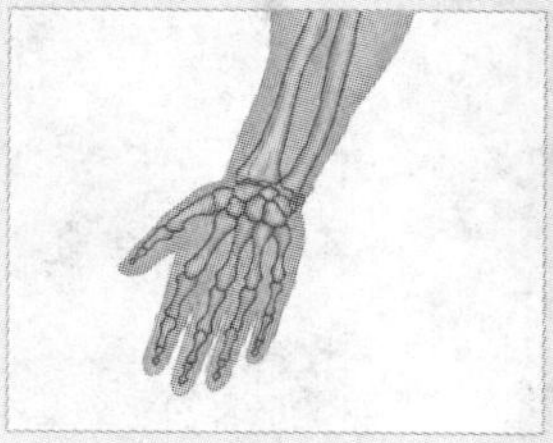

常用程度
★★
国际编号
SI5

【穴名释义】阳，阴阳之阳；谷，山谷。穴在手外侧豌豆骨与尺骨间凹陷中，其外形如山谷，故名。

【标准定位】在腕后区，手腕尺侧，尺骨茎突与三角骨之间的凹陷中。

【穴位速取】屈肘，掌心向外，由腕骨穴向腕部推，相隔一骨（三角骨）的凹陷处即是（图①）。

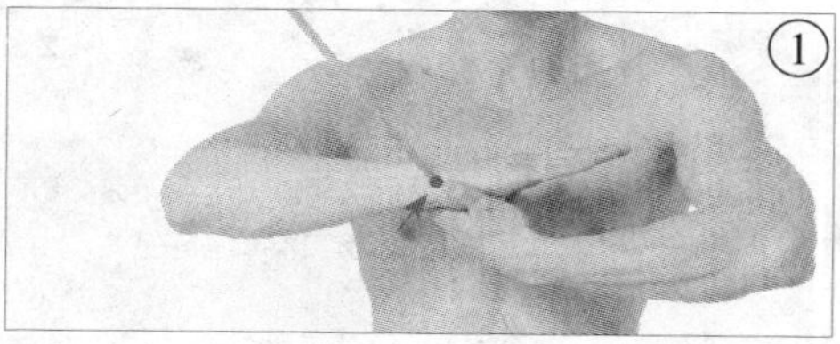

【功效主治】清心明目，镇惊聪耳。主治头颔肿，手腕痛；热病；头痛，目眩；精神病；小儿惊风；神经性耳聋，耳鸣；痔疮。

【常用疗法】**刺法：** 直刺0.3～0.5寸。
灸法： 艾炷灸3～5壮，艾条灸5～15分钟。
推拿： 点按法、揉法。

【穴位配伍】◆配阳池，主治腕部疼痛。
◆配间使，主治癫痫。

特别说明

◆经穴。
◆针刺时，局部有酸胀感，可扩散至整个腕关节。

养老

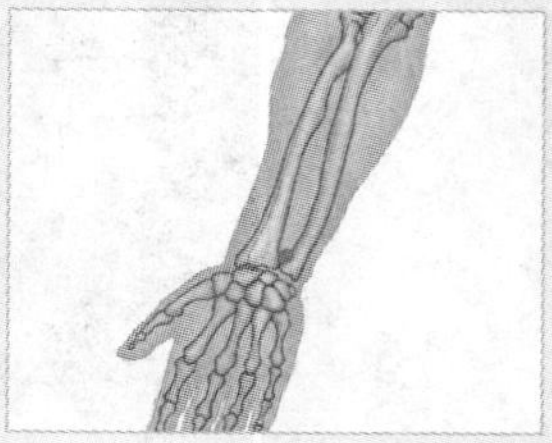

常用程度
★★★
国际编号
SI6

【穴名释义】养老，奉养老人。本穴可以治疗老年性疾病，为调治老年疾病的要穴，故名。

【标准定位】在前臂背面尺侧，尺骨小头近端桡侧凹陷中。

【穴位速取】正坐，掌心向下，用另一手指按在尺骨小头的最高点上，然后掌心转向胸部，在手指滑入的骨缝中，即是本穴（图②）。

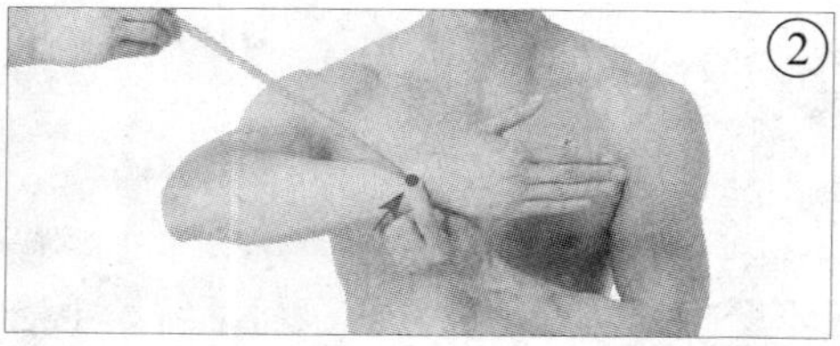

【功效主治】明目清热，通经活络。主治目视不明；肩背肘臂酸痛；急性腰痛；落枕；脑血管疾病后遗症；远视，近视；耳聋。

【常用疗法】**刺法：** 向上斜刺0.5～0.8寸。
灸法： 艾炷灸3～5壮，艾条灸5～15分钟。
推拿： 点按法、揉法。

【穴位配伍】◆配华佗夹脊，主治颈椎病。
◆配秩边，主治急性腰扭伤。

特别说明

◆郄穴。
◆针刺时，局部有酸胀感，针感可向肩部放射。

支正

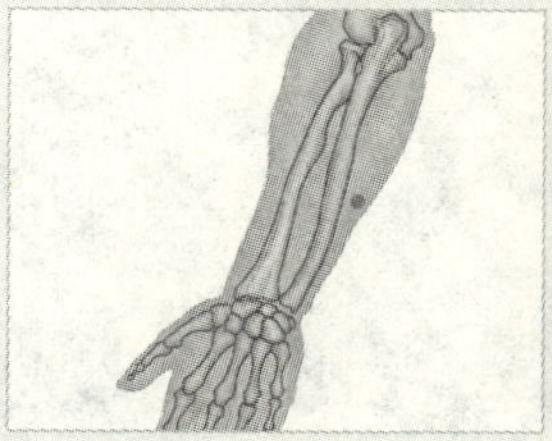

常用程度 ★★

国际编号 SI7

【穴名释义】支，络脉；正，正经。本穴位为手太阳之络，正经由此别支而走少阴，故名。

【标准定位】在前臂背面尺侧，阳谷与小海连线上，腕背横纹上5寸处。

【穴位速取】正坐，掌心向胸，在阳谷与小海连线中点，再向下量1寸（拇指）处（图①）。

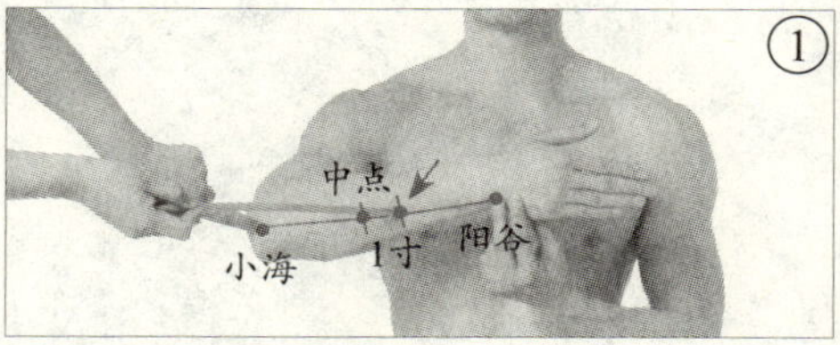

【功效主治】清热通络，安神定志。主治头痛，项强，关节松弛无力，十二指肠溃疡，肘部酸痛；皮肤赘生小疣；糖尿病；神经衰弱。

【常用疗法】**刺法：**直刺或者斜刺0.5～0.8寸。

灸法：艾炷灸或温针灸3～5壮，艾条灸5～15分钟。

推拿：点按法、揉法。

【穴位配伍】◆配合谷，主治头痛。

◆配劳宫、少府，主治舌尖痛。

特别说明

针刺时，局部有酸胀感，针感可向手指放射。

小海

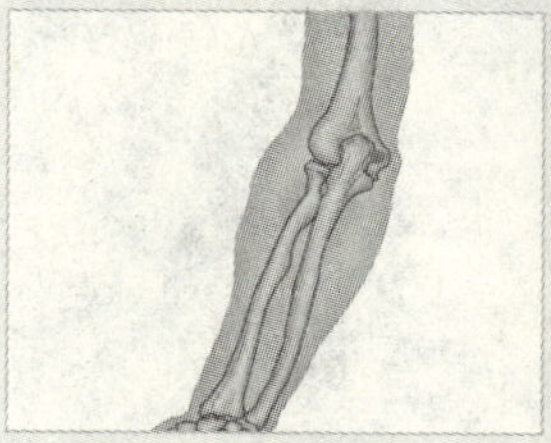

常用程度 ★★★

国际编号 SI8

【穴名释义】小，微小，小肠经；海，海洋。气血至此穴，犹如水流入海，故名。

【标准定位】在肘内侧，尺骨鹰嘴与肱骨内上髁之间凹陷处。

【穴位速取】屈肘举臂，在肘横纹平齐之尺骨鹰嘴与肱骨内上髁之间，用手弹拨该部位，有麻感可直达小指（图②）。

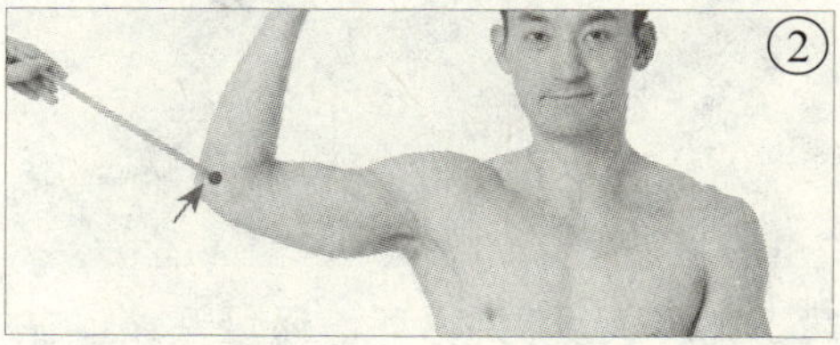

【功效主治】清热祛风，宁神定志。主治肘臂疼痛；癫痫；头痛；精神分裂症；耳鸣，耳聋，网球肘。

【常用疗法】**刺法：**直刺0.2～0.3寸。

灸法：艾炷灸或温针灸3～5壮，艾条灸5～15分钟。

推拿：点按法、揉法。

【穴位配伍】◆配曲池、手三里，主治肘臂疼痛。

◆配合谷、颊车，主治咽喉炎，颊肿。

◆配耳门、听宫、中渚，主治耳聋、耳鸣。

特别说明

合穴。

肩贞

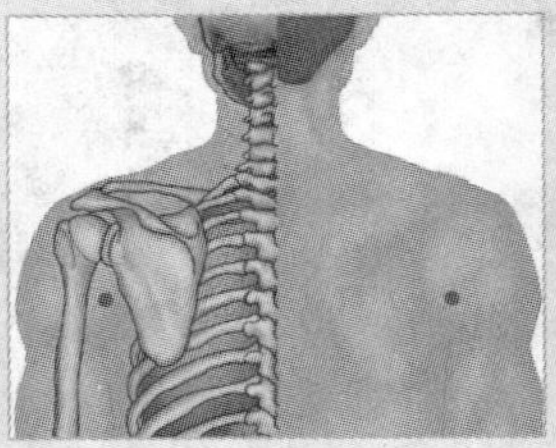

常用程度 ★★★

国际编号 SI9

【穴名释义】肩，肩部；贞，正。穴在肩后纹端，当后肩正中，故名。

【标准定位】在肩胛区，肩关节后下方，臂内收时，腋后纹头直上1寸。

【穴位速取】正坐垂肩，上臂内收，从腋后纹头向上量1寸，三角肌后缘处，按压有酸胀感即是（图①）。

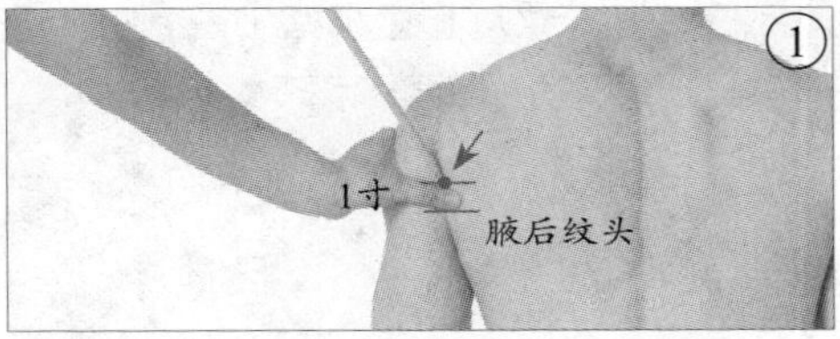

【功效主治】清头聪耳，通经活络。主治肩臂麻痛，肩关节周围炎；瘰疬；耳鸣，耳聋；脑血管疾病后遗症；头痛。

【常用疗法】**刺法：**直刺1.0～1.5寸。

灸法：艾炷灸或温针灸3～7壮，艾条灸5～15分钟。

推拿：点按法、揉法、拿法。

【穴位配伍】◆配曲池、手三里，主治上肢不遂。

◆配肩髃、肩髎，主治肩关节炎。

特别说明

针刺时，局部有酸胀感，可向肩部及指端放射。

臑俞

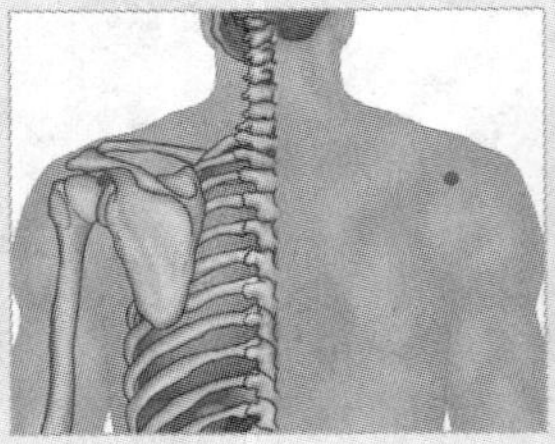

常用程度 ★★★

国际编号 SI10

【穴名释义】臑，肱骨上端；俞，输注。穴在臑部，为经气所输注之处，故名。

【标准定位】在肩胛区，腋后纹头直上，肩胛冈下缘凹陷中。

【穴位速取】正坐垂肩，上臂内收，用手指从腋后纹头肩贞穴直上推至肩胛冈下缘，有一凹陷处，按压有酸胀感即是（图②）。

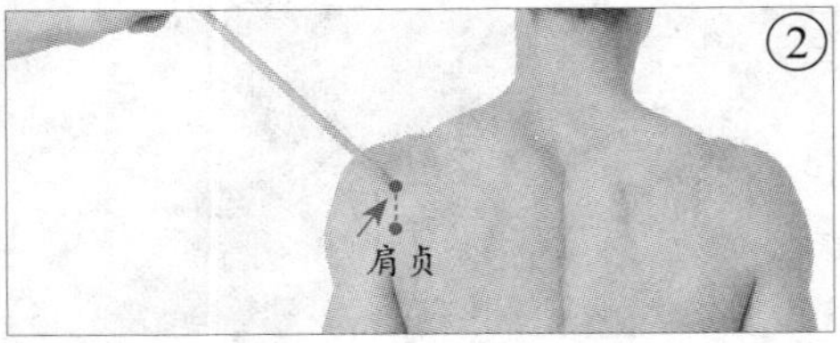

【功效主治】舒筋活络，消肿化痰。主治肩臂疼痛；瘰疬；足跟痛；上肢神经痛等。

【常用疗法】**刺法：**直刺或者斜刺0.8～1.2寸。

灸法：艾炷灸或温针灸3～5壮，艾条灸5～15分钟。

推拿：点按法、揉法、弹拨法。

【穴位配伍】◆配肩髃、曲池，主治肩臂疼痛。

◆配昆仑、太溪，主治足跟痛。

特别说明

本穴为手太阳经、足太阳经，阳维脉、阳跻脉之交会穴。

天宗

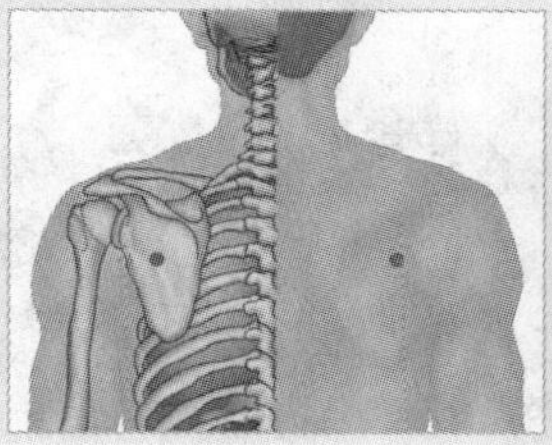

常用程度

★★★★

国际编号

SI11

【穴名释义】天，天空，高处；宗，本，中心。穴在肩胛冈中点下窝正中，意为人体上部重要的腧穴，故名。

【标准定位】在肩胛区，冈下窝中央凹陷处，与第四胸椎平齐。

【穴位速取】正坐垂肩，在肩胛冈中点与肩胛骨下角连线的上1/3与下2/3交点凹陷中（图①）。

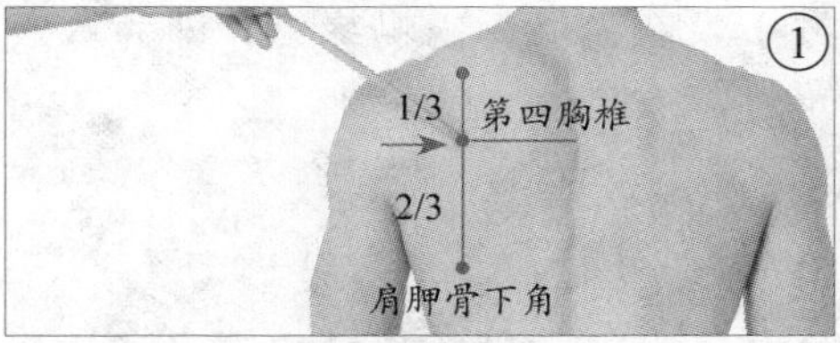

【功效主治】通经活络，理气消肿。主治肩胛疼痛；气喘；乳腺炎；胆囊炎；落枕；肘臂外后侧痛。

【常用疗法】**刺法**：直刺或者斜刺0.5～0.8寸。

灸法：艾炷灸或温针灸3～5壮，艾条灸5～15分钟。

推拿：点按法、揉法。

【穴位配伍】◆配膻中、足三里，主治乳腺炎。

◆配肩外俞，主治肩胛痛。

◆配阳陵泉、胆囊穴，主治胆结石。

秉风

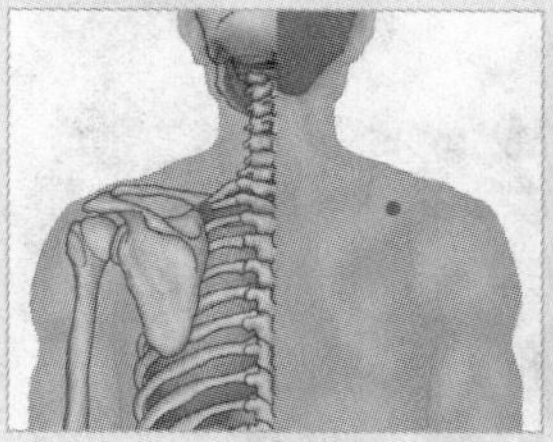

常用程度

★★

国际编号

SI12

【穴名释义】秉，执掌，执持，又通“柄”；风，风邪。穴主肩痛不可举，功在舒筋散风，故名。

【标准定位】在肩胛区，肩胛冈上窝中点，天宗穴直上，举臂有凹陷处。

【穴位速取】正坐位，在肩胛部，冈上窝中央，与臑俞、天宗成一三角形，举臂有凹陷处，按压有酸胀感（图②）。

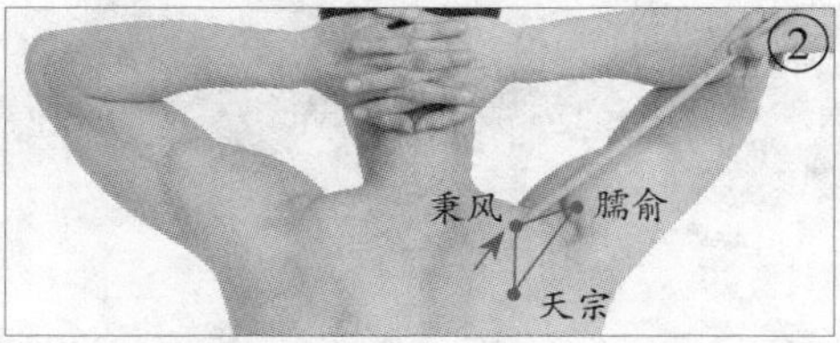

【功效主治】疏风活络，止咳化痰。主治肩胛疼痛，上肢酸麻，手痛，冈上肌肌腱炎，支气管炎，肩周炎。

【常用疗法】**刺法**：直刺0.5～0.8寸。

灸法：艾炷灸或温针灸3～5壮，艾条灸5～15分钟。

推拿：点按法、揉法、推法。

【穴位配伍】◆配天宗，主治肩胛疼痛。

◆配肺俞，主治支气管炎。

特别说明

◆为手三阳经与足少阳经交会穴。

◆针刺时，局部有酸胀感。

曲垣

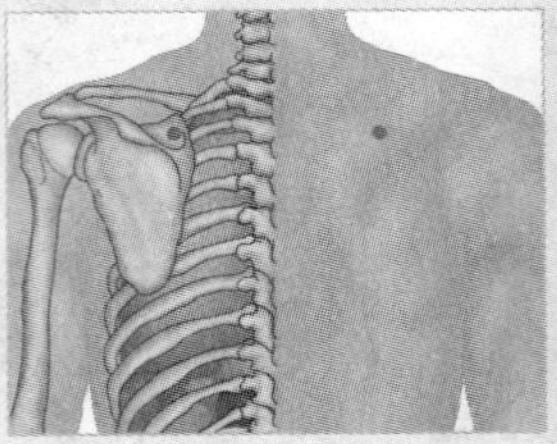

常用程度 ★★

国际编号 SI13

【穴名释义】曲，弯曲；垣，短墙。此穴为天部气态物中的脾土尘埃沉降地部，脾土物质堆积如丘，如矮墙之状，故名。

【标准定位】在肩胛区，肩胛冈内侧端上缘凹陷中，平第二胸椎处。

【穴位速取】坐位，在肩胛部，冈上窝内侧端，当臑俞与第二胸椎棘突连线的中点处，即为本穴（图①）。

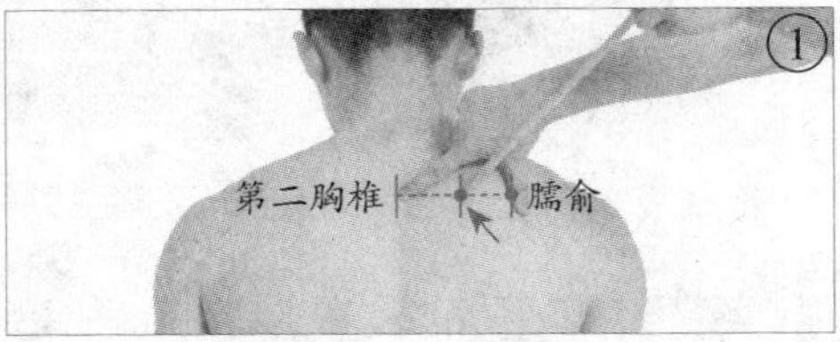

【功效主治】舒筋活络，散风止痛。主治肩胛疼痛；冈上肌肌腱炎。

【常用疗法】**刺法：**直刺或向外下斜刺0.5～0.8寸。

灸法：艾炷灸或温针灸3～5壮，艾条灸5～15分钟。

推拿：点按法、揉法。

【穴位配伍】◆配天宗、后溪、昆仑，用于缓解肩背痛。

◆配曲池、合谷，主治改善上肢疼痛不举。

特别说明

针刺时，局部有酸胀感。

肩外俞

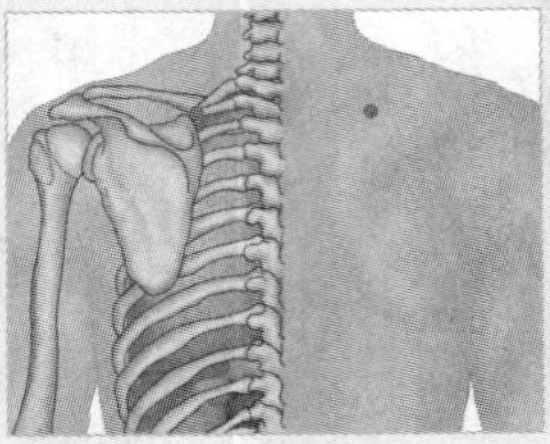

常用程度 ★★

国际编号 SI14

【穴名释义】肩，肩部；外，外侧；俞，穴位。穴在肩部，约在肩胛骨内侧缘之稍外方，故名。

【标准定位】在背部，第一胸椎棘突下，后正中线旁开3寸。

【穴位速取】坐位，低头，有颈部交界处椎骨高突（即第七颈椎）往下推1个椎骨的棘突，由此旁开量4横指（即3寸），在肩胛骨内侧缘处，即为本穴（图②）。

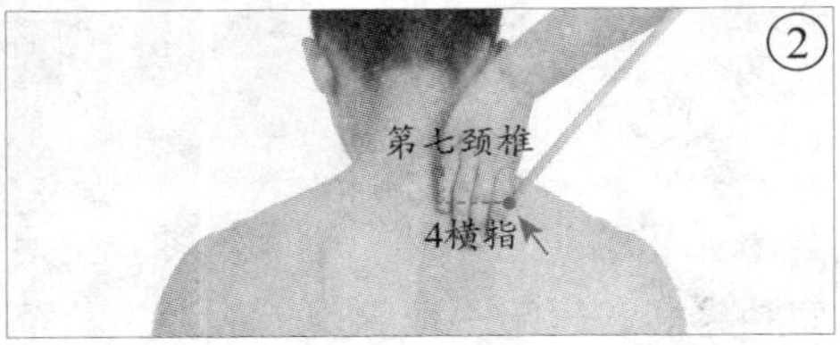

【功效主治】舒筋活络，散风止痛。主治肩背疼痛，颈项强急；肺炎，胸膜炎；低血压。

【常用疗法】**刺法：**向外斜刺0.5～0.8寸。

灸法：艾炷灸3～5壮，艾条灸5～15分钟。

推拿：点按法、揉法、推法。

【穴位配伍】◆配肩外俞、大椎、列缺、天宗，主治肩背疼痛、颈项强急。

◆配肺俞，主治肺炎。

特别说明

不可深刺，以防气胸。

肩中俞

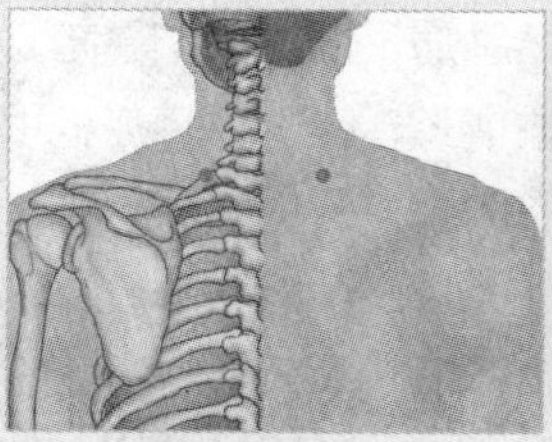

常用程度 ★★

国际编号 SI15

【穴名释义】肩，肩部；中，中部；俞，穴位。穴在肩部大椎与肩井之间，故名。

【标准定位】在脊柱区，第七颈椎棘突下，后正中线旁开2寸。

【穴位速取】◆坐位，低头，在颈部交界处椎骨高突（即第七颈椎），由此旁开量约2横指，按压有酸胀感（图①）。

◆坐位，低头，在第七颈椎棘突下，肩胛骨上角的内侧。

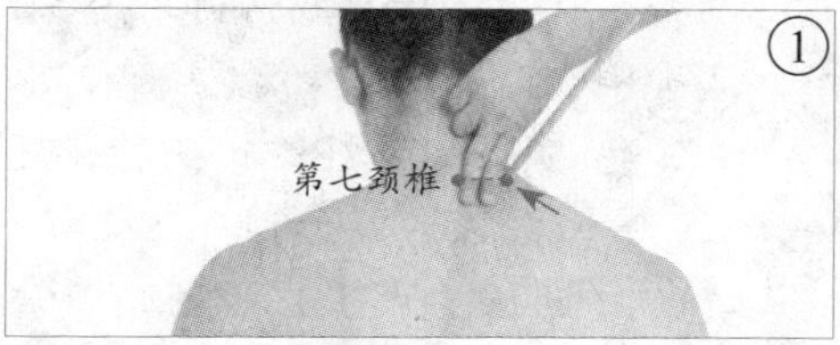

【功效主治】宣肺解表，活络止痛。主治咳嗽，气喘，咯血，支气管扩张；肩背疼痛；目视不明。

【常用疗法】**刺法：**斜刺0.3～0.5寸。

灸法：艾炷灸3～5壮，温和灸10分钟，艾条灸5～15分钟。

推拿：点按法、揉法、推法。

【穴位配伍】◆配肩外俞、大椎，主治肩背疼痛。

◆配肺俞，主治咳嗽。

特别说明

不可深刺，以防气胸。

天窗

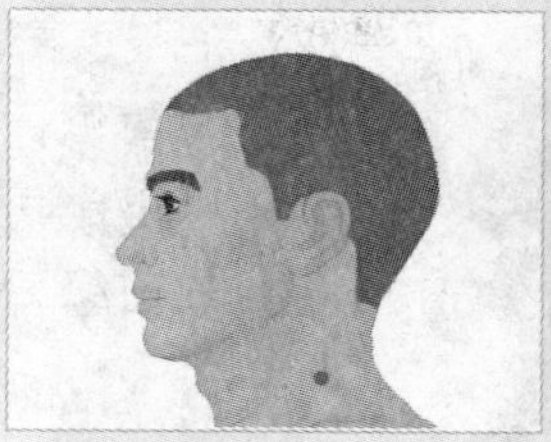

常用程度 ★

国际编号 SI16

【穴名释义】天，指阳，头颈为阳，引申为头颈之意；窗，通孔的意思，此处指头之孔窍，表示天窗是位于头颈部的穴位，故名。

【标准定位】在颈部，横平喉结，胸锁乳突肌的后缘。

【穴位速取】侧坐位，平甲状软骨与舌骨肌之间的廉泉穴，于胸锁乳突肌后缘，按压有酸胀感，即是本穴（图②）。

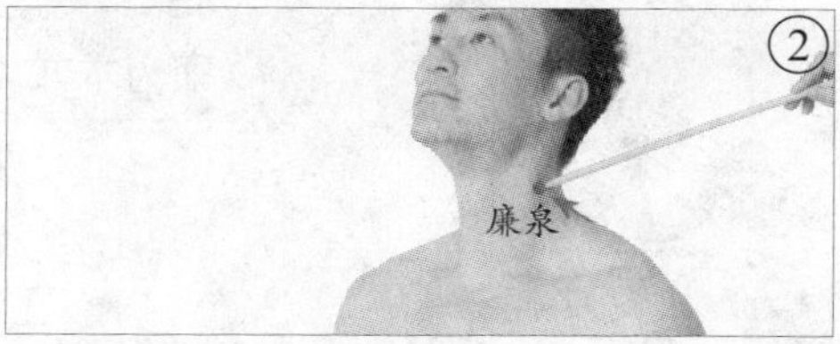

【功效主治】聪耳开窍，宁神定志。主治耳鸣，耳聋，聤耳；失音；齿痛，牙关不利；三叉神经痛、面痛；颞颌关节炎。

【常用疗法】**刺法：**直刺0.3～0.5寸。

灸法：艾炷灸或温针灸3～5壮，艾条灸5～15分钟。

推拿：点按法、揉法。

【穴位配伍】◆配合谷、少商，主治咽痛。

◆配外关，主治耳鸣、耳聋。

特别说明

针刺时，不可做大幅度地提插捻转，以免伤及血管。

天容

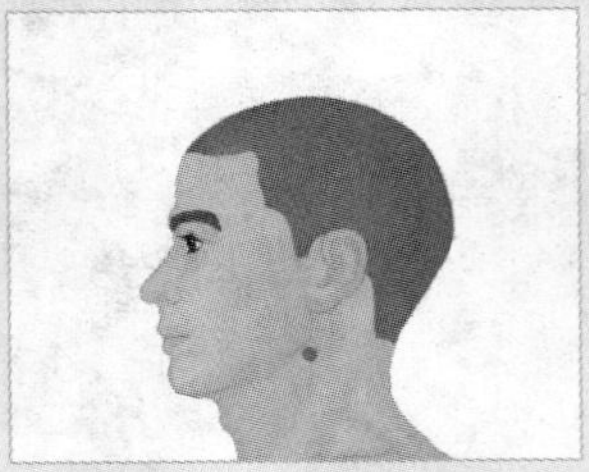

常用程度 ★★

国际编号 SI17

【标准定位】在颈外侧部，下颌角的后方，胸锁乳突肌的前缘凹陷中。

【穴位速取】侧坐位，头转向对侧，在颈部外侧部，平下颌角，在胸锁乳突肌的前缘凹陷中，按压有酸痛感（图①）。

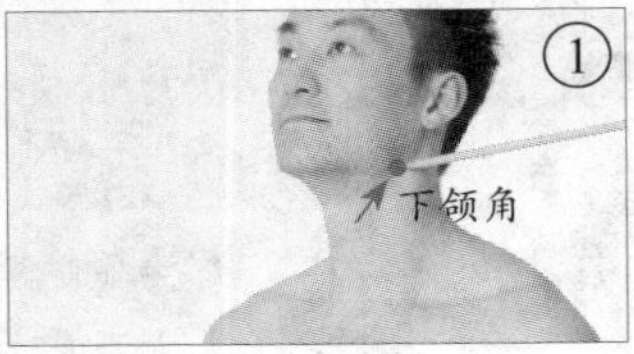

【功效主治】聪耳利咽，清热降逆。主治耳鸣，耳聋，咽喉肿痛，牙龈炎，暴喑，扁桃体炎；哮喘；瘿症；甲状腺肿大；颈项肿痛。

【常用疗法】**刺法：**斜刺0.5～0.8寸。

灸法：艾炷灸1～3壮，艾条灸5～15分钟。

推拿：点按法、揉法。

颧髎

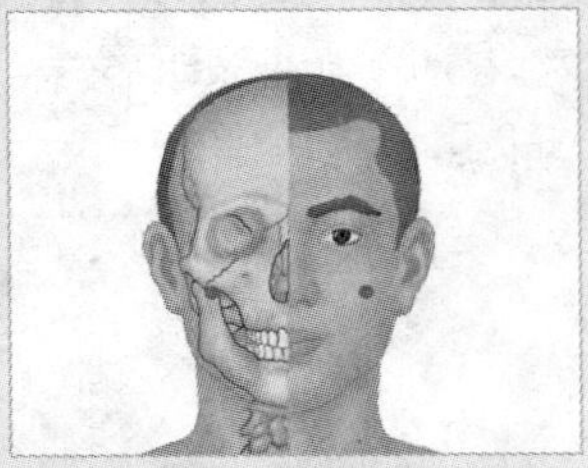

常用程度 ★★★

国际编号 SI18

【标准定位】在面部，目外眦直下，颧骨下缘的凹陷中。

【穴位速取】侧坐位，在颧骨下缘水平线与目外眦角垂线之交点处，约与迎香同高，按压有明显酸胀感即为本穴（图②）。

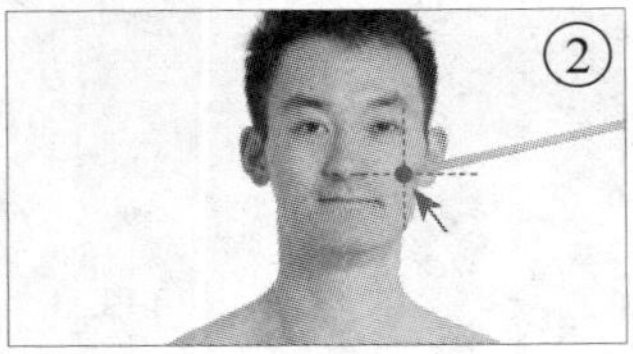

【功效主治】清热消肿，祛风止痛。主治口眼歪斜，眼睑瞤动；牙痛，面痛，面部痉挛，三叉神经痛，鼻炎。

【常用疗法】**刺法：**直刺0.3～0.5寸或斜刺0.5～1.0寸。

灸法：艾炷灸1～3壮，艾条灸5～15分钟。

推拿：点按法、揉法。

听宫

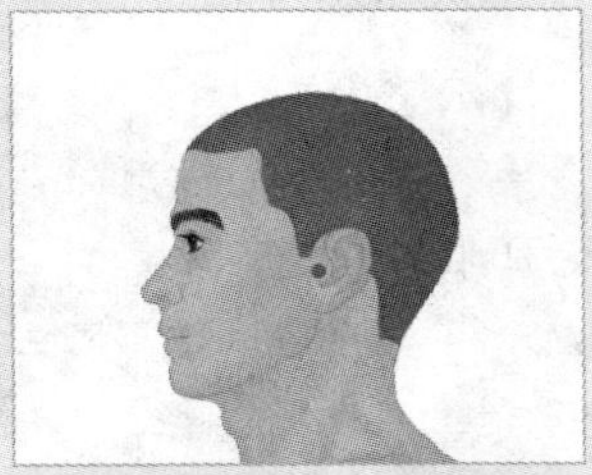

常用程度 ★★★★

国际编号 SI19

【标准定位】在面部，耳屏前，下颌骨髁状突的后方，张口有凹陷处。

【穴位速取】侧坐位，微张口，在面部耳屏前，下颌骨髁状突的后方，张口有凹陷处（图③）。

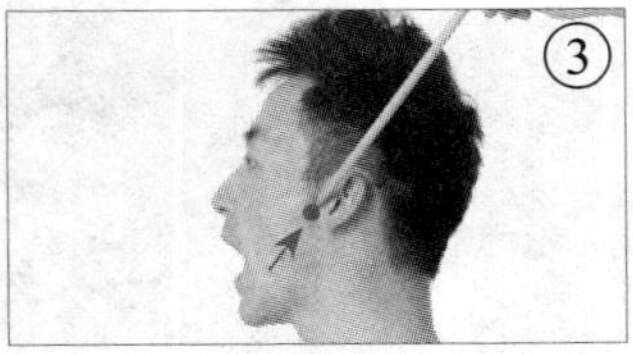

【功效主治】聪耳开窍，宁神定志。主治耳鸣，耳聋，聤耳；失音；齿痛，牙关不利；三叉神经痛；颞颌关节炎。

【常用疗法】**刺法：**张口直刺0.5～1.0寸。

灸法：艾炷灸或温针灸3～5壮，艾条灸5～15分钟。

推拿：点按法、揉法。

第九章 足太阳膀胱经

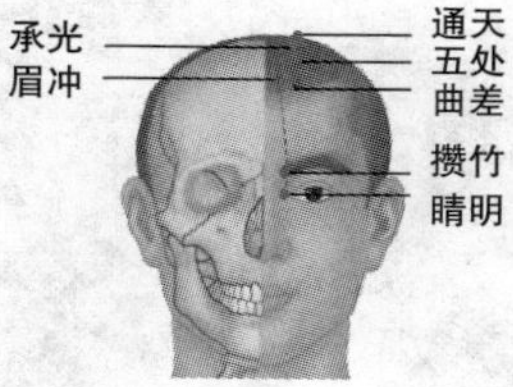

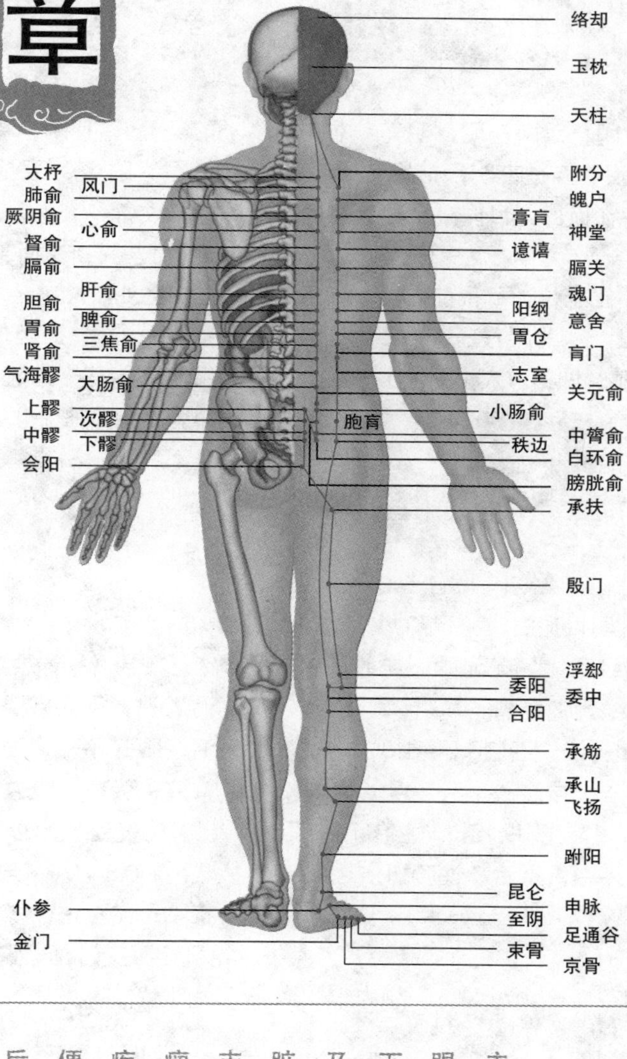

本经腧穴主治头项、眼、背、腰、下肢部病症以及与其相关的脏腑病症和神志病症，如癫痫、头痛、目疾、鼻病、小便不利及下肢后侧部位的疼痛等。

睛明

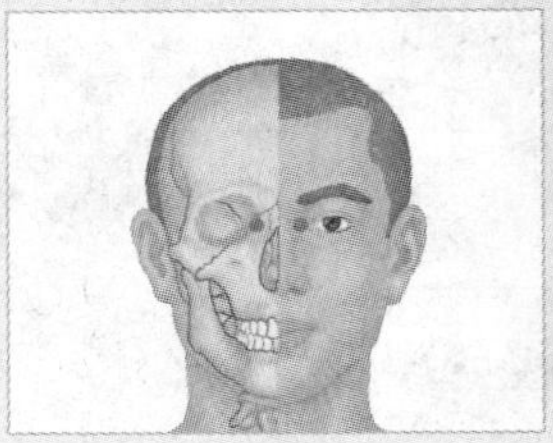

常用程度

★★★

国际编号

BL1

【穴名释义】睛，眼睛；明，明亮。穴在目内眦，主治目疾，善明目，故名。

【标准定位】在面部，目内眦角稍上方的凹陷中。

【穴位速取】正坐位，目视前方，手置于内侧眼角稍上方，轻轻按压有一凹陷处，按压有酸胀感，即为本穴（图①）。

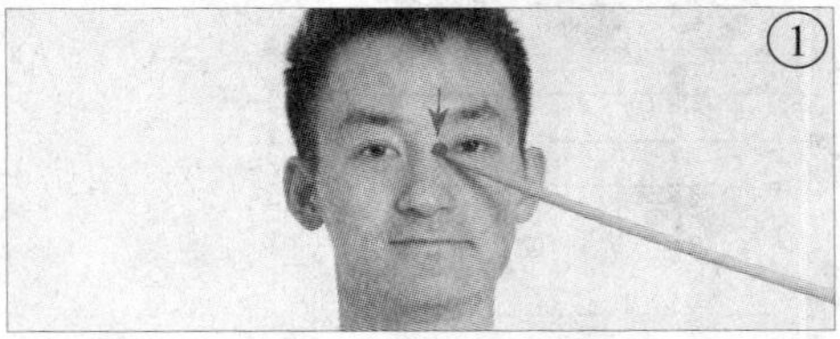

①

【功效主治】明目退翳，祛风清热。主治近视，视神经萎缩，青光眼，结膜炎；急性腰痛，坐骨神经痛。

【常用疗法】**刺法：**直刺0.5～1.0寸。

推拿：点按法、揉法。

【穴位配伍】◆配光明、攒竹，主治近视。◆配后溪、人中，主治急性腰扭伤。

特别说明

◆此穴禁灸。

◆针刺时，患者闭目，医者用左手推眼球向外侧固定，右手缓慢进针，不宜提插捻转，出针后按压针孔片刻。

攒竹

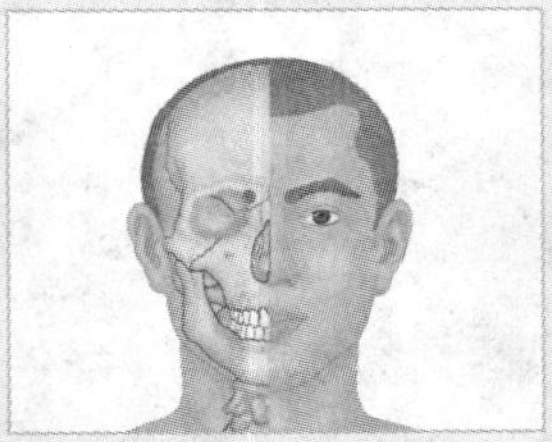

常用程度

★★★★

国际编号

BL2

【穴名释义】攒，簇聚；竹，竹子。穴在眉头陷中，眉毛丛生，犹如竹子簇聚，故名。

【标准定位】在面部，眉头凹陷中，框上切迹处。

【穴位速取】正坐位，目视前方，在眉毛内侧端有一隆起处，按压有酸胀感，即为本穴（图②）。

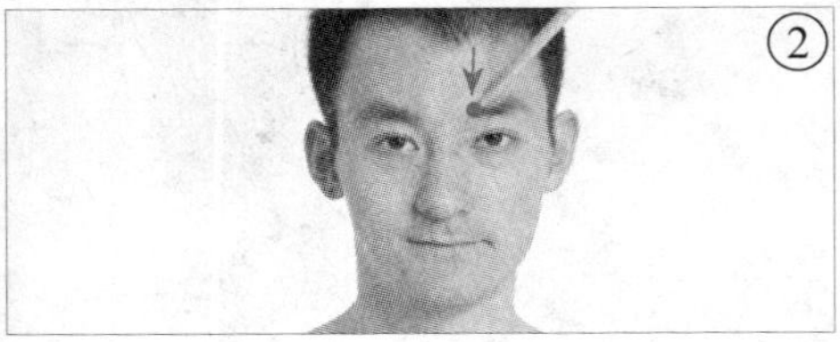

②

【功效主治】清热散风，活络明目。主治近视，视力减退；目赤肿痛，迎风流泪，眼睑下垂，面瘫，面肌痉挛；眉棱骨痛；头痛；呃逆；腰痛。

【常用疗法】**刺法：**向下斜刺0.3～0.5寸或平刺0.5～0.8寸或用三棱针点刺放血。

推拿：点按法、揉法。

【穴位配伍】配风池、太阳，主治神经性头痛。

特别说明

◆此穴禁灸。

◆自我保健时，可用两手拇指腹揉按两侧的攒竹穴30～50次，可以防治各种目疾。

眉冲

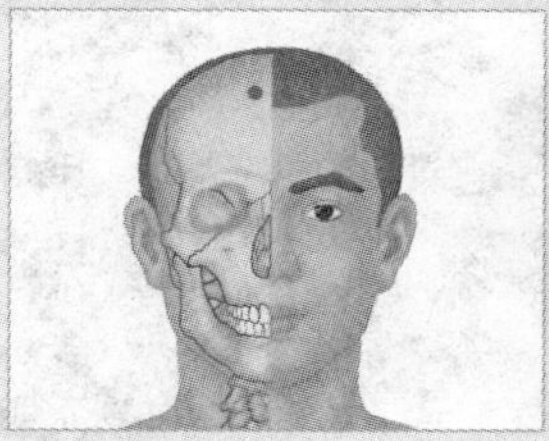

常用程度 ★

国际编号 BL3

【穴名释义】眉，眉毛，在这里指的是穴内的气血物质为寒冷的水湿之气，冲，为冲射的意思。眉冲，即指来自膀胱经的气血在此穴处向上而行，故名。

【标准定位】在头部，攒竹直上发际0.5寸，神庭与曲差连线之间。

【穴位速取】正坐位，在攒竹穴直上，入发际0.5寸处，神庭与曲差连线之间，按压有痛感（图①）。

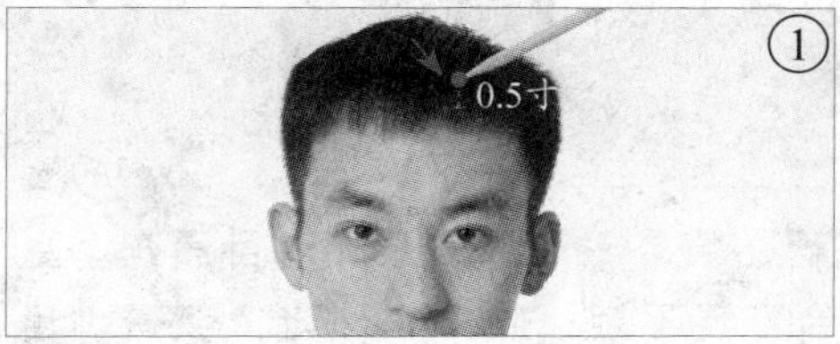

【功效主治】清头明目，通窍安神。主治头痛，眩晕，鼻塞；癫痫；眼肌痉挛；三叉神经痛；结膜炎。

【常用疗法】**刺法：**平刺0.3～0.5寸。

推拿：点按法、揉法、推法。

【穴位配伍】◆配太阳，可缓解头痛。◆配大椎、后溪，可调和阴阳之气，主治癫痫。

特别说明

◆针刺时，局部有酸胀感。

◆不宜灸。

曲差

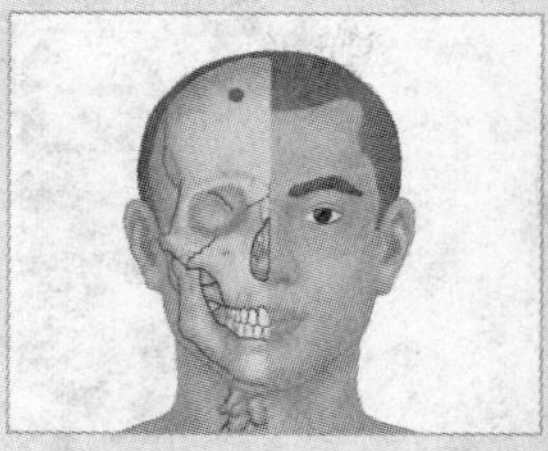

常用程度 ★

国际编号 BL4

【穴名释义】曲，隐秘的意思；差，派遣的意思。曲差，即指膀胱的经气血由此穴位输送到头上的各个部位，故名。别名为“鼻冲”。

【标准定位】在头部，前发际正中直上0.5寸，旁开1.5寸。

【穴位速取】正坐位，手指自眉头向上推，在入发际0.5寸处，再旁开1.5寸处，按压有痛感（图②）。

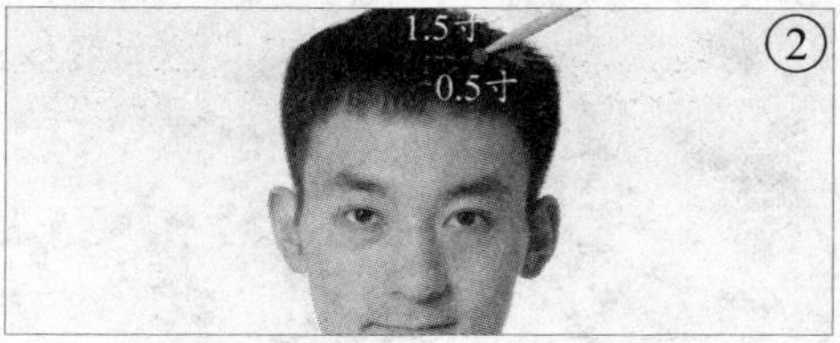

【功效主治】清头明目，安神利窍。主治头痛，眩晕，鼻塞，鼻出血；三叉神经痛；目视不明，结膜炎。

【常用疗法】**刺法：**平刺0.3～0.5寸。

推拿：点按法、揉法、推法。

【穴位配伍】配印堂、迎香，主治鼻塞、流涕。

特别说明

◆针刺时，局部有酸胀感。

◆不宜灸。

五处

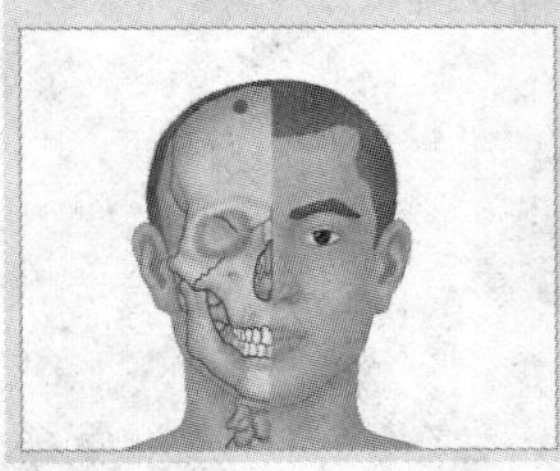

常用程度
★

国际编号
BL5

【穴名释义】五，指东、南、西、北、中五个方位；处，处所的意思。“五处”的意思是指此处穴位的气血来自头上的各个部位。

【标准定位】在头部，前发际正中直上1寸，旁开1.5寸。

【穴位速取】正坐位，手指自眉头向上推，在入发际1寸处，再旁开1.5寸处，按压有痛感即是（图①）。

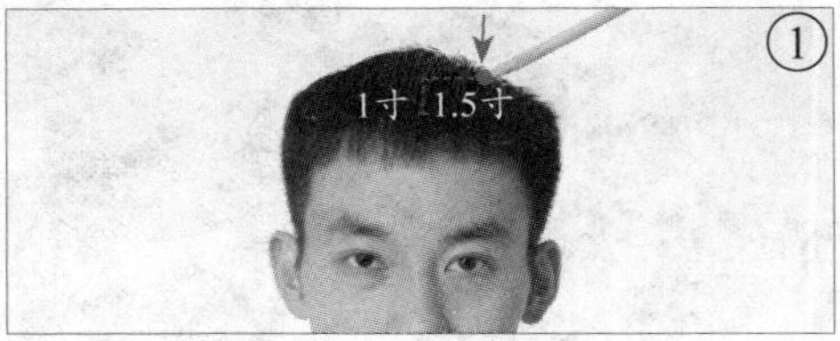

【功效主治】清头明目，泻热熄风。主治头痛，眩晕；脑卒中偏瘫；癫痫；三叉神经痛；结膜炎；青光眼；鼻炎；神经症。

【常用疗法】**刺法：**平刺0.5～0.8寸。

灸法：间接灸3～5壮，艾条灸5～10分钟。

推拿：点按法、揉法、推法。

【穴位配伍】◆配合谷、太冲，主治头痛、目眩。

◆配率谷、行间，主治头痛、目眩。

特别说明

出针时应按压针孔，以免出血。

承光

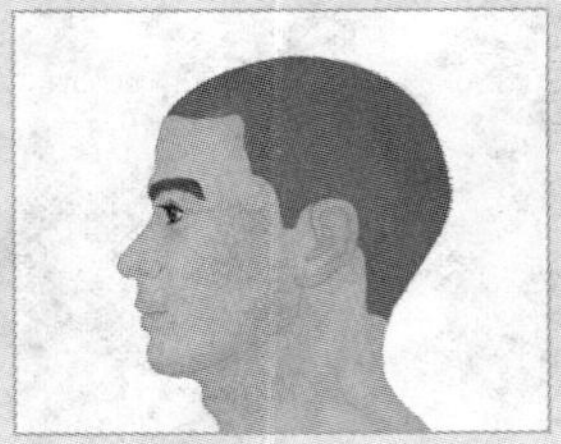

常用程度
★★

国际编号
BL6

【穴名释义】承，承受；光，光线。此穴可使眼睛承受光明，故名。

【标准定位】在头部，前发际正中直上2.5寸，旁开1.5寸。

【穴位速取】正坐位，先取百会穴，在百会穴与前发际之连线中点，再旁开1.5寸处，按压有酸胀感（图②）。

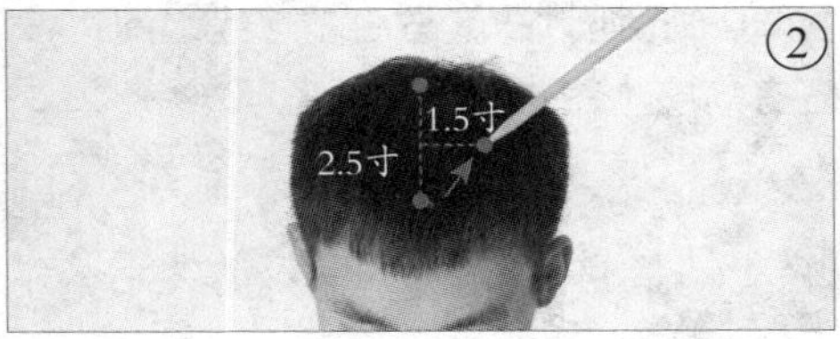

【功效主治】清热散风，明目通窍。主治目视不明；脑卒中偏瘫；头晕，目眩，鼻炎；内耳性眩晕；面神经麻痹；热病；癫痫；三叉神经痛。

【常用疗法】**刺法：**平刺0.3～0.5寸。

灸法：艾条灸5～10分钟。

推拿：点按法、揉法、指推法、摩法。

【穴位配伍】◆配百会，主治头痛。

◆配通天，主治鼻炎。

特别说明

◆不宜深刺。

◆出针时要按压针孔，以免出血。

◆此穴为主治目疾之要穴。

◆自我保健时可用食指按压此穴1～3分钟。

通天

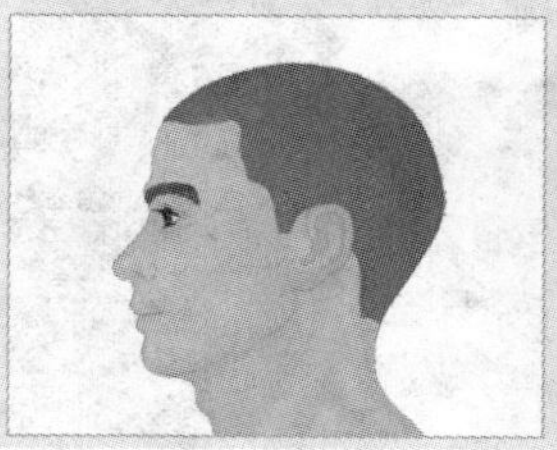

常用程度 ★★★

国际编号 BL7

【穴名释义】通，通达；天，天空。穴在足太阳之脉至高之位，如通达天空，故名。

【标准定位】在头部，前发际正中直上4寸，旁开1.5寸。

【穴位速取】取正坐位，闭上双眼，先取百会穴，在百会穴向上量1寸处再旁开1.5寸处，按压有酸胀感即是（图①）。

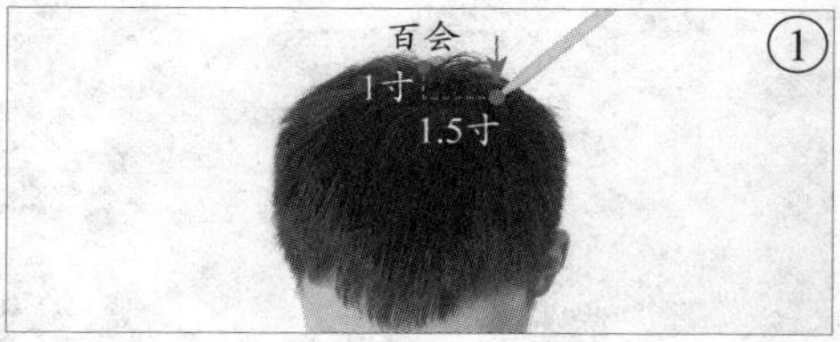

【功效主治】宣肺利鼻，散风清热。主治鼻塞，鼻出血，鼻窦炎；头痛，目眩；脑血管疾病后遗症；三叉神经痛；面肌痉挛；支气管炎，支气管哮喘。

【常用疗法】**刺法：**平刺0.3～0.5寸。

灸法：间接灸3～5壮，艾条灸5～10分钟。

推拿：点按法、揉法、指推法、摩法。

【穴位配伍】◆配迎香、合谷，可治疗鼻炎。

◆配络却、关元，主治脑血管疾病后遗症。

◆配风池、昆仑，主治头重眩晕。

◆配上星，主治鼻疮。

特别说明

出针时应按压针孔，以免出血。

络却

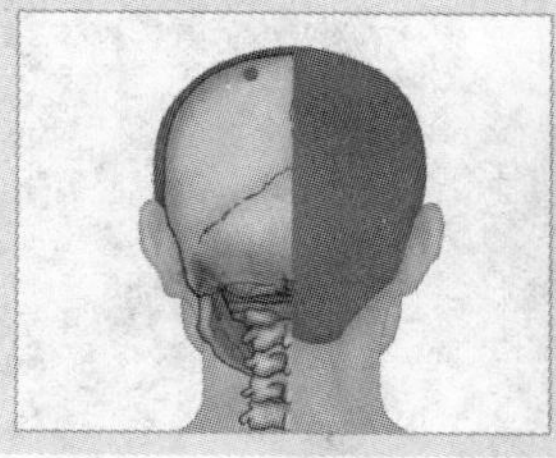

常用程度 ★

国际编号 BL8

【穴名释义】络，指细小的络脉，眼白外侧有红肉，结于大眼角为络；却，指退却的意思。络却，即指此穴可使目赤血络消退，故名。

【标准定位】在头部，后发际正中直上5.5寸，旁开1.5寸。

【穴位速取】坐位，先取百会穴，在百会穴后0.5寸，再旁开1.5寸处，按压有痛感（图②）。

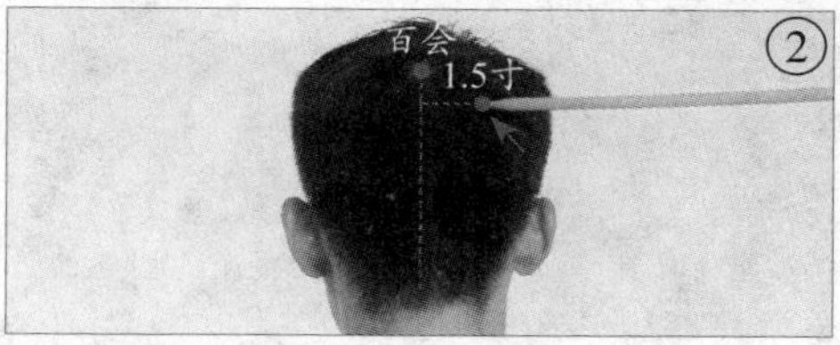

【功效主治】祛风清热，明目通窍。主治目视不明；脑卒中偏瘫，癫痫；耳鸣；头痛，眩晕；面神经麻痹。

【常用疗法】**刺法：**平刺0.3～0.5寸。

灸法：间接灸3～5壮，艾条灸5～10分钟。

推拿：点按法、揉法、推法。

【穴位配伍】◆配风池、听会，主治眩晕、耳鸣。

◆配睛明、太阳，主治眼部疾病。

◆配大椎、长强，主治癫痫。

特别说明

出针时应按压针孔，以免出血。

玉枕

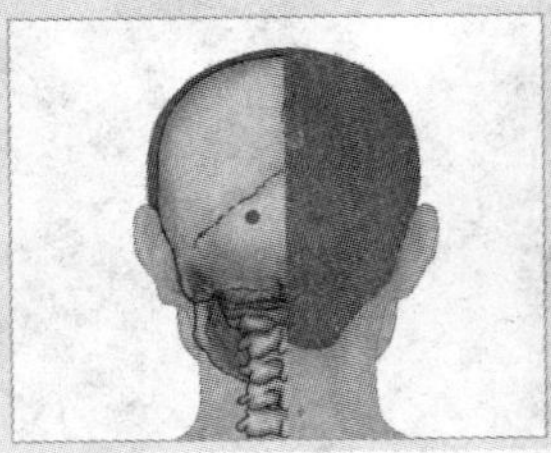

常用程度

★

国际编号

BL9

【穴名释义】玉，玉石；枕，头与枕接触之部位。古称枕骨为“玉枕骨”，因穴在其上而得名。

【标准定位】在头部，后发际正中直上2.5寸，旁开1.3寸，横平枕外隆凸上缘。

【穴位速取】取坐位，沿后发际正中线向上轻推触及枕骨，由此旁开1.3寸处，在骨性隆起的外上缘可触及一凹陷，按压有酸胀感即是（图①）。

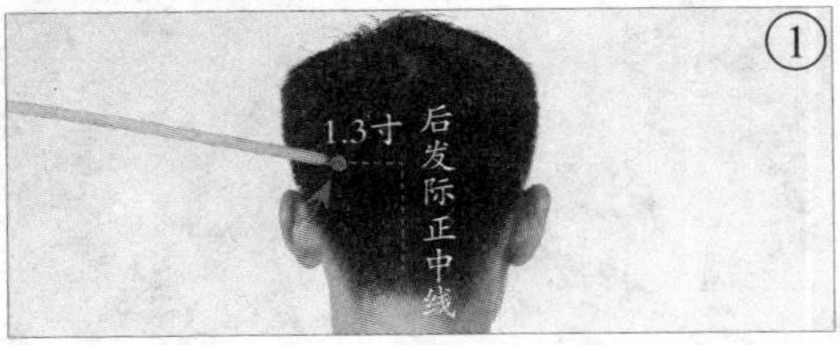

【功效主治】开窍明目，通经活络。主治头项痛；视神经炎，目视不明，青光眼，近视；鼻塞，嗅觉减退；口疮；枕神经痛；足癣。

【常用疗法】**刺法：**平刺0.3～0.5寸。

灸法：间接灸3～5壮，艾条灸5～10分钟。

推拿：点按法、揉法、指推法、摩法。

【穴位配伍】◆配大椎，主治头项强痛。

◆配少府、涌泉，主治口疮。

特别说明

◆出针时要按压针孔，以免出血。

◆不宜深刺。

天柱

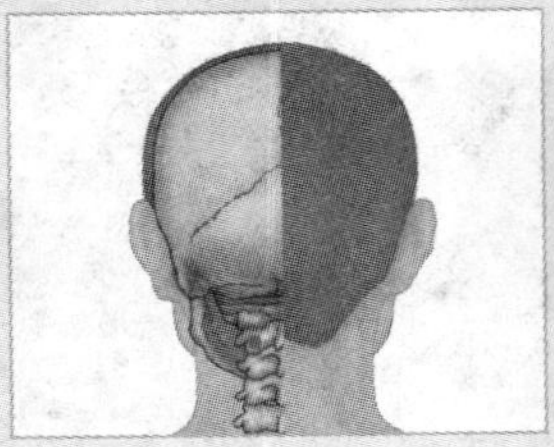

常用程度

★★

国际编号

BL10

【穴名释义】天，天空；柱，支柱。人体以头为天，颈项犹如擎天之柱，故名。

【标准定位】在项部，斜方肌外缘之后发际凹陷中，约后发际正中旁开1.3寸。

【穴位速取】取坐位，后发际中点上0.5寸，再旁开1.3寸处，按压有酸胀感即是（图②）。

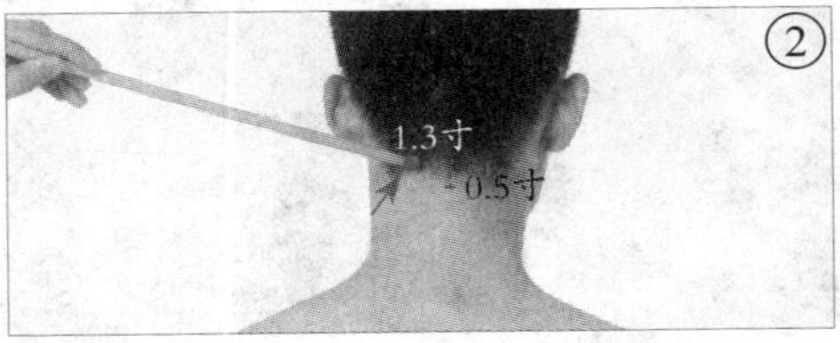

【功效主治】清头明目，强壮筋骨。主治头晕，目眩；鼻塞，咽喉肿痛；失眠；癔症；肩背痛，颈椎病，腰扭伤。

【常用疗法】**刺法：**平刺0.5～0.8寸。

灸法：间接灸3～5壮，艾条灸5～10分钟。

推拿：点按法、揉法、指推法、拿法。

【穴位配伍】◆配大椎、列缺，主治头项强痛。

◆配风池、商阳、关冲，可治疗热病汗不出。

特别说明

自我保健时可经常按摩此穴，有改善视力衰退，使头脑反应敏锐，增强记忆力的作用，并且可以改善心脏功能。

大杼

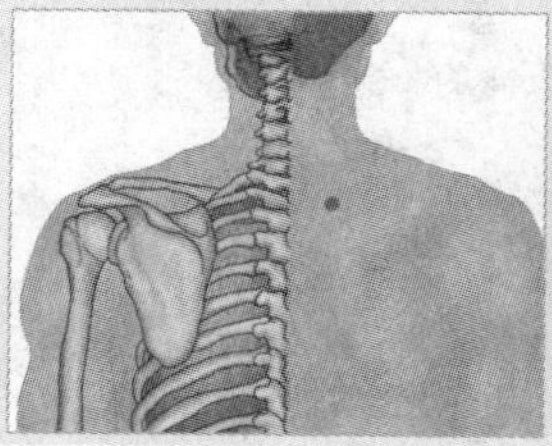

常用程度

★★

国际编号

BL11

【穴名释义】大，大小之大；杼，梭子。此穴所处之脊柱两侧有横突隆起，形似织梭，故名。

【标准定位】在背部脊柱区，第一胸椎棘突下，后正中线旁开1.5寸。

【穴位速取】坐位，由颈背交界处椎骨的最高点（第七颈椎）向下数1个椎骨（第一胸椎），引一垂线，再从肩胛骨内侧缘引一垂线，两条垂线之间距离的中点处，按压有酸胀感（图①）。

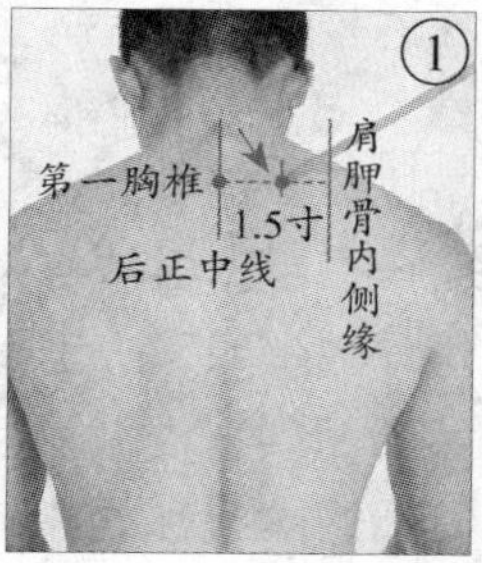

【功效主治】清热解表，宣肺止咳。主治肩、背、腰、骶、膝关节疼；发热，咳嗽，头痛，鼻塞；癫狂。

【常用疗法】**刺法：**向内斜刺0.5~0.8寸。

灸法：艾炷灸或温针灸3~5壮，艾条灸5~10分钟。

推拿：点按法、揉法、指推法、一指禅法。

【穴位配伍】◆配大椎、风池、后溪，主治颈椎病。

◆配颊车、合谷，主治牙痛。

特别说明

手太阳经、足太阳经交会穴。

风门

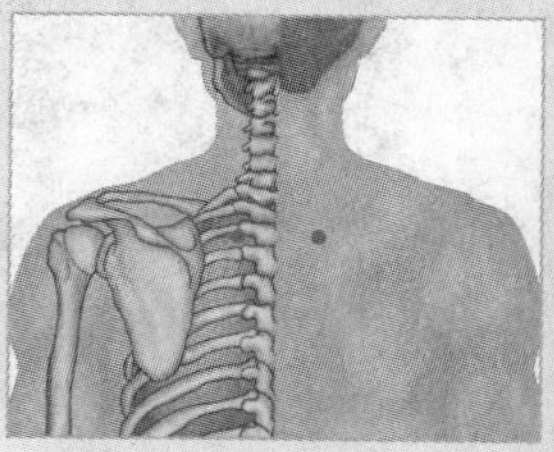

常用程度

★★

国际编号

BL12

【穴名释义】风，风邪；门，门户。穴为风邪出入之门户，又主风邪，故名。

【标准定位】在背部脊柱区，第二胸椎棘突下，后正中线旁开1.5寸。

【穴位速取】取坐位，由颈背交界处椎骨的最高点（第七颈椎）向下数2个椎骨（第二胸椎），引一垂线，再从肩胛骨内侧缘引一垂线，两条垂线之间距离的中点处，按压有酸胀感，即是本穴（图②）。

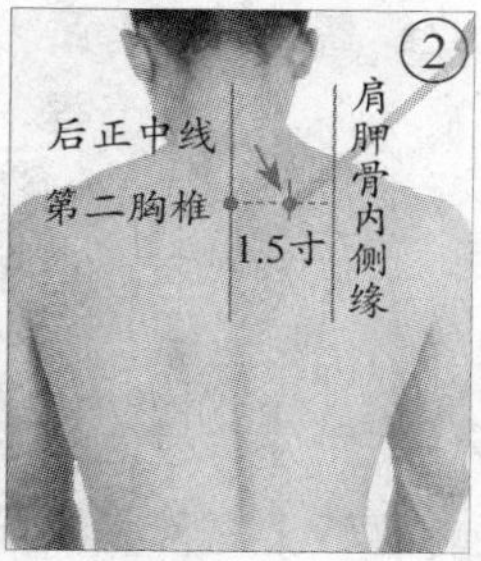

【功效主治】祛风散邪，宣肺固表。主治伤风，咳嗽；发热，头痛，项强，肩背痛；胸中热；荨麻疹；遗尿。

【常用疗法】**刺法：**向内斜刺0.5~0.8寸。

灸法：艾炷灸3~5壮，艾条灸5~10分钟。

推拿：点按法、揉法、指推法、一指禅法。

【穴位配伍】◆配肩井、中渚、支沟，主治肩背酸痛。

◆配迎香、合谷、通天，主治鼻炎。

特别说明

◆足太阳经、督脉交会穴。

◆不可深刺，以防气胸。

肺俞

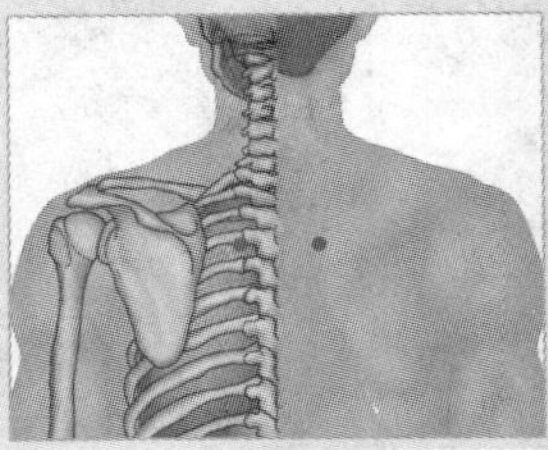

常用程度
★★★
国际编号
BL13

【穴名释义】肺，肺脏；俞，输注。穴为肺脏之气输注部位，故名。

【标准定位】在背部脊柱区，第三胸椎棘突下，后正中线旁开1.5寸。

【穴位速取】取坐位，由颈背交界处椎骨的最高点（第七颈椎）向下数3个椎骨（第三胸椎），引一垂线，再从肩胛骨内侧缘引一垂线，两条垂线之间距离的中点处，按压有酸胀感，即是本穴（图①）。

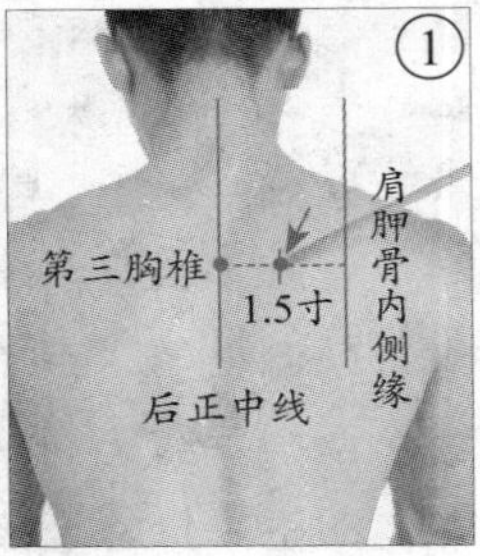

【功效主治】解表宣肺，止咳平喘。主治发热，咳嗽，气喘，慢性支气管炎，咳血，胸满，骨蒸潮热，盗汗，落枕，鼻塞；肩背痛。

【常用疗法】**刺法：**向内斜刺0.5～0.8寸。

灸法：艾炷灸或温针灸3～5壮，艾条灸5～10分钟。

推拿：点按法、揉法、指推法、一指禅法。

【穴位配伍】配心俞、膈俞、灵台，主治丹毒疮疡。

特别说明

◆背俞穴。
◆不可深刺，以防气胸。

厥阴俞

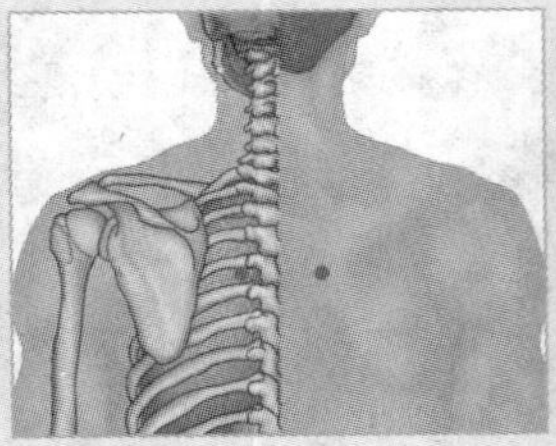

常用程度
★★
国际编号
BL14

【穴名释义】厥阴，心包络；俞，输注。穴为心包气血之气输注部位，故名。

【标准定位】在背部脊柱区，第四胸椎棘突下，后正中线旁开1.5寸。

【穴位速取】取坐位，两肩胛骨下角水平线与脊柱相交所在的椎体为第七胸椎，向上数3个椎骨（第四胸椎），引一垂线，再从肩胛骨内侧缘引一垂线，两条垂线之间距离的中点处（图②）。

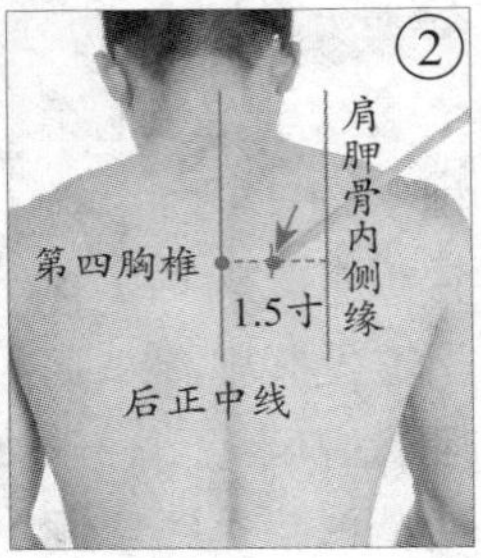

【功效主治】宁心安神，宽胸理气。主治心痛，心悸，心绞痛，风湿性心脏病；咳嗽，胸闷；神经衰弱；肋间神经痛。

【常用疗法】**刺法：**向内斜刺0.5～0.8寸。

灸法：艾炷灸或温针灸3～5壮，艾条灸5～10分钟。

推拿：点按法、揉法、指推法。

【穴位配伍】◆配神门、临泣、内关，主治心痛、心悸。

◆配膻中，主治胸闷不畅。

特别说明

◆不可深刺，以防气胸。
◆针刺时，局部有酸胀感。

心俞

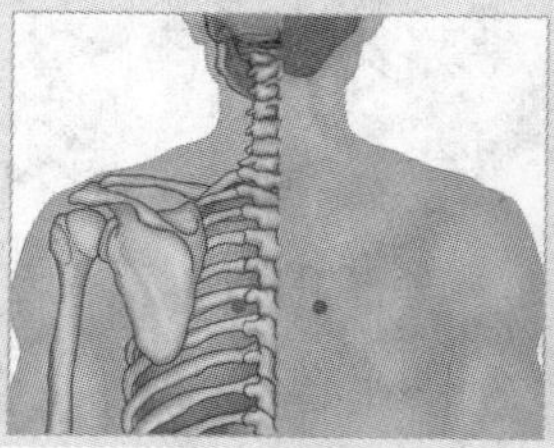

常用程度
★★★
国际编号
BL15

【穴名释义】心，心脏；俞，输注。穴为心脏气血之气输注部位，故名。

【标准定位】在背部脊柱区，第五胸椎棘突下，后正中线旁开1.5寸。

【穴位速取】取坐位，两肩胛骨下角水平线与脊柱相交所在的椎体为第七胸椎，向上数2个椎骨（第五胸椎），引一垂线，再从肩胛骨内侧缘引一垂线，两条垂线之间距离的中点处（图①）。

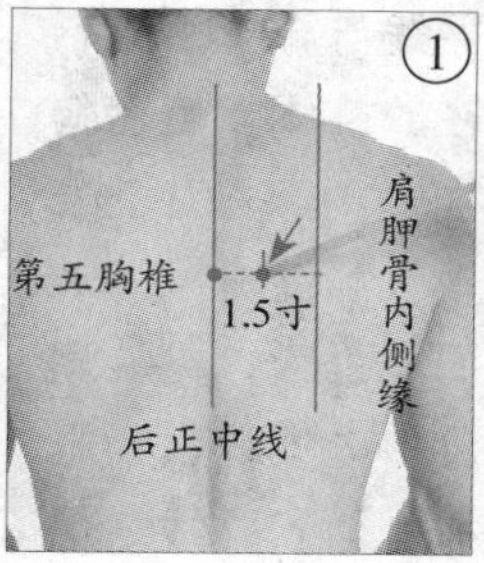

【功效主治】宽胸理气，宁心安神。主治癫痫；心痛，心悸，胸闷，气短；失眠，健忘；咳嗽，吐血；梦遗，盗汗；肋间神经痛；低血压。

【常用疗法】**刺法：**向内斜刺0.5~0.8寸。

灸法：艾炷灸或温针灸5~7壮，艾条灸5~10分钟。

推拿：点按法、揉法、指推法、一指禅法。

【穴位配伍】◆配神门、百会、四神聪，主治失眠健忘。

◆配缺盆、肝俞、巨阙、鸠尾，主治咳血。

督俞

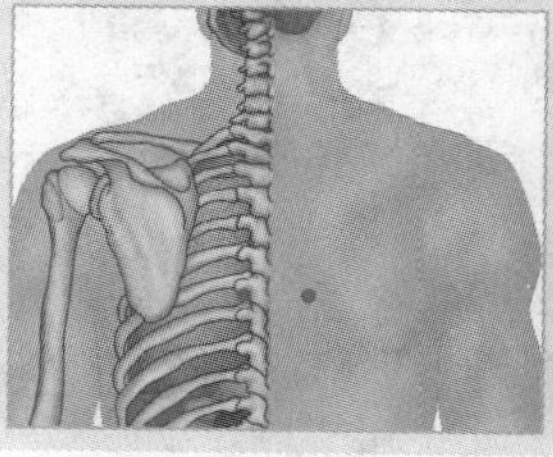

常用程度
★★★
国际编号
BL16

【穴名释义】督，督脉；俞，输注。穴为督脉气血之气输注部位，故名。

【标准定位】在背部脊柱区，第六胸椎棘突下，后正中线旁开1.5寸。

【穴位速取】取坐位，两肩胛骨下角水平线与脊柱相交所在的椎体为第七胸椎，向上数1个椎骨（第六胸椎），引一垂线，再从肩胛骨内侧缘引一垂线，两条垂线之间距离的中点处（图②）。

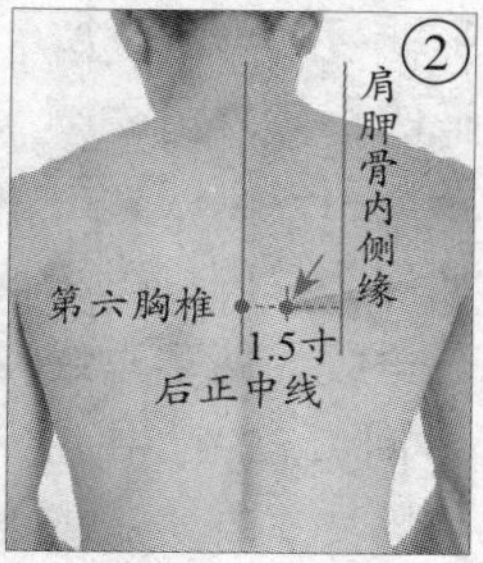

【功效主治】宽胸理气，消肿止痛。主治心痛，胸闷；胃痛，腹痛；咳嗽，气喘；皮肤瘙痒症；银屑病。

【常用疗法】**刺法：**向内斜刺0.5~0.8寸。

灸法：艾炷灸或温针灸5~7壮，艾条灸5~10分钟。

推拿：点按法、揉法、指推法。

【穴位配伍】配脾俞、天枢、足三里，可治疗腹胀、肠鸣。

特别说明

◆背俞穴。

◆不可深刺，以防气胸。

膈俞

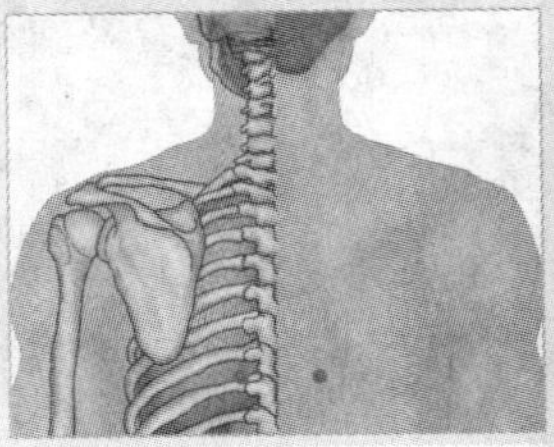

常用程度

★★★★

国际编号

BL17

【穴名释义】膈，膈肌；俞，输注。穴为膈气输注于后背体表的部位，故名。

【标准定位】在背部脊柱区，第七胸椎棘突下，后正中线旁开1.5寸。

【穴位速取】取坐位，两肩胛骨下角水平线与脊柱相交所在的椎体为第七胸椎，引一垂线，再从肩胛骨内侧缘引一垂线，两条垂线之间距离的中点处，按压有酸胀感即为本穴（图①）。

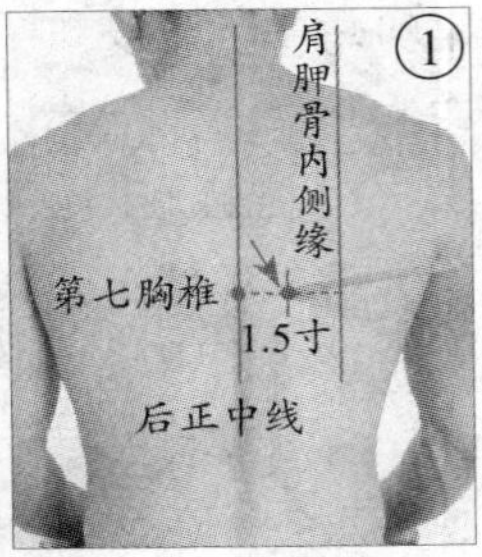

【功效主治】宽胸降逆，和血止血。主治急性胃脘痛，呃逆，噎嗝，便血；咳嗽，气喘，咳血；贫血；瘾疹，荨麻疹，皮肤瘙痒。

【常用疗法】**刺法：**向内斜刺0.5～0.8寸。

灸法：艾炷灸或温针灸5～7壮，艾条灸5～10分钟。

推拿：点按法、揉法、指推法、一指禅法。

【穴位配伍】配血海、曲池，主治皮肤瘙痒、荨麻疹。

特别说明

- ◆背俞穴，血会。
- ◆不可深刺，以防气胸。

肝俞

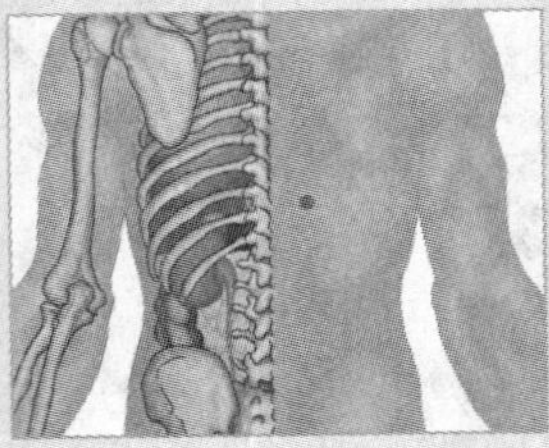

常用程度

★★★

国际编号

BL18

【穴名释义】肝，肝脏；俞，输注。穴为肝脏气血输注于后背体表的部位。

【标准定位】在背部脊柱区，第九胸椎棘突下，后正中线旁开1.5寸。

【穴位速取】取坐位，两肩胛骨下角水平线与脊柱相交所在的椎体为第七胸椎，向下数2个椎体（第九胸椎），引一垂线，再从肩胛骨内侧缘引一垂线，两条垂线之间距离的中点处（图②）。

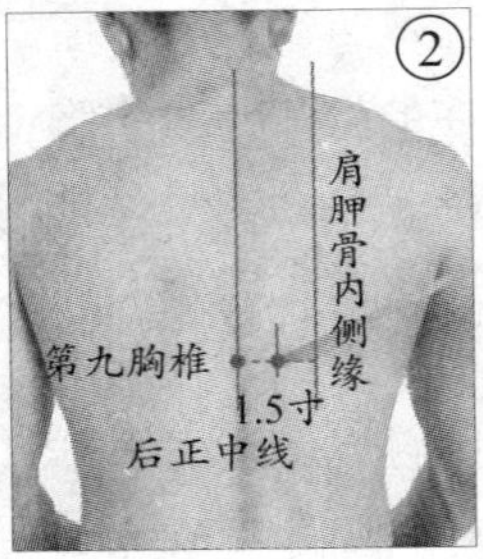

【功效主治】疏肝利胆，安神明目。主治癫狂，痫证；胁痛，黄疸；目视不明；癫狂，脊背痛；目疾。

【常用疗法】**刺法：**向内斜刺0.5～0.8寸。

灸法：艾炷灸或温针灸5～7壮，艾条灸5～10分钟。

推拿：点按法、揉法、指推法。

【穴位配伍】◆配商阳、光明，主治目视不清。

◆配脾俞、志室，主治两胁胀痛。

特别说明

- ◆不可直刺，以防气胸。
- ◆不可深刺，以免伤及内脏。

胆俞

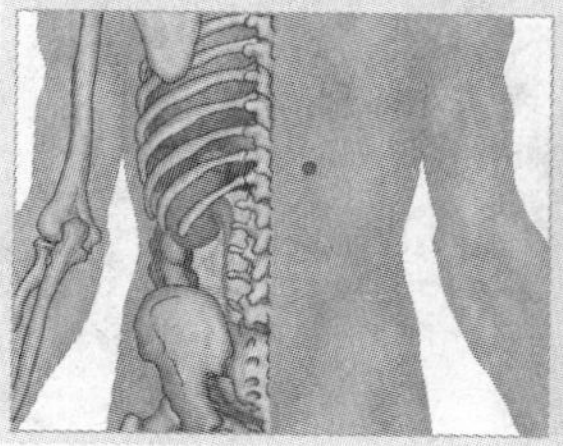

常用程度 ★★★

国际编号 BL19

【穴名释义】胆，胆腑；俞，输注。穴为胆腑气血输注于后背体表的部位，故名。

【标准定位】在背部脊柱区，第十胸椎棘突下，后正中线旁开1.5寸。

【穴位速取】坐位，两肩胛骨下角水平线与脊柱相交所在的椎体为第七胸椎，向下数3个椎体（第十胸椎），引一垂线，再从肩胛骨内侧缘引一垂线，两条垂线之间距离的中点处，按压有酸胀感（图①）。

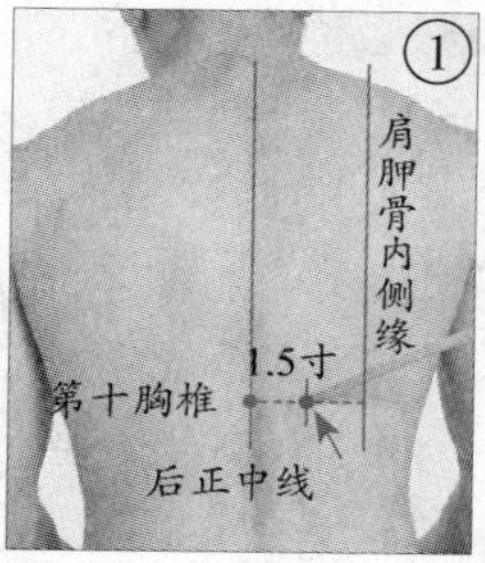

【功效主治】清热祛湿，利胆止痛。主治黄疸，口苦，饮食不下，胁满痛，肺痨，骨蒸潮热。

【常用疗法】**刺法：**向内斜刺0.5～0.8寸。

灸法：艾炷灸或温针灸5～7壮，艾条灸5～10分钟。

推拿：点按法、揉法、指推法、一指禅法。

【穴位配伍】◆配商阳、小肠俞、涌泉、少府，主治口舌干，食欲不下。

◆配章门，主治两胁胀痛。

特别说明

◆背俞穴。

◆不可深刺，以防气胸。

脾俞

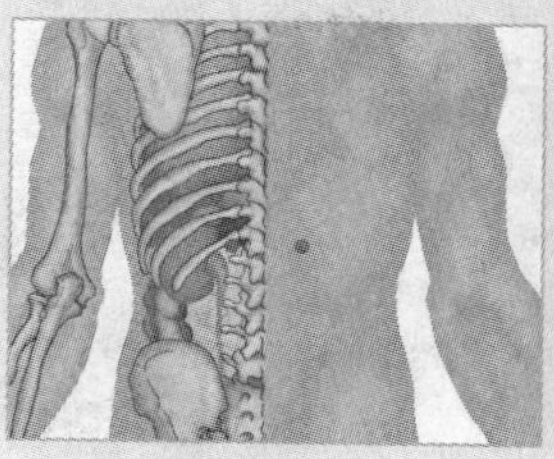

常用程度 ★★★

国际编号 BL20

【穴名释义】脾，脾脏；俞，输注。穴为脾脏气血输注于后背体表的部位，故名。

【标准定位】在背部脊柱区，第十一胸椎棘突下，后正中线旁开1.5寸。

【穴位速取】坐位，两肩胛骨下角水平线与脊柱相交所在的椎体为第七胸椎，向下数4个椎体（第十一胸椎），引一垂线，再从肩胛骨内侧缘引一垂线，两条垂线之间距离的中点处（图②）。

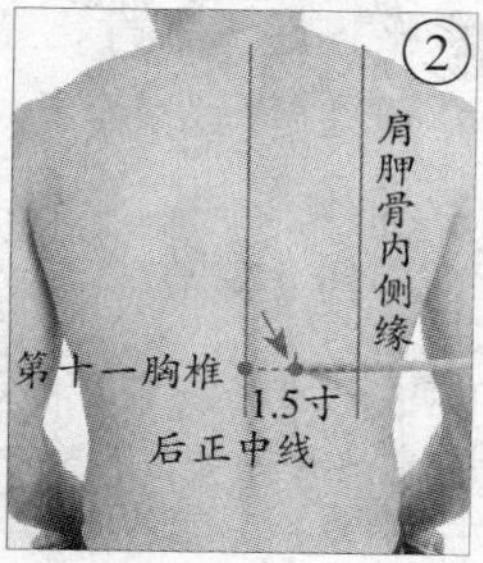

【功效主治】健脾利湿，和胃益气。主治腹胀，黄疸，呕吐，泄泻，痢疾，便血；水肿；嗜睡；糖尿病，肾炎；月经不调；背痛。

【常用疗法】**刺法：**向内斜刺0.5～0.8寸。

灸法：艾炷灸5～7壮，艾条灸5～10分钟。

推拿：点按法、揉法、指推法、一指禅法。

【穴位配伍】配足三里、支沟，主治腹胀、便秘。

特别说明

不可深刺，以免伤及肾脏，导致腰部疼痛加剧或腰肌强直，尿血，尿液外溢而继发感染等。

胃俞

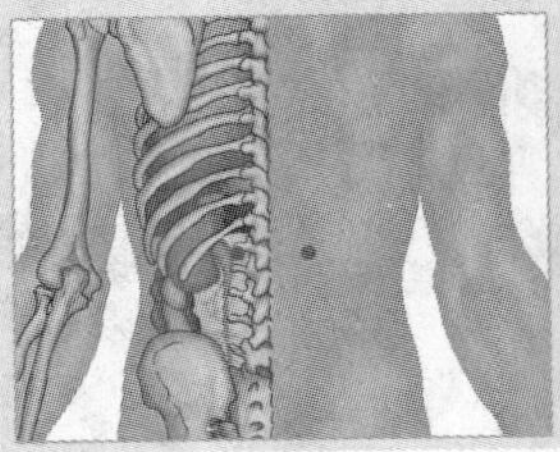

常用程度 ★★★

国际编号 BL21

【穴名释义】胃，胃脏；俞，输注。穴为胃脏气血输注于后背体表的部位，故名。

【标准定位】在背部脊柱区，第十二胸椎棘突下，后正中线旁开1.5寸。

【穴位速取】坐位，两髂前上棘最高点的水平连线与脊柱相交所在的椎体为第四腰椎，向上数4个椎体（第十二胸椎），引一垂线，再从肩胛骨内侧缘引一垂线，两条垂线之间距离的中点处即是（图①）。

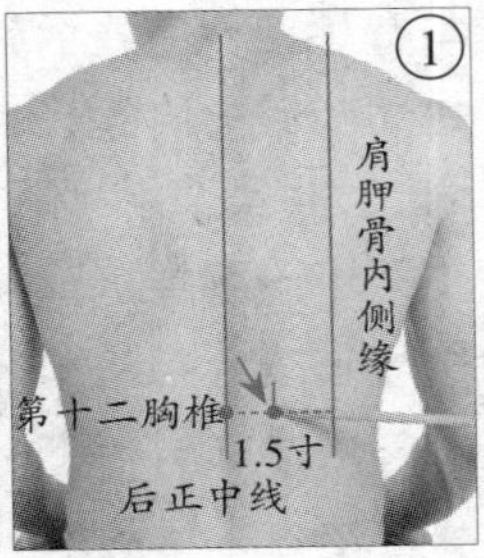

【功效主治】健脾和胃，理气降逆。主治胃脘痛，呕吐，胃下垂；腹胀，肠鸣，痢疾；糖尿病；失眠。

【常用疗法】**刺法：**向内斜刺0.3～0.6寸。

灸法：艾炷灸5～7壮，艾条灸5～10分钟。

推拿：点按法、揉法、指推法、一指禅法。

【穴位配伍】◆配中脘、梁丘、足三里、公孙、内庭，主治胃痛。

◆配神门、百会，主治失眠。

特别说明

◆背俞穴。

◆不可深刺，以防气胸。

三焦俞

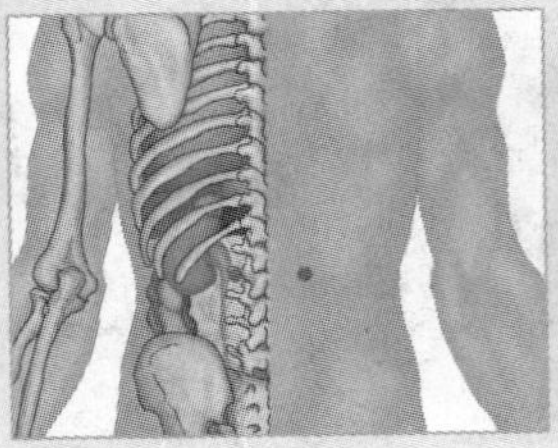

常用程度 ★★★

国际编号 BL22

【穴名释义】三焦，三焦腑；俞，输注。穴为三焦气血输注于后背体表的部位，故名。

【标准定位】在腰部，第一腰椎棘突下，后正中线旁开1.5寸。

【穴位速取】坐位，两髂前上棘最高点的水平连线与脊柱相交所在的椎体为第四腰椎向上数3个椎体（第一腰椎），引一垂线，再从肩胛骨内侧缘引一垂线，两条垂线之间距离的中点处即是（图②）。

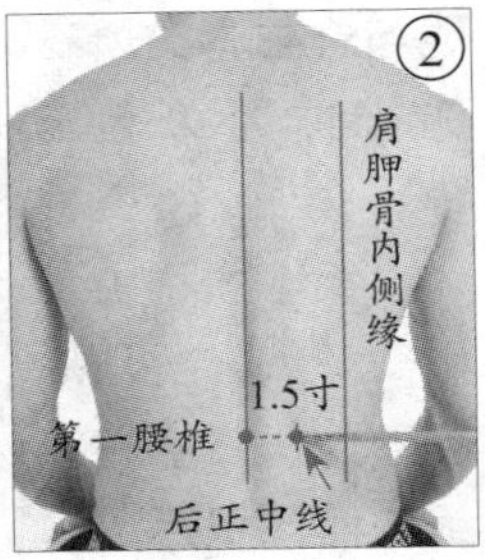

【功效主治】调理三焦，健脾利水。主治腹胀，肠鸣，泄泻，痢疾；水肿，小便不利；遗精；腰背强痛。

【常用疗法】**刺法：**向内斜刺0.5～0.8寸。

灸法：艾炷灸或温针灸5～7壮，艾条灸5～10分钟。

推拿：点按法、揉法、指推法、一指禅法。

【穴位配伍】配气海、足三里，主治腹胀、肠鸣。

特别说明

不宜深刺，以免损伤肾脏。

肾俞

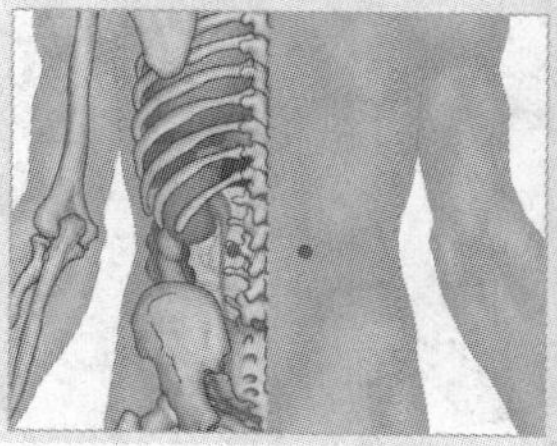

常用程度
★★★

国际编号
BL23

【穴名释义】肾，肾脏；俞，输注。穴为肾脏气血输注于后背体表的部位，故名。

【标准定位】在腰部，第二腰椎棘突下，后正中线旁开1.5寸。

【穴位速取】坐位，与肚脐中相对应处即为第二腰椎，引一垂线，再从肩胛骨内侧缘引一垂线，两条垂线之间距离的中点处，按压有酸胀感（图①）。

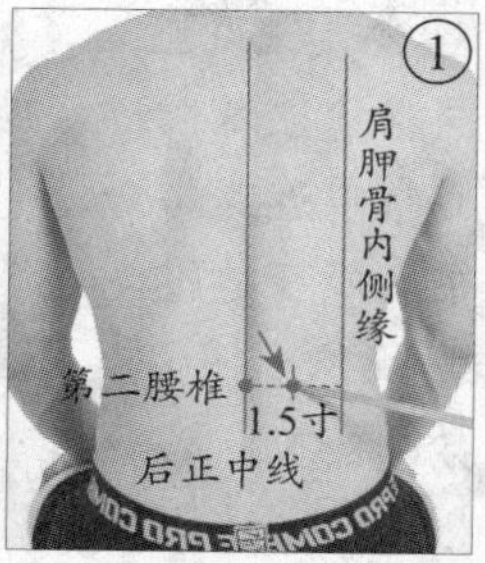

【功效主治】益肾助阳，纳气利水。主治腰痛，骨病；耳聋，耳鸣，视物昏花；遗尿，小便不利，水肿；遗精，阳痿；月经不调，白带；咳嗽，气喘。

【常用疗法】**刺法：**向内斜刺0.5~0.8寸。

灸法：艾炷灸或温针灸5~7壮，艾条灸5~10分钟。

推拿：点按法、揉法、指推法、一指禅法。

【穴位配伍】◆配关元、三阴交，主治遗精。

◆配太溪，主治腰痛。

特别说明

不宜深刺，以免造成肾脏出血。

气海俞

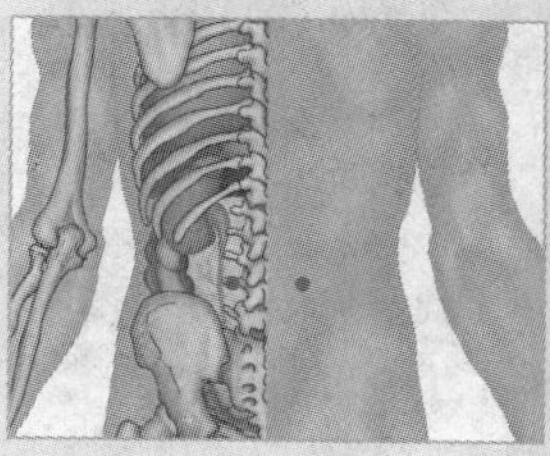

常用程度
★★★

国际编号
BL24

【穴名释义】气海，元气之海；俞，输注。穴为人体元气输注于后背体表的部位，故名。

【标准定位】在腰部，第三腰椎棘突下，后正中线旁开1.5寸。

【穴位速取】坐位，两髂前上棘最高点的水平连线与脊柱相交所在的椎体为第四腰椎，向上数1椎体（第三腰椎），引一垂线，再从肩胛骨内侧缘引一垂线，两条垂线之间距离的中点处（图②）。

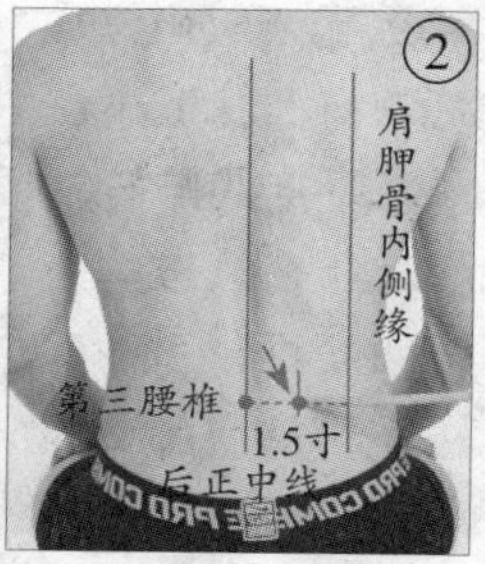

【功效主治】补肾益气，调经止痛。治腹胀，肠鸣，痔疮；痛经，腰痛；遗精，阳痿；坐骨神经痛；脑血管疾病后遗症。

【常用疗法】**刺法：**向内斜刺0.5~0.8寸。

灸法：艾炷灸5~7壮，艾条灸5~10分钟。

推拿：点按法、揉法、指推法、一指禅法。

【穴位配伍】◆配气海、足三里、上巨虚、丰隆，主治腹胀、肠鸣。

◆配环跳、阳陵泉、足三里、太溪、商丘，主治坐骨神经痛。

大肠俞

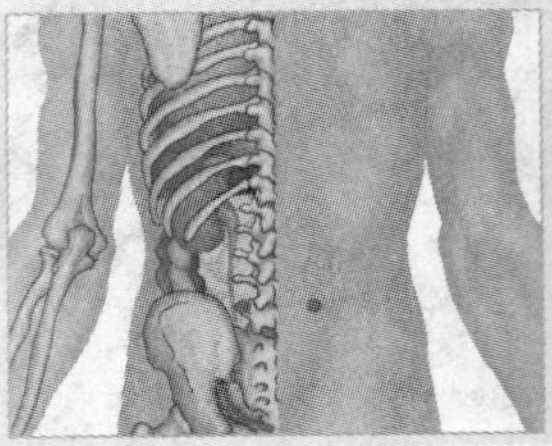

常用程度 ★★★★

国际编号 BL25

【穴名释义】大肠，大肠腑；俞，输注。穴为大肠之气血输注于后背体表的部位，故名。

【标准定位】在腰部，第四腰椎棘突下，后正中线旁开1.5寸。

【穴位速取】坐位，两髂前上棘最高点的水平连线与脊柱相交所在的椎体为第四腰椎，引一垂线，再从肩胛骨内侧缘引一垂线，两条垂线之间距离的中点处，按压有酸胀感（图①）。

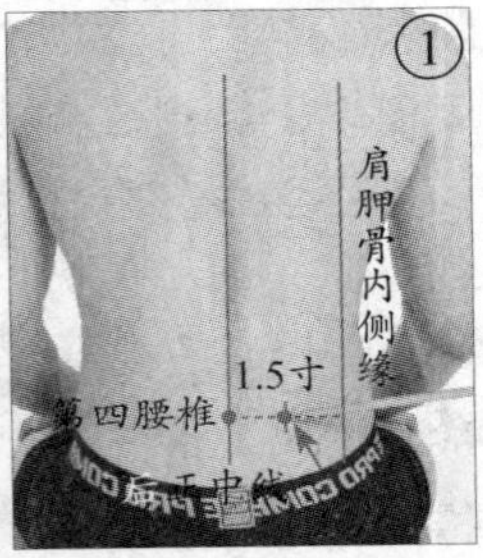

【功效主治】疏调肠胃，理气化滞。主治腹胀，泄泻，痢疾，便秘，痔疮出血；遗尿；脚气；腰痛，坐骨神经痛。

【常用疗法】**刺法：**直刺0.5～1.5寸或向下平刺2.0～2.5寸。

灸法：艾炷灸或温针灸5～7壮，艾条灸5～10分钟或用药物天灸。

推拿：点按法、揉法、指推法、一指禅法。

【穴位配伍】◆配气海、足三里、支沟，主治便秘。

◆配关元，主治腰痛。

关元俞

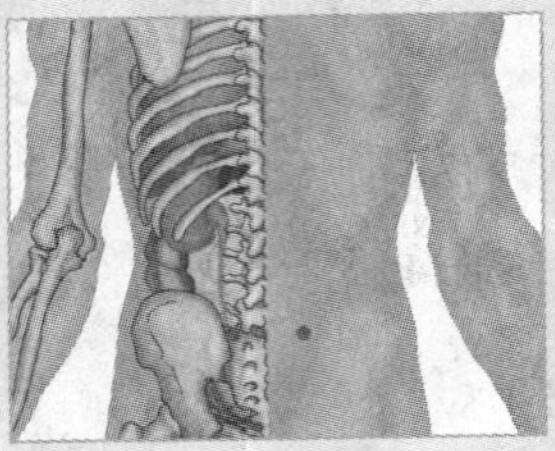

常用程度 ★★★

国际编号 BL26

【穴名释义】关，人体关交之处；元，元气；俞，输注。穴为人体元气输注于后背体表的部位，故名。

【标准定位】在腰部，第五腰椎棘突下，后正中线旁开1.5寸。

【穴位速取】坐位，两髂前上棘最高点的水平连线与脊柱相交所在的椎体为第四腰椎，向下数1椎体（第五腰椎），引一垂线，再从肩胛骨内侧缘引一垂线，两条垂线之间距离的中点处，按压有酸胀感，即为本穴（图②）。

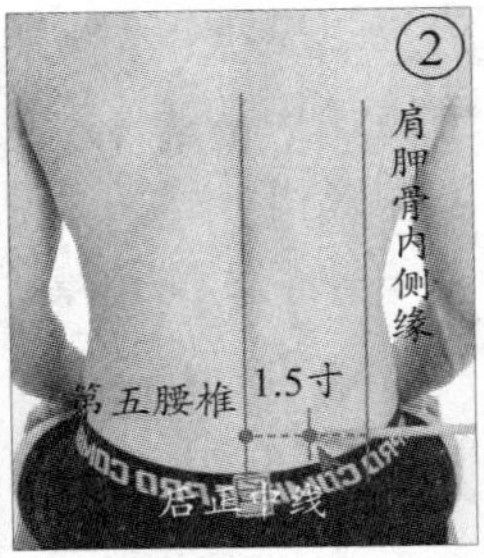

【功效主治】培补元气，通调二便。主治腰骶痛；痛经；腹胀，泄泻；小便频数或不利，遗尿；消渴。

【常用疗法】**刺法：**直刺0.5～1.0寸。

灸法：艾炷灸或温针灸5～7壮，艾条灸5～10分钟。

推拿：点按法、揉法、指推法、一指禅法。

【穴位配伍】◆配气海，可治疗腹胀、肠鸣。

◆配膀胱俞、肾俞，主治腰痛。

小肠俞

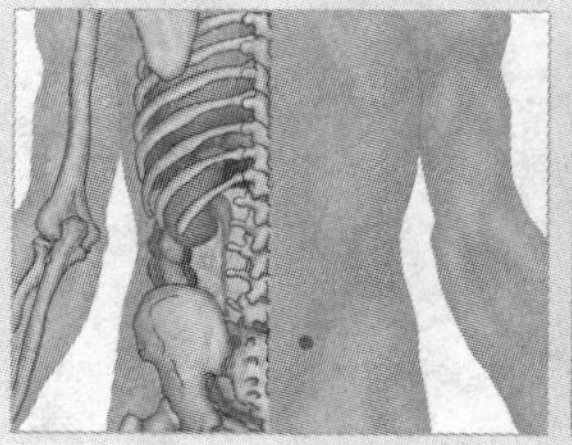

常用程度
★★
国际编号
BL27

【穴名释义】小肠，小肠腑；俞，输注。穴为小肠之气输注于后背体表的部位，故名。

【标准定位】在骶部，横平第一骶后孔，骶正中嵴旁开1.5寸。

【穴位速取】坐位，从骨盆后面髂嵴最高点向内下方骶角两侧循摸可触及一高骨突起（髂后上棘），与之平行的髂骨正中突起处即第一骶椎棘突，引一垂线，再从肩胛骨内侧缘引一垂线，两条垂线之间距离的中点处，按压有酸胀感（图①）。

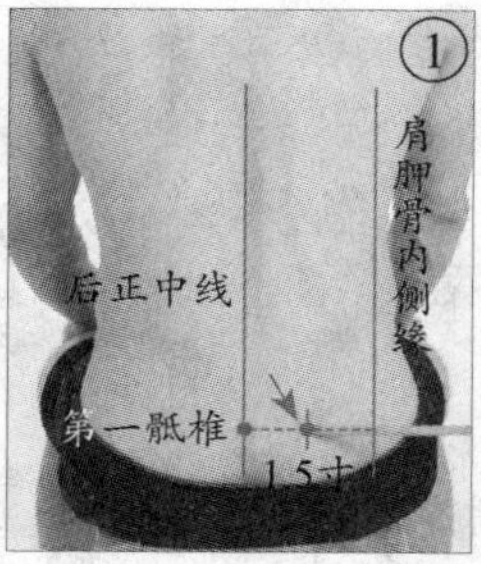

【功效主治】清热利湿，通调二便。主治腰骶痛；小腹胀痛，小便不利，遗尿；遗精，白带增多；疝气；痔疮；消渴。

【常用疗法】**刺法：**向内斜刺0.8～1.2寸或向下斜刺2.0～2.5寸。

灸法：艾炷灸5～7壮，艾条灸5～10分钟。

推拿：点按法、揉法、指推法、一指禅法。

【穴位配伍】◆配肾俞、三阴交、关元，主治泌尿系统结石。

◆配天枢、足三里、上巨虚，主治便秘、痢疾。

膀胱俞

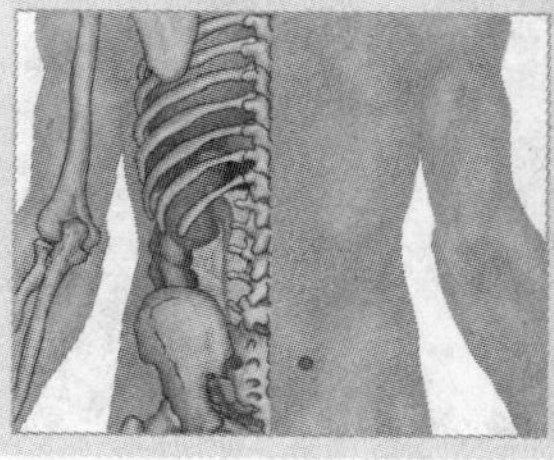

常用程度
★★★
国际编号
BL28

【穴名释义】膀胱，膀胱腑；俞，输注。穴为膀胱之气血输注于后背体表的部位，故名。

【标准定位】在骶部，横平第二骶后孔，骶正中嵴旁开1.5寸。

【穴位速取】坐位，从骨盆后面髂嵴最高点向内下方骶角两侧循摸可触及一高骨突起（髂后上棘），与之平行的髂骨正中突起处即第一骶椎棘突，向下数1个椎体（即第二骶椎），引一垂线，再从肩胛骨内侧缘引一垂线，两条垂线之间距离的中点处，按压有酸胀感（图②）。

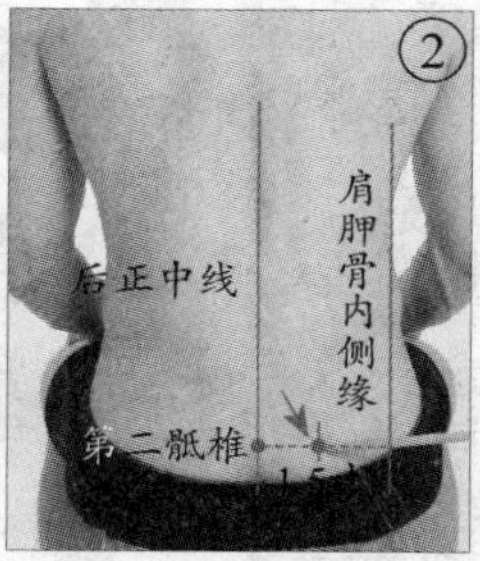

【功效主治】清热利湿，通淋止痛。主治小便不利，遗尿；腰脊强痛，腿痛，坐骨神经痛；腹痛，腹泻，便秘等。

【常用疗法】**刺法：**直刺0.8～1.2寸。

灸法：艾炷灸5～7壮，艾条灸5～10分钟。

推拿：点按法、揉法、指推法、一指禅法。

【穴位配伍】◆配中极、阴陵泉，主治小便不利。

◆配天枢、石关，主治腹胀、便秘。

中膂俞

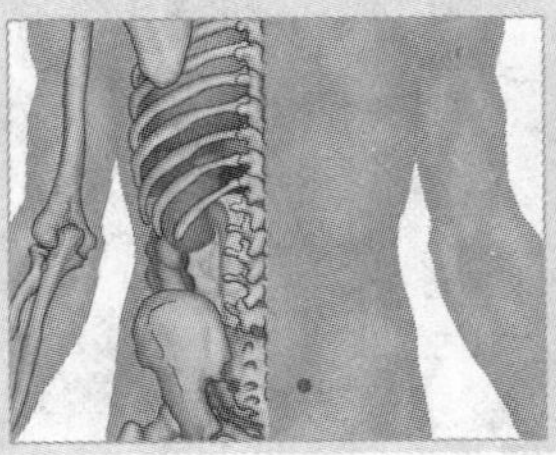

常用程度 ★

国际编号 BL29

【穴名释义】“膂”是脊椎旁隆起的肌肉群。本穴位是脊椎两侧肌肉隆起的地方，前对中极穴，故名。

【标准定位】在骶部，横平第三骶后孔，骶正中嵴旁开1.5寸。

【穴位速取】坐位，从骨盆后面髂嵴最高点向内下方骶角两侧循摸可触及一高骨突起（髂后上棘），与之平行的髂骨正中突起处即第一骶椎棘突，向下数2椎体（即第三骶椎），引一垂线，再从肩胛骨内侧缘引一垂线，两条垂线之间距离的中点处，按压有痛感（图①）。

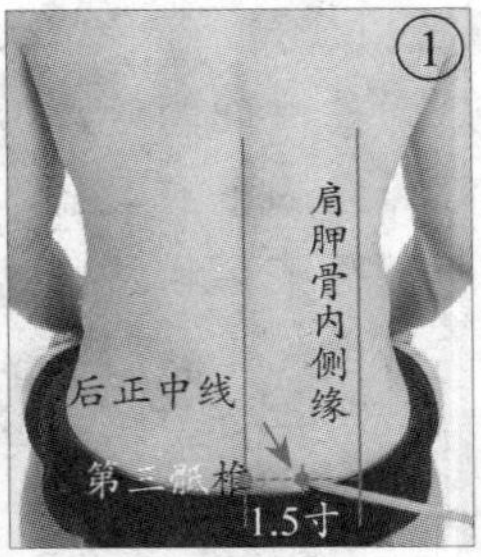

【功效主治】温阳理气，清热散寒。主治泄泻；疝气；腰脊强痛，坐骨神经痛；脚气；肠炎；腹膜炎。

【常用疗法】**刺法：**直刺0.8～1.2寸。

灸法：艾炷灸或温针灸3～5壮。

推拿：点按法、揉法、推法、摩法。

【穴位配伍】◆配三阴交、肾俞，主治遗尿、月经不调。

◆配心俞，主治噩梦。

白环俞

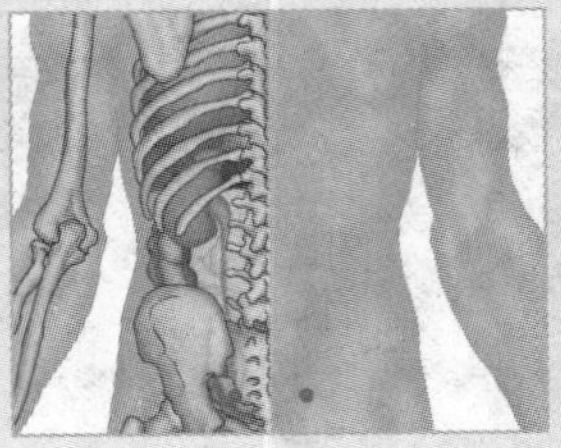

常用程度 ★

国际编号 BL30

【穴名释义】白，白色；环，物名；俞，穴位。人体藏精之处谓之“白环”，因主治女性白带过多，故名。

【标准定位】在骶部，横平第四骶后孔，骶正中嵴旁开1.5寸。

【穴位速取】坐位，从骨盆后面髂嵴最高点向内下方骶角两侧循摸可触及一高骨突起（髂后上棘），与之平行的髂骨正中突起处即第一骶椎棘突，向下数3椎体（即第四骶后孔），引一垂线，再从肩胛骨内侧缘引一垂线，两条垂线之间距离的中点处，按压有酸胀感（图②）。

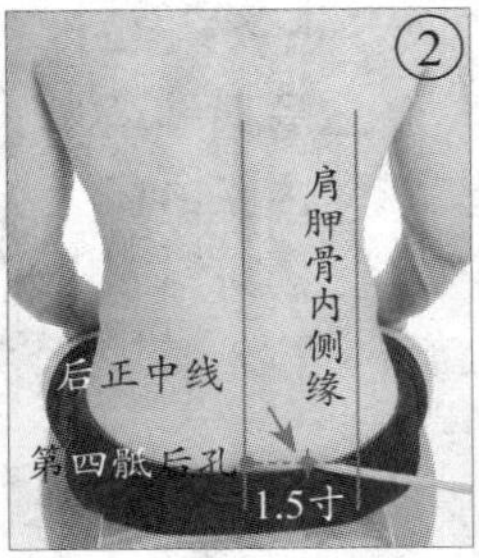

【功效主治】益肾固精，调经止带。主治遗精，白带过多，月经不调，遗尿；腰骶疼痛，坐骨神经痛；疝气。

【常用疗法】**刺法：**向内斜刺0.5～0.8寸。

灸法：艾炷灸5～7壮，艾条灸5～10分钟。

推拿：点按法、揉法、指推法、一指禅法。

【穴位配伍】◆配三阴交、肾俞，主治遗尿、月经不调。

◆配心俞，主治噩梦。

上髎

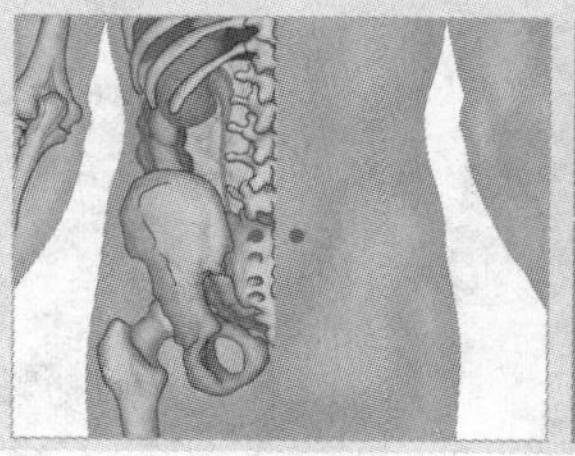

常用程度 ★

国际编号 BL31

【穴名释义】髎，意为洞穴、石窟，是骨头中间空的缝隙。臀部的扁平骨称作骶骨，在骶骨的左右两侧各有4个凹陷，最上面的穴位称为上髎，其下依次为次髎、中髎、下髎，合称八髎。

【标准定位】位于骶部，正对第一骶后孔中。

【穴位速取】坐位，从骨盆后面髂嵴最高点向内下方骶角两侧循摸可触及一高骨突起（髂后上棘），与之平行的髂骨正中突起处即第一骶椎棘突，向下数1椎体（即第二骶椎）棘突，髂后上棘与其之间的凹陷即为第二骶后孔，然后把无名指按在第二骶后孔上，食指、中指、无名指、小指等距离分开，小指尖所指处，按压有酸胀感即是（图①）。

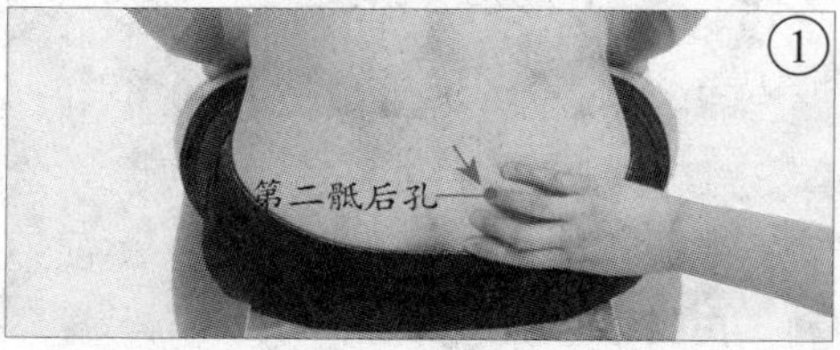

【功效主治】补益下焦，清利湿热。主治腰骶痛，小腹痛；小便不利，带下。

【常用疗法】**刺法：**直刺0.8～1.0寸。

灸法：艾炷灸或温针灸3～5壮，艾条灸5～10分钟。

【穴位配伍】配血海、地机，主治痛经。

次髎

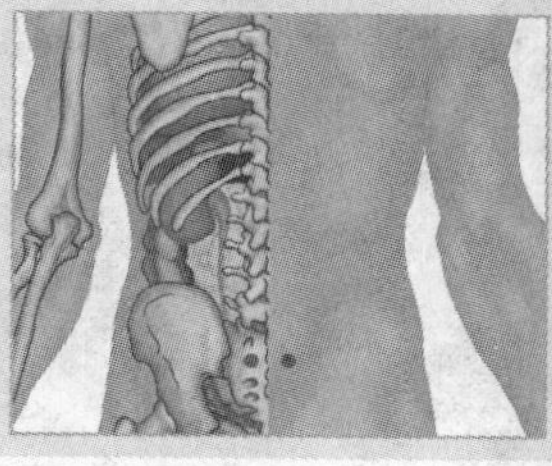

常用程度 ★★

国际编号 BL32

【穴名释义】次，第二；髎，骨隙。因穴在第二骶后孔中，故名。

【标准定位】位于骶部，正对第二骶后孔中。

【穴位速取】坐位，从骨盆后面髂嵴最高点向内下方骶角两侧循摸可触及一高骨突起（髂后上棘），与之平行的髂骨正中突起处即为第一骶椎棘突，向下数1个椎体（即第二骶椎）棘突，髂后上棘与其之间的凹陷处即为第二骶后孔，按压有酸胀感（图②）。

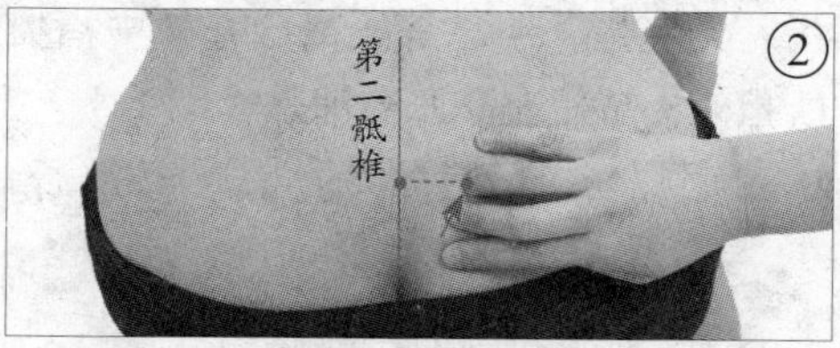

【功效主治】清利湿热，理气调经。主治遗精，阳痿，小便不利；月经不调，痛经，白带增多；腰骶痛，下肢痿痹；疝气；外阴湿疹。

【常用疗法】**刺法：**直刺0.5～1.5寸。

灸法：艾炷灸或温针灸5～7壮，艾条灸5～10分钟。

推拿：点按法、揉法、指推法、一指禅法。

【穴位配伍】◆配三阴交、中极、肾俞，主治遗尿。

◆配血海、地机，主治痛经。

中髎

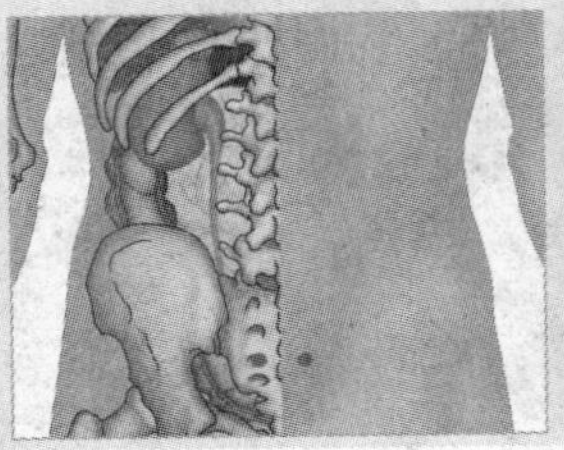

常用程度 ★★

国际编号 BL33

【穴名释义】中，中间；髎，骨隙。穴在第三骶后孔中，约居四髎的中部，故名。

【标准定位】在骶部，次髎下内方，正对第三骶后孔中。

【穴位速取】坐位，从骨盆后面髂嵴最高点向内下方骶角两侧循摸可触及一高骨突起（髂后上棘），与之平行的髂骨正中突起处即第一骶椎棘突，向下数1个椎体（即第二骶椎）棘突，髂后上棘与其之间的凹陷即为第二骶后孔，然后把无名指按在第二骶后孔上，食指、中指、无名指、小指等距离分开，中指尖所指处，按压有酸胀感即是（图①）。

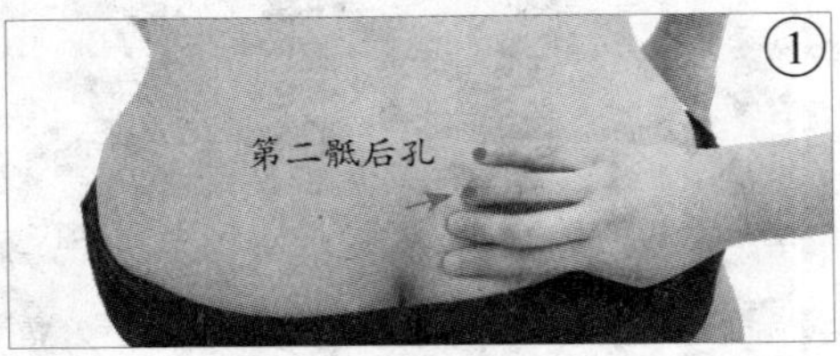

【功效主治】通降二便，调经止带。主治月经不调，白带增多；小便不利，便秘，泄泻；腰骶疼痛。

【常用疗法】**刺法：**直刺0.5～1.5寸。

灸法：间接灸5～7壮，艾条灸5～10分钟。

推拿：点按法、揉法、指推法、一指禅法。

【穴位配伍】◆配足三里，主治便秘。

◆配血海、次髎，主治月经不调。

下髎

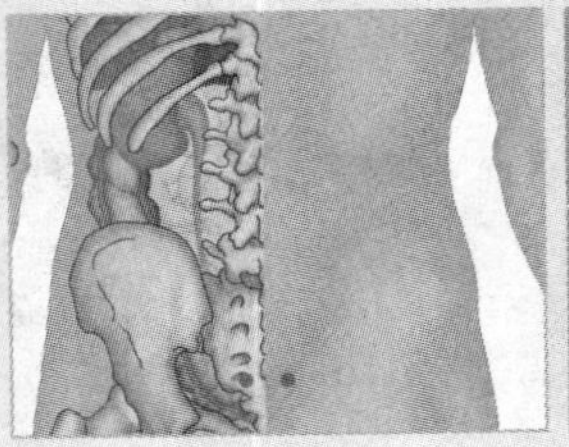

常用程度 ★★

国际编号 BL34

【穴名释义】下，下方；髎，骨隙。穴在第四骶后孔中，居下，故名。

【标准定位】在骶部，中髎下内方，正对第四骶后孔中。

【穴位速取】坐位，从骨盆后面髂嵴最高点向内下方骶角两侧循摸可触及一高骨突起（髂后上棘），与之平行的髂骨正中突起处即第一骶椎棘突，向下数1个椎体（即第二骶椎）棘突，髂后上棘与其之间的凹陷即为第二骶后孔，然后把无名指按在第二骶后孔上，食指、中指、无名指、小指等距离分开，食指尖所指处，按压有酸胀感即是（图②）。

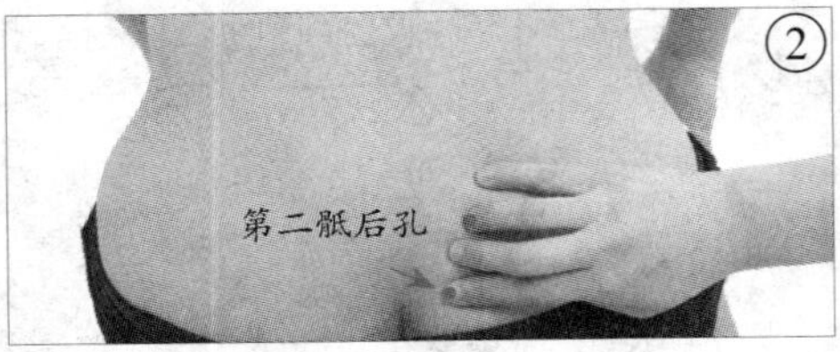

【功效主治】清热利湿，通调二便。主治腰骶痛，小腹痛，肠鸣，腹泻；小便不利，白带增多；腰痛。

【常用疗法】**刺法：**直刺0.5～1.5寸。

灸法：艾炷灸5～7壮，艾条灸5～10分钟。

推拿：点按法、揉法、指推法、一指禅法。

【穴位配伍】◆配气海，主治腹痛。

◆配承筋、胞肓，主治腰背酸痛。

会阳

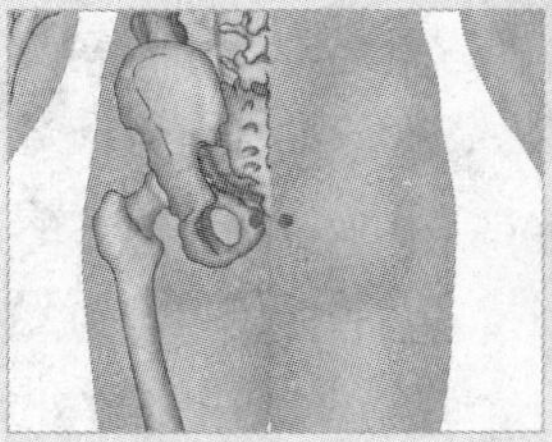

常用程度 ★★★

国际编号 BL35

【穴名释义】会，会和；阳，阴阳之阳。本穴为足太阳与督脉交会穴，并与会阴穴相对应，故名。

【标准定位】位于骶部，尾骨端旁开0.5寸。

【穴位速取】取坐位或跪伏位，在骶部，于尾骨下端旁0.5寸处的凹陷中，按压有酸胀感即是（图①）。

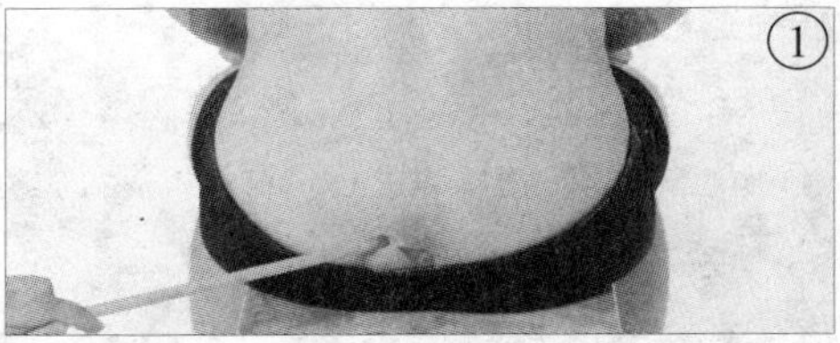

①

【功效主治】清热利湿，理气升阳。主治经期腰痛；慢性前列腺炎；阳痿；大便失禁；痢疾，便血；痔疮；白带增多。

【常用疗法】**刺法：**直刺0.8～1.5寸。

灸法：艾炷灸5～7壮，艾条灸5～10分钟。

推拿：点按法、揉法、指推法、一指禅法。

【穴位配伍】◆配承山、二白，主治痔疮。

◆配中膂俞、中极，主治尿潴留。

◆配肾俞、大赫，主治慢性前列腺炎。

特别说明

针刺时，局部有酸胀感，可扩散到会阴部。

承扶

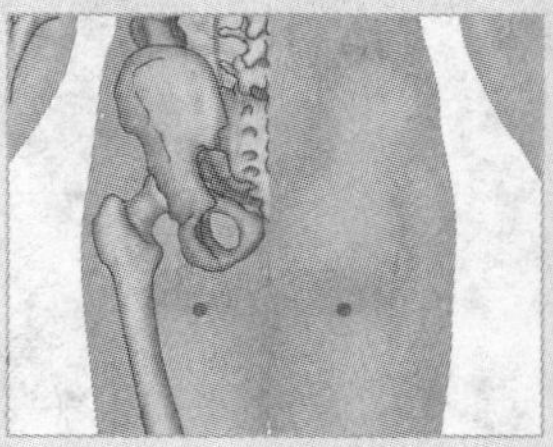

常用程度 ★★★

国际编号 BL36

【穴名释义】承，承受；扶，扶持。穴在臀横纹下，本穴有承受上身而扶持下肢的作用，故名。

【标准定位】位于大腿后面，臀横纹中点处。

【穴位速取】俯卧位，穴在臀横纹下，大腿与臀部交界处，即臀沟中点处，按压有酸胀感即是（图②）。

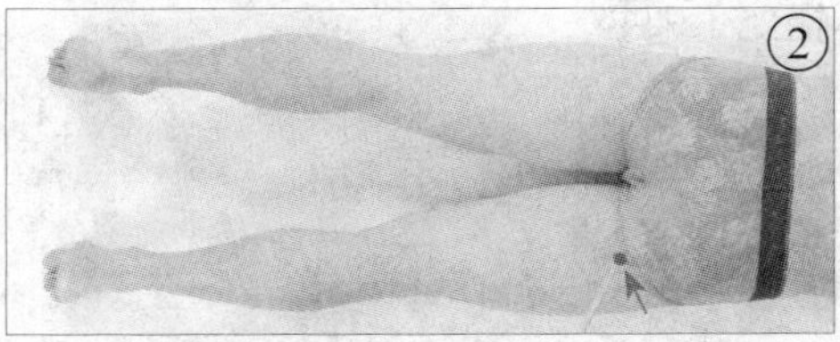

②

【功效主治】舒筋活络，消痔通便。主治腰、骶、臀、股部疼痛，坐骨神经痛；小儿麻痹后遗症；痔疮；便秘；尿潴留。

【常用疗法】**刺法：**直刺1.5～2.5寸。

灸法：艾炷灸或温针灸5～9壮，艾条灸5～10分钟。

推拿：点按法、揉法、指推法、拿法、弹拨法。

【穴位配伍】◆配委中、殷门，主治腰骶疼痛。

◆配中膂俞、中极，主治尿潴留。

◆配环跳、阳陵泉、悬钟，主治坐骨神经痛。

殷门

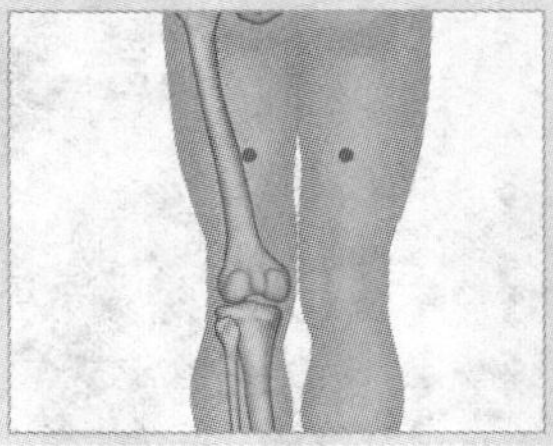

常用程度

★★★

国际编号

BL37

【穴名释义】殷，盛大；门，门户。穴在肌肉丰盛、阔大处，为膀胱经脉出入的重要门户，故名。

【标准定位】在股后区，臀沟下6寸，股二头肌与半腱肌之间。

【穴位速取】俯卧位，穴在大腿后面，承扶与委中连线的中点处，再向上量1横指处（即1寸）（图①）。

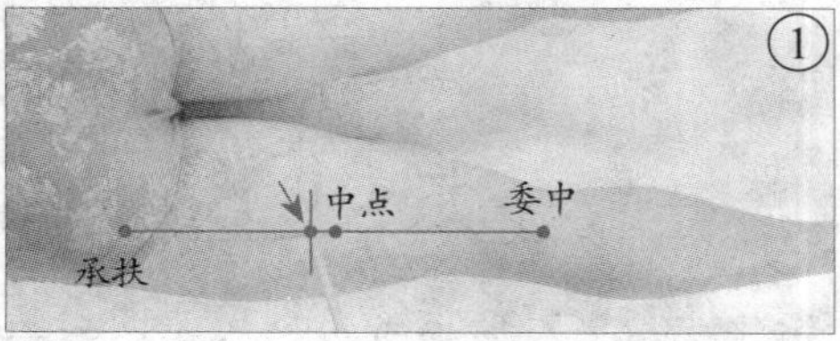

【功效主治】疏通经络，理气止痛。主治腰痛不可俯仰，坐骨神经痛；下肢痿痹；小儿麻痹后遗症；股部炎症。

【常用疗法】**刺法：**直刺1.5～2.5寸。

灸法：艾炷灸5～9壮，艾条灸5～10分钟。

推拿：点按法、揉法、拿法、弹拨法。

【穴位配伍】◆配委中、殷门，主治腰骶疼痛。

◆配章门、期门，主治肋间神经痛。

◆配环跳、阳陵泉、悬钟，主治坐骨神经痛。

特别说明

针刺时，局部有酸胀感，有闪电感向足部传导，以提插手法为主。

浮郄

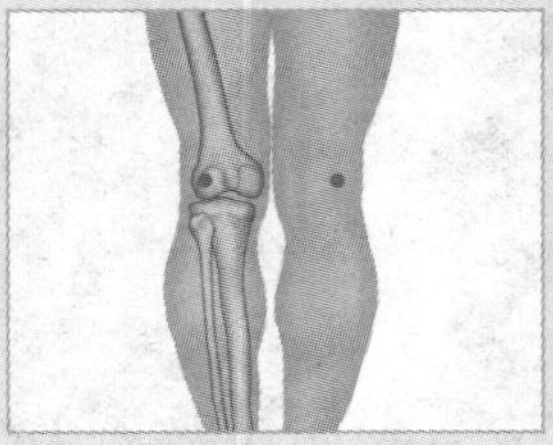

常用程度

★★

国际编号

BL38

【穴名释义】浮，漂；郄，大的孔隙。浮郄即穴位浮泛广大，且功用广泛，故名。

【标准定位】在大腿后面，于腘横纹上1寸，股二头肌腱的内侧缘。

【穴位速取】俯卧位，稍屈膝，在大腿后面，即可显露明显的股二头肌腱；穴在腘横纹上1横指，股二头肌腱的内侧缘，按压有酸胀感，即是本穴（图②）。

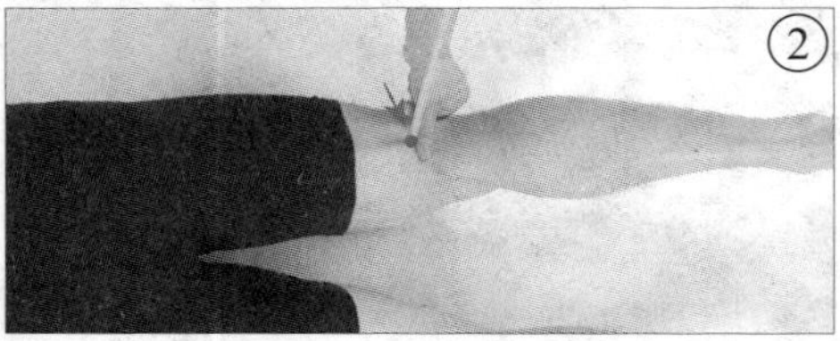

【功效主治】通经活络，舒筋利节。主治腘窝部疼痛、麻木或挛急；霍乱转筋；急性胃肠炎；小便热，便秘等。

【常用疗法】**刺法：**直刺1.5～2.5寸。

灸法：艾炷灸或温针灸5～9壮，艾条灸5～10分钟。

推拿：点按法、揉法、指推法、拿法、弹拨法。

【穴位配伍】◆配听宫，主治耳聋、耳鸣。

◆配水分、阴陵泉，主治水肿。

委阳

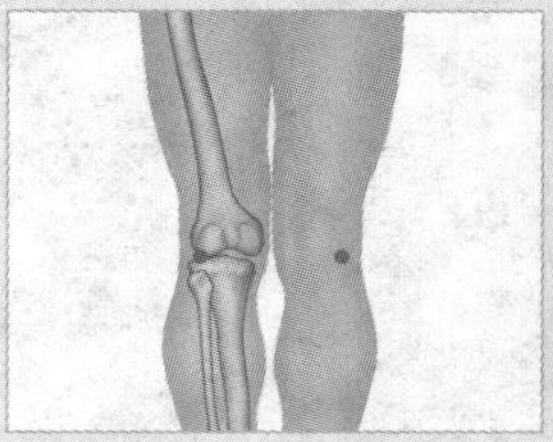

常用程度 ★★★

国际编号 BL39

【穴名释义】委，弯曲；阳，外侧为阳。穴在膝腘横纹外侧端，委中外侧，故名。

【标准定位】在膝部，腘横纹外侧端上，股二头肌肌腱的内侧缘。

【穴位速取】◆俯卧位，稍屈膝，在大腿后面，即可显露明显的股二头肌肌腱；在股二头肌肌腱的内侧缘，按压有酸胀感，即是本穴（图①）。

◆俯卧位，先取委中穴，再旁开约1寸处即是。

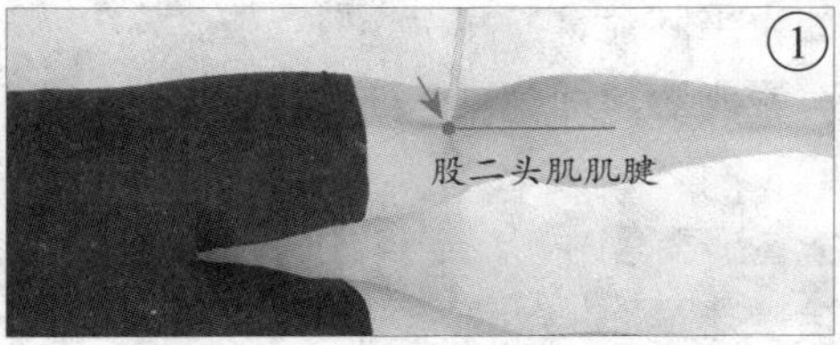

【功效主治】通利三焦，舒筋活络。主治腰脊强痛；小腹胀满，小便不利；腿足挛痛，痿厥；肾炎，膀胱炎；癫痫。

【常用疗法】**刺法**：直刺1.5～2.5寸。

灸法：艾炷灸3～5壮，艾条灸5～10分钟。

推拿：点按法、揉法、拿法、弹拨法。

【穴位配伍】◆配三焦俞、肾俞，主治小便不利。

◆配阴陵泉、太白、行间，主治腰痛。

特别说明

针刺时，局部有酸胀感，可传导至大腿和小腿。

委中

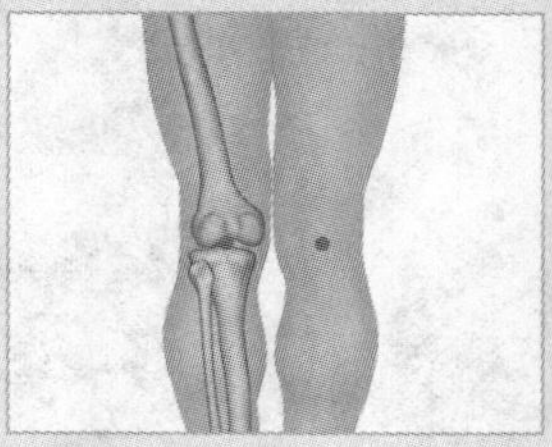

常用程度 ★★★★

国际编号 BL40

【穴名释义】委，弯曲；中，中间。穴在腘横纹中央，屈膝而得之，故名。

【标准定位】在膝部，腘横纹中点，股二头肌肌腱与半腱肌肌腱的中间。

【穴位速取】俯卧位，稍屈膝，在大腿后面，即可显露明显的股二头肌肌腱和半腱肌肌腱，在其中间，按压有动脉搏动处（图②）。

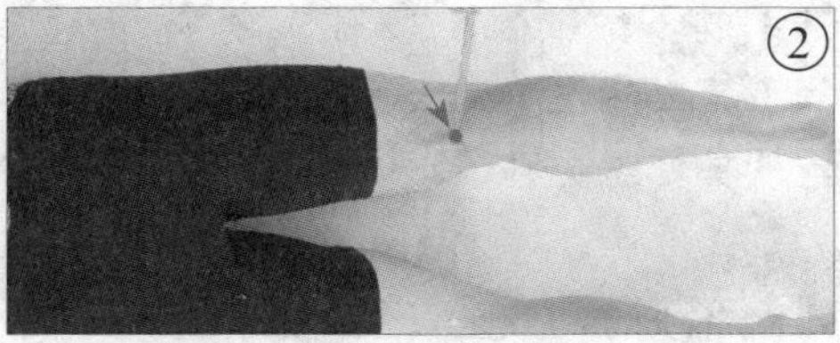

【功效主治】舒筋清热，消肿止痛。主治腰背痛，腘筋挛急，半身不遂，下肢痿痹，坐骨神经痛；腹痛吐泻；丹毒，皮疹，疔疮；遗尿，小便不利；中暑；疟疾。

【常用疗法】**刺法**：直刺1.0～1.5寸或用三棱针点刺放血。

灸法：艾炷灸3～5壮，艾条灸5～10分钟。

推拿：点按法、揉法、拿法、弹拨法。

【穴位配伍】◆配大肠俞，主治腰痛。

◆配环跳、阴陵泉、足三里，主治坐骨神经痛。

附分

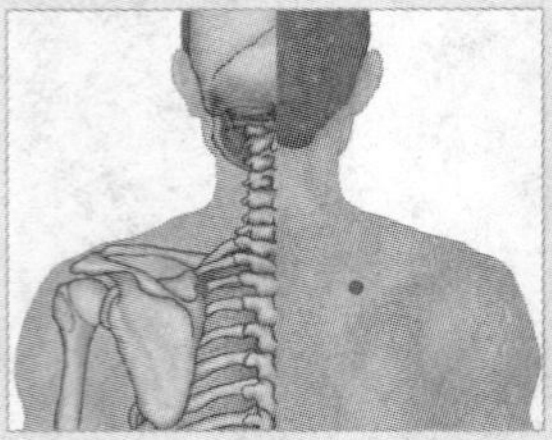

常用程度

★

国际编号

BL41

【穴名释义】附，靠近；分，分支。此穴位于肺部上方两侧，因是膀胱经循行在背部的第二行分支，故名。

【标准定位】在背部脊柱区，第二胸椎棘突下，后正中线旁开3寸。

【穴位速取】坐位，由颈背交界处椎骨的最高点（第七颈椎）向下数2个椎骨（第二胸椎），再从其棘突旁开量4横指（即3寸）处，平风门，按压有酸胀感，即为本穴（图①）。

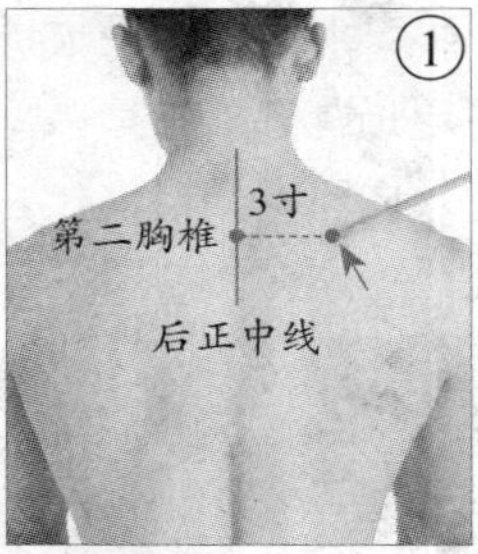

【功效主治】祛风散寒，疏经通络。主治感冒，肺炎；颈项强痛，肩背拘急，肘臂麻木。

【常用疗法】**刺法：** 斜刺0.5～0.8寸。

灸法： 艾炷灸3～7壮，艾条灸5～10分钟。

【穴位配伍】◆配风池、后溪，主治颈项强痛。

◆配大椎、肩井，主治肩背拘急。

特别说明

◆手、足太阳经交会穴。

◆不宜深刺，防止气胸。

魄户

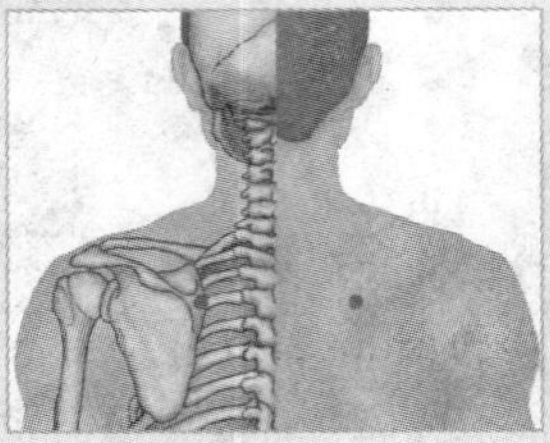

常用程度

★★

国际编号

BL42

【穴名释义】魄，气之灵；户，门户。穴在肺俞两旁，内应肺，而肺藏魄，故名。

【标准定位】在背部脊柱区，第三胸椎棘突下，后正中线旁开3寸。

【穴位速取】坐位，由颈背交界处椎骨的最高点（第七颈椎）向下数3个椎骨（第三胸椎），再从其棘突旁开量4横指（即3寸）处，平肺俞，按压有酸胀感，即为本穴（图②）。

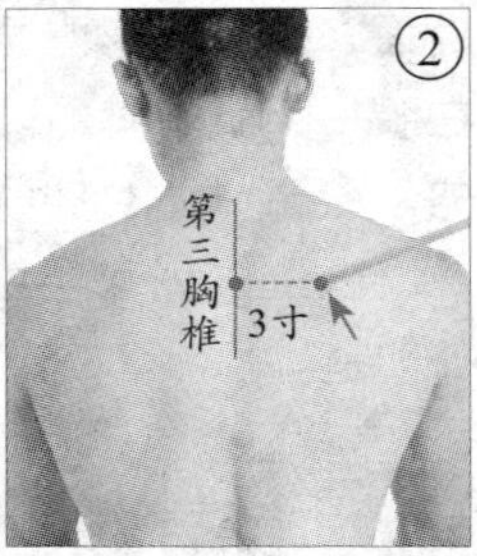

【功效主治】补肺滋阴，舒筋活络。主治咳嗽，气喘，肺结核；项强，肩背痛，上臂疼痛或麻木，肩周炎，肋间神经痛。

【常用疗法】**刺法：** 斜刺0.5～0.8寸。

灸法： 艾炷灸3～5壮，艾条灸5～10分钟。

推拿： 点按法、揉法、拿法、推法。

【穴位配伍】◆配天突、膻中，主治咳喘。

◆配肩井、天宗，主治肩背痛。

特别说明

◆不可深刺，以免伤及肺脏而引起气胸。

◆针刺时，局部有酸胀感。

膏肓

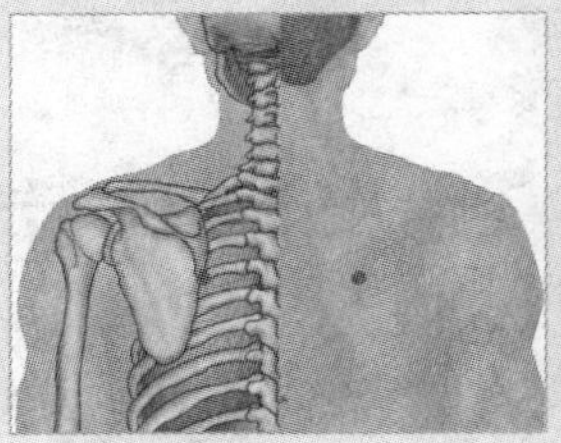

常用程度 ★★

国际编号 BL43

【穴名释义】膏，心下；肓，膈上。穴在神堂与魄户之间，为肓脂、膏膜之气传输之处，故名。

【标准定位】在背部脊柱区，第四胸椎棘突下，后正中线旁开3寸。

【穴位速取】坐位，在背部脊柱区，两肩胛骨下角水平线与脊柱相交所在的椎体为第七胸椎，向上数3个椎骨（第四胸椎），再从其棘突旁开量4横指（即3寸）处，平厥阴俞，按压有酸胀感即是（图①）。

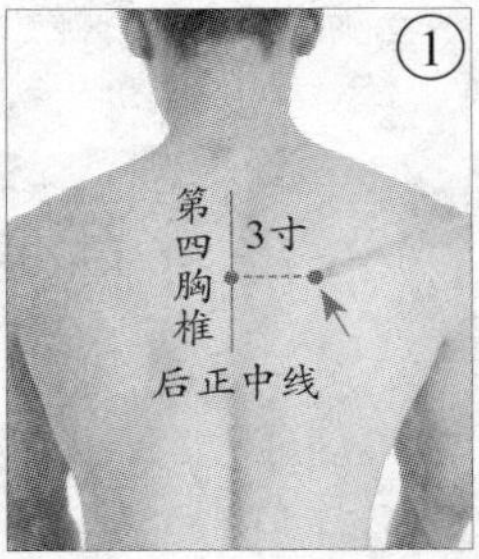

【功效主治】益阴清心，止咳平喘。主治肺痨，咳嗽，气喘；纳差，便溏，消瘦乏力；遗精，盗汗，健忘；肩背酸痛。

【常用疗法】**刺法：**斜刺0.5～0.8寸。

灸法：艾炷灸或温针灸3～5壮，艾条灸5～10分钟。

推拿：点按法、揉法、拿法、推法。

【穴位配伍】◆配尺泽、肺俞，主治咳喘。◆配足三里，主治身体虚弱。

神堂

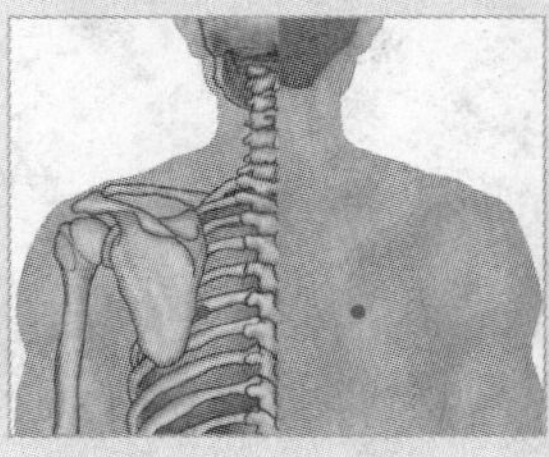

常用程度 ★★

国际编号 BL44

【穴名释义】神，神灵；堂，殿堂。心藏神，此穴如心神所居之殿堂，故名。

【标准定位】在背部脊柱区，第五胸椎棘突下，后正中线旁开3寸。

【穴位速取】坐位，在背部脊柱区，两肩胛骨下角水平线与脊柱相交所在的椎体为第七胸椎，向上数2个椎骨（第五胸椎），再从其棘突旁开量4横指（即3寸）处，平心俞，按压有酸胀感，即是本穴（图②）。

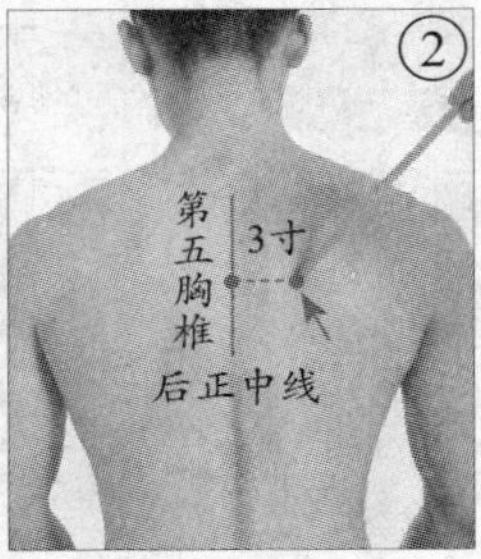

【功效主治】宁心安神，活血通络。主治心痛，心悸烦躁，失眠；胸闷，咳嗽，气喘；肩背痛；低血压。

【常用疗法】**刺法：**斜刺0.5～0.8寸。

灸法：艾炷灸或温针灸3～5壮，艾条灸5～15分钟。

推拿：点按法、揉法、拿法、推法。

【穴位配伍】◆配膻中、内关，主治胸闷。◆配心俞、神门，主治失眠。

特别说明

不可深刺，以免伤及肺脏，引起气胸。

譩譆

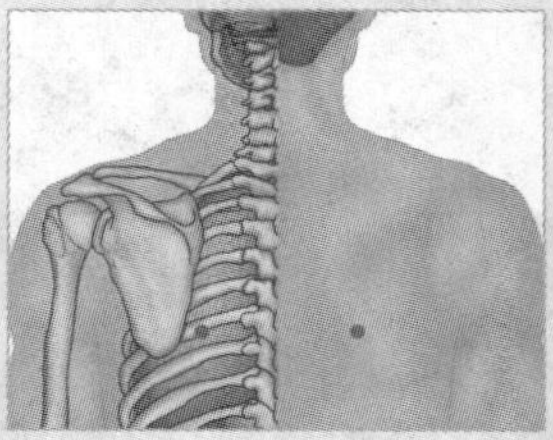

常用程度

★

国际编号

BL45

【穴名释义】即噫嘻。《素问·骨空论》记载：取本穴时，用手指压按本穴，令病人呼“噫嘻”之声，则指下跳动应手，故名。

【标准定位】在背部脊柱区，第六胸椎棘突下，后正中线旁开3寸。

【穴位速取】坐位，两肩胛骨下角水平线与脊柱相交所在的椎体为第七胸椎再向上数1个椎体（第六胸椎），再旁开4横指（即3寸），按压有酸胀感即是（图①）。

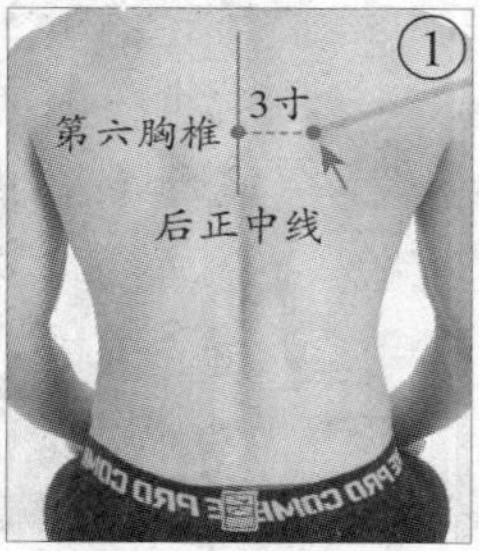

【功效主治】止咳平喘，活血通络。主治咳嗽，气喘；肩背痛；热病；肋间神经痛；腋神经痛。

【常用疗法】**刺法：**斜刺0.5～0.8 寸。

灸法：艾炷灸3～5壮，艾条灸5～10分钟。

推拿：点按法、揉法、推法。

【穴位配伍】◆配定喘、膻中，主治咳嗽、气喘。

◆配大椎、外关，主治发热、疟疾。

◆配膻中、内关，主治胸痛引背。

◆配支正、小海，主治风疟。

膈关

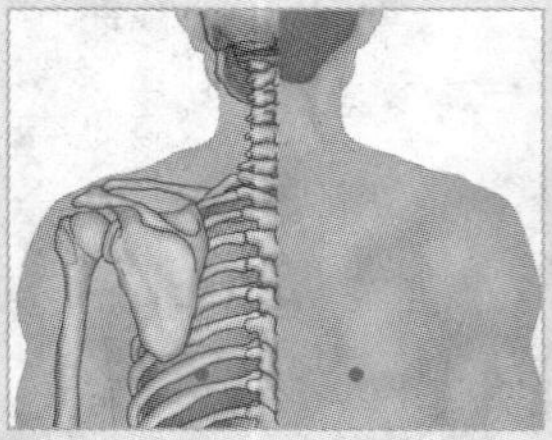

常用程度

★★

国际编号

BL46

【穴名释义】膈，横膈；关，关隘。穴为主治横膈疾患的关隘，故名。

【标准定位】在背部脊柱区，第七胸椎棘突下，后正中线旁开3寸。

【穴位速取】取坐位，在背部脊柱区，两肩胛骨下角水平线与脊柱相交所在的椎体为第七胸椎，再从其棘突旁开量4横指（即3寸）处，平膈俞，即为本穴（图②）。

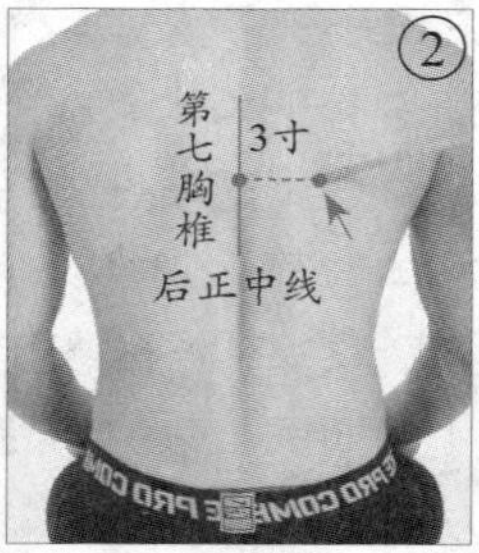

【功效主治】宁心安神，宽胸理气，活血通络。主治心痛，心悸烦躁，失眠；胸闷，嗳气，咳嗽，气喘；恶心，呕吐，饮食不下，肩背痛；低血压；胃胀、胃痛、背部肌肉酸痛。

【常用疗法】**刺法：**斜刺0.5～0.8寸。

灸法：艾炷灸或温针灸3～5壮，艾条灸5～10分钟。

推拿：点按法、揉法、拿法、推法。

【穴位配伍】◆配膻中、内关，主治嗳气。

◆配肺俞、列缺，主治咳嗽、气喘。

◆配公孙、中脘、足三里，主治胃痛。

魂门

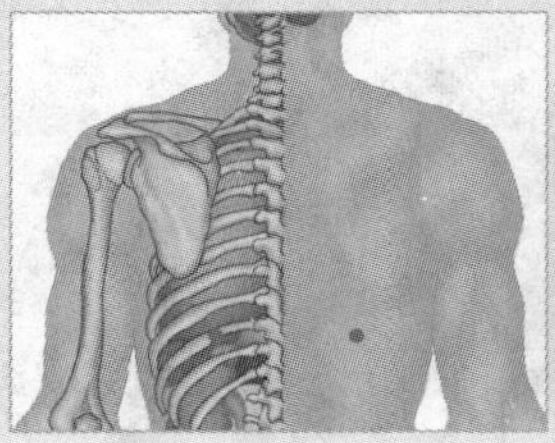

常用程度 ★★

国际编号 BL47

【穴名释义】魂，灵魂；门，门户。肝藏魂，此穴为肝气出入之门户，故名。

【标准定位】在背部脊柱区，第九胸椎棘突下，后正中线旁开3寸。

【穴位速取】坐位，在背部脊柱区，两肩胛骨下角水平线与脊柱相交所在的椎体为第七胸椎，向下数2个椎体即为第九胸椎，再从其棘突旁开量4横指（即3寸），平肝俞，按压有酸胀感（图①）。

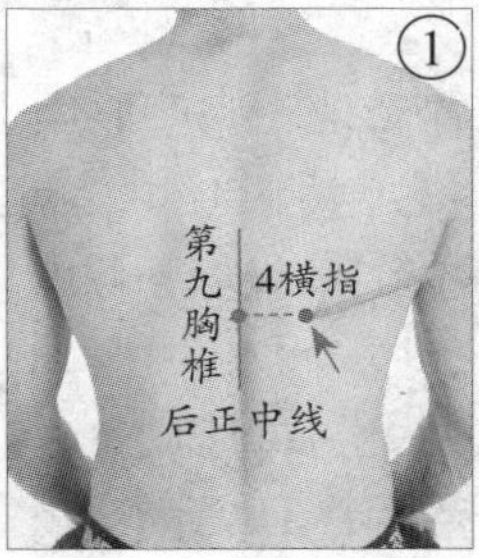

【功效主治】疏肝健脾，降逆和胃。主治胸胁胀满，背痛；饮食不下，消化不良，呕吐；肠鸣，泄泻；肋间神经痛；癔症，烦躁；肝胆疾病。

【常用疗法】**刺法：**斜刺0.5～0.8寸。

灸法：艾炷灸或温针灸3～5壮，艾条灸5～10分钟。

推拿：点按法、揉法、推法。

【穴位配伍】配阳陵泉、支沟，主治胸胁痛。

特别说明

◆不可深刺，以免伤及肝脏。

◆针刺时，局部有酸胀感。

阳纲

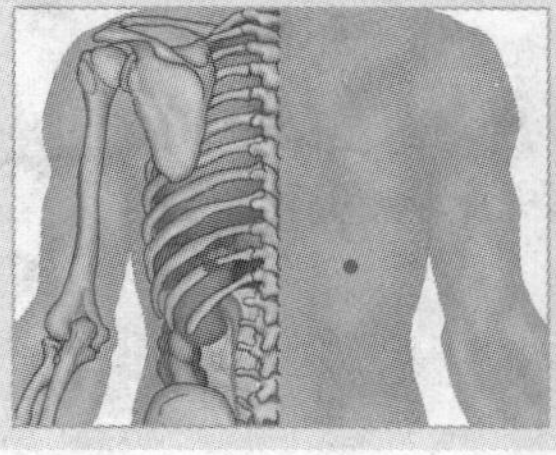

常用程度 ★★

国际编号 BL48

【穴名释义】阳，阳气；纲，统领。穴在胆俞旁，内应胆，禀少阳生发之气，统领阳气，故名。

【标准定位】在背部脊柱区，第十胸椎棘突下，后正中线旁开3寸。

【穴位速取】坐位，在背部脊柱区，两肩胛骨下角水平线与脊柱相交所在的椎体为第七胸椎，向下数3个椎体，即第十胸椎，再从其棘突旁开量4横指处（即3寸），平胆俞，按压有酸胀感即是（图②）。

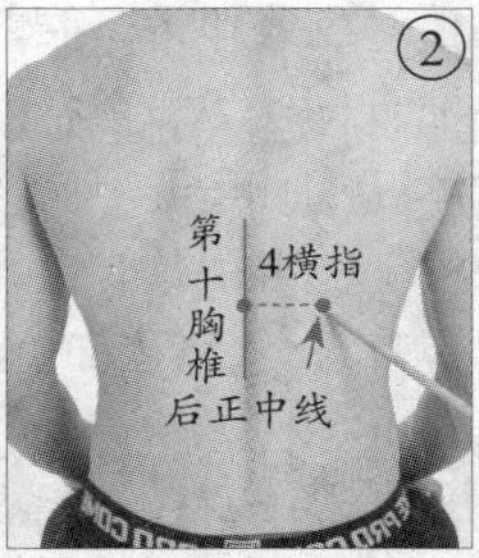

【功效主治】疏肝利胆，健脾化湿。主治饮食不下，肠鸣，腹痛，小便赤涩；黄疸；消渴；肝炎；胆囊炎。

【常用疗法】**刺法：**斜刺0.5～0.8寸。

灸法：艾炷灸或温针灸3～5壮，艾条灸5～10分钟。

推拿：点按法、揉法、拿法、推法。

【穴位配伍】◆配气海、天枢，主治腹胀。◆配胆俞，主治目黄。

特别说明

不宜深刺，以防气胸。

意舍

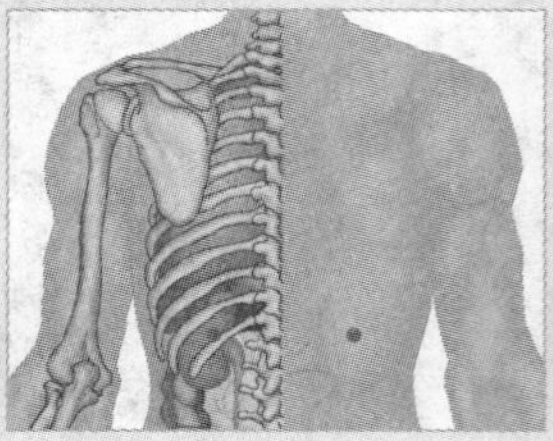

常用程度 ★★

国际编号 BL49

【穴名释义】意，意念；舍，宅舍。脾藏意，此穴如脾气之宅舍，故名。

【标准定位】在背部，第十一胸椎棘突下，后正中线旁开3寸。

【穴位速取】坐位，在背部，与肚脐中相对应处即第二腰椎，向上数3个椎体（即第十一胸椎），再从其棘突旁开量4横指（即3寸）处，平脾俞，按压有酸胀感，即为本穴（图①）。

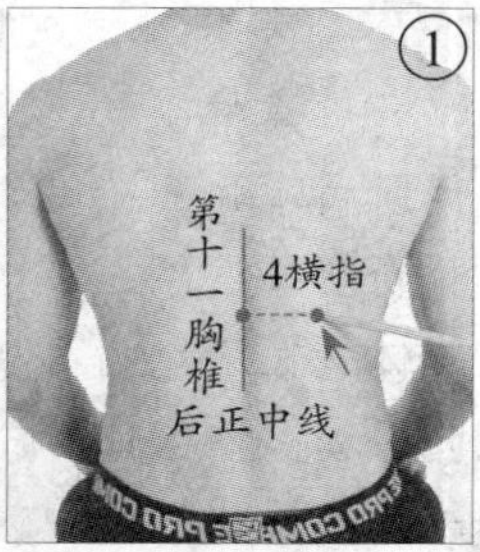

【功效主治】健脾化湿，和胃利胆。主治腹胀，肠鸣，呕吐，泄泻；胸闷；饮食不下；糖尿病；进行性肌营养不良；股直肌痉挛。

【常用疗法】**刺法：**斜刺0.5～0.8寸。

灸法：艾炷灸或温针灸3～5壮，艾条灸5～10分钟。

推拿：点按法、揉法、拿法、推法。

【穴位配伍】◆配脾俞、胃俞，主治腹胀。

◆配中府，主治胸闷。

◆配中脘、胃仓、足三里，主治胃痛。

特别说明

不可深刺，以免刺伤肝脏。

胃仓

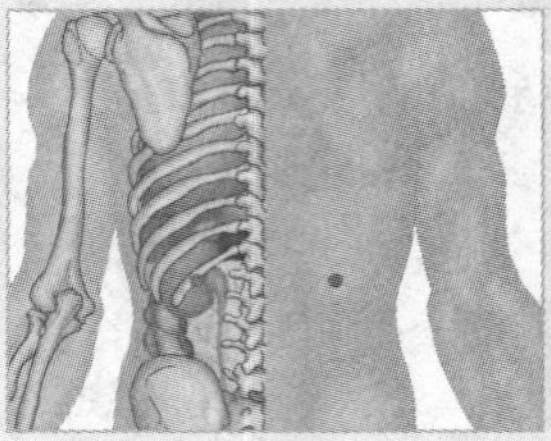

常用程度 ★

国际编号 BL50

【穴名释义】仓，即储存的地方。穴在胃俞之旁，胃为仓廪之官，是胃气输注的地方，故名。

【标准定位】在背部，第十二胸椎棘突下，后正中线旁开3寸。

【穴位速取】坐位，在背部，与肚脐中相对应处即第二腰椎，向上数2个椎体（即第十二胸椎），再从其棘突旁开量4横指（即3寸）处，平胃俞，按压有酸胀感，即为本穴（图②）。

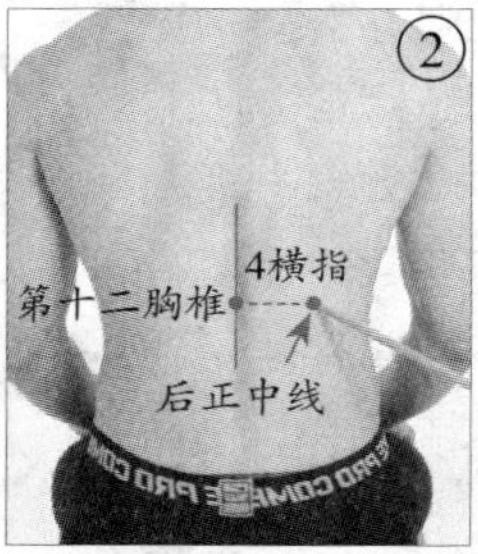

【功效主治】健脾和胃，消积导滞。主治胃脘痛，腹胀；小儿食积；水肿；背脊痛。

【常用疗法】**刺法：**斜刺0.5～0.8寸。

灸法：艾炷灸3～7壮，艾条灸5～10分钟。

推拿：点按法、揉法、推法。

【穴位配伍】◆配脾俞、四缝，主治腹胀、小儿疳积等。

◆配足三里、内关，主治腹痛。

◆配石门、水分、四满，主治水肿。

特别说明

◆针刺时，局部有酸胀感。

◆不宜深刺，以免伤及肝脏。

肓门

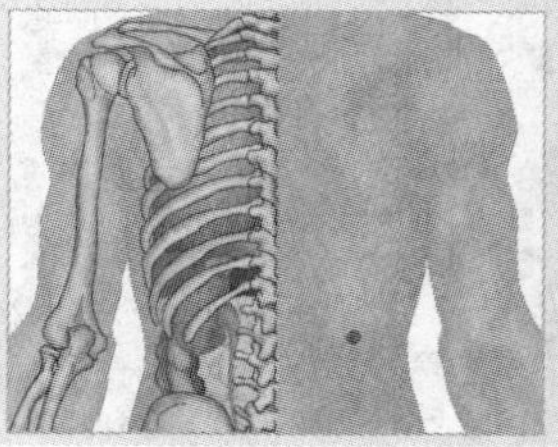

常用程度 ★★

国际编号 BL51

【穴名释义】门，指出入之处。穴由脊背透连脐腹，与肾经之肓俞相应，犹如上下前后诸肓穴之门户，为三焦之气往来出入之处，精气生育的根源，故名。

【标准定位】在腰部，第一腰椎棘突下，后正中线旁开3寸。

【穴位速取】坐位，在腰部，与肚脐中相对应处即为第二腰椎，向上数1个椎体（即第一腰椎），再从其棘突旁开量4横指，平三焦俞，按压有酸胀感即是（图①）。

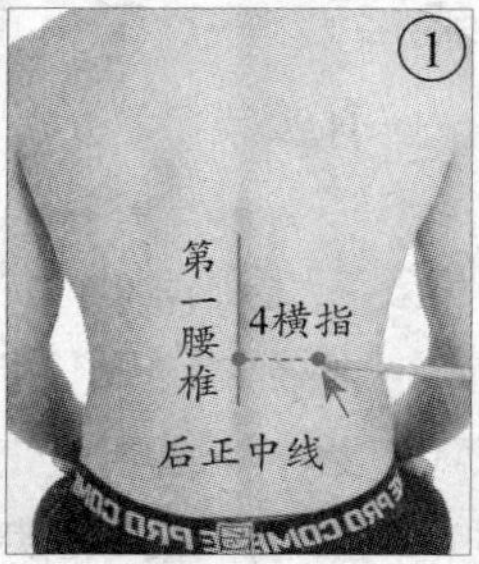

【功效主治】清头明目，安神利窍。主治头痛，眩晕，鼻塞，鼻出血；三叉神经痛；目视不明，结膜炎。

【常用疗法】**刺法：**斜刺0.5～0.8寸。

灸法：艾炷灸3～7壮，艾条灸5～10分钟。

推拿：点按法、揉法、推法。

【穴位配伍】◆配乳根、膺窗，主治胸闷、乳疾。

◆配章门、期门，主治腹胀、胁痛、痞块。

特别说明

◆针刺时，局部有酸胀感。

◆不宜深刺，以免伤及肾脏。

志室

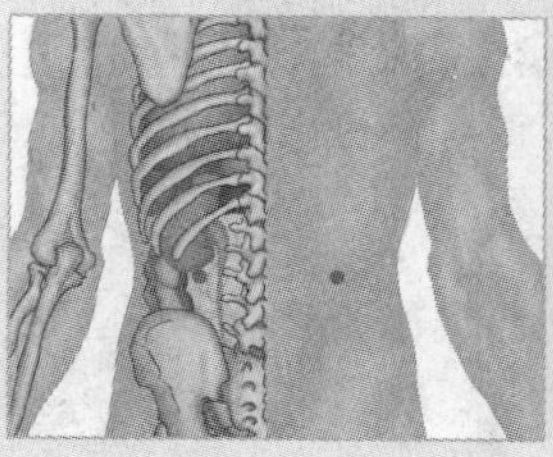

常用程度 ★

国际编号 BL52

【穴名释义】志，意志；室，房室。肾藏志，如肾气聚集之房室，故名。

【标准定位】在腰部，第二腰椎棘突下，后正中线旁开3寸。

【穴位速取】坐位，在腰部，与肚脐相对应处即为第二腰椎，从其棘突旁开量4横指，平肾俞，按压有酸胀感，即为本穴（图②）。

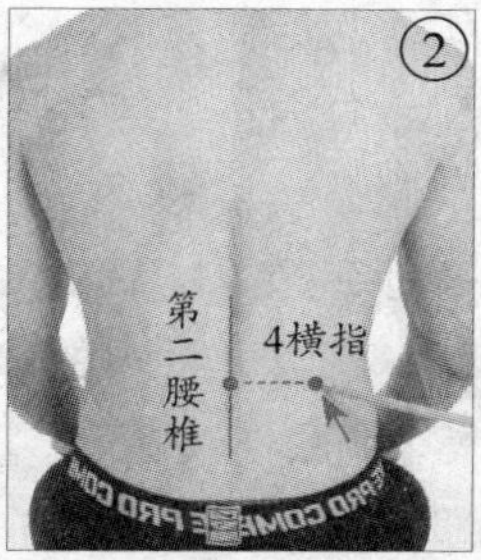

【功效主治】益肾固精，清热利湿。主治遗精，阳痿，前列腺炎；小便不利，水肿，膀胱炎；腰脊强痛。

【常用疗法】**刺法：**斜刺0.5～0.8寸。

灸法：艾炷灸或温针灸3～5壮，艾条灸5～10分钟。

推拿：点按法、揉法、拿法、推法。

【穴位配伍】◆配命门、肾俞，主治遗精。

◆配复溜，主治小便不利。

特别说明

◆不可深刺，以免伤及肝肾。

◆强身保健时可温灸至温热舒适，每月20次。

胞肓

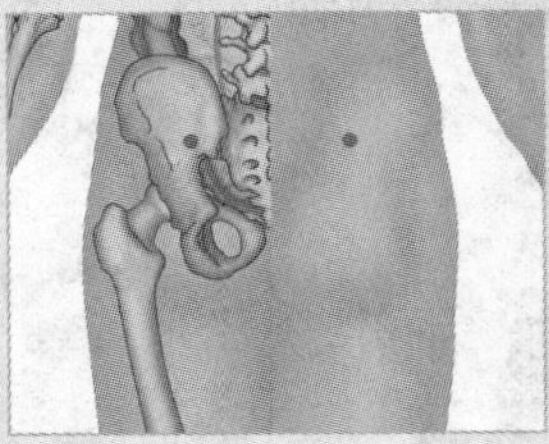

常用程度 ★

国际编号 BL53

【穴名释义】胞，指膀胱；肓，指膜而言。膀胱与胞膜相连，胞膜位于腰下19椎旁，胞肓穴即位于此处。

【标准定位】在骶部，横平第二骶后孔，骶正中嵴旁开3寸。

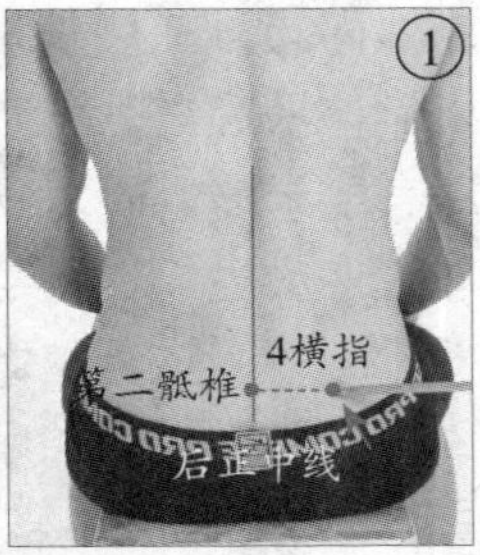

【穴位速取】坐位，从骨盆后面髂嵴最高点向内下方骶角两侧循摸可触及一高骨突起（髂后上棘），与之平行的髂骨正中突起处即第一骶椎棘突，向下数1个椎体（即第二骶椎）棘突，髂后上棘与其之间的凹陷即为第二骶后孔，再旁开量4横指处，按压有酸胀感即是（图①）。

【功效主治】补肾壮腰，舒筋活络。主治癃闭，阴肿；尿潴留，尿道炎，睾丸炎；腰脊痛；肠鸣腹胀；痔疮；脱肛；脑血管疾病后遗症。

【常用疗法】**刺法：**直刺0.8～1.0寸。

灸法：艾炷灸3～7壮，艾条灸5～10分钟。

【穴位配伍】◆配膀胱俞、中极，主治癃闭、尿失禁。

◆配命门、殷门，主治腰脊疼痛。

◆配天枢、大横，主治腹胀、排便困难。

秩边

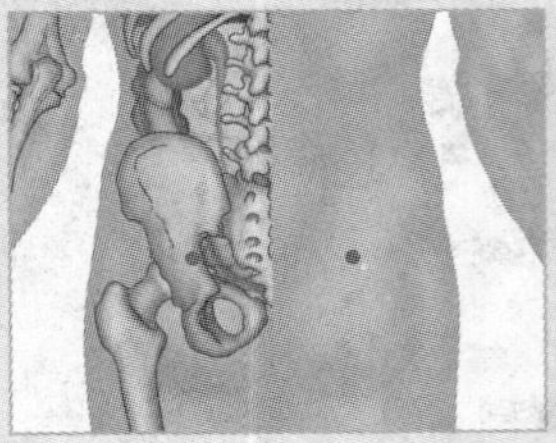

常用程度 ★★★★

国际编号 BL54

【穴名释义】秩，秩序；边，边缘。足太阳膀胱经背部诸穴皆依次排列，本穴位于第二条经脉上的最后一穴，故名。

【标准定位】在骶部，横平第四骶后孔，骶正中嵴旁开3寸。

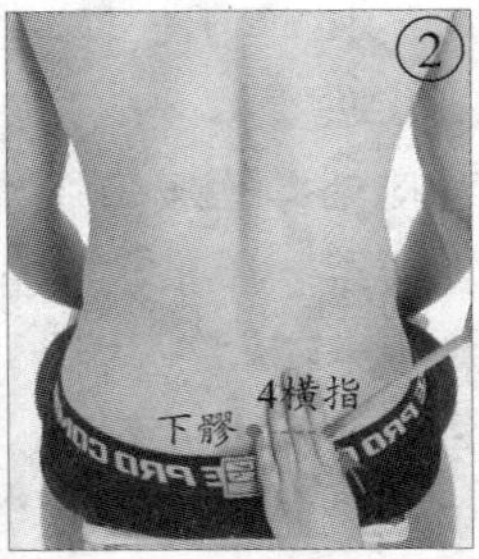

【穴位速取】坐位，在骶部，先取下髎穴，再旁开量4横指（即3寸）处，按压有酸胀感，即是本穴（图②）。

【功效主治】舒筋通络，强健腰膝。主治腰骶痛，下肢痿痹，坐骨神经痛；小便不利，便秘，痔疾，阴痛；脑血管疾病后遗症；脱肛。

【常用疗法】**刺法：**直刺1.0～3.0寸或斜刺1.5～2.0寸。

灸法：艾炷灸或温针灸5～9壮，艾条灸5～10分钟。

推拿：点按法、揉法、拿法、推法。

【穴位配伍】配委中、大肠俞，主治腰腿疼痛。

特别说明

针刺时若刺中坐骨神经，则不可再继续猛力提插，以免刺伤神经干。

合阳

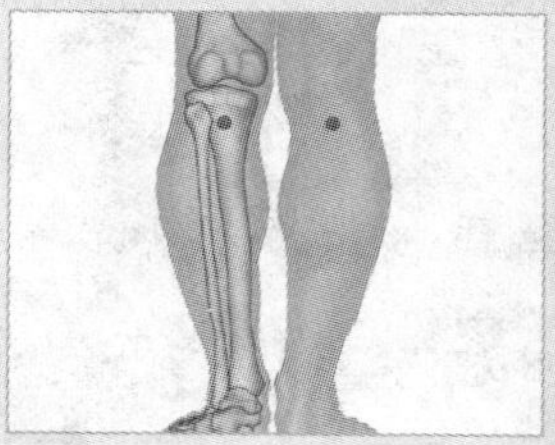

常用程度 ★★

国际编号 BL55

【穴名释义】合，会和；阳，小腿后部。穴在腓肠肌两头会和处，故名。

【标准定位】在小腿后区，于腘横纹下2寸，腓肠肌内、外侧头之间。

【穴位速取】◆俯卧位，在小腿后区，于腘横纹中点，委中穴直下约2横指处，按压有酸胀感（图①）。

◆俯卧位，在小腿后区，委中与承山的连线上，委中下2寸处，按压有酸胀感。

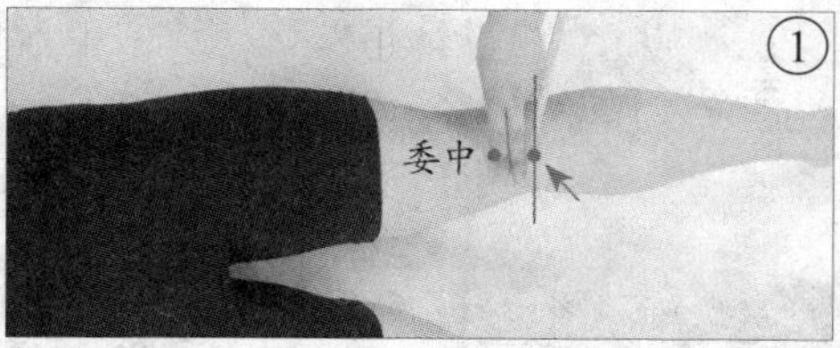

【功效主治】理气止痛，调经止崩。主治腰脊强痛，下肢痿痹；疝气；崩漏，月经不调；小腿疼痛；脑血管疾病后遗症。

【常用疗法】**刺法：**直刺0.5～1.0寸。

灸法：艾炷灸或温针灸5～9壮，艾条灸5～10分钟。

推拿：点按法、揉法、拿法、推法。

【穴位配伍】◆配承山，主治腓肠肌痉挛。

◆配腰阳关，主治腰痛。

特别说明

针刺时，局部有酸胀感，有麻电感，可向足底放射。

承筋

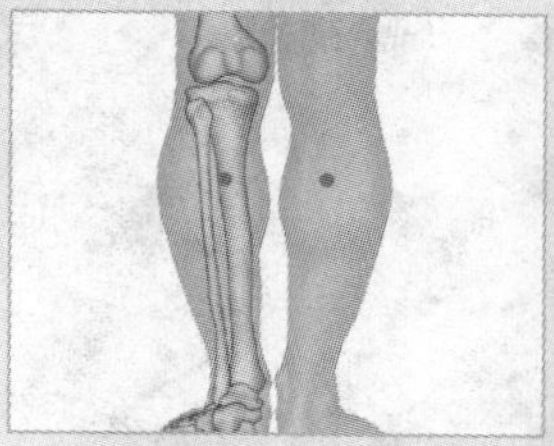

常用程度 ★★

国际编号 BL56

【穴名释义】承，承受；筋，筋肉。穴在腓肠肌肌腹中，为足太阳经筋所结之处，主筋病，故名。

【标准定位】在小腿后区，于腘横纹下5寸，腓肠肌两肌腹之间。

【穴位速取】◆俯卧位，在小腿后区，于腘横纹中点，委中穴直下5寸，按压有酸胀感。

◆俯卧位，在小腿后区，委中与承山的连线中点下1横指处，按压有酸胀感（图②）。

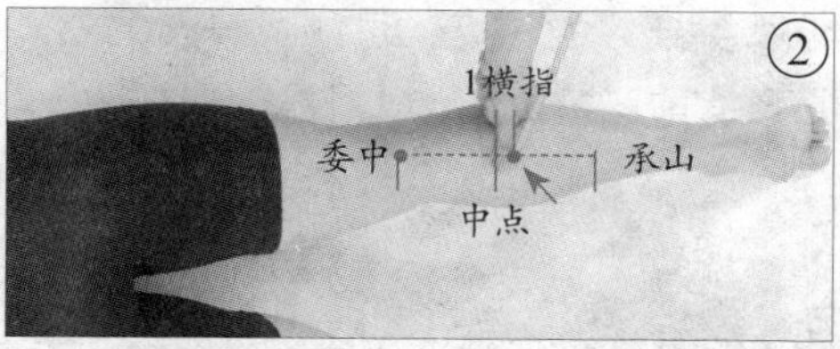

【功效主治】调理中焦，清泻肠热。主治痔疮，小腿疼或转筋，脱肛，便秘。

【常用疗法】**刺法：**直刺0.5～1.0寸。

灸法：艾炷灸5～9壮，艾条灸5～10分钟。

推拿：点按法、揉法、拿法、推法。

【穴位配伍】◆配大肠俞，主治痔疮。

◆配腰阳关、腰俞、腰眼，主治急性腰扭伤。

特别说明

针刺时，局部有酸胀感，有麻电感，可向足底放射。

承山

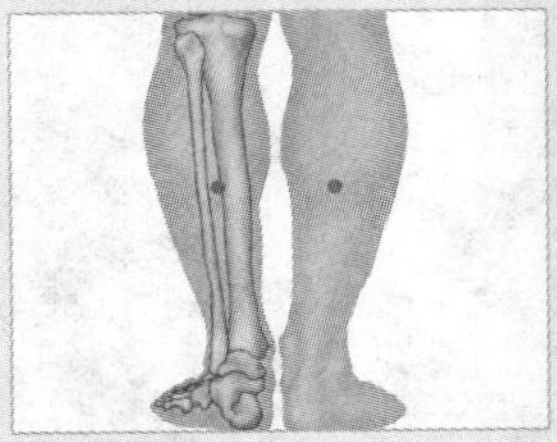

常用程度
★★★★
国际编号
BL57

【穴名释义】承，承受；山，山路。穴在腓肠肌两肌腹分开的下端凹陷处，其形若山谷，故名。

【标准定位】在小腿后面正中，委中与昆仑之间，当伸直小腿时，腓肠肌肌腹下出现尖角凹陷处。

【穴位速取】◆俯卧位，下肢伸直或足跟上提，其腓肠肌部出现人字纹，在其下可触及一凹陷处，按压有酸胀感，即是本穴（图①）。

◆俯卧位，在小腿后区，腘横纹中点与外踝尖连线的中点，可触及一凹陷处，按压有酸胀感。

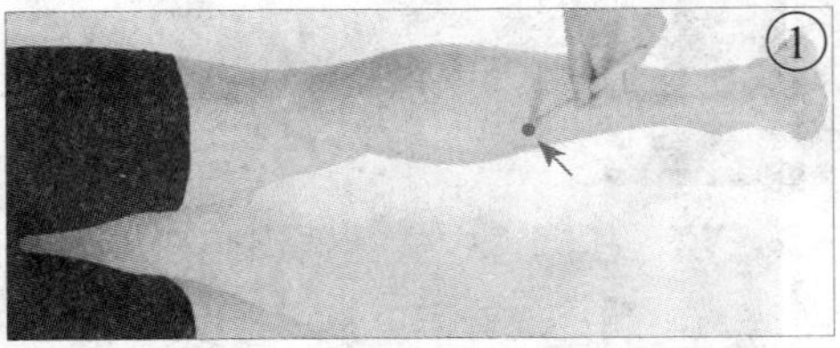

【功效主治】舒筋解痉，调理肠腑。主治腰痛腿拘急疼痛，坐骨神经痛；痔疮，便秘，脱肛；痛经；小儿惊风；脚气。

【常用疗法】**刺法：**直刺1.0～2.0寸。

灸法：艾炷灸5～9壮，艾条灸5～10分钟。

推拿：点按法、揉法、拿法、推法。

【穴位配伍】◆配大肠俞，主治痔疮。

◆配次髎，主治痛经。

飞扬

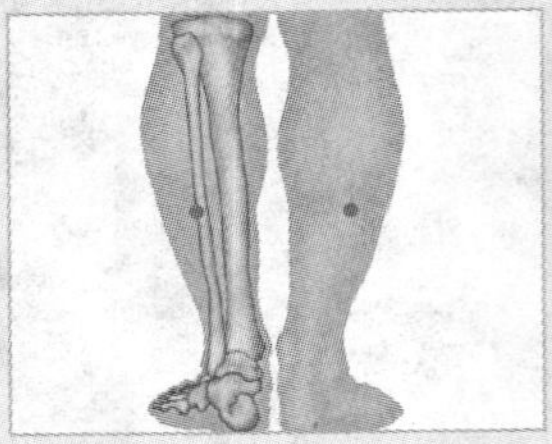

常用程度
★★★★
国际编号
BL58

【穴名释义】飞，飞翔；扬，向上扬。外为阳，穴在小腿外侧，本经络脉由此处飞离而去络肾经，故名。

【标准定位】在小腿后区，于昆仑直上7寸，腓肠肌外下缘与跟腱移行处。

【穴位速取】◆俯卧位，在小腿后区，腘横纹中点与外踝尖连线的中点，再向下方外侧量1寸处，可触及一凹陷处。

◆俯卧位，在小腿后区，昆仑直上7寸，承山外下方1横指处，按压有酸胀感即是（图②）。

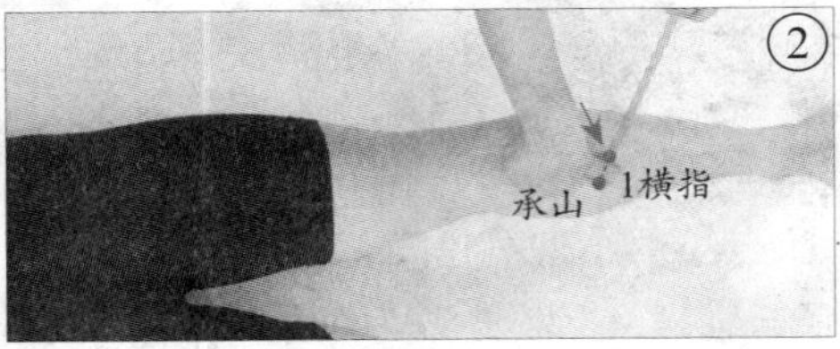

【功效主治】散风清热，宁神消痔。主治腰腿疼痛无力，风湿性关节炎；头痛，目眩，鼻塞，鼻出血；痔疾；癫痫；脑血管疾病后遗症。

【常用疗法】**刺法：**直刺1.0～1.5寸。

灸法：艾炷灸或温针灸5～9壮，艾条灸5～10分钟。

推拿：点按法、揉法、拿法、推法。

【穴位配伍】◆配委中，主治腿痛。

◆配风府、人中，主治脑血管疾病后遗症等。

跗阳

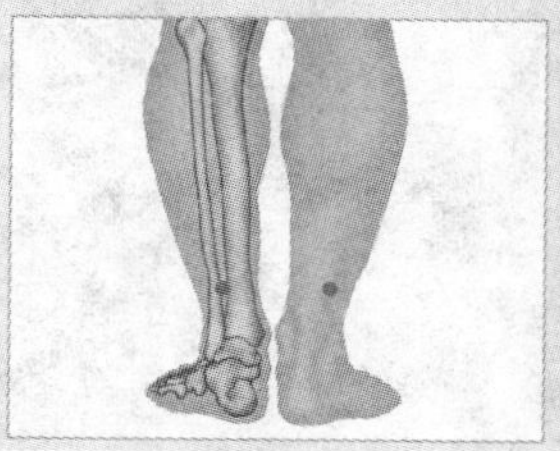

常用程度 ★★

国际编号 BL59

【穴名释义】跗，足背；阳，指跗部上方。穴在足背上方，故名。

【标准定位】在小腿外踝后区，昆仑直上3寸，腓骨与跟腱之间。

【穴位速取】◆侧坐，从小腿外侧下端高骨（足外踝）后方，平该高骨处向上量4横指（即3寸）处，按压有酸胀感即是（图①）。

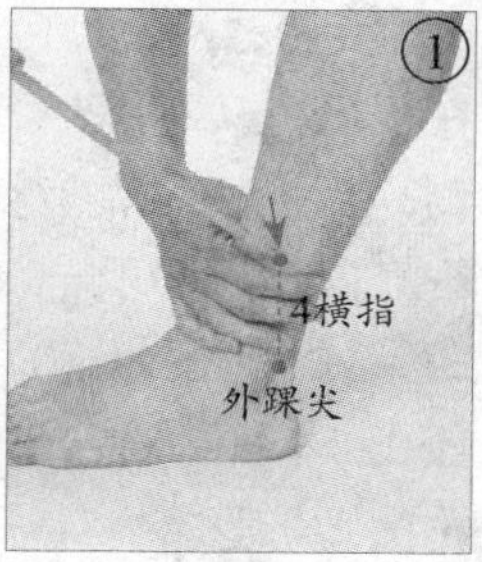

◆侧坐位，在小腿后区，外踝尖与跟腱之间的凹陷中取昆仑，直上3寸，按压有酸胀感。

【功效主治】疏经通络，退热散风，理气止痛。主治头痛，头重；腰腿疼痛，急性腰扭伤；下肢痿痹，外踝肿痛；面神经麻痹；三叉神经痛。

【常用疗法】**刺法：**直刺0.8～1.2寸。

灸法：艾炷灸或温针灸5～9壮，艾条灸5～10分钟。

推拿：点按法、揉法、拿法、推法。

【穴位配伍】◆配天井，主治瘈疭。

◆配承山、飞扬，主治霍乱转筋。

昆仑

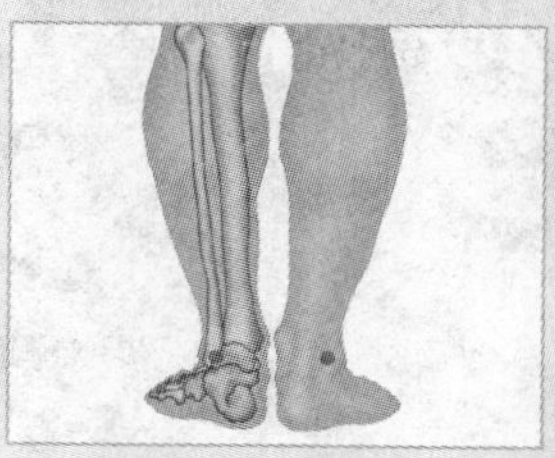

常用程度 ★★★

国际编号 BL60

【穴名释义】昆仑，山名。外踝高突，比做昆仑，穴在其后，故名。

【标准定位】在踝区，外踝尖与跟腱之间的凹陷中。

【穴位速取】侧坐，在踝区，外踝尖与脚腕后的大筋（跟腱）之间的凹陷中即是（图②）。

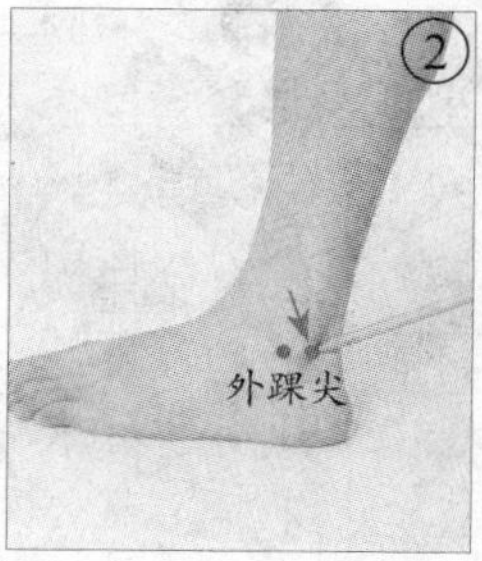

【功效主治】疏经通络，清热熄风。主治急性腰疼，足跟痛，膝关节炎，坐骨神经痛；难产；头痛，项强，目眩，鼻出血；小儿惊风；甲状腺肿大；痔疮；踝关节扭伤；佝偻病；胎盘滞留。

【常用疗法】**刺法：**直刺0.5～0.8寸或向上斜刺2.0～3.0寸。

灸法：艾炷灸5～9壮，艾条灸5～10分钟。

推拿：点按法、揉法、弹拨法、推法。

【穴位配伍】◆配风池，主治头痛，目眩。

◆配太溪，主治踝关节肿痛。

◆配廉泉、太冲，主治甲状腺肿大。

特别说明

◆经穴。

◆孕妇禁针。

仆参

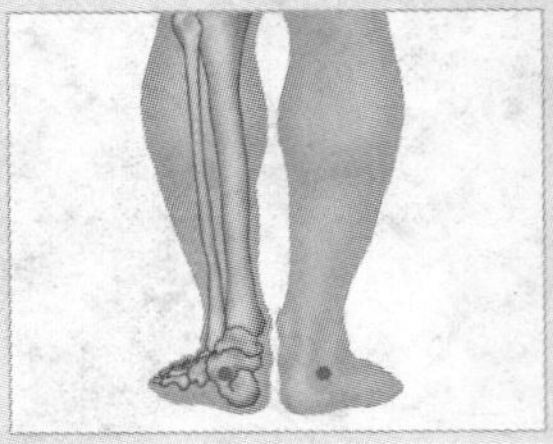

常用程度 ★

国际编号 BL61

【穴名释义】仆，仆从；参，参拜。穴在足跟外侧，仆人参拜主人时，屈膝时此穴显露，故名。

【标准定位】在足外侧部，外踝后下方，昆仑直下，跟骨外侧，赤白肉际处。

【穴位速取】◆侧坐，在踝区，昆仑穴下约2横指处，跟骨外侧，赤白肉际处，按压有酸胀感，即为本穴（图①）。

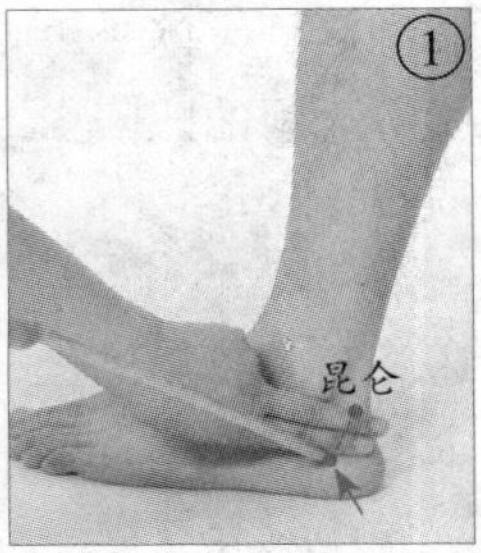

◆侧坐，在踝区，先取昆仑穴，在昆仑与足底连线的下1/3赤白肉际处即是。

【功效主治】疏通经络，疏筋利腰。主治足跟痛，膝关节炎；下肢痿痹；癫疾；尿路感染；鼻出血。

【常用疗法】**刺法：**直刺0.3～0.5寸。

灸法：艾炷灸3～5壮，艾条灸5～10分钟。

推拿：点按法、揉法、拿法、推法。

【穴位配伍】◆配昆仑、太溪、阿是穴，主治足跟痛。

◆配合谷，主治鼻出血。

特别说明

◆为足太阳经、阳跻脉之交会穴。

◆主治足跟痛，可用“短刺”法。

申脉

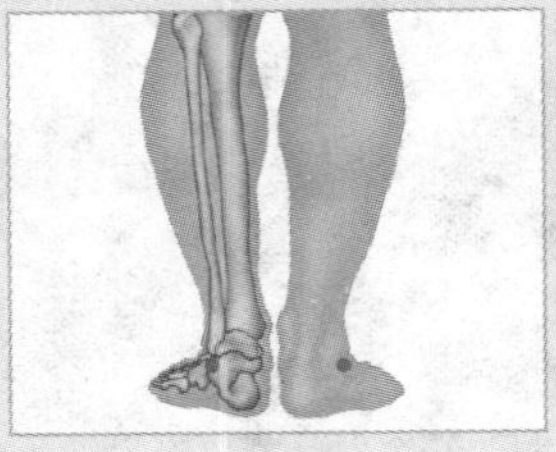

常用程度 ★★★

国际编号 BL62

【穴名释义】申，伸通；脉，阳跻脉。穴通阳跻脉，为阳跻新生也，善治筋脉拘急、屈伸不利等病症，故名。

【标准定位】在踝区，外踝尖直下，外踝下缘与跟骨之间凹陷中。

【穴位速取】侧坐，在踝区，从小腿外侧高骨（外踝尖）垂直向下可触及一凹陷处，按压有酸胀感即为本穴（图②）。

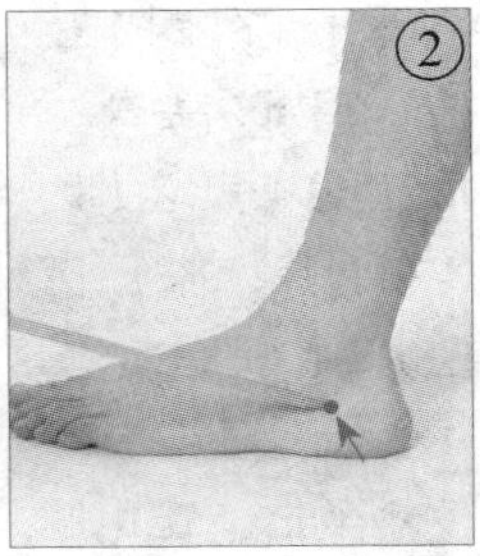

【功效主治】活血理气，宁心安神。主治痫证，癫狂；失眠，精神分裂症；头痛，项强，腰腿疼，足外翻；眼睑下垂，嗜卧；脑血管疾病后遗症。

【常用疗法】**刺法：**直刺或略向下斜刺0.2～0.3寸。

灸法：艾炷灸3～5壮，艾条灸5～10分钟。

推拿：点按法、揉法、推法。

【穴位配伍】◆配后溪、肩井，主治落枕。

◆配神门、脾俞、心俞，主治失眠。

◆配上巨虚、公孙、中脘、足三里，主治急性腹泻。

金门

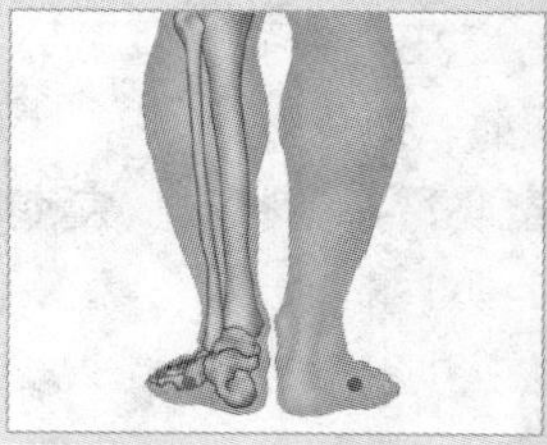

常用程度
★★

国际编号
BL63

【穴名释义】太阳经至此处，已临垂暮，阳气受阻，变为萧瑟的阴气，为膀胱经的郄穴，阳维脉之所生，又似金玉贵重，故名。

【标准定位】在足背，外踝前缘直下，第五跖骨粗隆后方，骰骨下缘凹陷中。

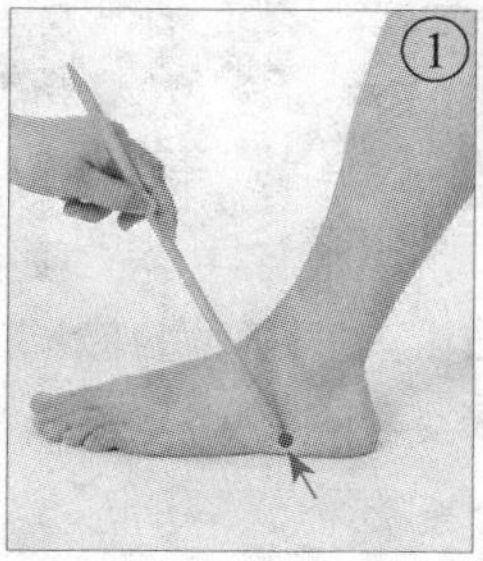

【穴位速取】侧坐或俯卧位，当脚趾向上翘起可见一骨头突起，即是骰骨，骰骨外侧可触及一凹陷处，按压有痛感（图①）。

【功效主治】通经活络，清脑安神。主治癫痫，小儿惊风；头痛，腰痛，下肢痿痹，膝关节炎；外踝痛，足底痛；疝气。

【常用疗法】**刺法：**直刺0.3～0.5寸。

灸法：艾炷灸3～5壮，艾条灸5～10分钟。

推拿：点按法、揉法、擦法。

【穴位配伍】◆配水沟、中冲，主治癫痫、惊风。

◆配申脉、百会，主治头风痛。

◆配承山、悬钟，缓解下肢酸痛。

特别说明

针刺时，局部有酸胀感，针感可向足背部扩散。

京骨

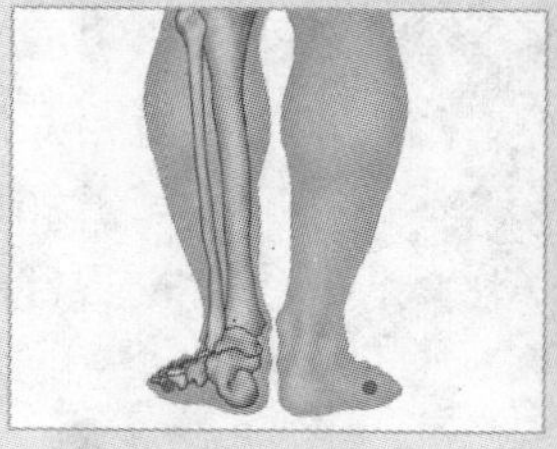

常用程度
★★

国际编号
BL64

【穴名释义】京，大。本穴所处的京骨弓形大而上凸，因而以其骨为名。

【标准定位】在足外侧，第五跖骨关节粗隆前下方，赤白肉际处。

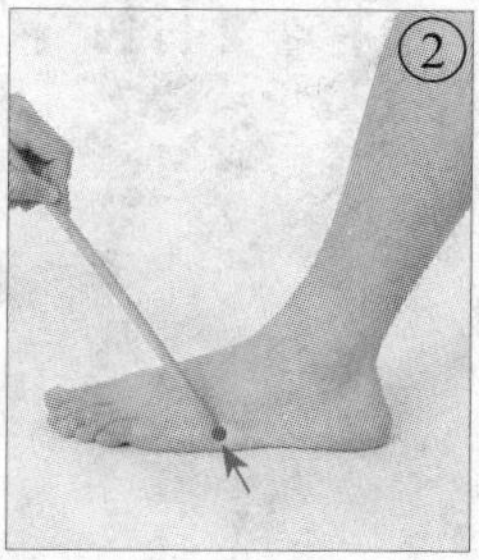

【穴位速取】侧坐或俯卧位，沿着小趾后面的长骨往后推可触及一凸起，即为第五跖骨粗隆，其凸起下方掌背交界线，按压有一凹陷处，即为本穴（图②）。

【功效主治】清热止痉，明目舒筋。主治头痛，项强，目翳；腰腿痛；癫痫；疟疾；佝偻病；脑膜炎。

【常用疗法】**刺法：**直刺0.3～0.5寸。

灸法：艾炷灸3～5壮，艾条灸5～10分钟。

推拿：点按法、擦法。

【穴位配伍】◆配风池、天柱，主治头痛、项强。

◆配昆仑、然谷，主治癫狂。

◆配中封、悬钟，主治下肢痿痹。

特别说明

◆原穴。

◆针刺时，局部有酸胀感，针感可向足背部扩散。

束骨

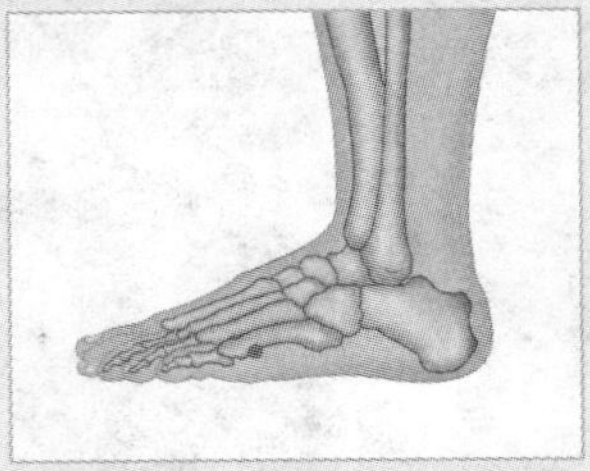

常用程度 ★★

国际编号 BL65

【标准定位】在足外侧，第五跖趾关节的近端，赤白肉际处。

【穴位速取】侧坐，在足小趾与足掌所构成的关节（第五跖趾关节）后方掌背交界线处（赤白肉际）可触及一凹陷（图①）。

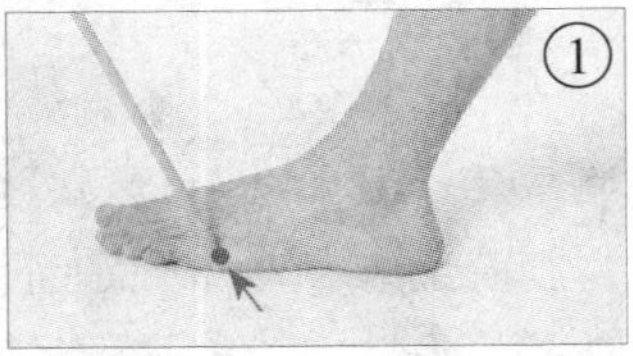

【功效主治】安心定神，清热消肿。主治目黄；耳聋；癫狂；头痛，项强，腰腿痛；痔疮。

【常用疗法】**刺法：**直刺0.3～0.5寸。

灸法：艾炷灸3～5壮，艾条灸5～10分钟。

推拿：点按法、揉法。

足通谷

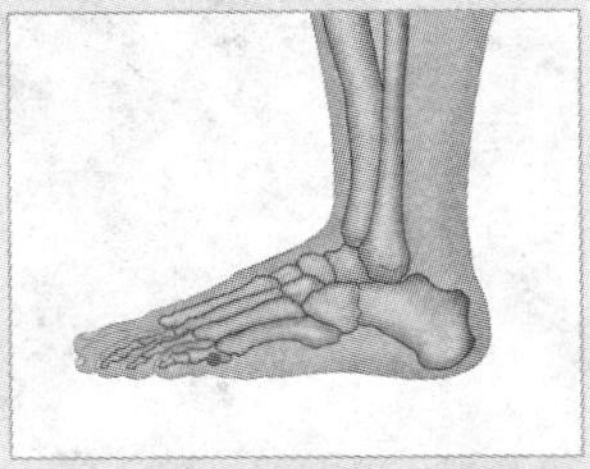

常用程度 ★

国际编号 BL66

【标准定位】在足外侧部，第五跖趾关节的远端，赤白肉际处。

【穴位速取】侧坐，足着地，在足外侧部，足小趾与足掌所构成的关节（第五跖趾关节）后方掌背交界线处即可出现一凹陷，按压有酸胀感即是（图②）。

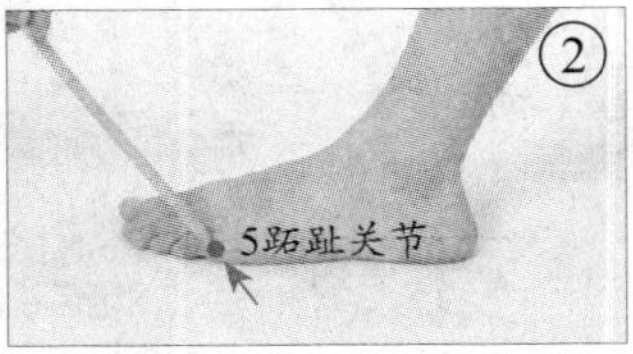

【功效主治】疏通经气，安神益智。主治头痛，精神病；哮喘；项强，鼻出血，目眩；癫狂；慢性胃炎。

【常用疗法】**刺法：**直刺0.3～0.5寸。

灸法：艾炷灸或温针灸5～9壮，艾条灸5～10分钟。

推拿：点按法、揉法。

至阴

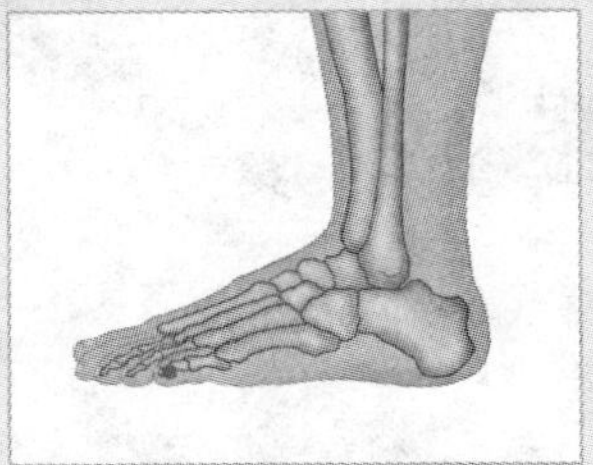

常用程度 ★★

国际编号 BL67

【标准定位】在足趾，小趾末节外侧，趾甲根角侧后方0.1寸即是（指寸）。

【穴位速取】侧坐，在足小趾外侧，由足小趾甲外侧缘与下缘各作一垂线之交点，按压有酸痛感（图③）。

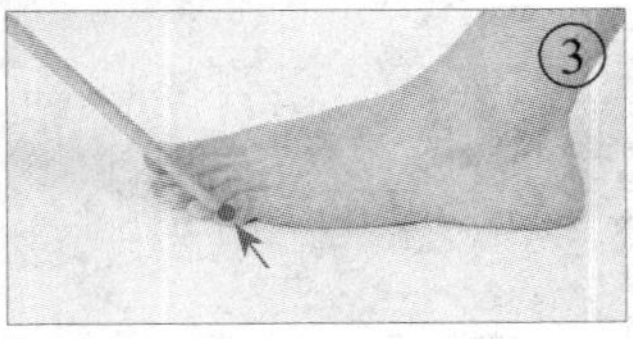

【功效主治】活血理气，正胎催产。主治胎位不正，难产，胎盘滞留；头痛，鼻出血；尿潴留；遗精；脑血管疾病后遗症。

【常用疗法】**刺法：**浅刺0.1～0.2寸或用三棱针点刺放血。

灸法：艾炷灸或温针灸5～9壮，艾条灸5～10分钟。

推拿：点按法、掐法。

第十章 足少阴肾经

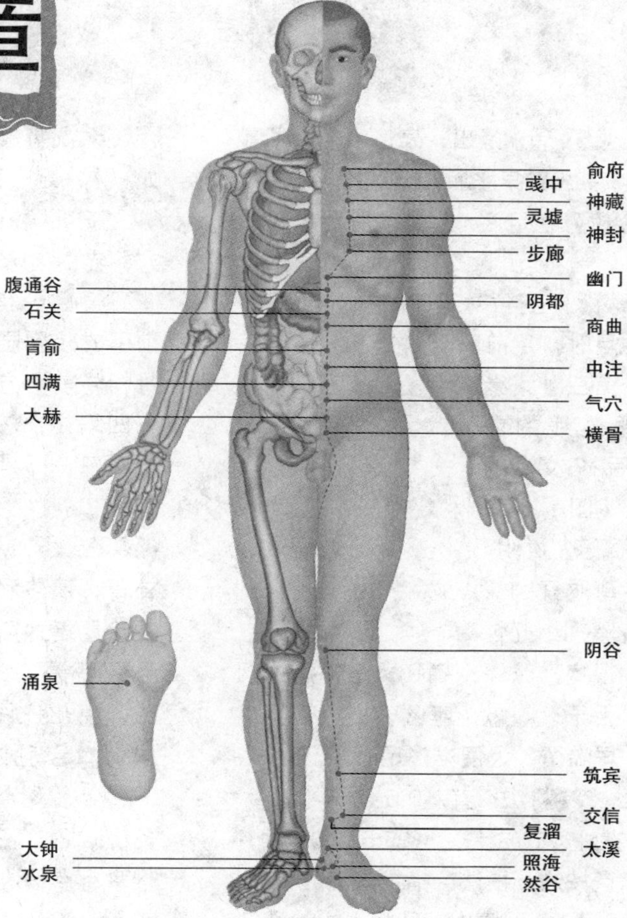

主治泌尿生殖系统疾病，还可治疗精神神经系统、呼吸系统、消化系统、循环系统等病症和本经循行线路所过部位的病症，如月经不调、水肿、遗精、阳痿、哮喘、泄泻及下肢疼痛麻木等。

涌泉

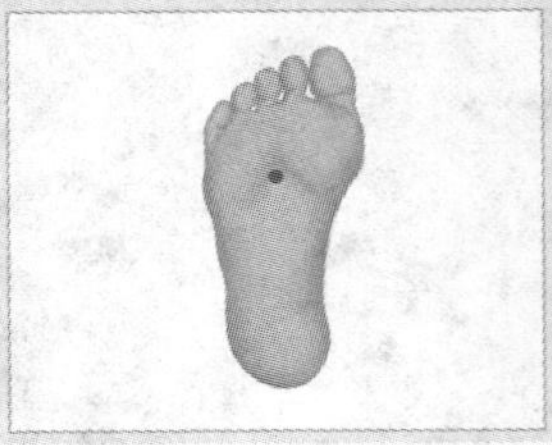

常用程度 ★★

国际编号 KI1

【穴名释义】涌，涌出；泉，水泉。肾属水，经气初出如泉水涌出于此穴，故名。

【标准定位】在足底，屈足卷趾时足心最凹陷中。

【穴位速取】坐位或仰卧位，在足底部，卷足时，足前部凹陷处，约在足底第二、第三趾蹼缘与足跟连线的前1/3与后2/3交点的凹陷处（图①）。

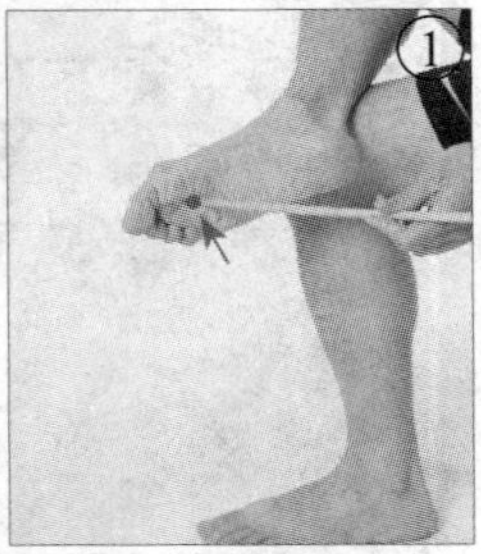

【功效主治】滋阴熄风，醒脑开窍。主治昏厥，小儿惊风；头顶痛，眩晕；癫狂，精神病；咽喉痛，舌干，咳嗽，哮喘，支气管炎；遗尿，尿潴留，大便难；足心热。

【常用疗法】**刺法：**直刺0.5～1.0寸。**灸法：**艾炷灸3～5壮，艾条灸5～10分钟。**推拿：**点按法、揉法、指推法。

【穴位配伍】◆配膻中、乳根，主治乳汁不畅。

◆配水沟、照海，主治癫痫。

特别说明

针刺时，局部有胀痛感，针感可向整个足底部放射。

然谷

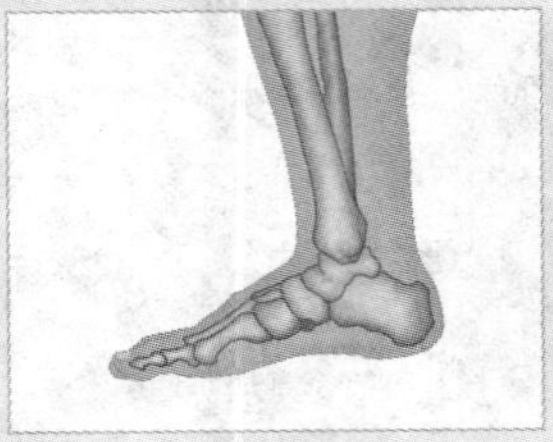

常用程度 ★

国际编号 KI2

【穴名释义】然，舟骨粗隆；谷，凹陷处。穴在足舟骨粗隆前方凹陷处，故名。

【标准定位】在足内侧缘，足舟骨粗隆下方，赤白肉际处。

【穴位速取】坐位或仰卧位，先找到内踝前下方较明显的骨性标志（舟骨），舟骨粗隆前下方触及一凹陷处，按压有酸胀感，即是本穴（图②）。

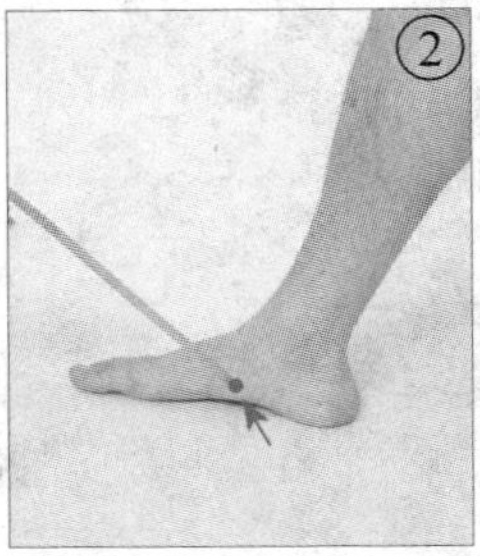

【功效主治】滋阴补肾，清热利湿。主治阴挺，阴痒，月经不调，白带增多；膀胱炎，尿道炎，小儿脐风，口噤；遗精，阳痿，糖尿病，足背肿痛。

【常用疗法】**刺法：**直刺0.5～1.0寸。**灸法：**艾炷灸3～5壮，艾条灸5～10分钟。**推拿：**点按法、指推法。

【穴位配伍】◆配承山，主治转筋。

◆配太溪，主治热病烦心。

特别说明

◆荥穴。

◆针刺时，局部有胀痛感，针感可向整个足底部放射。

太溪

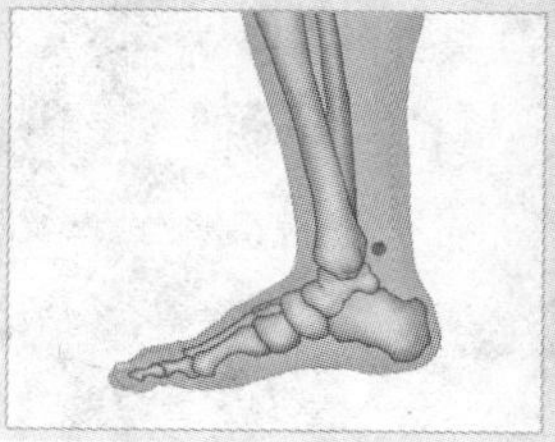

常用程度

★★★★

国际编号

KI3

【穴名释义】太，大；溪，沟溪。气血所驻之处，至此穴聚留而成大溪，故名。

【标准定位】在踝区，内踝尖与跟腱之间的凹陷中。

【穴位速取】坐位或仰卧位，由足内踝尖向后推至与跟腱之间的凹陷处，内踝尖与跟腱之间的中点，按压有酸胀感即为本穴（图①）。

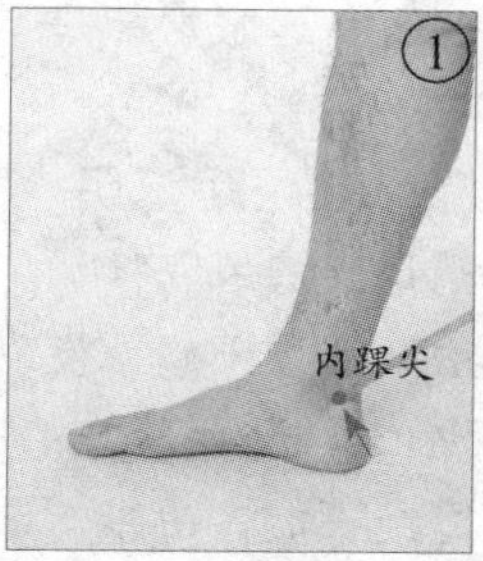

【功效主治】滋阴益肾，壮阳强腰。主治遗精，阳痿，遗尿，小便频数，腰痛；耳鸣，耳聋；月经不调；头痛，头晕，目视不明，牙痛，咽肿；咳嗽，气喘，消渴；失眠。

【常用疗法】**刺法：**直刺0.5～1.0寸。

灸法：艾炷灸或温针灸3～5壮。

推拿：点按法、指推法。

【常用疗法】◆配昆仑、申脉，主治足踝肿痛。

◆配支沟、照海，主治心痛。

特别说明

输穴、原穴。

大钟

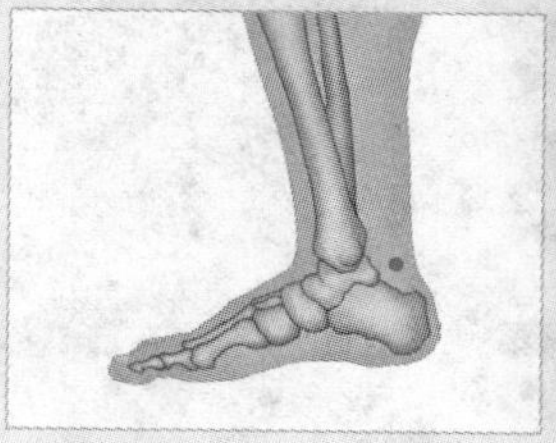

常用程度

★★

国际编号

KI4

【穴名释义】大，大小之大；钟，汇聚。此穴为脉气汇聚得以深大，故名。

【标准定位】在足内侧，内踝后下方，跟骨上缘，跟腱附着部前缘凹陷中。

【穴位速取】坐位或仰卧位，先取太溪穴，由太溪穴向下量0.5寸处，再向后平推，至跟腱前缘可触及一凹陷，按压有酸胀感即为本穴（图②）。

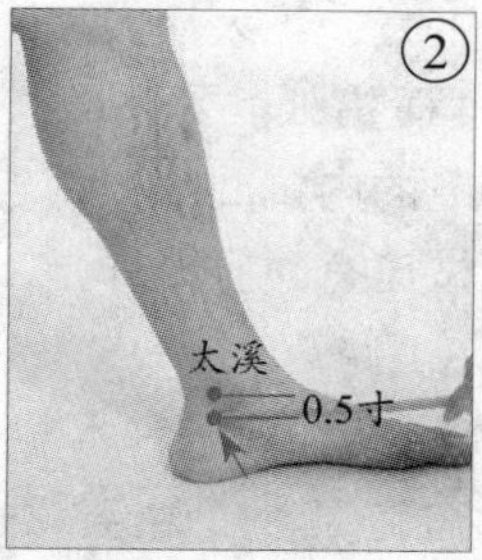

【功效主治】利水消肿，活血调经。主治癃闭，尿路感染，遗尿，便秘；月经不调，闭经，不孕症；咯血，气喘；心悸，痴呆；足跟痛。

【常用疗法】**刺法：**直刺0.3～0.5寸。

灸法：艾炷灸或温针灸3～5壮，艾条灸5～10分钟。

推拿：点按法、指推法。

【常用疗法】◆配太溪、神门，主治心悸。

◆配鱼际，主治咽喉肿痛。

特别说明

◆络穴。

◆针刺时，局部有酸胀感。

水泉

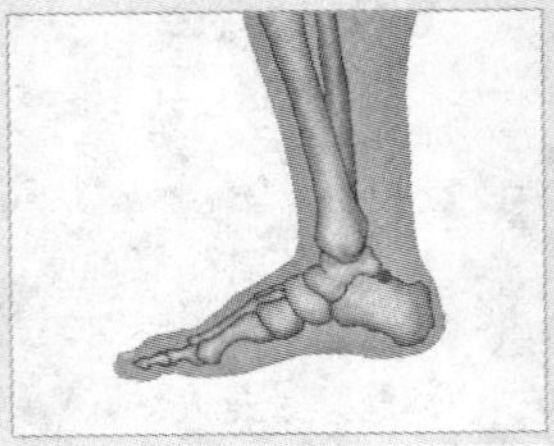

常用程度	国际编号
★	KI5

【穴名释义】本经为足少阴肾经之郄穴，肾属水脏，泉水多从郄出，故将经气深集之郄称为“水泉”。

【标准定位】在足内踝后下方，太溪直下1寸，跟骨结节内侧凹陷中。

【穴位速取】坐位，在足内侧，内踝后下方，于太溪穴下1横指处，跟骨结节的内侧凹陷中，按压有酸胀感即是（图①）。

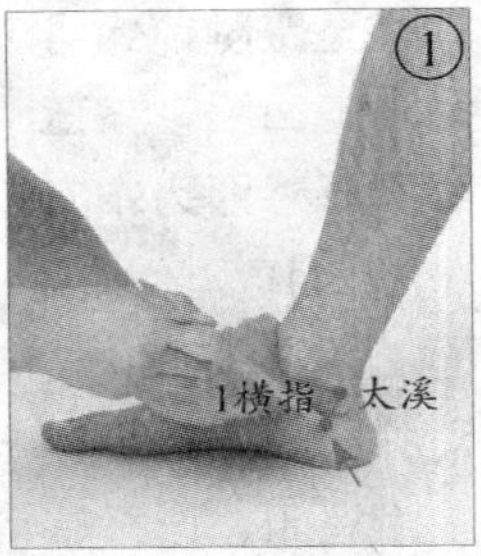

【功效主治】利水消肿，活血调经。主治月经不调，痛经，闭经，子宫脱垂，不孕症；阴挺；小便不利；近视；痛风，足跟痛。

【常用疗法】**刺法：**直刺0.3～0.5寸。

灸法：艾炷灸或温针灸3～5壮，艾条灸5～10分钟。

推拿：点按法、揉法、指推法、摩法。

【穴位配伍】◆配归来、三阴交，主治月经延迟。

◆配次髎、三阴交，主治痛经。

特别说明

◆郄穴。

◆针刺时，局部有酸胀感。

照海

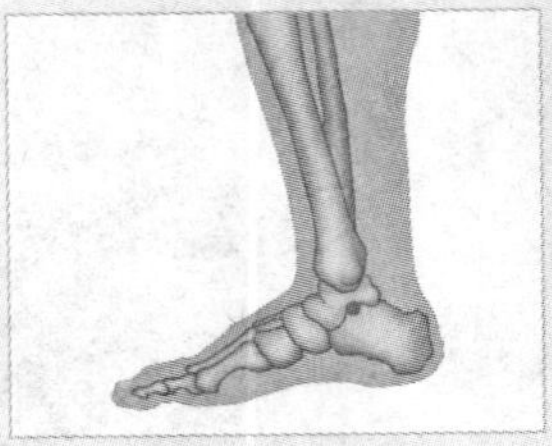

常用程度	国际编号
★★★	KI6

【穴名释义】照，光照；海，大海。此穴脉气明显，阔如大海，故名。

【标准定位】在足内侧，内踝尖下1寸，内踝下缘边际凹陷中。

【穴位速取】坐位或仰卧位，在足内侧由内踝尖垂直向下推，至其下缘凹陷处，按压有酸胀感即是（图②）。

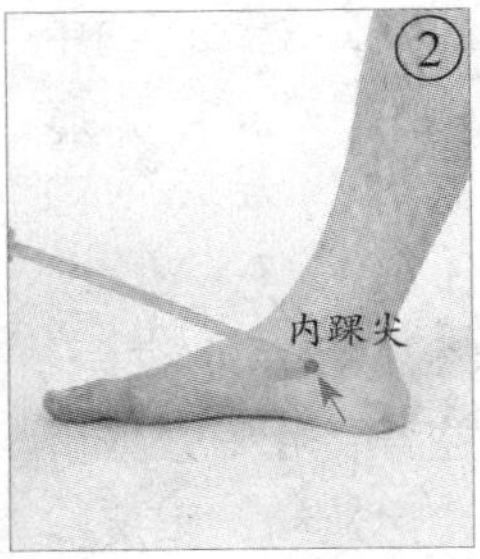

【功效主治】滋阴调经，熄风安神。主治咽喉干痛，便秘，癃闭；痛经，月经不调，白带增多，阴挺，阴痒；癫痫，失眠，神经衰弱；急性扁桃体炎。

【常用疗法】**刺法：**直刺0.5～0.8寸。

灸法：艾炷灸或温针灸3～5壮，艾条灸5～10分钟。

推拿：点按法、揉法、掐法。

【穴位配伍】◆配列缺、天突、廉泉，主治咽喉肿痛。

◆配神门、三阴交，主治失眠。

◆配中脘、足三里，主治腹痛。

特别说明

针刺时，局部有酸胀感，针感可扩散至整个踝部。

复溜

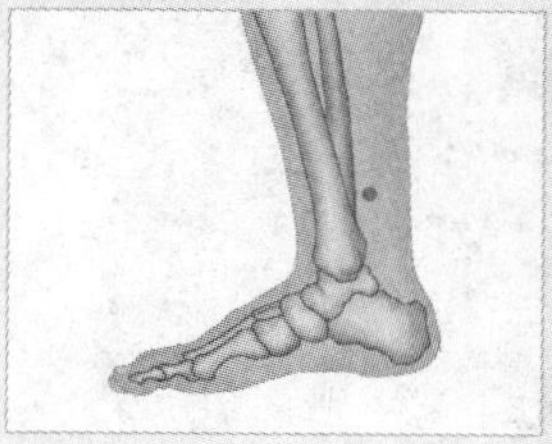

常用程度

★★★

国际编号

KI7

【穴名释义】复，返还；溜，流。穴居照海之上，在此指脉气至“海”入而复出并继续流注之意，故名。

【标准定位】在小腿内侧，太溪直上2寸，跟腱的前方。

【穴位速取】坐位或仰卧位，先取太溪穴，再向上量约2横指处，跟腱前缘处，按压有酸胀感，即为本穴（图①）。

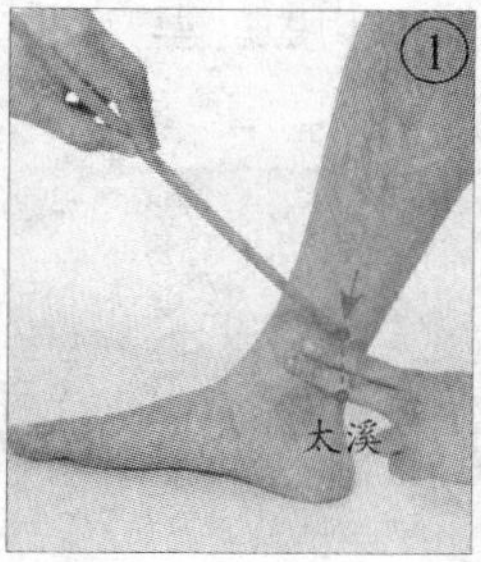

【功效主治】补肾益阴，温阳利水。主治水肿，腹胀，泄泻，癃闭；热病汗不出，或汗出不止，盗汗；下肢痿痹，腰肌劳损；痔疮。

【常用疗法】**刺法：**直刺0.8～1.0寸。

灸法：艾炷灸或温针灸3～5壮，艾条灸5～10分钟。

推拿：点按法、揉法、指推法。

【常用疗法】配后溪、阴郄，主治盗汗。

特别说明

◆经穴。

◆针刺时，局部酸胀，针感可传至整个踝部。

交信

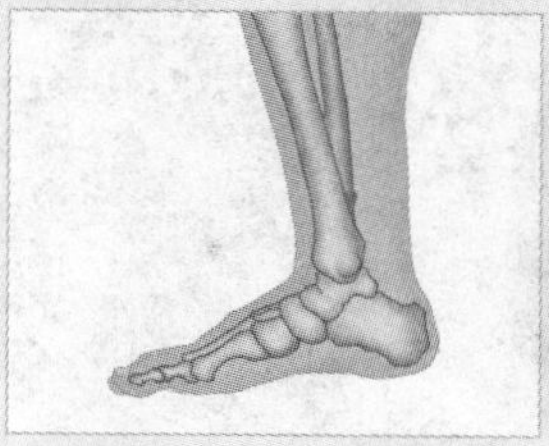

常用程度

★★★

国际编号

KI8

【穴名释义】交，交会；信，信用。古代以仁义礼智信五德配五行，信属土，本经脉气在本穴交会脾经，故名。

【标准定位】在小腿内侧，内踝尖上2寸，胫骨内侧缘后际凹陷中。

【穴位速取】坐位或仰卧位，由内踝尖向上量约2横指的凹陷处，按压有酸胀感（图②）。

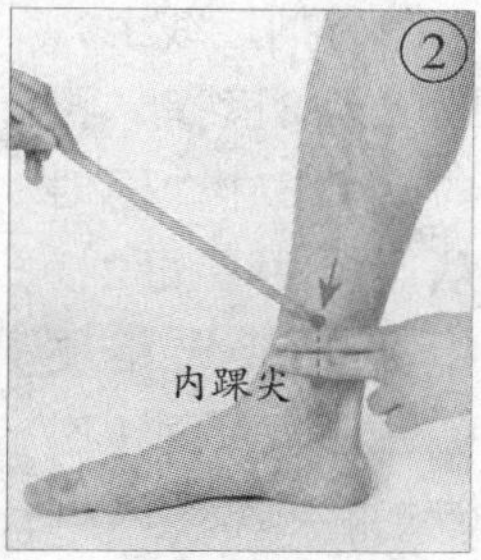

【功效主治】益肾调经，清热利尿。主治月经不调，功能失调性子宫出血，阴挺；疝气；痢疾，泄泻，便秘；尿潴留。

【常用疗法】**刺法：**直刺0.8～1.0寸。

灸法：艾炷灸或温针灸3～5壮，艾条灸5～10分钟。

推拿：点按法、揉法、指推法。

【常用疗法】◆配关元、三阴交，主治月经不调。

◆配太冲、血海、地机，主治功能失调性子宫出血。

◆配支沟、天枢、足三里，主治便秘、泄泻。

筑宾

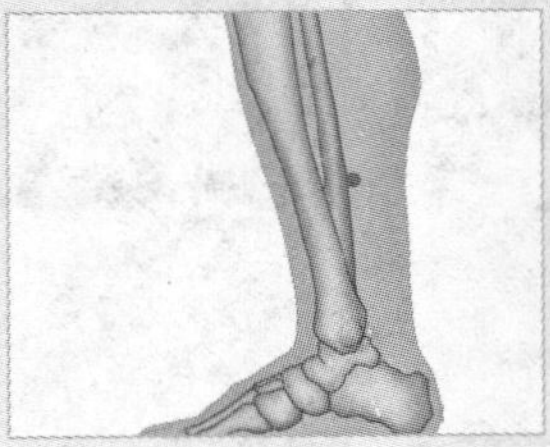

常用程度 ★★

国际编号 KI9

【穴名释义】筑，强健；宾，膝和小腿。穴在小腿内侧，使膝与小腿强健之意，故名。

【标准定位】在小腿内侧，太溪直上5寸，腓肠肌肌腹的内下方。

【穴位速取】坐位垂足或仰卧位，在太溪与阴谷的连线上，向上量3横指，再向上量3寸，同时从胫骨由后量2横指处，两者相交处，即为本穴（图①）。

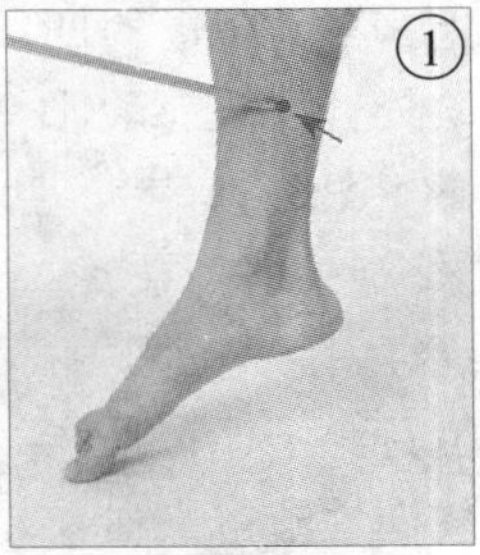

【功效主治】调补肝肾，清热利湿。主治癫狂，精神病，失眠；疝气；小腿疼痛，腓肠肌痉挛；神经性呕吐。

【常用疗法】**刺法：**直刺0.5～0.8寸。

灸法：艾炷灸或温针灸3～5壮，艾条灸5～10分钟。

推拿：点按法、揉法、指推法。

【穴位配伍】◆配肾俞、关元，主治水肿。

◆配大敦、归来，主治疝气。

◆配大椎、间使，主治癫痫。

特别说明

阴维脉郄穴。

阴谷

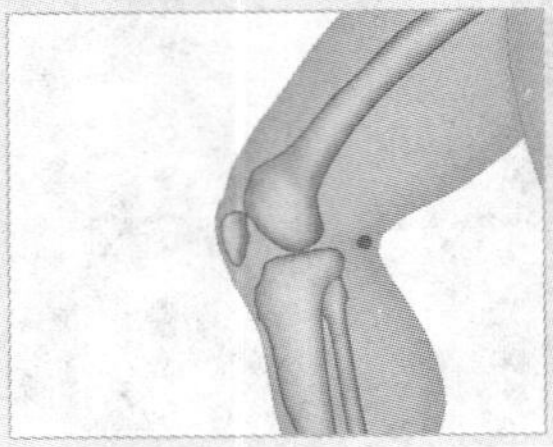

常用程度 ★

国际编号 KI10

【穴名释义】阴，阴阳之阴；谷，山谷。穴在膝关节内侧，局部凹陷如谷，故名。

【标准定位】在腘窝内侧，腘横纹上，半腱肌腱与半膜肌腱之间。

【穴位速取】俯卧位，微屈膝，从膝内高骨向后缘推，在腘横纹内侧端可触及两条筋（半腱肌腱与半膜肌腱），两筋之间可触及一凹陷，即是本穴（图②）。

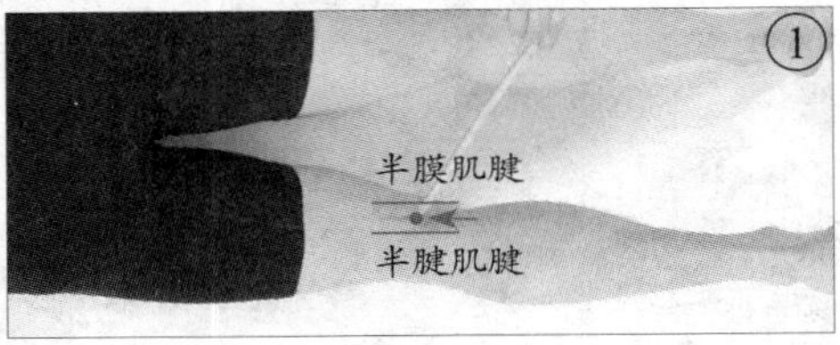

【功效主治】益肾调经，理气止痛。主治阳痿，遗精，疝气；月经不调，白带增多，功能失调性子宫出血；小便不利；颈项痛；胃炎，肠炎；癫痫。

【常用疗法】**刺法：**直刺0.8～1.2寸。

灸法：艾炷灸或温针灸3～5壮，艾条灸5～10分钟。

推拿：点按法、揉法、指推法。

【穴位配伍】◆配照海、中极，主治癃闭。

◆配大赫、命门，主治阳痿、早泄。

◆配颈四针、大杼、颈百劳，主治颈项痛。

特别说明

针刺时，局部有酸胀感，麻电感可传至腘窝及足部。

横骨

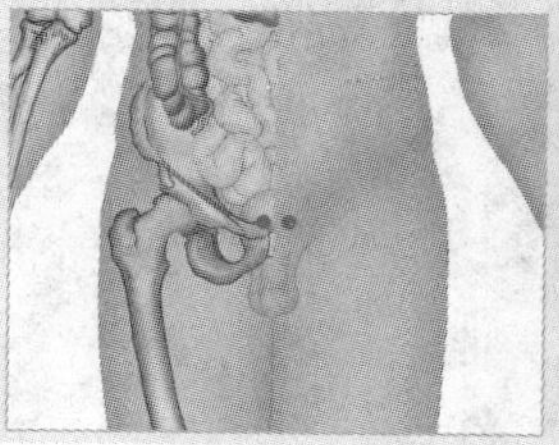

常用程度
★
国际编号
KI11

【穴名释义】横，指此处穴位内的物质为横向移动的风气；骨，指穴位内的物质富含骨所主的水液。本穴是肾经下部经脉气血上行所能达到的最高点，故名。

【标准定位】在下腹部，脐中下5寸，前正中线旁开0.5寸。

【穴位速取】仰卧位，在腹白线与耻骨联合上缘水平线的交点处或脐中下5寸，旁开0.5寸处，按压有酸胀感（图①）。

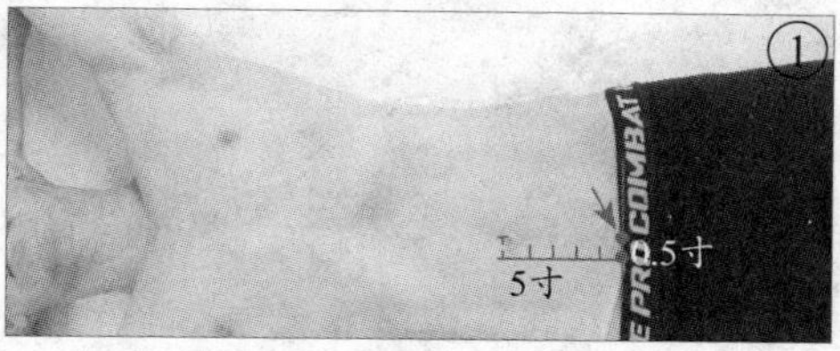

【功效主治】理气健脾，清热调经。主治腹痛，腹胀，泄泻，痢疾；水肿；月经不调，白带增多，痛经，不孕症；遗精，遗尿，疝气；角膜白斑。

【常用疗法】**刺法：**直刺0.8～1.2寸。

灸法：艾炷灸或温针灸3～5壮，艾条灸5～10分钟。

推拿：点按法、揉法、指推法、摩法。

【穴位配伍】◆配中极、三阴交，主治癃闭。

◆配关元、大赫，主治阳痿、遗精、月经不调等。

大赫

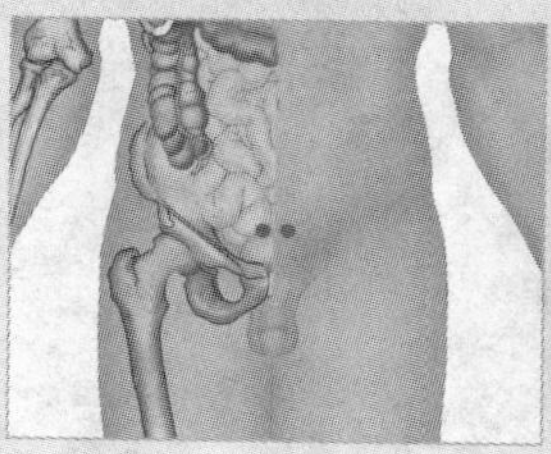

常用程度
★★★
国际编号
KI12

【穴名释义】大，大小之大；赫，盛大。本穴位于下焦元气充盛之处，故名。

【标准定位】在下腹部，脐中下4寸，前正中线旁开0.5寸。

【穴位速取】仰卧位，在腹白线与耻骨联合上缘水平线的交点处，旁开0.5寸处（半横指），再向上量1横指（拇指）处（图②）。

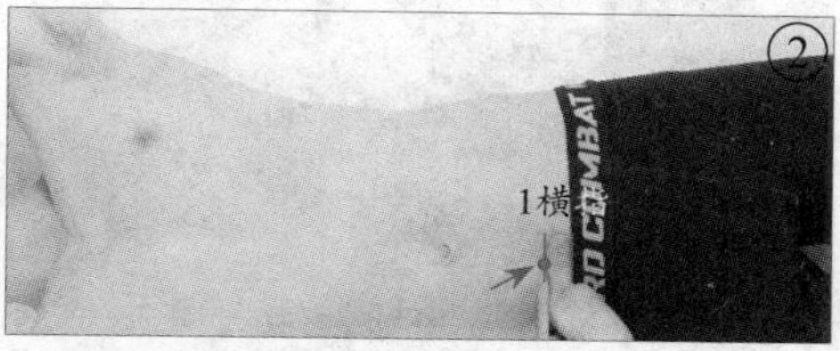

【功效主治】益肾助阳，调经止带。主治遗精，早泄，阳痿；阴挺，白带增多；月经不调，痛经，不孕症；痢疾，急性胃肠炎。

【常用疗法】**刺法：**直刺0.8～1.2寸。

灸法：艾炷灸或温针灸3～5壮，艾条灸5～10分钟。

推拿：点按法、揉法、掌推法、摩法。

【穴位配伍】◆配带脉、大敦、中极，主治阳痿、遗精。

◆配命门、志室、关元，主治男科病。

◆配中极、关元、三阴穴，主治不孕症。

气穴

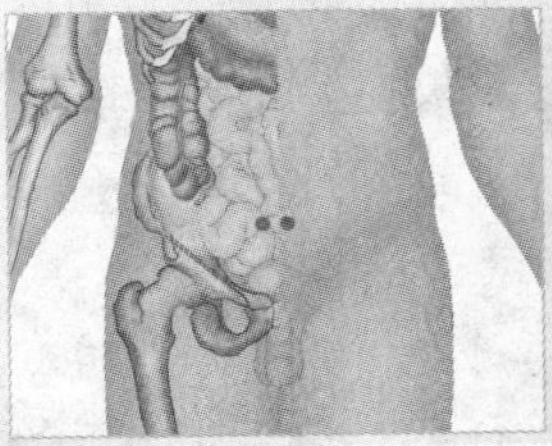

常用程度
★
国际编号
KI13

【穴名释义】气，肾气；穴，土室。此穴为肾气藏聚之室，且肾主纳气，故名。

【标准定位】在下腹部，脐中下3寸，前正中线旁开0.5寸。

【穴位速取】仰卧位，从肚脐向下量4横指，再自前正中线旁开量半横指，按压有酸胀感处，即为此穴（图①）。

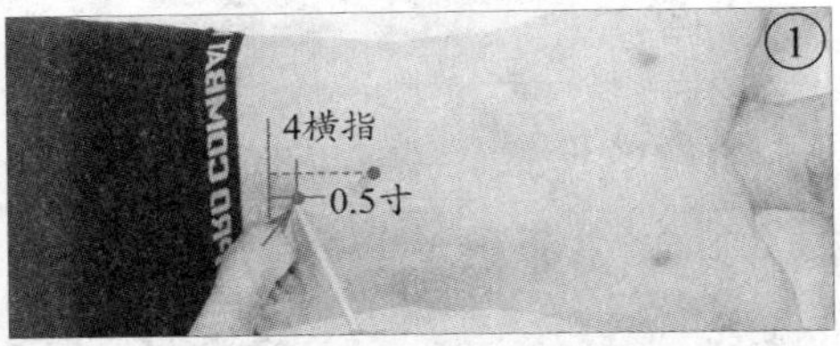

【功效主治】调理冲任，温肾暖胞。主治月经不调，白带增多；小便不利；泄泻，痢疾，急性肠胃炎；遗精，阳痿；腰痛；角膜炎。

【常用疗法】**刺法：**直刺0.8～1.2寸。

灸法：艾炷灸或温针灸3～5壮，艾条灸5～10分钟。

推拿：点按法、揉法、指推法、摩法。

【穴位配伍】◆配天枢、大肠俞、公孙，主治消化不良。

◆配气海、三阴交、血海，主治月经不调。

特别说明

◆足少阴、冲脉交会穴。

◆针刺前宜排空小便；针刺时，局部有酸胀感，针感可传至小腹部。

四满

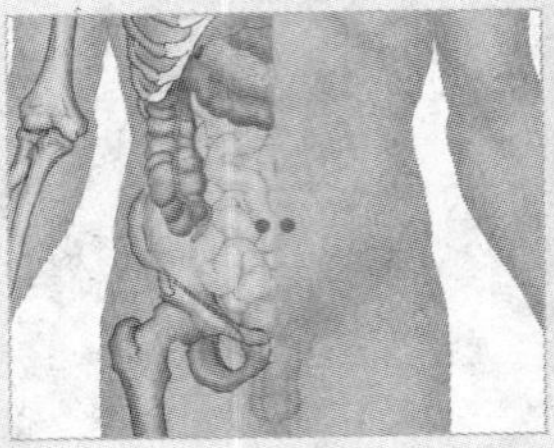

常用程度
★
国际编号
KI14

【穴名释义】四，序号；满，溢满。此穴为膀胱水液储蓄溢满之处，又主胀满之病，故名。

【标准定位】在下腹部，脐中下2寸，前正中线旁开0.5寸。

【穴位速取】仰卧位，从肚脐向下量3横指，再自前正中线旁开量半横指，按压有酸胀感处即为此穴（图②）。

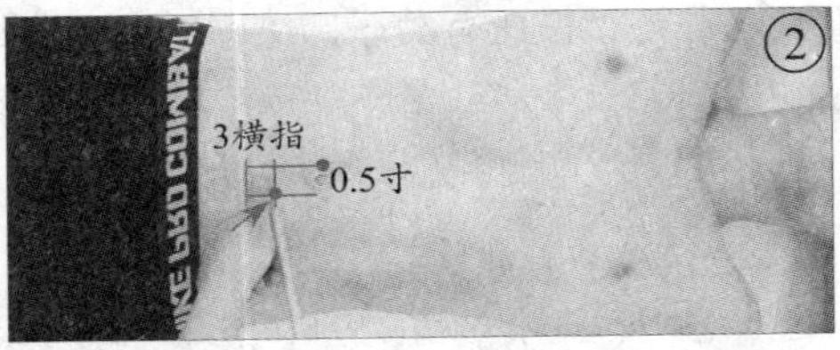

【功效主治】理气健脾，清热调经。主治腹痛，腹胀，泄泻，痢疾；水肿；月经不调，白带增多，痛经，不孕症；遗精，遗尿；疝气；角膜白斑。

【常用疗法】**刺法：**直刺0.8～1.2寸。

灸法：艾炷灸或温针灸3～5壮，艾条灸5～10分钟。

推拿：点按法、揉法、指推法。

【穴位配伍】◆配气海、大敦，主治疝气。

◆配三阴交、血海，主治月经不调。

特别说明

针刺前宜排空小便；针刺时，局部有酸胀感。

中注

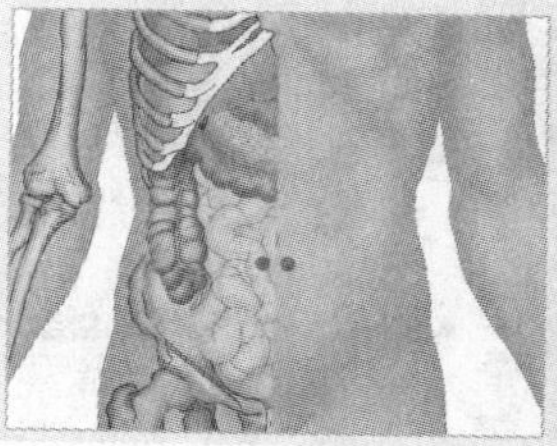

常用程度 ★

国际编号 KI15

【穴名释义】中，中间；注，灌注。穴位冲脉、足少阴之会，足少阴脉气由此经冲脉进入胞中，故名。

【标准定位】在下腹部，脐中下1寸，前正中线旁开0.5寸。

【穴位速取】仰卧位，在腹白线与肚脐水平线的交点处，旁开0.5寸处（半横指），再向下量1横指（拇指）处，按压有酸胀感即是（图①）。

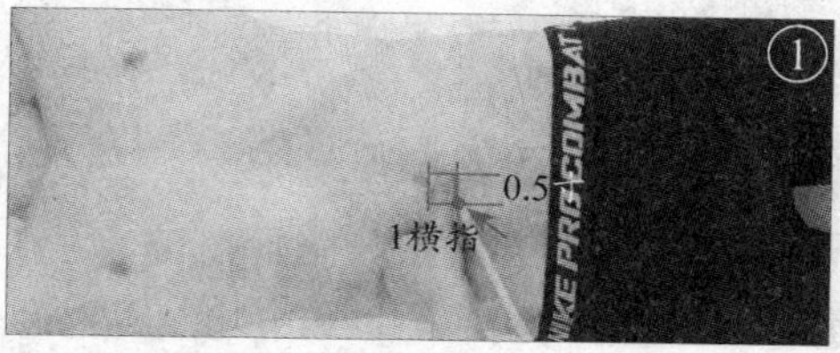

【功效主治】通便止泻，行气调经。主治月经不调，痛经；腹痛，便秘，泄泻，痢疾；结膜炎，角膜炎。

【常用疗法】**刺法：**直刺0.8～1.2寸。

灸法：艾炷灸或温针灸3～5壮，艾条灸5～10分钟。

推拿：点按法、揉法、指推法、摩法。

【穴位配伍】配三阴交、中极，主治月经不调。

特别说明

◆足少阴、冲脉交会穴。

◆孕妇禁针。

肓俞

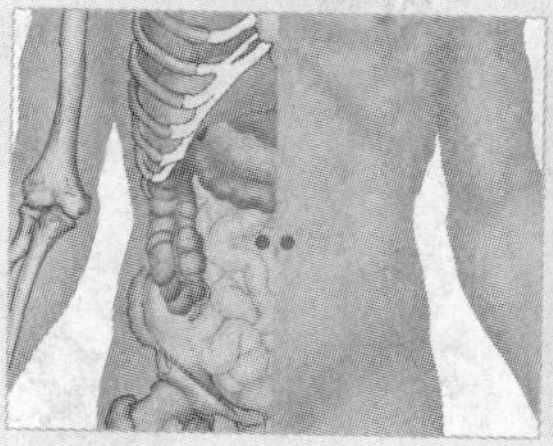

常用程度 ★

国际编号 KI16

【穴名释义】肓，肓膜；俞，通“输”，输注。穴位于大腹与少腹之间，内应肓膜，故名。

【标准定位】在下腹部，脐中旁开0.5寸，腹直肌内侧缘处。

【穴位速取】仰卧位，在腹白线与肚脐水平线的交点处，旁开0.5寸处（半横指），在腹直肌内侧缘，按压有酸胀感即是（图②）。

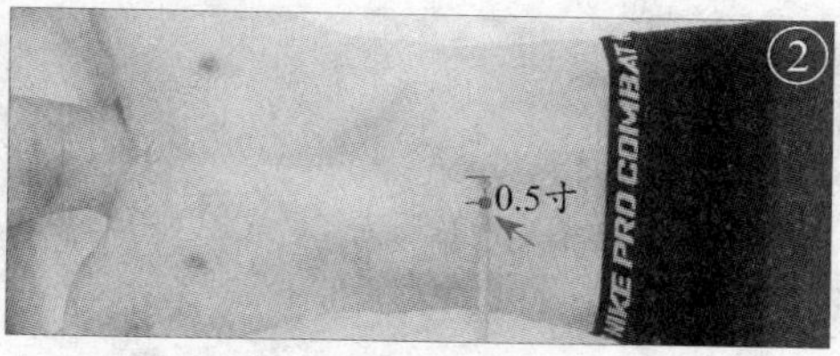

【功效主治】通便止泻，理气止痛。主治腹痛，腹胀，呕吐，习惯性便秘，泄泻，痢疾；膀胱炎，尿道炎，疝气；月经不调；腰痛。

【常用疗法】**刺法：**直刺0.8～1.2寸。

灸法：艾炷灸或温针灸3～5壮，艾条灸5～10分钟。

推拿：点按法、揉法、指推法。

【穴位配伍】◆配天枢、足三里、大肠俞，主治习惯性便秘、泄泻。

◆配中脘、足三里、内关、公孙，主治胃痛。

商曲

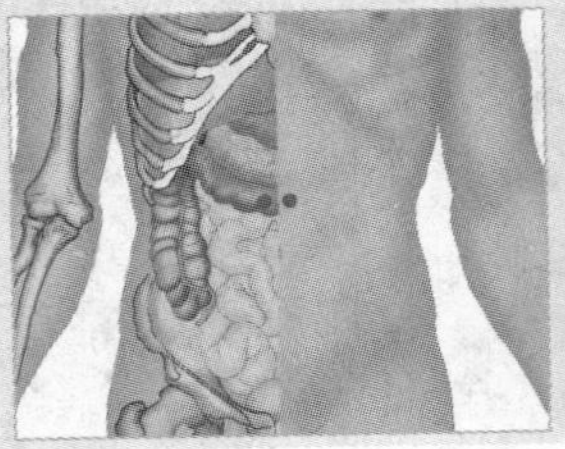

常用程度 ★

国际编号 KI17

【穴名释义】商，五音之一，属金，对应大肠；曲，弯曲。本穴内应大肠横曲之处，故名。

【标准定位】在上腹部，脐中上2寸，前正中线旁开0.5寸。

【穴位速取】仰卧位，在腹白线与肚脐水平线的交点处，旁开0.5寸处（半横指），再向上量约2横指处，按压有酸胀感（图①）。

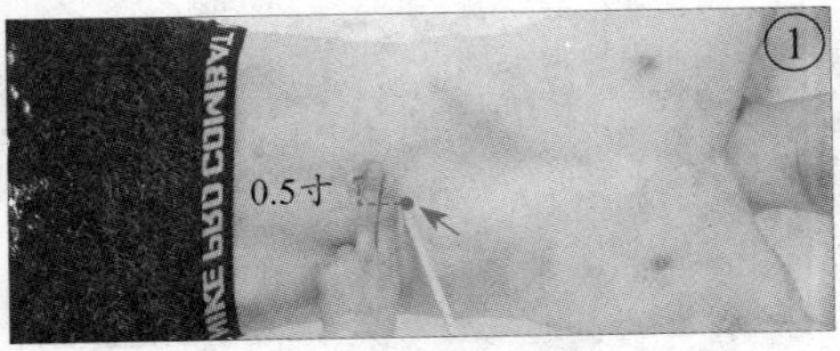

【功效主治】健脾和胃，消积止痛。主治腹痛，泄泻，便秘，痢疾；胃炎，胃下垂，消化不良。

【常用疗法】**刺法：**直刺0.5~0.8寸。

灸法：艾炷灸或温针灸3~5壮，艾条灸5~10分钟。

推拿：点按法、揉法、指推法、摩法。

【穴位配伍】配中脘、大横，主治腹痛、腹胀。

特别说明

◆足少阴、冲脉交会穴。

◆针刺时，局部有酸胀感，可传至上腹部。

石关

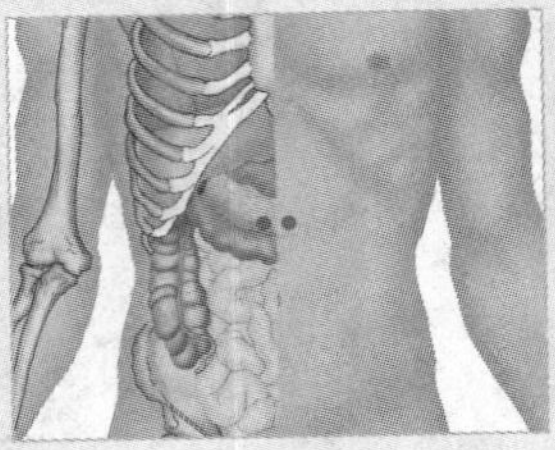

常用程度 ★★

国际编号 KI18

【穴名释义】石，坚满；关，关要。穴近胃脘，与饮食有关，可攻坚消满，故名。

【标准定位】在上腹部，脐中上3寸，前正中线旁开0.5寸。

【穴位速取】仰卧位，在腹白线与肚脐水平线的交点处，旁开0.5寸处（半横指），再向上量4横指（即3寸）处，按压有酸胀感即是（图②）。

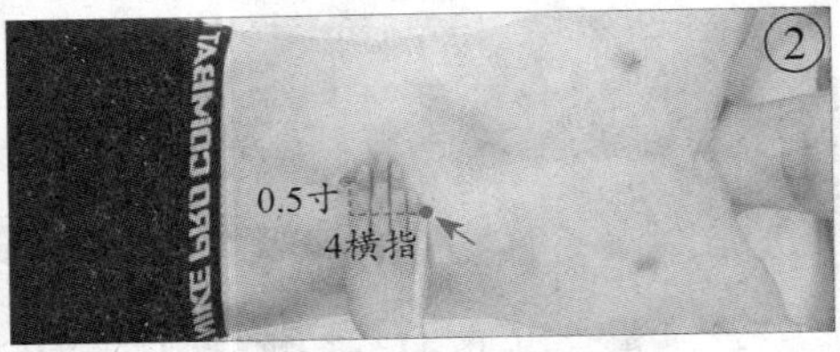

【功效主治】滋阴清热，和中化湿。主治呕吐，腹痛，便秘；月经不调，痛经，不孕症，妇人子脏中有恶血，产后腹痛；尿路感染。

【常用疗法】**刺法：**直刺0.5~0.8寸。

灸法：艾炷灸3~5壮，艾条灸5~10分钟。

推拿：点按法、揉法、指推法。

【穴位配伍】◆配中脘、内关，主治胃痛、呕吐。

◆配三阴交、阴交、肾俞，主治先兆流产、不孕症。

特别说明

◆足少阴、冲脉交会穴。

◆针刺时，局部有酸胀感。

阴都

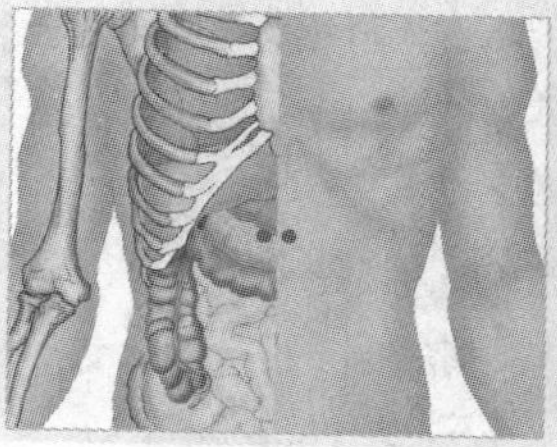

常用程度 ★★

国际编号 KI19

【穴名释义】阴，阴阳之阴，腹部；都，汇聚。足少阴与冲脉之会，故名。

【标准定位】在上腹部，脐中上4寸，前正中线旁开0.5寸。

【穴位速取】仰卧位，在胸剑联合中点与肚脐连线的中点，从前正中线再旁开0.5寸处（半横指），按压有酸胀感（图①）。

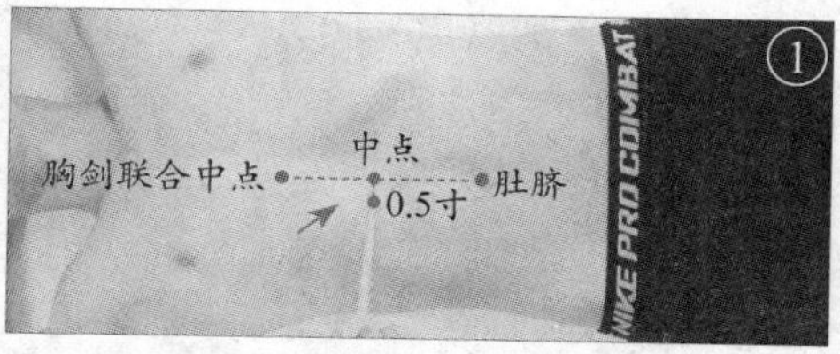

【功效主治】调理肠胃，宽胸降逆。主治腹痛，便秘；胃痛，呕吐，胃肠炎；支气管炎，肺气肿；不孕；疟疾；结膜炎。

【常用疗法】**刺法：**直刺1.0～1.5寸。

灸法：艾炷灸或温针灸3～5壮，艾条灸5～10分钟。

推拿：点按法、揉法、指推法、摩法。

【穴位配伍】◆配巨阙，主治胸中烦满。

◆配足三里、四缝，主治小儿疳积。

特别说明

◆足少阴经、冲脉交会穴。

◆不可深刺，以免伤及胃。

腹通谷

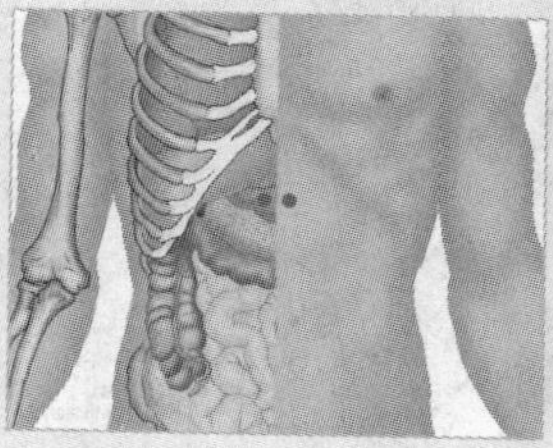

常用程度 ★

国际编号 KI20

【穴名释义】腹，腹部；通，通过；谷，水谷。穴在腹部，为水谷通行之道，故名。

【标准定位】在上腹部，脐中上5寸，前正中线旁开0.5寸。

【穴位速取】仰卧位，从胸剑联合中点与肚脐连线的中点直上量1横指（拇指）处，旁开0.5寸处（半横指），按压有酸胀感（图②）。

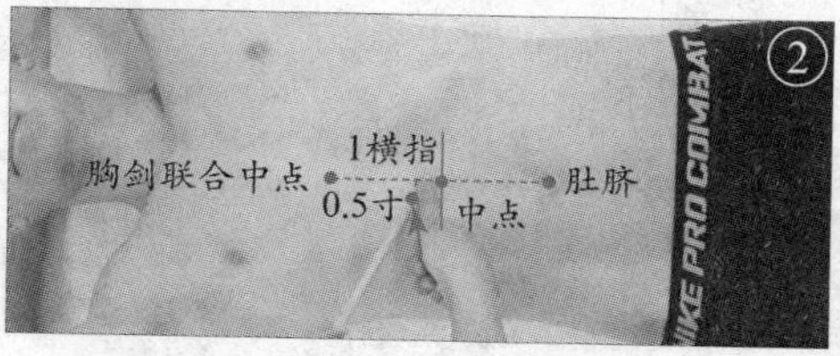

【功效主治】清心益肾，降逆止呕。主治急慢性胃炎，消化不良；腹胀，腹痛，呕吐；咳嗽，气喘；癫痫；暴喑。

【常用疗法】**刺法：**直刺0.5～0.8寸。

灸法：艾炷灸或温针灸3～5壮，艾条灸5～10分钟。

推拿：点按法、揉法、指推法。

【穴位配伍】◆配内关、中脘，主治胃气逆。

◆配申脉、照海，主治癫痫、惊悸。

特别说明

◆足少阴经、冲脉交会穴。

◆不可深刺，以免伤及肝胃。

幽门

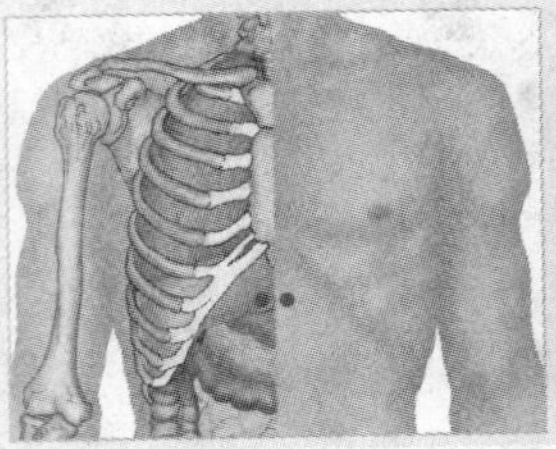

常用程度

★

国际编号

KI21

【穴名释义】幽，幽隐；门，门户。穴近胃之下口幽门而与之相关，故名。

【标准定位】在上腹部，脐中上6寸，前正中线旁开0.5寸。

【穴位速取】仰卧位，从胸剑联合中点与肚脐连线的中点向上量约2横指，再从前正中线旁开0.5寸处（半横指），按压有酸胀感，即为本穴（图①）。

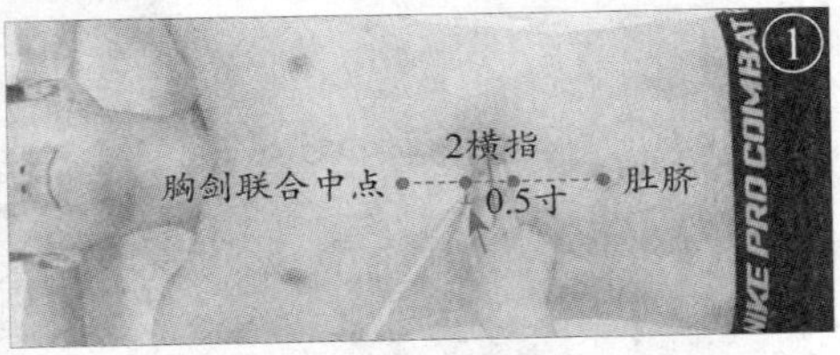

【功效主治】健脾和胃，降逆止呕。主治腹痛，腹胀，呕吐，泄泻，痢疾；乳腺炎，乳汁缺少，妊娠呕吐；肋间神经痛。

【常用疗法】**刺法：**直刺0.5～0.8寸。

灸法：艾炷灸或温针灸3～5壮，艾条灸5～10分钟。

推拿：点按法、揉法、指推法、摩法。

【穴位配伍】◆配玉堂，可治疗烦心，呕吐。

◆配中脘、建里，主治腹胀、肠鸣。

特别说明

◆勿向上深刺，以免刺伤肝脏。

◆针刺时，局部有酸胀感，可传至上腹部。

步廊

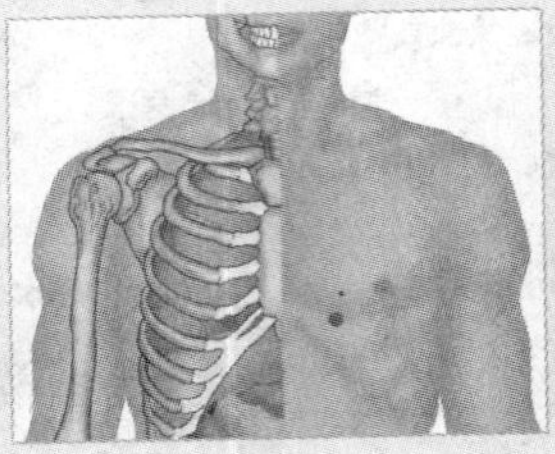

常用程度

★

国际编号

KI22

【穴名释义】步，慢行；廊，指绕回。肾经脉气至此，慢步绕回，犹如进入胸之廊庑，故名。

【标准定位】在胸部，第五肋间隙，前正中线旁开2寸。

【穴位速取】仰卧位，在平乳头的肋间隙（第四肋间隙）中，再向下数1个肋骨间隙，于胸骨中线与锁骨中线连线的中点处，按压有酸胀感（图②）。

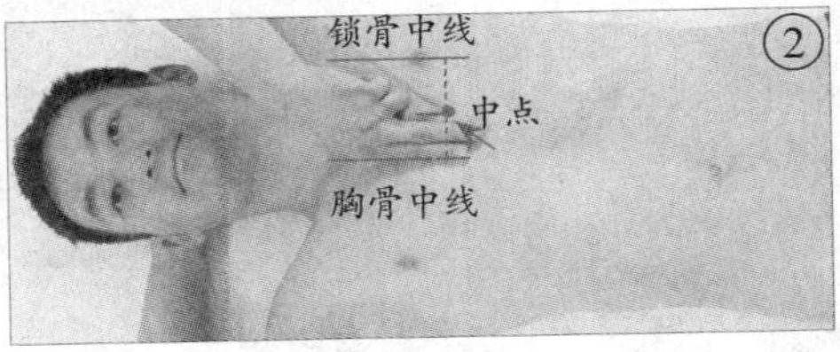

【功效主治】宽胸理气，止咳平喘。主治胸膜炎；支气管炎，鼻炎，哮喘；肋间神经痛；腹直肌痉挛；急性乳腺炎。

【常用疗法】**刺法：**斜刺或者平刺0.5～0.8寸。

灸法：艾炷灸或温针灸3～5壮，艾条灸5～10分钟。

推拿：点按法、揉法。

【穴位配伍】◆配膈俞、郄门，主治胸满、胁痛。

◆配肺俞，主治咳嗽、气喘。

◆配心俞、内关，主治心悸、怔忡、胸痛。

神封

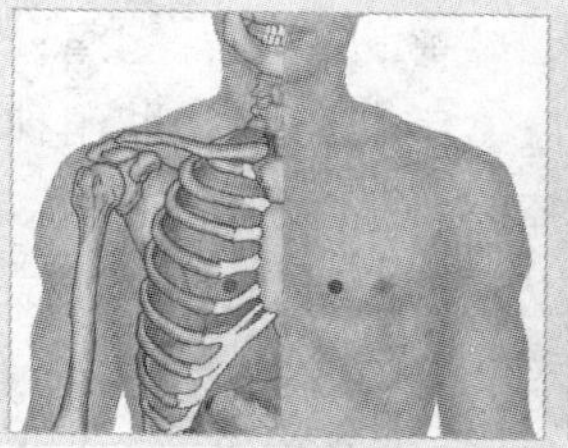

常用程度 ★

国际编号 KI23

【穴名释义】神，神明；封，范围。穴临心脏，地处心脏所居之封界，又心主神明，故名。

【标准定位】在胸部，第四肋间隙，前正中线旁开2寸。

【穴位速取】仰卧位，在平乳头的肋间隙（第四肋间隙）中，于胸骨中线与锁骨中线连线的中点处，按压有酸胀感即是（图①）。

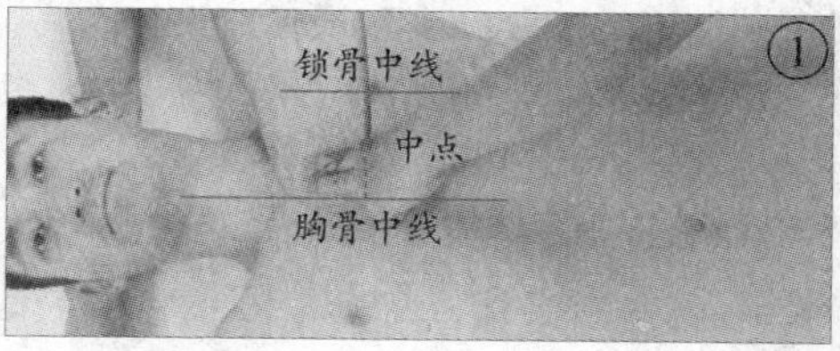

【功效主治】通乳消痈，降逆平喘。主治咳嗽，气喘，胸胁胀满；乳腺炎；心动过速；肋间神经痛；腹直肌痉挛。

【常用疗法】**刺法：**斜刺或者平刺0.5～0.8寸。

灸法：艾炷灸或温针灸3～5壮，艾条灸5～10分钟。

推拿：点按法、揉法。

【穴位配伍】◆阳陵泉、支沟，主治胸胁胀痛。

◆配天突、列缺，主治哮喘。

◆配心俞、神门，主治失眠。

灵墟

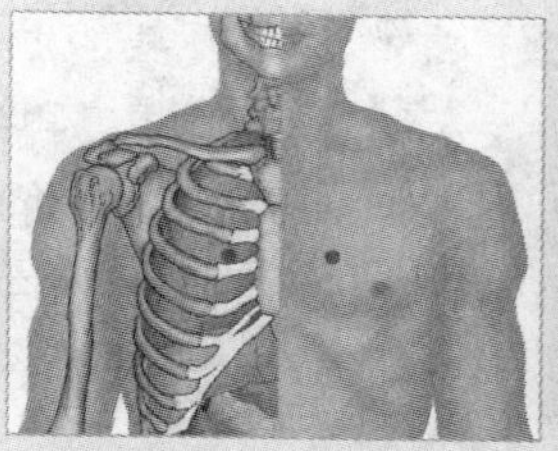

常用程度 ★

国际编号 KI24

【穴名释义】灵，神明；墟，墟址。穴在心旁，因心藏神，故为神灵之墟址。

【标准定位】在胸部，第三肋间隙，前正中线旁开2寸。

【穴位速取】仰卧位，在平乳头的肋间隙（第四肋间隙），再向上数1个肋骨间隙（第三肋间隙），于胸骨中线与锁骨中线连线的中点处，按压有酸胀感，即为本穴（图②）。

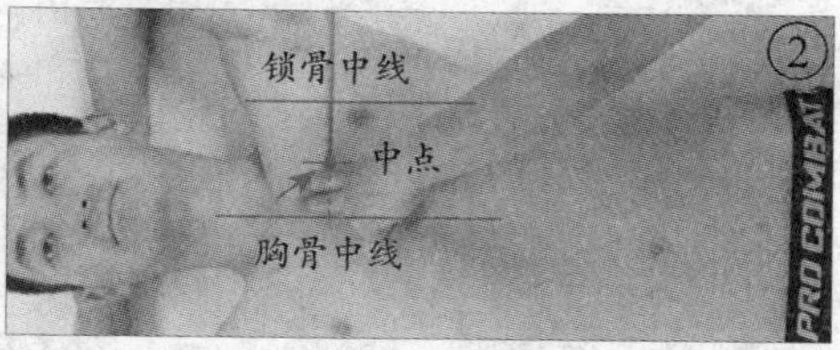

【功效主治】宽胸理气，清热降逆。主治咳嗽，气喘；鼻炎，嗅觉减退；胸胁胀满；乳腺炎；肋间神经痛。

【常用疗法】**刺法：**斜刺或者平刺0.5～0.8寸。

灸法：艾炷灸或温针灸3～5壮，艾条灸5～10分钟。

推拿：点按法、揉法。

【穴位配伍】配足三里、中脘、内关，主治呕吐、纳呆。

特别说明

◆不宜深刺，以免刺伤心、肺。

◆针刺时，局部有酸胀感。

神藏

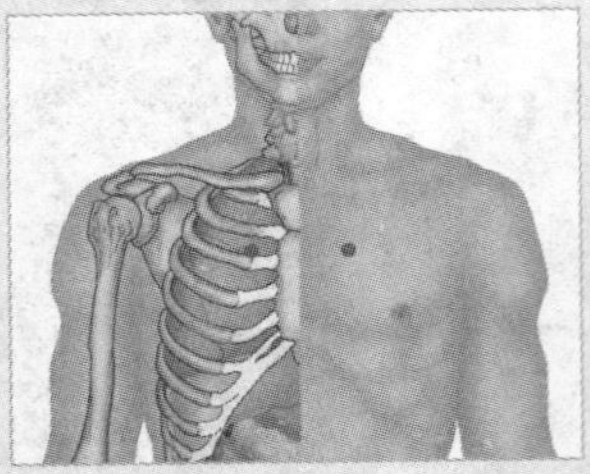

常用程度 ★★

国际编号 KI25

【标准定位】位于胸部，第二肋间隙，前正中线旁开2寸。

【穴位速取】仰卧位，在平乳头的肋间隙（第四肋间隙），再向上数2个肋间隙（第二肋间隙），于胸骨中线与锁骨中线连线的中点处，按压有酸胀感（图①）。

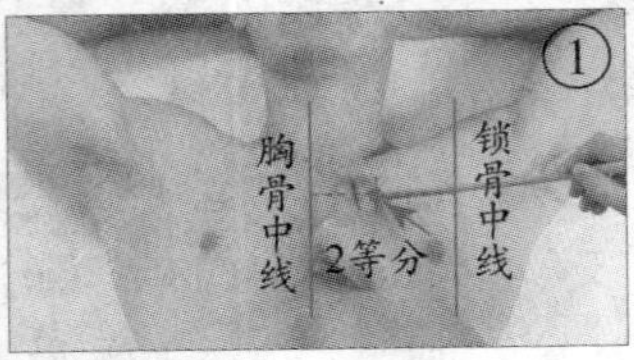

【功效主治】止咳平喘，宽胸理气。主治上呼吸道感染，咳嗽，气喘；胸痛；呕吐，消化不良；肋间神经痛。

【常用疗法】**刺法：**斜刺或平刺0.5～0.8寸。

灸法：艾炷灸或温针灸3～5壮，艾条灸5～10分钟。

推拿：点按法。

彧中

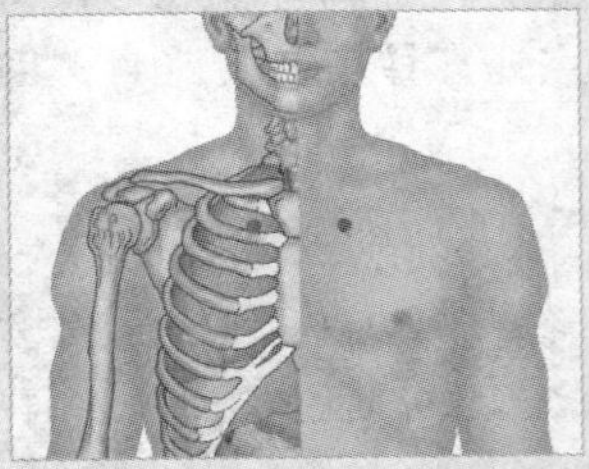

常用程度 ★

国际编号 KI26

【标准定位】位于胸部，第一肋间隙，前正中线旁开2寸处。

【穴位速取】仰卧位，在平乳头的肋间隙（第四肋间隙），再向上数3个肋间隙（第一肋间隙），于胸骨中线与锁骨中线连线的中点处，按压有酸胀感（图②）。

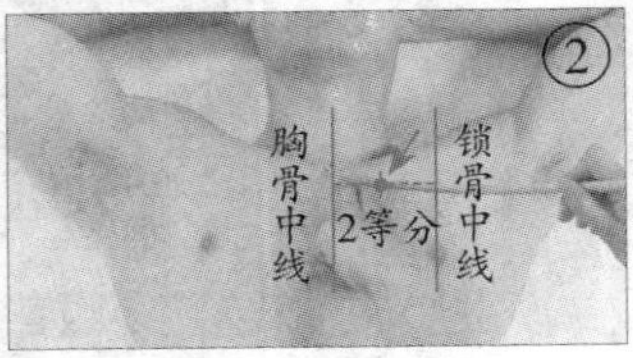

【功效主治】止咳平喘，降逆止呕。主治支气管炎，咳嗽，气喘；胸痛；呕吐，消化不良；肋间神经痛；乳腺炎。

【常用疗法】**刺法：**斜刺或平刺0.5～0.8寸。

灸法：艾炷灸或温针灸3～5壮，艾条灸5～10分钟。

推拿：点按法、揉法。

俞府

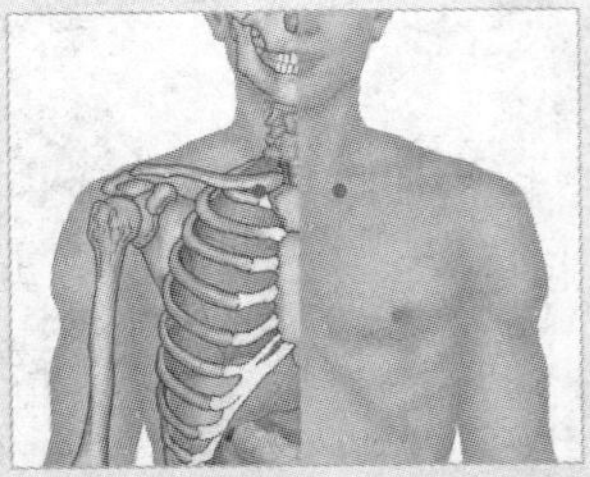

常用程度 ★

国际编号 KI27

【标准定位】位于胸部，锁骨下缘，前正中线旁开2寸处。

【穴位速取】仰卧位，在锁骨下可触及一凹陷，于胸骨中线与锁骨中线连线的中点处（图③）。

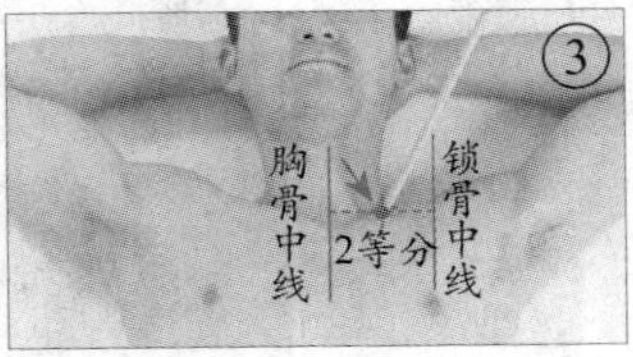

【功效主治】止咳平喘，理气降逆。主治咳嗽，气喘，咽炎，胸痛；神经性呕吐；心律不齐，房颤。

【常用疗法】**刺法：**横刺0.3～0.5寸。

灸法：艾炷灸或温针灸3～5壮，艾条灸5～10分钟。

推拿：点按法、揉法。

第十一章

手厥阴心包经

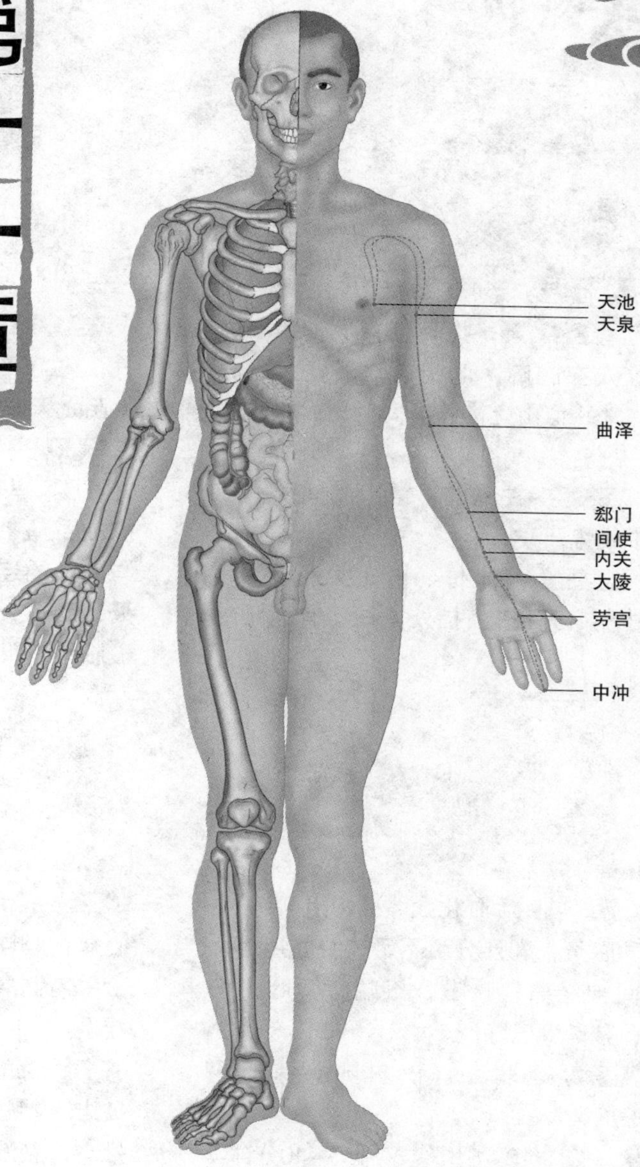

本经腧穴主治心、胸、胃、神志病及经脉循行部位的其他病症，如心痛、胸闷、心动过速、心烦、癫狂、精神分裂症、腋窝淋巴结肿大、肘臂挛痛、掌心发热等。

天池

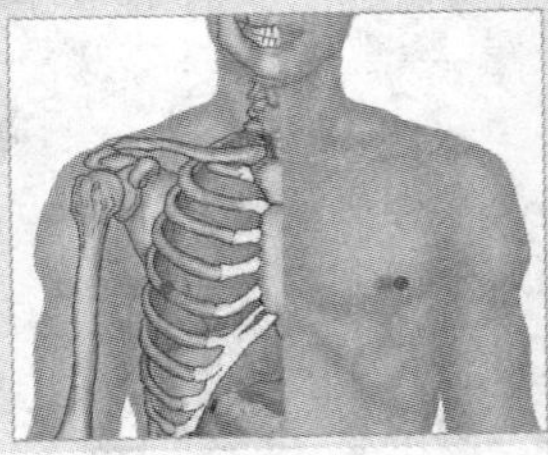

常用程度 ★

国际编号 PC1

【穴名释义】天，指高位；池，即水聚处。穴在胸廓、肋间肉陷处，穴当乳旁，乳峰似山之巅，有乳涌出，状若天池，故名。

【标准定位】在胸部，第四肋间隙，前正中线旁开5寸。

【穴位速取】侧坐位，自乳头沿水平线向外侧旁开量1横指处，按压有酸胀感（图①）。

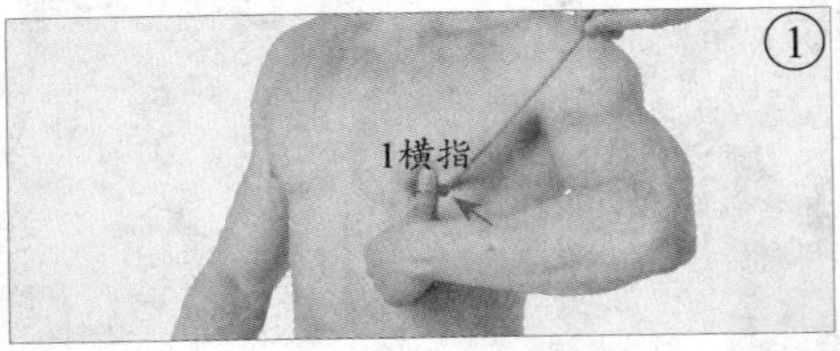

【功效主治】活血化瘀，止咳平喘。主治乳腺炎，乳汁分泌不足；胁肋疼痛，肋间神经痛；咳嗽，气喘，呕吐，胸闷；腋窝淋巴腺炎。

【常用疗法】**刺法：**向外斜刺或平刺0.3～0.8寸。

灸法：艾炷灸3～5壮，艾条灸5～10分钟。

推拿：点按法、揉法、指推法。

【穴位配伍】◆配乳中、三阴交，主治乳腺炎。

◆配内关、合谷，主治心绞痛。

◆配委阳、极泉，主治腋肿。

天泉

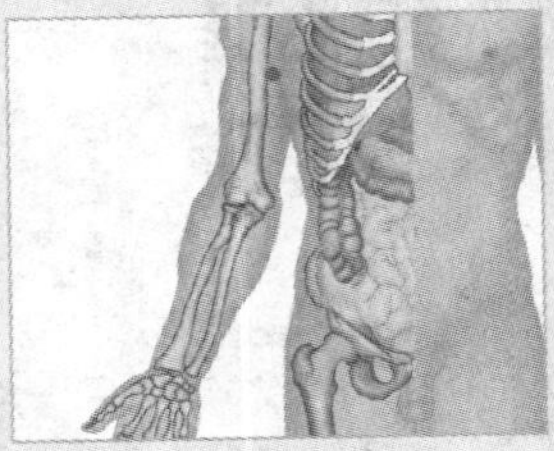

常用程度 ★

国际编号 PC2

【穴名释义】上部为天，本穴上承天池之气，位于上臂，接近手少阴之极泉及手太阴之天府，故名。

【标准定位】在臂内侧，于腋前纹头下2寸，肱二头肌的长、短头之间。

【穴位速取】伸臂仰掌，在腋前皱襞上端与曲泽的连线上，腋前皱襞向下量2寸处，肱二头肌的长、短头之间，按压有酸胀感，即为本穴（图②）。

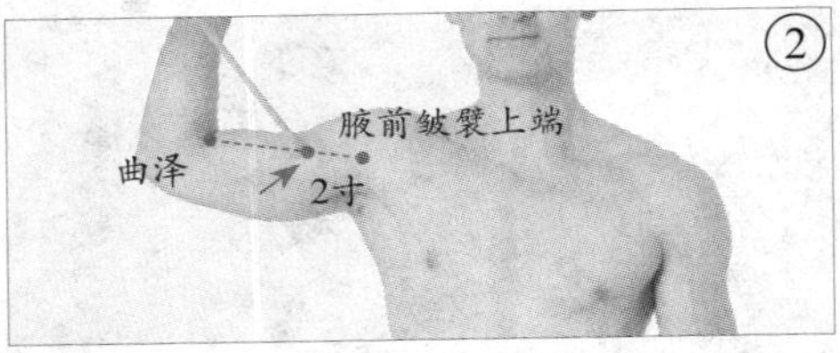

【功效主治】活血理气，通脉止痛。主治心痛，心悸，咳嗽，胸胁胀痛，胸背及上臂内侧痛，肋间神经痛；臂痛；视力减退。

【常用疗法】**刺法：**直刺0.5～0.8寸。

灸法：艾炷灸3～5壮，艾条灸5～10分钟。

推拿：点按法、揉法、指推法。

【穴位配伍】◆配内关、公孙、膻中，主治心悸、心痛。

◆配曲池，主治肘臂挛痛。

◆配期门，主治胸胁胀满。

◆配中府、天突，主治胸满咳逆。

曲泽

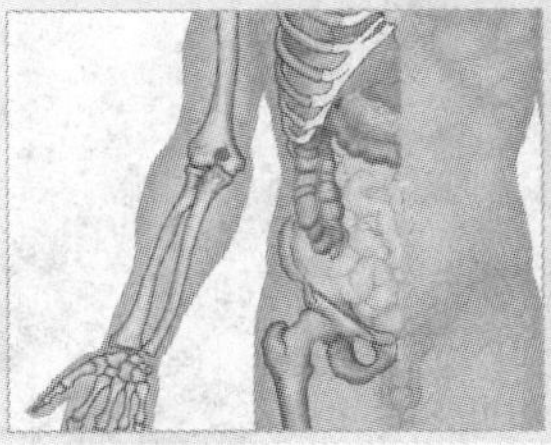

常用程度 ★★

国际编号 PC3

【穴名释义】曲，弯曲；泽，沼泽。穴居肘弯凹陷处，经气流注至此，犹如水进沼泽，故名。

【标准定位】在肘前区，肘横纹上，肱二头肌腱的尺侧缘凹陷中。

【穴位速取】伸肘仰掌，肘部稍弯曲，在肘弯里可摸到一条大筋，即肱二头肌腱，在其内侧（尺侧），肘横纹上可触及一凹陷，按压有酸胀感即是（图①）。

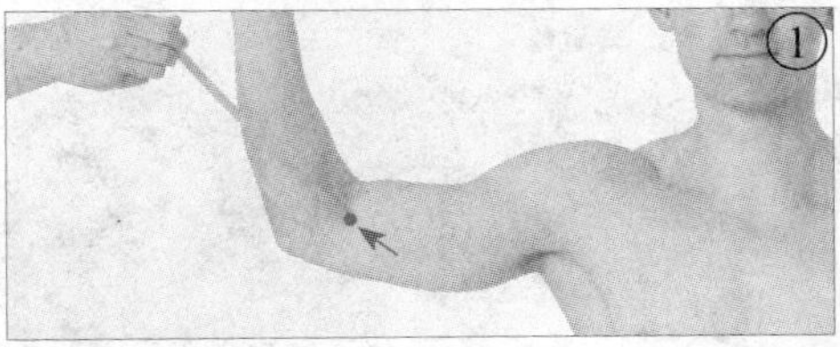

【功效主治】清暑泻热，通经活络。主治心痛，心悸；胃痛，呕吐，泄泻；肘臂挛痛，网球肘；中暑；小儿舞蹈病。

【常用疗法】**刺法**：直刺0.5～1.0寸或用三棱针点刺出血。

灸法：间接灸3～5壮，艾条灸5～10分钟。

推拿：点按法、揉法、指推法。

【穴位配伍】◆配神门、鱼际，主治呕血。◆配少商、尺泽、曲池，主治肘臂挛痛。

特别说明

针刺时要避开大血管，以防伤及血管引起血肿。

郄门

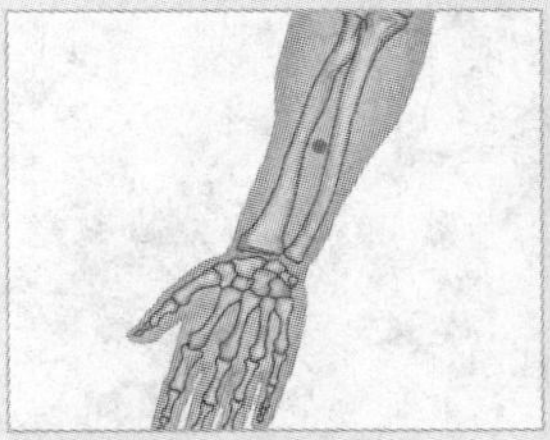

常用程度 ★★

国际编号 PC4

【穴名释义】郄，即孔隙，是气血聚会的地方。由于其位置在前臂两筋间，两边肌肉分裂相对，形貌有如两扇大门，其穴深大，故名。

【标准定位】在前臂，曲泽与大陵的连线上，腕掌侧远端横纹上5寸，掌长肌腱与桡侧腕屈肌腱之间。

【穴位速取】伸肘，微屈腕握拳，曲泽与大陵的连线中点处再向下量1横指（即1寸）处，掌长肌腱与桡侧腕屈肌腱之间的凹陷中，按压有酸胀感即是（图②）。

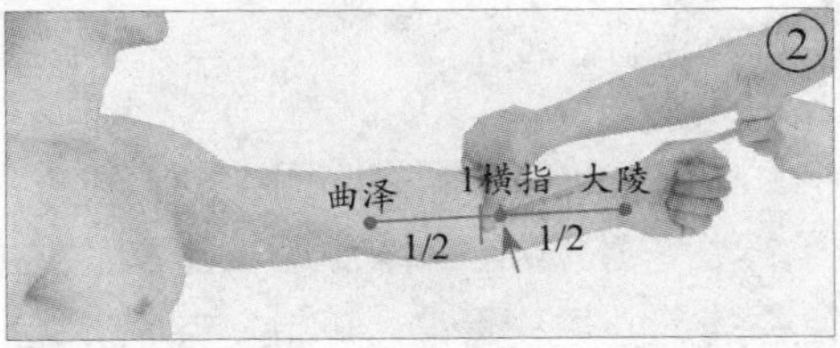

【功效主治】理气止血，安神止痛。主治心痛，心悸；呕血，咳血，鼻出血，疔疮；癫痫，癔症。

【常用疗法】**刺法**：直刺0.5～0.8寸。

灸法：艾炷灸3～5壮，艾条灸5～10分钟。

推拿：点按法、揉法、指推法。

【穴位配伍】◆配神门、心俞，主治冠心病、心绞痛。

◆配尺泽、肺俞，主治咳血。

间使

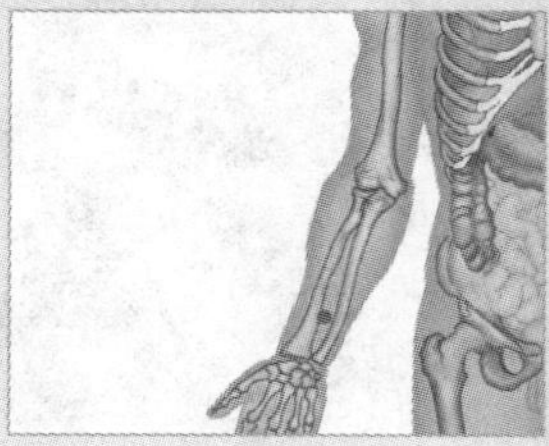

常用程度 ★★

国际编号 PC5

【穴名释义】间，间隙；使，臣使。穴属心包经，位于两筋之间隙，心包为臣使之官，故名。

【标准定位】在前臂掌侧，曲泽与大陵的连线上，腕掌侧远端横纹上3寸，掌长肌腱与桡侧腕屈肌腱之间。

【穴位速取】取坐位，伸肘仰掌，微屈腕，从腕横纹上量4横指（即3寸）处，掌长肌腱与桡侧腕屈肌腱之间的凹陷中，按压有酸胀感即是（图①）。

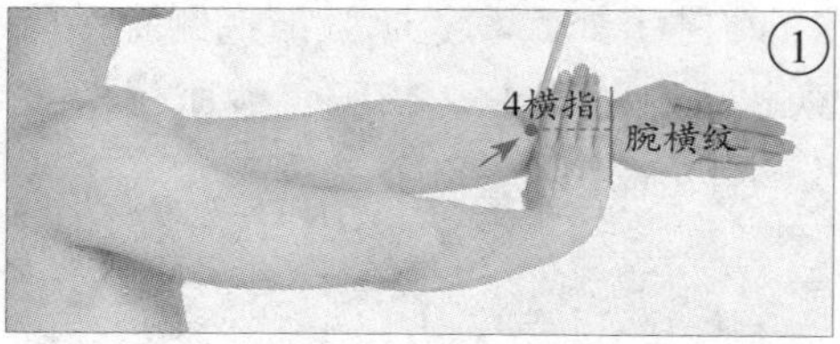

【功效主治】截疟安神，理气宽胸。主治心痛，心悸；胃痛，呕吐；热病，疟疾；癫狂痫，精神分裂症；荨麻疹。

【常用疗法】**刺法：**直刺0.5～1.0寸。

灸法：艾炷灸或温针灸3～5壮，艾条灸5～10分钟。

推拿：点按法、揉法、指推法。

【穴位配伍】配支沟，主治疟疾。

> 本穴深部为正中神经干，若针刺时穴区出现发热、疼痛或强烈的触电感，当停针或略向后退针，不宜反复提插捻转，以防损伤正中神经。

内关

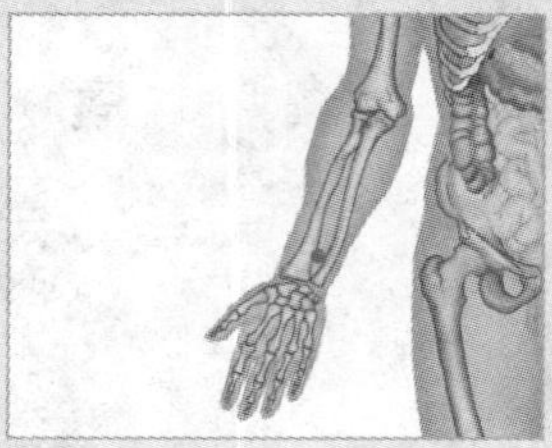

常用程度 ★★★★

国际编号 PC6

【穴名释义】内，内脏；关，关隘。穴在前臂内侧要处，犹如关隘，故名。

【标准定位】在前臂掌侧，曲泽与大陵的连线上，腕掌侧远端横纹上2寸，掌长肌腱与桡侧腕屈肌腱之间。

【穴位速取】伸肘仰掌，微屈腕，从腕横纹上量约2横指处，在掌长肌腱与桡侧腕屈肌腱之间的凹陷中，按压有酸胀感即是（图②）。

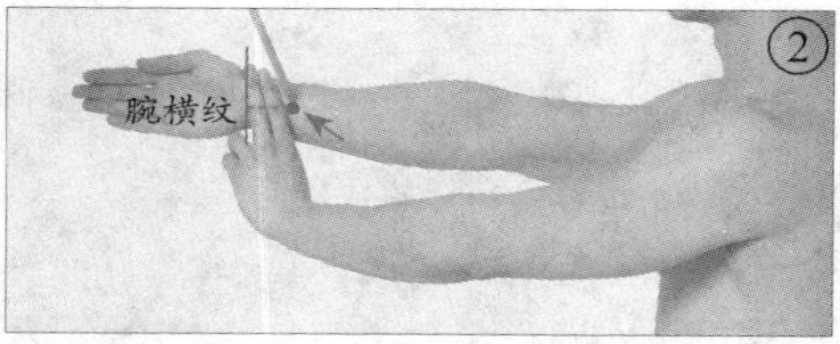

【功效主治】和胃降逆，宽胸理气。主治胃脘痛，呕吐，呃逆；胸闷；失眠，抑郁症；偏头痛，眩晕；脑卒中，偏瘫，上肢痹痛；咳嗽，哮喘；心烦、疟疾。

【常用疗法】**刺法：**直刺0.5～1.0寸或向上斜刺1.0～2.0寸。

灸法：艾炷灸或温针灸5～7壮，艾条灸5～10分钟。

推拿：点按法、揉法、指推法。

【穴位配伍】◆配中脘、足三里、公孙，主治胃痛、呕吐。

◆配外关、曲池，主治上肢疼痛。

大陵

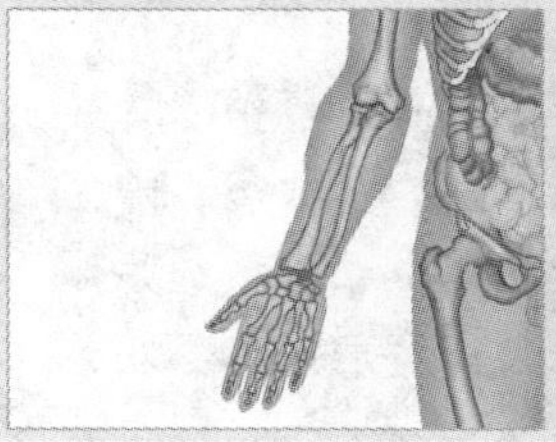

常用程度 ★★

国际编号 PC7

【穴名释义】大，大小之大；陵，丘陵。穴在腕骨隆起处后方，而腕骨隆起如大丘陵，故名。

【标准定位】在前臂掌侧，腕掌侧远端横纹上，掌长肌腱与桡侧腕屈肌腱之间。

【穴位速取】伸肘仰掌，微屈腕握拳，腕横纹上，掌长肌腱与桡侧腕屈肌腱之间的凹陷中，按压有酸胀感（图①）。

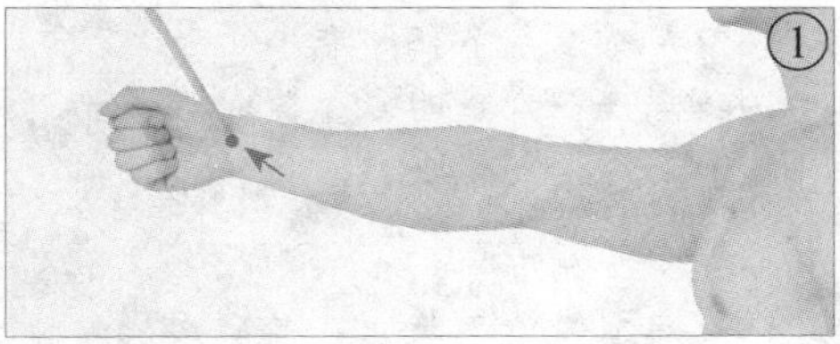

【功效主治】清热宁心，通经活血。主治心痛，心悸；胸胁痛，肋间神经痛；胃痛，呕吐；癫狂，失眠，癔症；腕关节痛；足跟痛；疥癣；扁桃体炎，咽炎，腋淋巴腺炎。

【常用疗法】**刺法：**直刺0.3～0.5寸。

灸法：艾炷灸或温针灸3～5壮，艾条灸5～10分钟。

推拿：点按法、揉法、指推法。

【穴位配伍】◆配劳宫，主治心绞痛。

◆配间使、丰隆、心俞，主治癫狂痫。

特别说明

针刺时，局部有酸胀感，可有麻电感传至指端。

劳宫

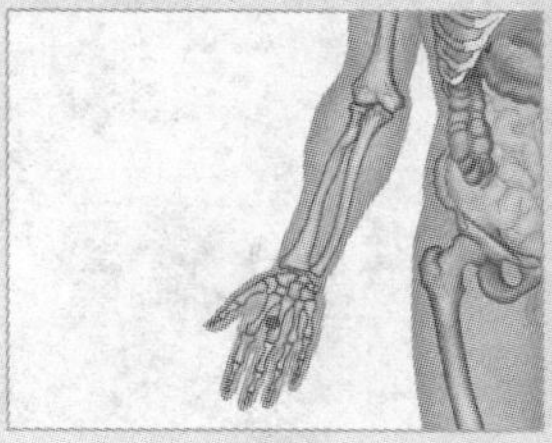

常用程度 ★★★

国际编号 PC8

【穴名释义】劳，劳动；宫，中央。当手劳动屈指时，穴在手掌部中央，故名。

【标准定位】在掌区，平第三掌指关节近端，第二、三掌骨之间偏于第三掌骨。

【穴位速取】屈指握拳，在第二、三掌骨之间偏于第三掌骨，以中指、无名指之间切于掌心横纹，中指尖处即是（图②）。

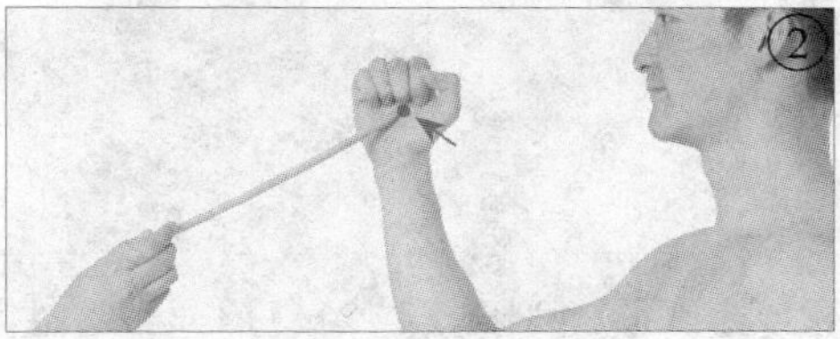

【功效主治】解表除烦，清心开窍。主治口疮，口臭；脑卒中昏迷，鹅掌风；心痛，呕吐；高血压；脑血管疾病后遗症；黄疸，食欲不振；手指麻木。

【常用疗法】**刺法：**直刺0.3～0.5寸。

灸法：艾炷灸或温针灸3～5壮，艾条灸5～10分钟。

推拿：点按法、揉法、指推法。

【穴位配伍】◆配涌泉，主治痫症。

◆配后溪，主治黄疸。

◆配少泽、三间、太冲，主治口热、口干。

特别说明

◆荥穴。

◆针刺时，局部有酸胀感，可传至整个手掌。

中冲

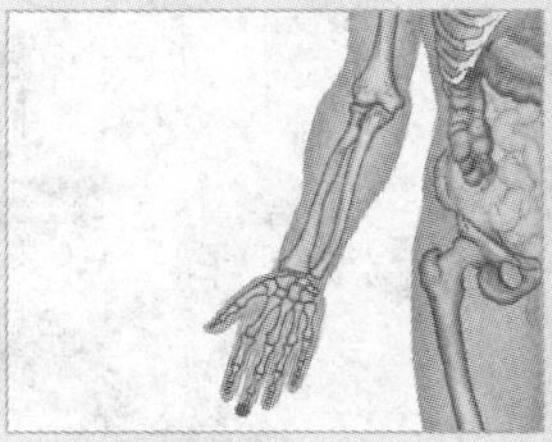

常用程度 ★★★

国际编号 PC9

【穴名释义】中，中间；冲，冲出。穴在中指端，经气由此涌出，沿经脉上行，故名。

【标准定位】在手中指末节尖端的中央。

【穴位速取】仰掌，微屈指，在中指末节尖端中央，距离指末节游离缘0.1寸处（图①）。

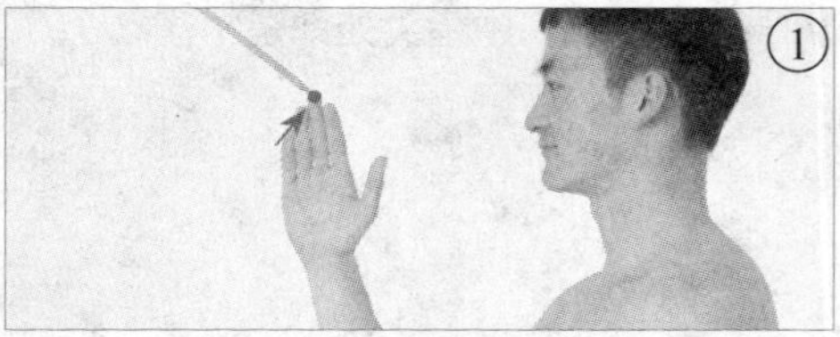

①

【功效主治】回阳救逆，醒神通络。主治昏迷，中暑昏厥，小儿惊风；心痛，心烦；舌强肿痛，小儿消化不良；高血压，心肌炎，脑出血。

【常用疗法】**刺法：**浅刺0.1～0.2寸或用三棱针点刺出血。

灸法：艾炷灸1～3壮，艾条灸5～10分钟。

推拿：点按法、揉法、掐法。

【穴位配伍】◆配内关、水沟，主治小儿惊风、中暑、脑卒中昏迷。

◆配金津、玉液、廉泉，主治舌强不语等。

◆配劳宫、少冲、内关、经渠、列缺，主治卒心痛。

特别说明

◆井穴。

◆针刺时，局部有痛感。

经络补习班

按摩腰眼、足心保肾气肾精

先天体质虚弱、多病者，除了调整饮食结构、增加营养、加强体质锻炼、提高身体素质以外，从中医强身保健角度出发，还应经常摩揉腰部的命门、肾俞、志室三穴和足心的涌泉穴。

命门、肾俞、志室三穴均位于肾脏所在的部位，与肾的精气息息相关。长期摩搓腰部三穴即能护肾气，保肾精，强健腰膝，延缓衰老，预防和缓解腰酸背痛、头晕目眩、近视、耳鸣、遗尿、遗精、阳痿、早泄、男女性功能低下和多种妇科病症。操作时以手掌护腰，由外向内或由内向外反复进行水平摩擦，每次30～50次。

涌泉穴位于足心，是肾经的起点穴，“肾出于涌泉”。“涌泉”，顾名思义即意为肾经经气像泉水那样涌出。对于足来讲，它与地气相通，为肾经所系，寒湿邪气易于侵入涌泉犯及肾经，尤其是处于生理功能衰退的中老年人，对涌泉不得不养。

若每天早晚坚持搓双侧涌泉穴各100次左右，有补肾水、平肝火的作用，可使清气上升、浊气下降，预防和缓解高血压、头晕目眩、耳鸣、失眠等。

第十二章 手少阳三焦经

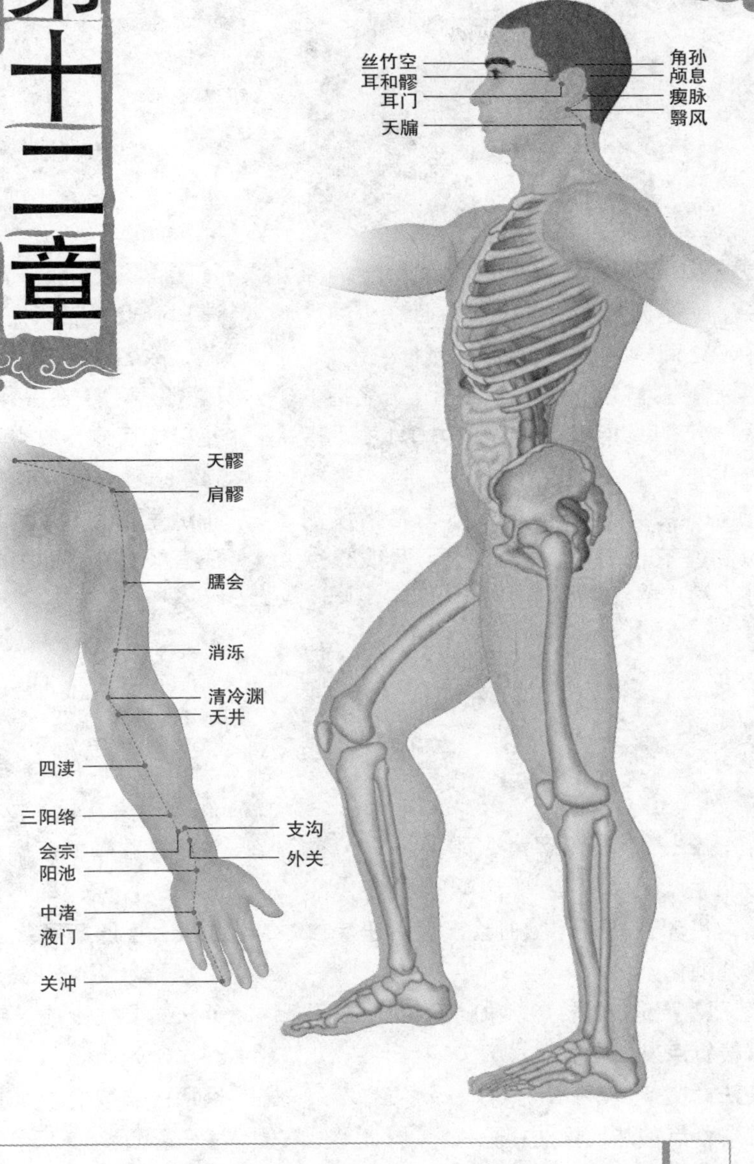

本经腧穴

主治热病、头面五官病症和本经经脉循行所过部位的病症，如头痛、耳聋、耳鸣、目赤肿痛、颊肿、水肿、小便不利、遗尿，以及肩臂外侧疼等。

关冲

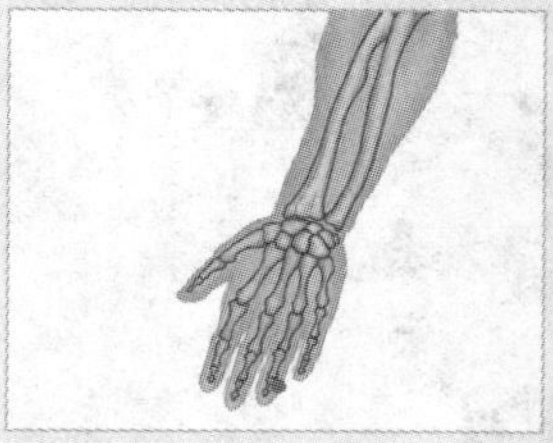

常用程度 ★★

国际编号 TE1

【穴名释义】关，出入的要道；冲，冲要。手少阳经气由此而出，且在少冲、中冲之间，故名。

【标准定位】在手指，第四指（无名指）末节尺侧，指甲根角侧上方0.1寸（指寸）处。

【穴位速取】俯掌伸指，沿无名指尺侧缘和基底部各作一水平线，两线交点处，按压有痛感（图①）。

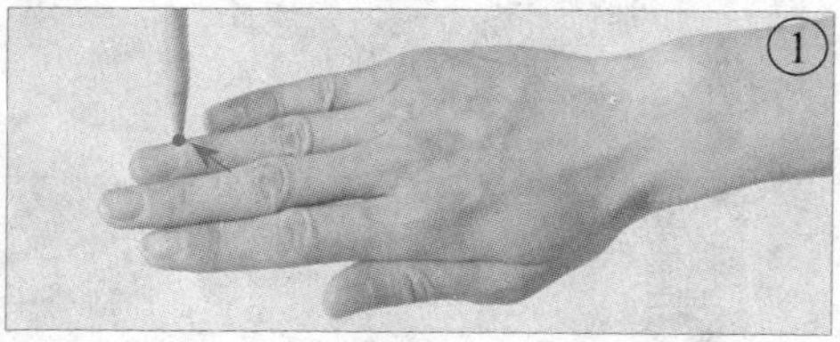

【功效主治】清热解毒，醒神开窍。主治热病，昏厥，中暑；咽喉肿痛，头痛，目赤，耳聋；脑血管疾病后遗症；小儿消化不良。

【常用疗法】**刺法：**浅刺0.1～0.3寸或用三棱针点刺出血。

灸法：艾条灸5～10分钟。

推拿：点按法、揉法、掐法。

【穴位配伍】◆配内关、人中，主治脑卒中晕厥。

◆配关冲、少泽、足窍阴，主治咽喉肿痛。

◆配大椎、曲池，主治发热。

液门

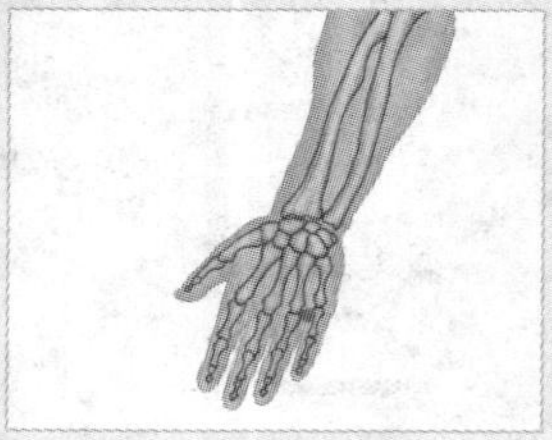

常用程度 ★★

国际编号 TE2

【穴名释义】液，水液；门，门户。握拳时，此穴若人之臂腋，又分列两侧如门，故名。

【标准定位】在手背部，第四、五指间，指蹼缘后方赤白肉际处。

【穴位速取】俯掌，在手背部第四、五指指缝掌指关节前可触及一凹陷，用力按压有酸胀感，即为此穴（图②）。

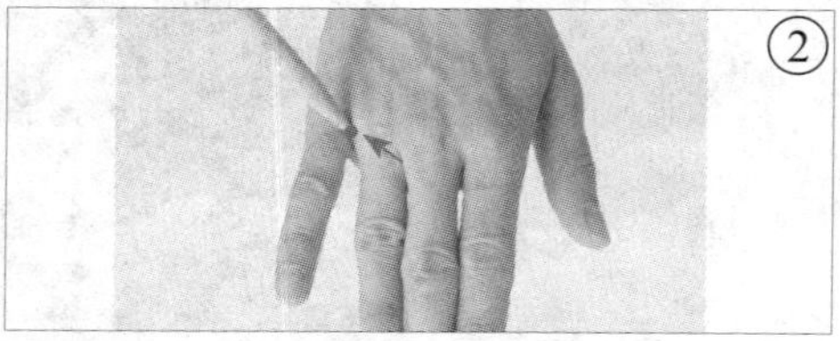

【功效主治】疏风散邪，清热消肿。主治头痛，眩晕；疟疾；咽喉肿痛，口疮；牙痛；目赤；耳鸣，耳聋；颈椎病；肩周炎；上肢瘫痪。

【常用疗法】**刺法：**直刺0.3～0.5寸。

灸法：艾炷灸或温针灸3～5壮，艾条灸5～10分钟。

推拿：点按法、揉法、掐法。

【穴位配伍】◆配鱼际，主治咽喉肿痛。

◆配条口，主治肩周炎。

特别说明

◆荥穴。

◆针刺时，有酸胀感，可传至手背及肘部。

中渚

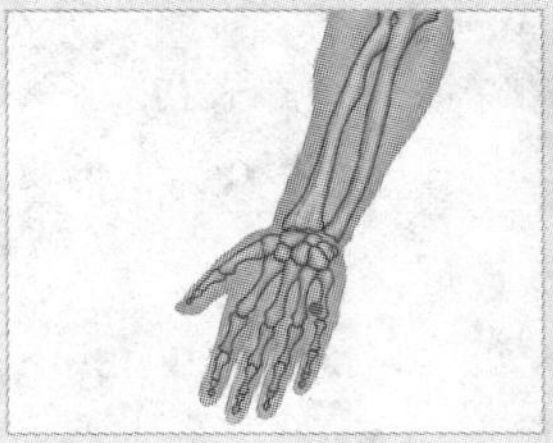

常用程度

★★★

国际编号

TE3

【穴名释义】中，中间；渚，水中小块陆地。三焦水道似江，脉气至此输注留连，犹如江中有渚，故名。

【标准定位】在手背部，无名指本节的后方，在第四、五掌骨凹陷中。

【穴位速取】俯掌，在手背部第四、五掌指关节后可触及一凹陷，用力按压有酸胀感，即为本穴（图①）。

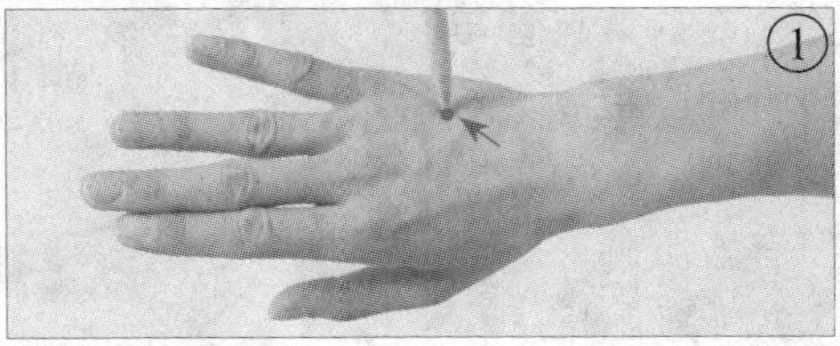

①

【功效主治】清热散邪，明目益聪。主治头痛，眩晕；目赤；耳鸣，耳聋；咽喉肿痛；两侧肩胛部痛，腿疼，手指不能屈伸；肋间神经痛。

【常用疗法】**刺法：**直刺0.3～0.5寸或向上斜刺0.5～1.0寸。

灸法：艾炷灸或温针灸3～5壮，艾条灸5～10分钟。

推拿：点按法、揉法、掐法。

【穴位配伍】◆配角孙，主治耳鸣、耳聋。

◆配太白、支沟，主治便秘。

特别说明

针刺时，局部有酸胀感，可传至指端及腕部。

阳池

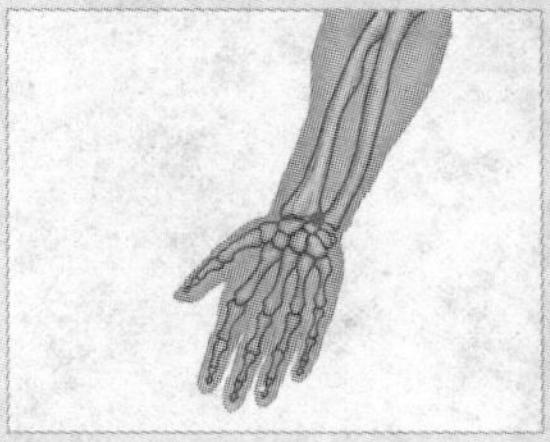

常用程度

★★

国际编号

TE4

【穴名释义】阳，阴阳之阳；池，池塘。穴为三焦经原穴，承中渚之气而停留之，故名。

【标准定位】在腕部，腕背侧远端横纹上，指伸肌腱的尺侧缘凹陷中。

【穴位速取】微屈指，沿手背部第四、五掌指关节向上至腕背侧横纹处可触及一凹陷（图②）。

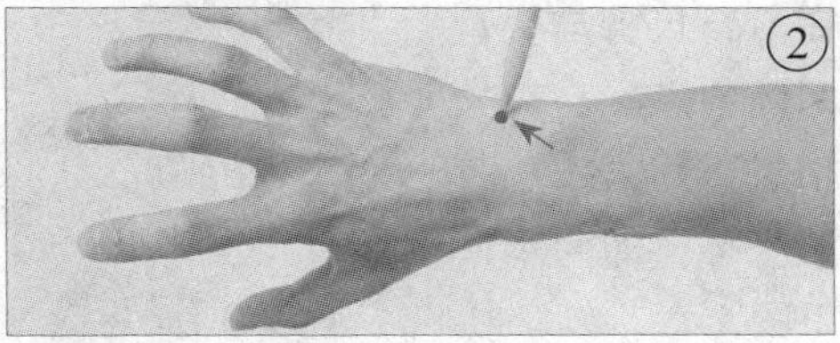

②

【功效主治】和解少阳，益阴增液。主治糖尿病；疟疾；腕痛；耳聋；流行性感冒，扁桃体炎。

【常用疗法】**刺法：**直刺0.3～0.5寸。

灸法：间接灸或温针灸3～5壮，艾条灸5～10分钟。

推拿：点按法、揉法、掐法。

【穴位配伍】◆配合谷、曲池，主治手臂疼痛。

◆配条口、鱼际，主治肩周炎。

特别说明

◆原穴。

◆不宜瘢痕灸。

◆针刺时，有酸胀感，可传至中指。

外关

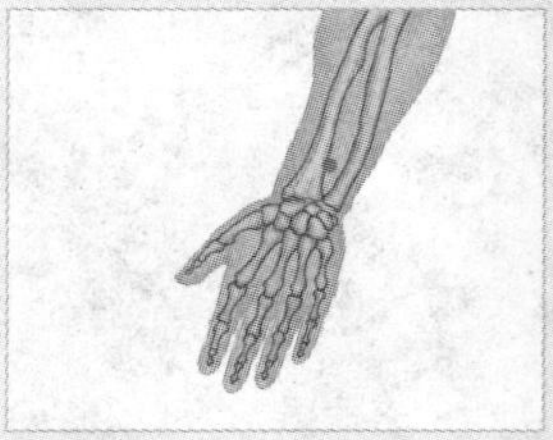

常用程度 ★★★★

国际编号 TE5

【穴名释义】外，内外之外；关，关隘。与内关相应，穴主治头、四肢、躯体疾患，故名。

【标准定位】在前臂后区，阳池与肘尖的连线上，腕背侧远端横纹上2寸，尺骨与桡骨之间。

【穴位速取】抬臂，从腕背横纹中点直上量约2横指处，在前臂尺骨与桡骨间隙中点，与内关相对，用力按压有酸胀感，即为本穴（图①）。

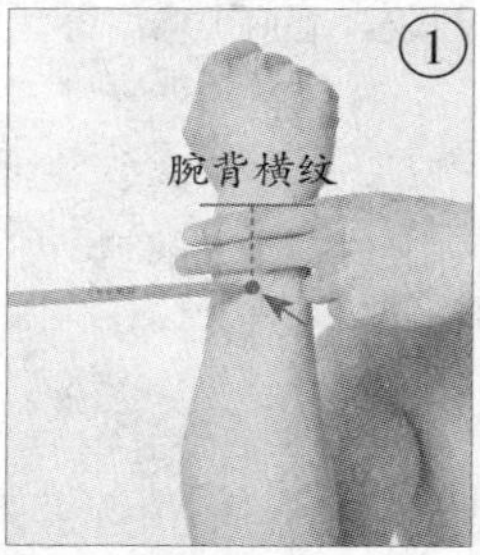

【功效主治】清热解表，通经活络。主治感冒，头痛，目赤肿痛；耳鸣，耳聋；胁肋痛，上肢痹痛；急性腰扭伤；落枕；脑血管疾病后遗症；高血压。

【常用疗法】**刺法：**直刺0.5～1.0寸。

灸法：艾炷灸或温针灸3～5壮，艾条灸5～10分钟。

推拿：点按法、揉法、掐法。

【穴位配伍】◆配足临泣，主治颈项强痛。

◆配大椎、曲池，主治外感热病。

特别说明

针刺时，局部有酸胀感，可传至指端或肘、肩。

支沟

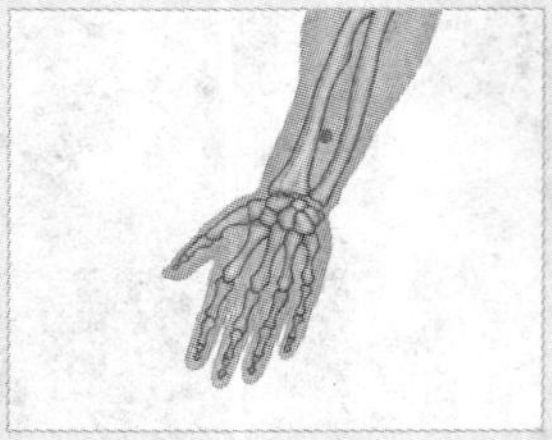

常用程度 ★★★

国际编号 TE6

【穴名释义】支，上肢；沟，沟渠。穴在上肢前臂尺、桡骨之间，脉气行于两骨如水行沟渠，故名。

【标准定位】在前臂后区，阳池与肘尖的连线上，腕背侧远端横纹上3寸，尺骨与桡骨之间。

【穴位速取】抬臂，从腕背横纹中点直上量4横指（即3寸）处，在前臂尺骨与桡骨间隙中点，与间使相对，用力按压有酸胀感，即为本穴（图②）。

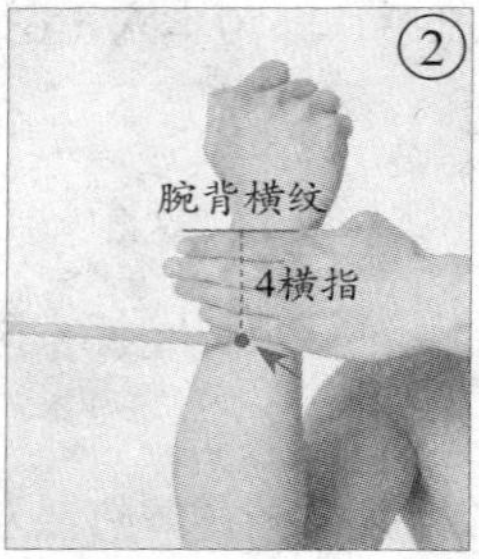

【功效主治】清热理气，降逆通便。主治便秘；胁肋痛；耳聋，耳鸣；心绞痛；急性腰扭伤；上肢瘫痪；产后乳汁不足。

【常用疗法】**刺法：**直刺0.5～1.0寸。

灸法：艾炷灸或温针灸3～5壮，艾条灸10～20分钟。

推拿：点按法、揉法、推法。

【穴位配伍】◆配天枢、足三里，主治便秘。

◆配后溪、人中，主治腰扭伤。

会宗

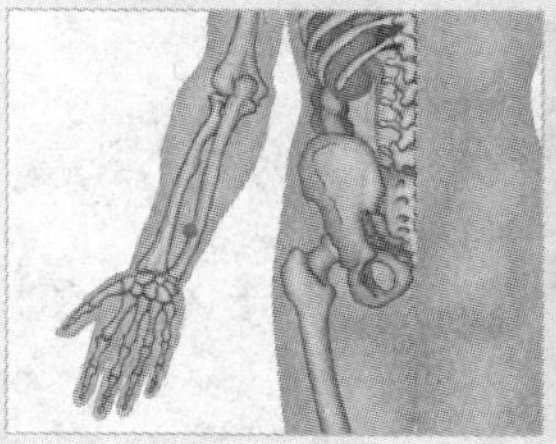

常用程度 ★★

国际编号 TE7

【穴名释义】会，会合；宗，聚集。此穴为本经郄穴，是经气会聚之处，故名。

【标准定位】在前臂后区，阳池与肘尖的连线上，腕背侧远端横纹上3寸，尺骨桡侧缘。

【穴位速取】抬臂，从腕背横纹中点直上量4横指（即3寸）处，在前臂尺骨的桡侧缘，支沟尺侧，用力按压有酸胀感，即为本穴（图①）。

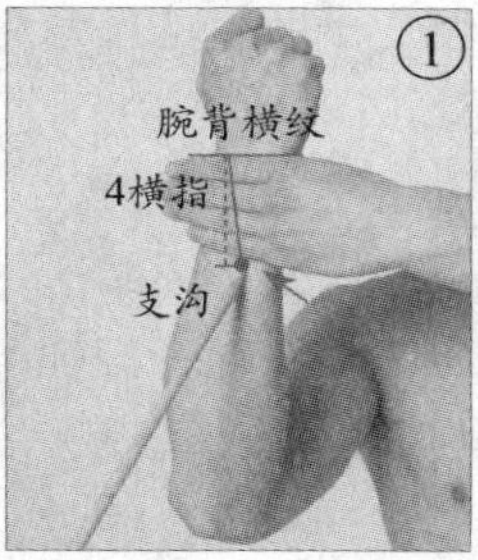

【功效主治】清热解痉，通络益聪。主治耳鸣，耳聋；癫痫；咳嗽，气喘；上肢痹痛。

【常用疗法】**刺法：**直刺0.5～1.0寸。

灸法：艾炷灸3～5壮，艾条灸10～20分钟。

推拿：点按法、揉法、推法。

【穴位配伍】◆配听会、耳门、听宫，主治耳鸣、耳聋。

◆配大包，主治上肢痹痛。

特别说明

◆郄穴。

◆针刺时，局部有酸胀感。

◆该穴多用泻法。

三阳络

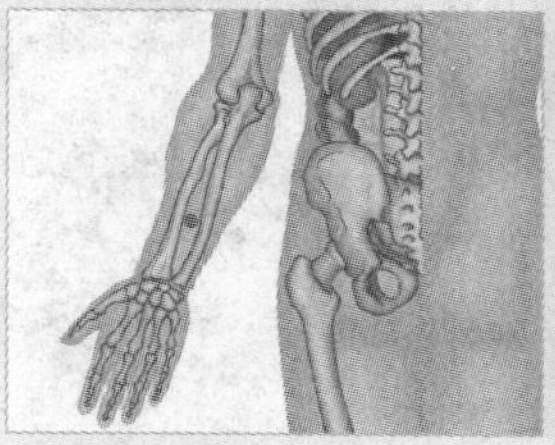

常用程度 ★

国际编号 TE8

【穴名释义】又名“通间”，意思是在手少阳、手太阳、手阳明之间通行，三经都属阳经，两旁二经络脉，当有与本穴相同之处，故名。

【标准定位】在前臂背侧，腕背侧远端横纹上4寸，尺骨与桡骨间隙中点。

【穴位速取】抬臂，从掌背横纹中点处直上量4横指（即3寸）处为支沟，从支沟上量1寸处，尺骨与桡骨间隙中点，即为本穴（图②）。

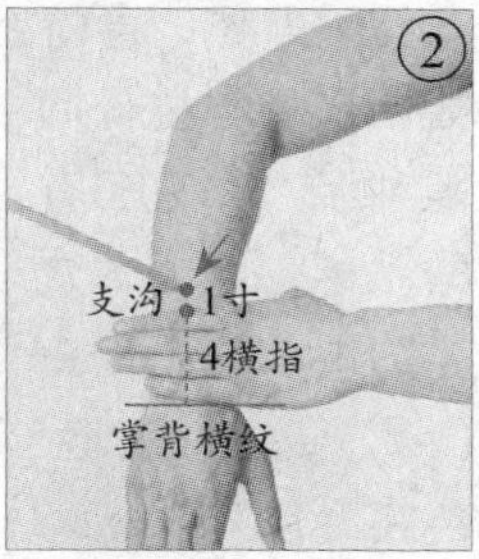

【功效主治】疏通经络，聪耳利音。主治耳聋，暴喑；齿痛；上肢痹痛；脑血管疾病后遗症。

【常用疗法】**刺法：**直刺0.5～0.8寸。

灸法：艾炷灸或温针灸3～5壮，艾条灸5～10分钟。

推拿：点按法、揉法。

【穴位配伍】◆配合谷，主治齿痛。

◆配风池、大椎，主治寒热无汗。

特别说明

针刺时，局部有酸胀感，可传至肘部。

四渎

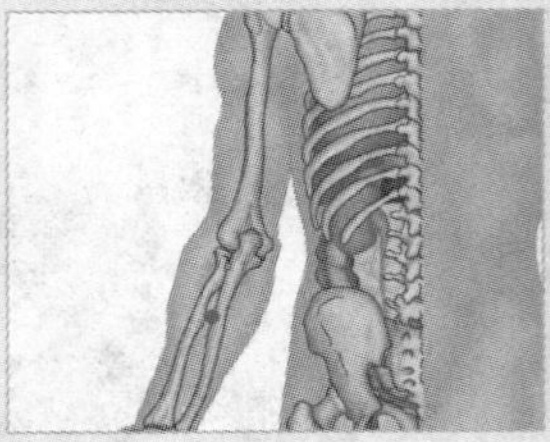

常用程度 ★

国际编号 TE9

【穴名释义】渎，为沟渠。本穴前为三阳络穴，经气从此经过，犹如汇细流而为巨渎。三焦为决渎之官，主水道，故名。

【标准定位】在前臂背侧，于肘尖下5寸，尺骨与桡骨间隙中点。

【穴位速取】在前臂背侧，当阳池与肘尖连线中点处，再向上量1横指（即1寸）处，尺骨与桡骨间隙中点，按压有酸胀感，即为本穴（图①）。

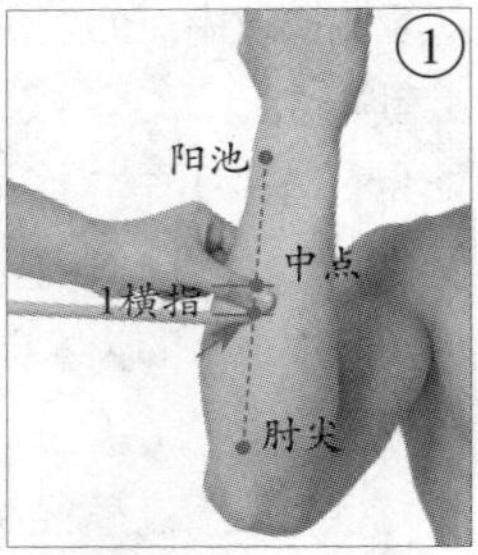

【功效主治】疏通经络，聪耳利咽。主治偏头痛；眩晕；耳聋；暴喑，咽喉肿痛；上肢痹痛；肾炎。

【常用疗法】**刺法：**直刺0.5～1.0寸。

灸法：艾炷灸或温针灸3～5壮，艾条灸5～10分钟。

推拿：点按法、揉法。

【穴位配伍】◆配耳门、听会、翳风、中渚，主治突发耳聋。

◆配迎香、印堂，主治鼻炎。

特别说明

针刺时，局部有酸胀感，可传至肘部和手背。

天井

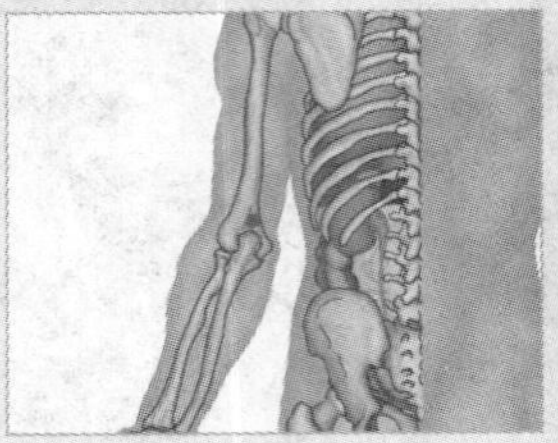

常用程度 ★★

国际编号 TE10

【穴名释义】天，天空；井，水井。在肘外大骨之后两筋凹陷处，穴居天位，其处凹陷颇深，犹似深井，故名。

【标准定位】在臂外侧，屈肘时，肘尖上1寸的凹陷中。

【穴位速取】坐位，以手叉腰，在臂外侧，于肘尖（尺骨鹰嘴）后上方之凹陷处（图②）。

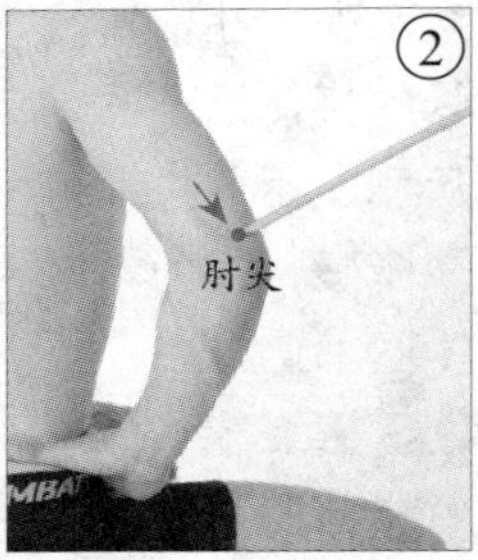

【功效主治】行气散结，安神通络。主治偏头痛；抑郁症；癫痫；耳聋；瘰疬；落枕；肘关节疼痛；脑血管疾病后遗症；荨麻疹，瘾疹。

【常用疗法】**刺法：**直刺0.5～1.0寸。

灸法：间接灸3～5壮，艾条灸10～20分钟。

推拿：点按法、揉法、推法。

【穴位配伍】◆配率谷、角孙，主治偏头痛。

◆配巨阙、心俞、神门，主治抑郁症。

◆配曲池、手三里，主治肘关节疼痛。

特别说明

◆合穴。

◆针刺时，局部有酸胀感，不宜进行瘢痕灸。

清冷渊

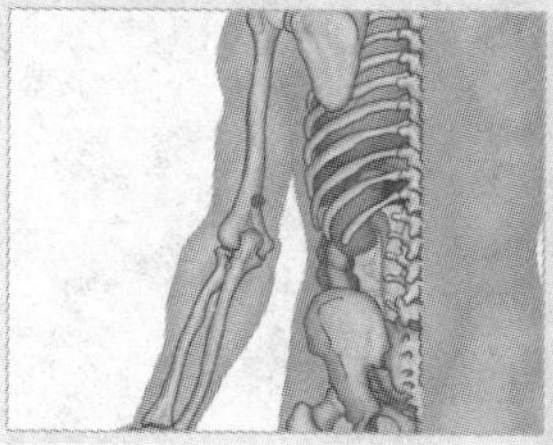

常用程度 ★★

国际编号 TE11

【穴名释义】清冷，寒冷；渊，深潭。穴处凹陷似深潭，且穴主治头痛恶寒，肩不可举等寒证，故名。

【标准定位】在臂外侧，肘尖与肩峰角连线上，肘尖上2寸。

【穴位速取】坐位，以手叉腰，肘尖与肩峰角连线上，肘尖上量约2横指处，按压有酸胀感即是（图①）。

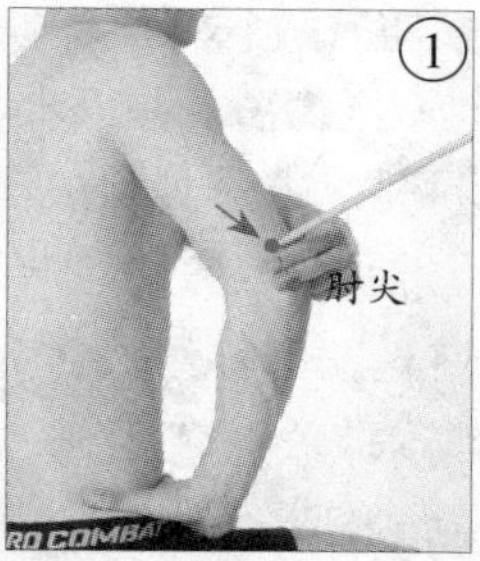

【功效主治】清热散风，疏通经络。主治头痛，目痛；耳鸣，耳聋；上肢痹痛，颈椎病；胁痛。

【常用疗法】**刺法**：直刺0.5～1.0寸。

灸法：艾炷灸或温针灸3～5壮，艾条灸10～20分钟。

推拿：点按法、揉法、推法。

【穴位配伍】◆配肩髃、养老、合谷，主治上肢痹痛。

◆配角孙、中渚，主治耳鸣、耳聋。

特别说明

针刺时，局部有酸胀感。

消泺

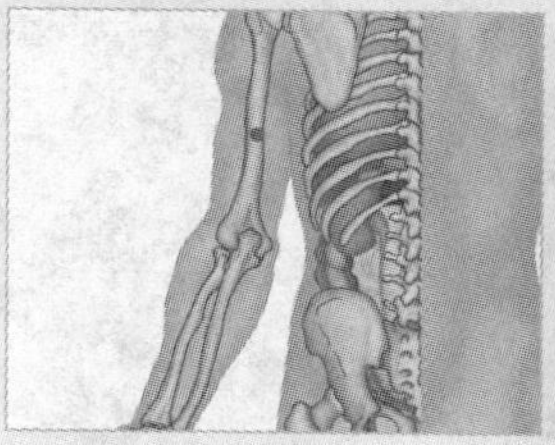

常用程度 ★

国际编号 TE12

【穴名释义】消，消除；泺，水名，指湖泊。“消泺”的意思是指三焦经气从这处穴位冷降为地部经水，故名。

【标准定位】在臂外侧，肘尖与肩峰角连线上，肘尖上5寸。

【穴位速取】侧坐位，在臂外侧，前臂旋前，先取臑会和清冷渊，在臑会与清冷渊连线的中点处，按压有酸胀感，即为本穴（图②）。

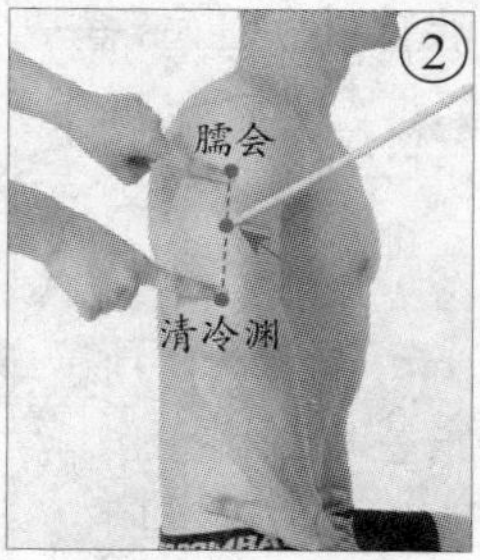

【功效主治】清热醒神，疏通经络。主治头痛，牙痛，项强，上肢麻木，肩背痛；癫痫。

【常用疗法】**刺法**：直刺0.8～1.2寸。

灸法：艾炷灸或温针灸3～5壮，艾条灸5～10分钟。

推拿：点按法、揉法。

【穴位配伍】◆配风池、天柱，主治颈项强急。

◆配大椎、肩中俞，主治肩臂痛。

◆配太阳、印堂，主治头痛。

臑会

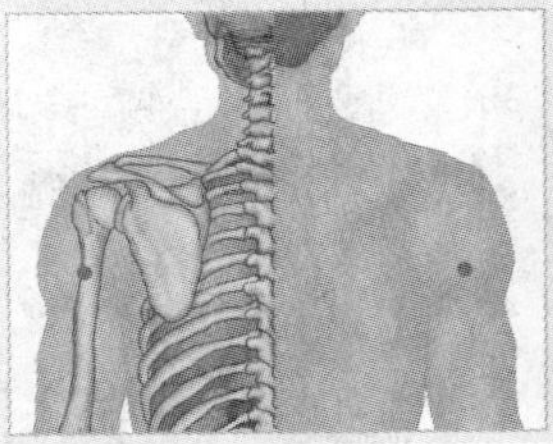

常用程度 ★★★

国际编号 TE13

【穴名释义】臑，上臂肌肉隆起处；会，会合。穴在上臂部，为手少阳、阳维之会，故名。

【标准定位】在臂外侧，在肘尖与肩髎的连线上，肩髎下3寸处，三角肌后缘。

【穴位速取】抬臂屈肘，稍用力，可见上臂外侧上端有一三角形肌肉（三角肌），该肌肉下缘与肱骨的交点处，与腋后纹头平齐，按压有酸胀感（图①）。

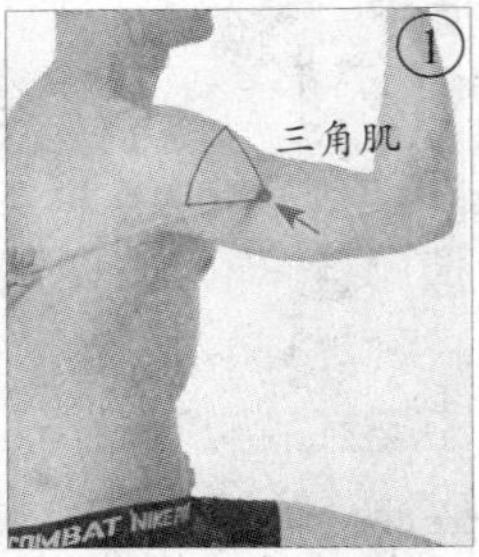

【功效主治】化痰散结，疏通经络。主治瘿气，瘰疬；上肢痹痛；肩周炎；腋下痛；目疾。

【常用疗法】**刺法：**直刺1.0～1.5寸。

灸法：艾炷灸或温针灸3～5壮，艾条灸10～20分钟。

推拿：点按法、揉法、推法。

【穴位配伍】◆配肩髃、肩贞、肩髎，主治肩周炎。

◆配肘髎、外关，主治肘臂挛痛。

特别说明

针刺时，局部有酸胀感，可传至肩部。

肩髎

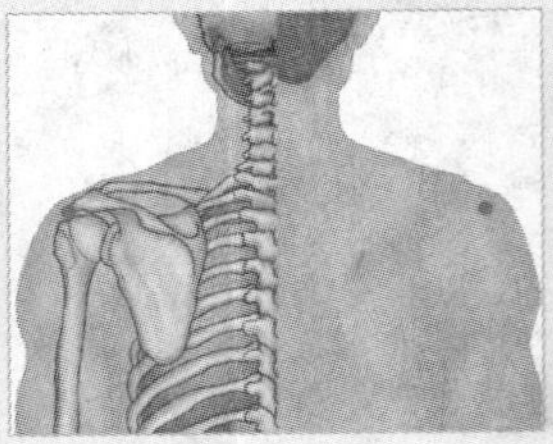

常用程度 ★★★

国际编号 TE14

【穴名释义】肩，肩部；髎，骨隙。穴在肩关节骨隙处，故名。

【标准定位】在三角肌区，肩峰角与肱骨大结节两骨间凹陷中。

【穴位速取】上臂外展平举时，在关节部可呈现两个凹陷窝，后一个凹陷处，按压有酸胀感即是（图②）。

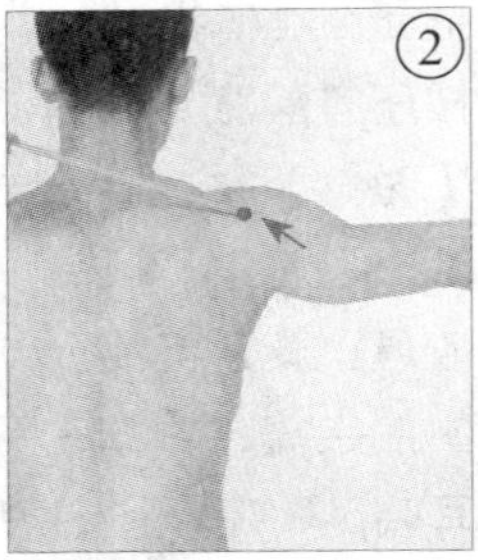

【功效主治】祛风利湿，疏通经络。主治肩臂挛痛不遂；肋间神经痛；脑血管疾病后遗症；胸膜炎。

【常用疗法】**刺法：**直刺0.5～1.0寸或向下斜刺2.0～3.0寸。

灸法：艾炷灸或温针灸3～5壮，艾条灸10～20分钟。

推拿：点按法、揉法、推法。

【穴位配伍】◆配天宗、曲垣，主治肩背疼痛。

◆配肩井、曲池、养老，主治肩周炎。

特别说明

针刺时，局部有酸胀感，可扩散至整个关节腔或麻电感放射至手指。

天髎

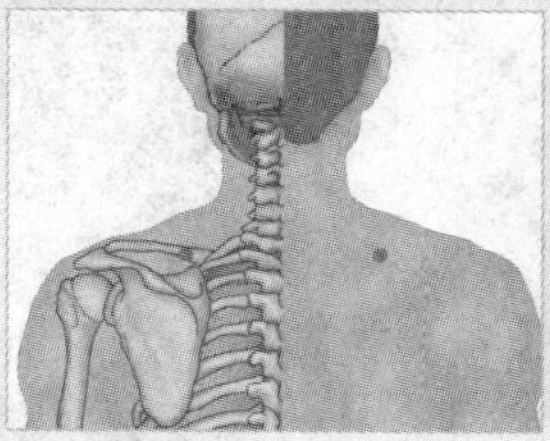

常用程度
★★
国际编号
TE15

【穴名释义】天，上部；髎，骨隙。穴位于肩胛骨上角凹陷处，故名。

【标准定位】在肩胛区，肩井与曲垣之间，肩胛骨上角骨际凹陷中。

【穴位速取】坐位或俯卧位，在肩胛区，肩胛骨上角，先取曲垣穴，曲垣穴再直上量1横指，按压有酸胀感即是（图①）。

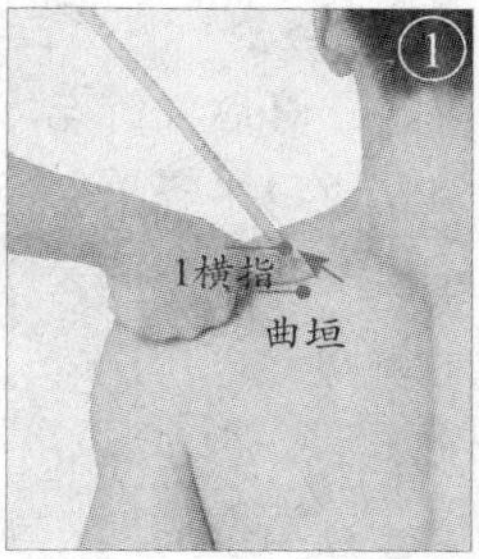

【功效主治】祛风利湿，疏通经络。主治肩臂痛，颈项强急；落枕；偏头痛；冈上肌肌腱炎。

【常用疗法】**刺法：**直刺0.5~0.8寸。

灸法：艾炷灸3~5壮，艾条灸10~20分钟。

推拿：点按法、揉法、弹拨法。

【穴位配伍】◆配秉风、天宗、曲垣，主治颈肩综合征。

◆配肩井，主治肩周炎。

◆配角孙、率谷，主治偏头痛。

特别说明

◆手少阳、阳维之交会穴。

◆针刺时，局部有酸胀感，可扩散至整个肩部。

天牖

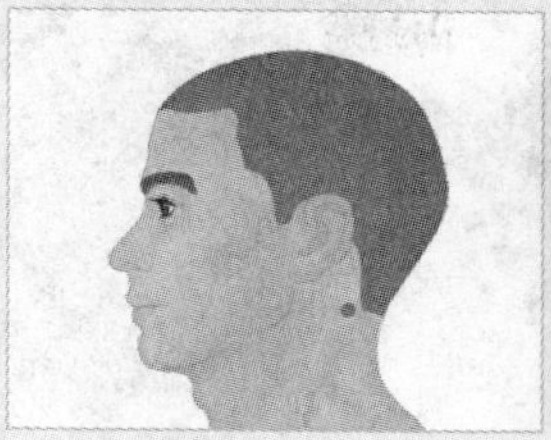

常用程度
★
国际编号
TE16

【穴名释义】天，上部；牖，窗口。穴在耳后乳突后下方，胸锁乳突肌后缘，主治头窍诸疾，耳目诸窍似天部之窗牖，故名。

【标准定位】在颈部，横平下颌角，胸锁乳突肌的后缘凹陷中。

【穴位速取】侧坐或俯卧位，在耳后乳突后下方，横平下颌角，胸锁乳突肌的后缘凹陷中，按压有酸胀感（图②）。

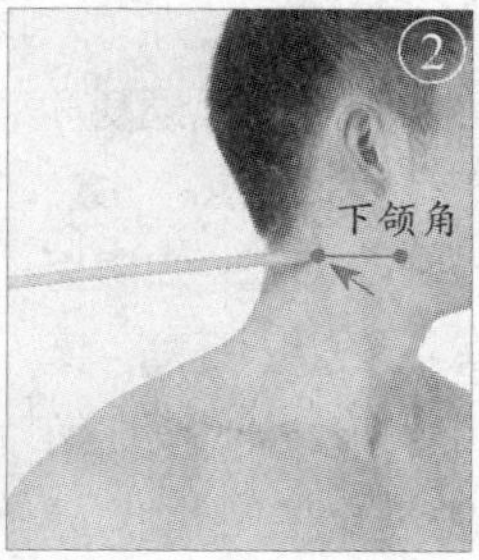

【功效主治】清利头目，消痰截疟。主治头痛，项强；目痛，耳鸣，耳聋；瘰疬；视神经炎。

【常用疗法】**刺法：**直刺0.5~1.0寸。

灸法：艾炷灸或温针灸3~5壮，艾条灸10~20分钟。

推拿：点按法、揉法、弹拨法。

【穴位配伍】◆配外关、率谷，主治偏头痛。

◆配听宫、听会，主治耳鸣、耳聋。

特别说明

针刺时，局部有酸胀感。

翳风

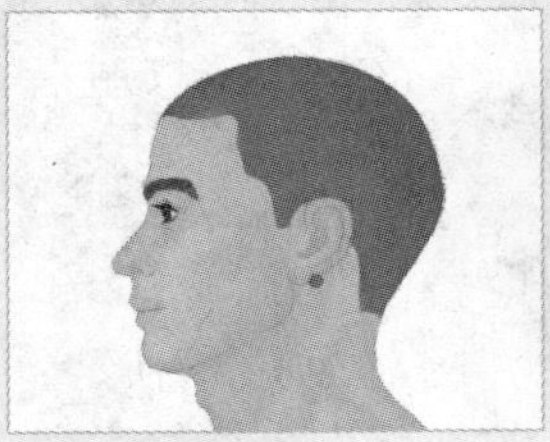

常用程度 ★★★★

国际编号 TE17

【穴名释义】翳，遮蔽；风，风邪。穴主治风邪，犹而后遮蔽之风穴，故名。

【标准定位】在颈部，耳垂后方，乳突下端前方凹陷中。

【穴位速取】侧坐或侧伏位，张口取穴，将耳垂向后按，正对耳垂边缘的凹陷处，按压有酸胀感，即为本穴（图①）。

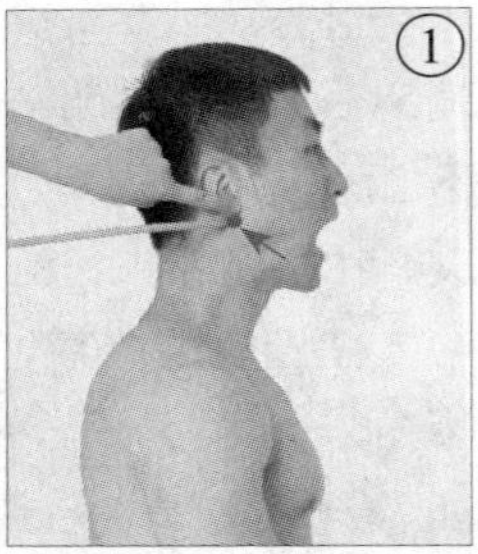

①

【功效主治】通利耳窍，祛风泻热。主治耳鸣，耳聋；口眼歪斜，颊肿；牙痛；瘰疬；下颌关节炎；面神经麻痹；头痛；膈肌痉挛。

【常用疗法】**刺法：**直刺0.8～1.2寸或斜刺1.5～2.0寸。

灸法：艾炷灸3～5壮，艾条灸10～20分钟。

推拿：点按法、揉法、指摩法。

【穴位配伍】◆配地仓、承浆、水沟，主治口噤不开。

◆配安眠、神门，主治失眠。

◆配攒竹、后溪，主治呃逆。

特别说明

针刺时，耳后有酸胀感，可传至舌前部及半侧面部。

瘈脉

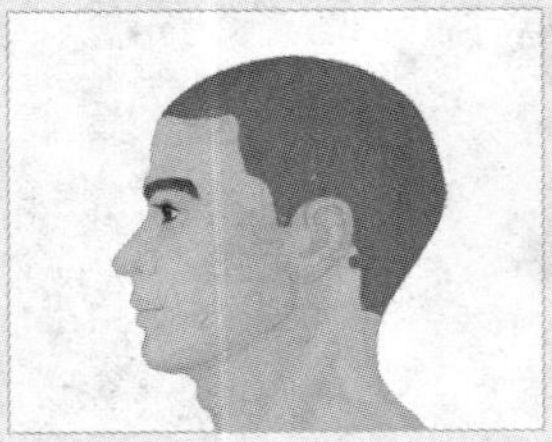

常用程度 ★★

国际编号 TE18

【穴名释义】瘈，瘈疭，抽搐；脉，络脉。穴在耳后青络脉形如鸡爪处，主治小儿惊风，故名。

【标准定位】位于头部，乳突中央，角孙与翳风沿耳轮所连弧线的中、下1/3交点处。

【穴位速取】侧坐位，在头部，乳突中央，于耳后发际与外耳道口平齐处，按压有酸胀感即是（图②）。

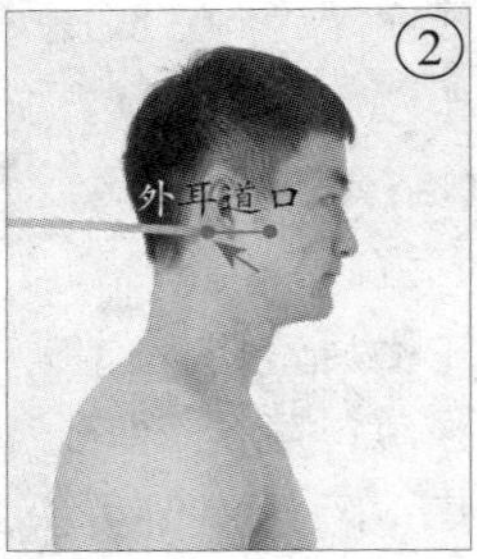

②

【功效主治】熄风止痉，活络通窍。主治小儿惊风；头痛，耳鸣，耳聋。

【常用疗法】**刺法：**平刺0.3～0.5寸。

灸法：艾炷灸或温针灸3～5壮，艾条灸10～20分钟或用灯草灸。

推拿：点按法、揉法、指摩法。

【穴位配伍】◆配翳风、耳门、听宫、听会，主治耳聋。

◆配安眠、神门、风池，主治失眠。

特别说明

◆可用三棱针点刺出血。

◆针刺时，耳后有酸胀感。

颅息

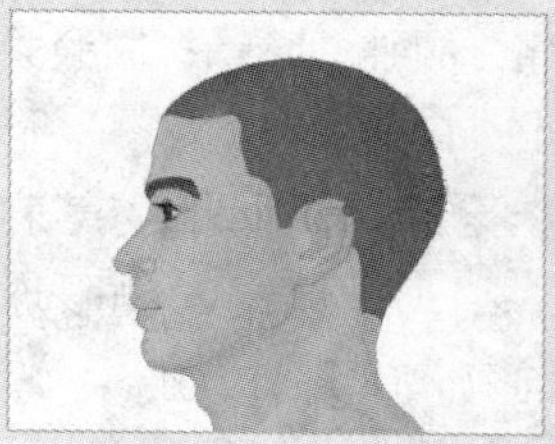

常用程度 ★★

国际编号 TE19

【穴名释义】颅，头颅；息，安宁。穴在耳后头颅处，主治小儿癫痫喘不得息，故名。

【标准定位】在头部，角孙与翳风沿耳轮弧形连线的上、中1/3交点处。

【穴位速取】◆侧坐位，位于头部，于耳后发际，当瘈脉与角孙沿耳轮连线的中点处（图①）。

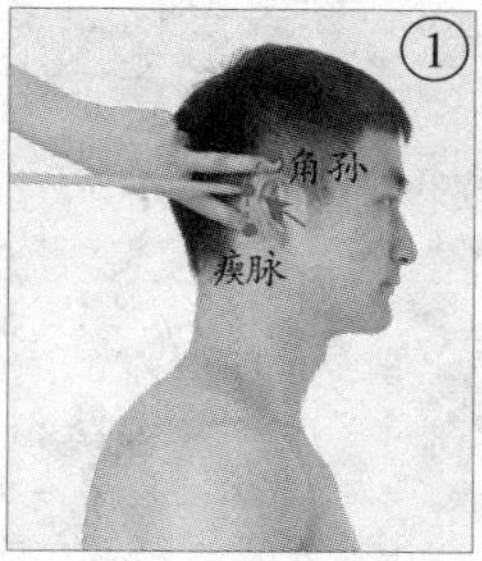

◆侧坐位，在头部，乳突中央，角孙与翳风沿耳轮弧形连线的上1/3与下2/3的交点处即是。

【功效主治】通窍止痛，镇惊熄风。主治头痛，牙痛；甲状腺肿；身热；耳鸣，中耳炎，耳聋；小儿惊风；呕吐；癫痫；视网膜出血。

【常用疗法】**刺法**：平刺0.3～0.5寸。

灸法：艾炷灸或温针灸3～5壮，艾条灸10～15分钟或用灯草灸。

推拿：点按法、揉法、指摩法。

【穴位配伍】◆配太冲，主治小儿惊痫。

◆配风池、太阳，主治偏头痛。

特别说明

针刺时，耳后有酸胀感。

角孙

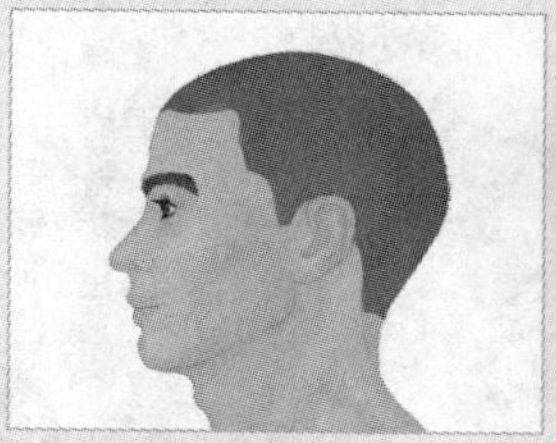

常用程度 ★★★★

国际编号 TE20

【穴名释义】角，耳上角；孙，隐遁。穴在耳上角对应处，隐于发际，为耳上角所遮盖，故名。

【标准定位】位于头部，耳尖正对发际。

【穴位速取】侧坐位，折耳郭向前，当耳尖直上入发际处，张口时有凹陷处，按压有酸胀感（图②）。

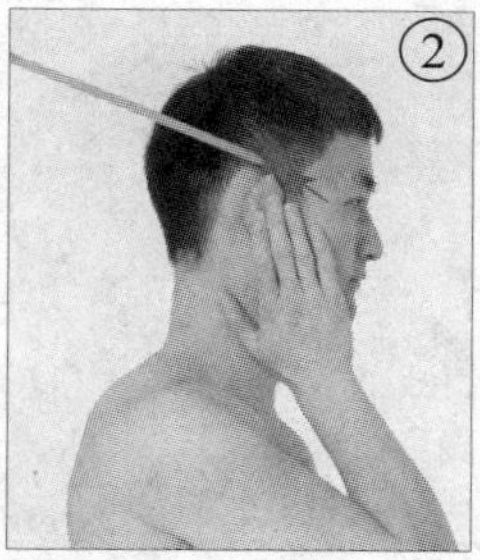

【功效主治】清热散风，消肿止痛。主治痄腮，齿痛，牙龈炎；耳鸣，耳聋；偏头痛；目赤肿痛，目翳；眩晕；听力减退；甲状腺肿。

【常用疗法】**刺法**：平刺0.3～0.5寸。

灸法：艾炷灸3～5壮，艾条灸10～20分钟或用灯草灸。

推拿：点按法、揉法、指摩法。

【穴位配伍】◆配足临泣、太冲、率谷，主治眩晕。

◆配风池、太阳，主治偏头痛。

◆配少海，主治牙痛。

特别说明

◆手足少阳、手阳明交会穴。

◆张口取穴，针刺时，耳后有酸胀感。

耳门

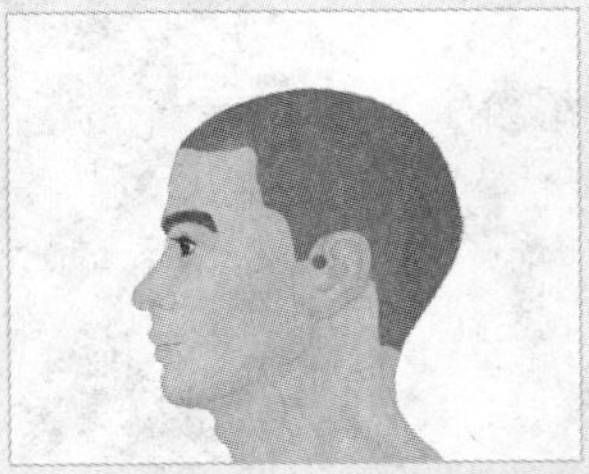

常用程度 ★★

国际编号 TE21

【标准定位】在耳区，耳屏上切迹与下颌骨髁突之间的凹陷中。

【穴位速取】侧坐位，在耳屏上方、下颌骨髁突后缘，有一凹陷处，按压有酸胀感（图①）。

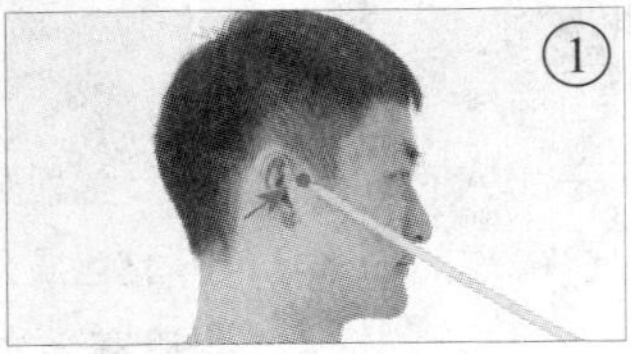

【功效主治】开窍聪耳，泻热活络。主治偏头痛；耳鸣，耳聋，中耳炎，聤耳；齿痛，颌肿；眩晕；颞颌关节炎；口周肌肉痉挛。

【常用疗法】**刺法：**直刺0.5～1.0寸或向对侧眼球方向刺入0.5～1.0寸。

灸法：艾炷灸或温针灸3～5壮，艾条灸10～20分钟。

推拿：点按法、揉法。

耳和髎

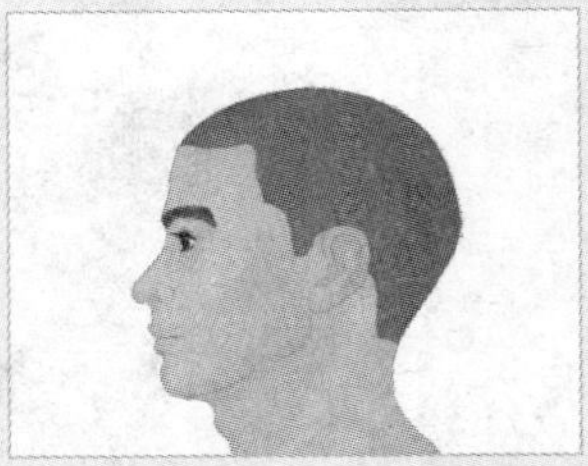

常用程度 ★★

国际编号 TE22

【标准定位】在头部，鬓发后缘，平耳郭根的前方，颞浅动脉的后缘。

【穴位速取】侧坐位，在头侧部，鬓发后缘，平耳廓根的前方，颞浅动脉的后缘（图②）。

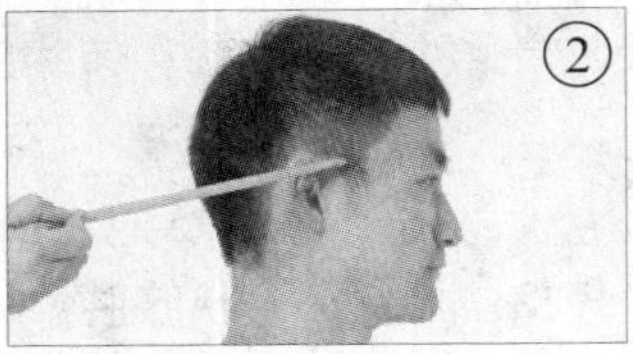

【功效主治】祛风通络，消肿止痛。主治头痛，耳鸣，外耳道炎；牙关紧闭，口眼㖞斜，面肌痉挛，面神经麻痹；下颌关节炎。

【常用疗法】**刺法：**斜刺0.3～0.5寸。

灸法：温针灸3～5壮，艾条灸5～10分钟。

推拿：点按法、揉法。

丝竹空

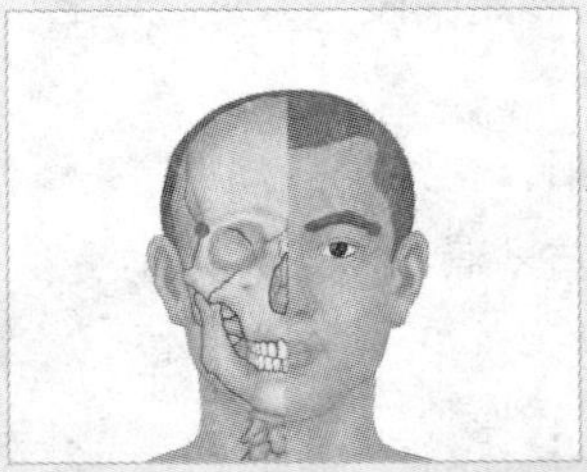

常用程度 ★★★

国际编号 TE23

【标准定位】位于面部，额骨颧突外缘，眉梢凹陷中处。

【穴位速取】侧坐位，在面部，眉梢凹陷中，按压有酸胀感（图③）。

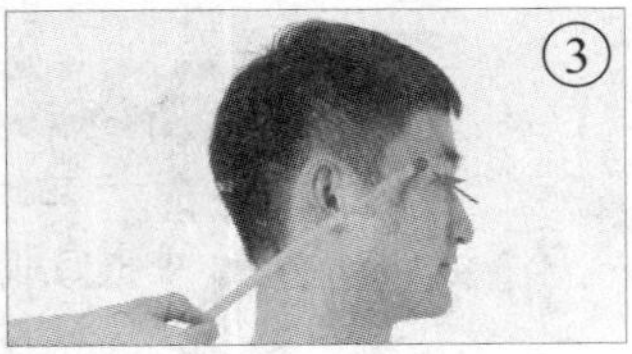

【功效主治】清头明目，散风止痛。主治头痛，齿痛，眩晕；结膜炎；癫痫，抑郁症；面部痉挛，面神经麻痹；视神经萎缩；小儿惊风。

【常用疗法】**刺法：**平刺0.5～1.0寸。

灸法：间接灸3～5壮，艾条灸5～10分钟。

推拿：点按法、揉法。

第十三章 足少阳胆经

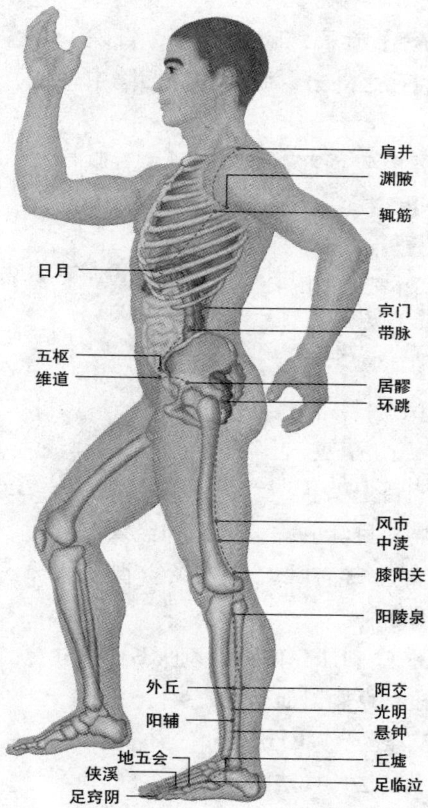

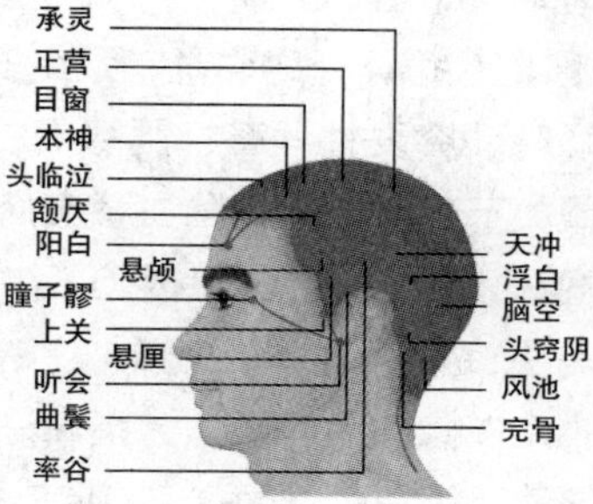

主治肝胆病症、头面五官病症、神志病、热病，以及本经经脉循行路线所经过部位的病症，如头痛、目眩、烦躁易怒、胁肋部疼痛、口苦、失眠、神经衰弱等。

瞳子髎

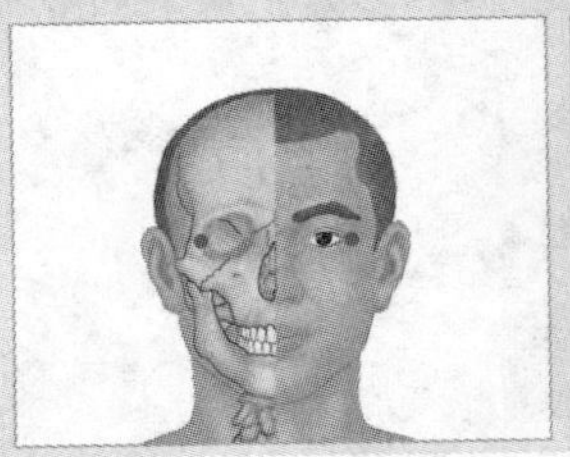

常用程度 ★★

国际编号 GB1

【穴名释义】瞳子，瞳孔；髎，骨隙。穴位于瞳孔之外方，眶骨外的凹陷中，故名。

【标准定位】在面部，目外眦外侧，眶骨外侧缘凹陷中。

【穴位速取】正坐位，在面部，闭目，当眼角纹处，按压有酸胀感，即为本穴（图①）。

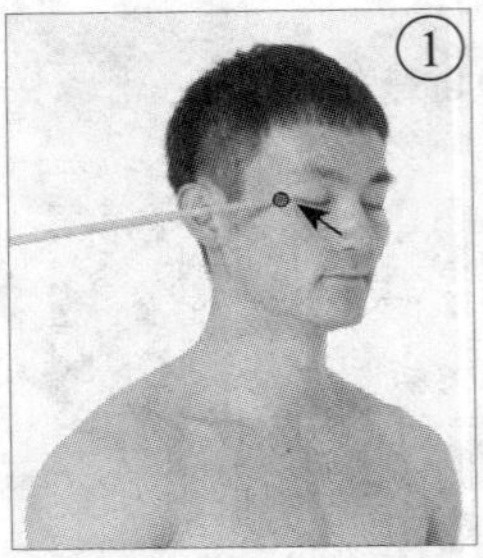

【功效主治】疏散风热，明目退翳。主治头痛，目赤肿痛，三叉神经痛；目翳，青盲，白内障，角膜炎，视网膜炎；面部水肿。

【常用疗法】**刺法：**向后斜刺0.3～0.8寸或用三棱针点刺出血。

灸法：艾条灸5～10分钟。

推拿：点按法、揉法、指摩法。

【穴位配伍】◆配足临泣、睛明，主治白内障。

◆配少泽，主治乳汁缺少。

特别说明

◆手太阳、手足少阳交会穴。

◆针刺时，局部有酸胀感，针感可传至外耳道。

听会

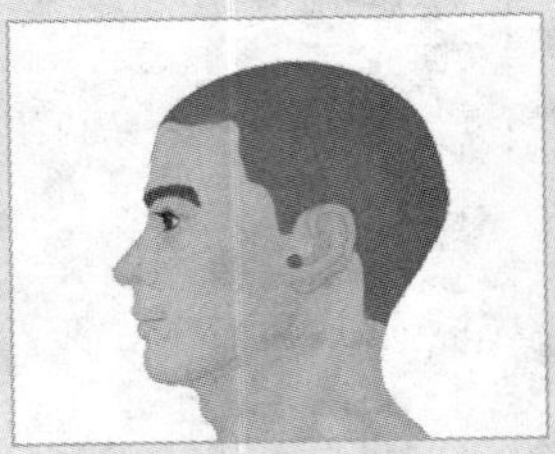

常用程度 ★★★★

国际编号 GB2

【穴名释义】听，听觉；会，会聚。此穴在耳前凹陷处，可以使听觉得以会聚，故名。

【标准定位】在面部，耳屏间切迹与下颌骨髁状突之间的凹陷中。

【穴位速取】侧坐位，张口取穴，手置于耳屏下方、下颌骨髁状突后缘，按压有一凹陷，张口时凹陷更明显，按压有酸胀感，即为本穴（图②）。

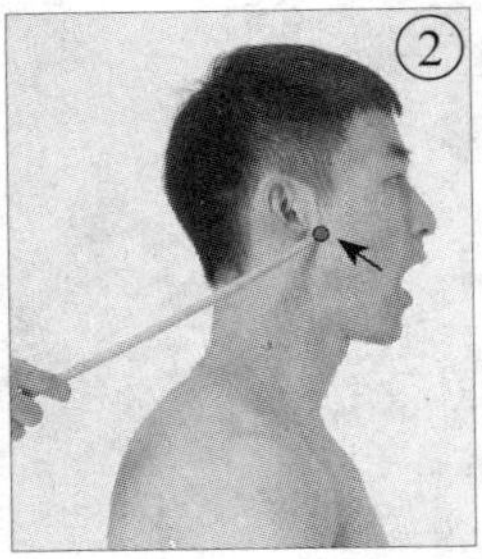

【功效主治】开窍聪耳，活络安神。主治耳鸣，突发性耳聋；腮腺炎，齿痛；颞颌关节炎；口歪，脑血管疾病后遗症。

【常用疗法】**刺法：**直刺0.5～1.0寸。

灸法：艾条灸5～10分钟。

推拿：点按法、揉法、指摩法。

【穴位配伍】◆配耳门、听宫、翳风、风池、中渚，主治耳鸣、耳聋。

◆配颊车、地仓，主治脑卒中口歪。

特别说明

◆张口取穴。

◆针刺时，局部有酸胀感。

上关

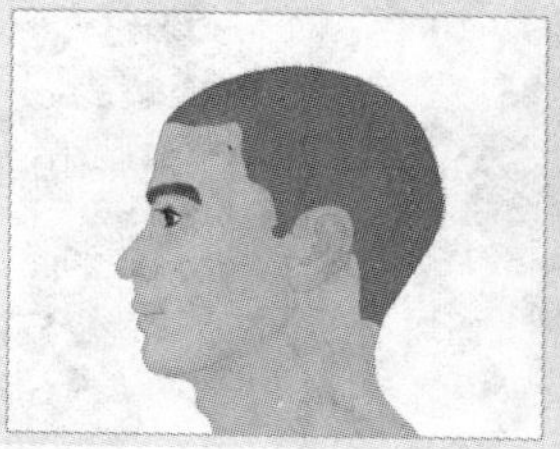

常用程度 ★★★★

国际编号 GB3

【穴名释义】上，上方；关，机关。穴在下颌关节前上方，牙关为开阖之机关，又与下关相对，故名。

【标准定位】在面部，下关直上，颧弓上缘凹陷中。

【穴位速取】正坐位，取耳前颧弓上侧，张口时有孔，按压有酸胀感，即为本穴（图①）。

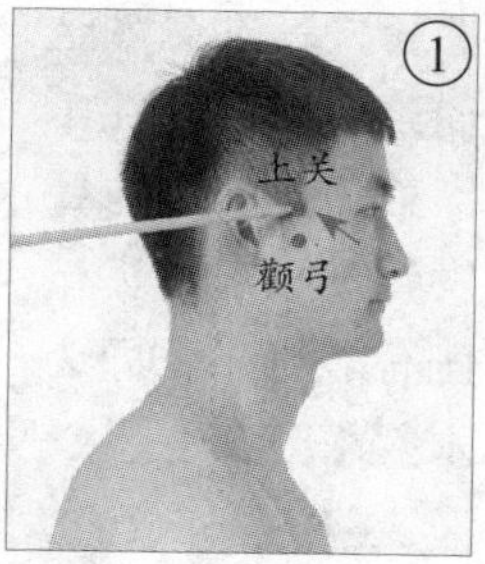

【功效主治】通利耳窍，散风通络。主治偏头痛，眩晕；耳鸣，耳聋；齿痛，口噤，口眼歪斜；面神经麻痹；下颌关节炎，颞颌关节功能紊乱。

【常用疗法】**刺法**：直刺0.5～0.8寸。

灸法：艾炷灸3～5壮，艾条灸5～10分钟或药物天灸。

推拿：点按法、揉法、指摩法。

【穴位配伍】◆配翳风、太溪、听会，主治耳鸣、耳聋。

◆配合谷、颊车，主治下颌关节炎。

特别说明

◆手足少阳、足阳明交会穴。

◆针刺时，局部有酸胀感。

颔厌

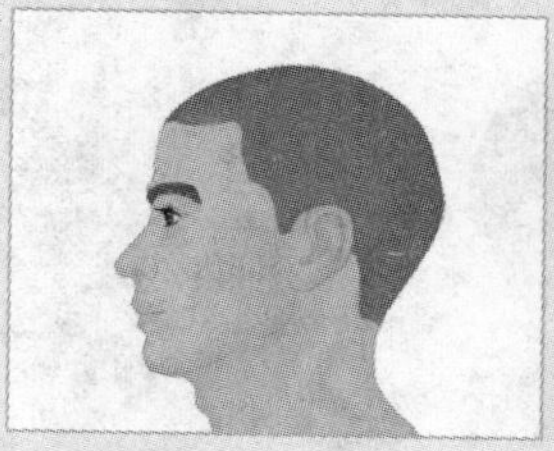

常用程度 ★★

国际编号 GB4

【穴名释义】颔，下颌；厌，应合。人在咀嚼食物时，颔下与颞部俱动，颔下与本穴有牵合之状，故名。

【标准定位】在头部，从头维至曲鬓的弧形连线的上1/4与下3/4的交点处。

【穴位速取】侧坐或侧卧位，头维与悬颅连线的中点处，咀嚼按压时其处有动感，即为本穴（图②）。

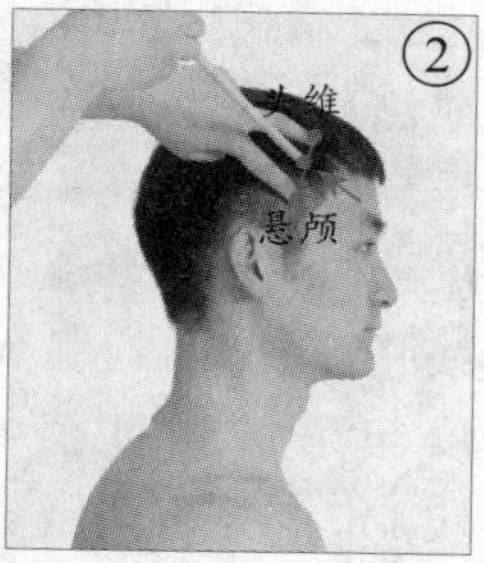

【功效主治】清热散风，通络止痛。主治偏头痛，三叉神经痛，面神经麻痹；目眩，目外眦疼痛，结膜炎；耳鸣，耳聋；齿痛；癫痫；枕后神经痛。

【常用疗法】**刺法**：平刺0.3～0.5寸。

灸法：间接灸3～5壮，艾条灸5～10分钟。

推拿：点按法、揉法、推法。

【穴位配伍】◆配悬颅、头维，主治头痛。

◆配外关、风池，主治眩晕。

特别说明

◆手足少阳、足阳明交会穴。

◆针刺时，局部有酸胀感。

悬颅

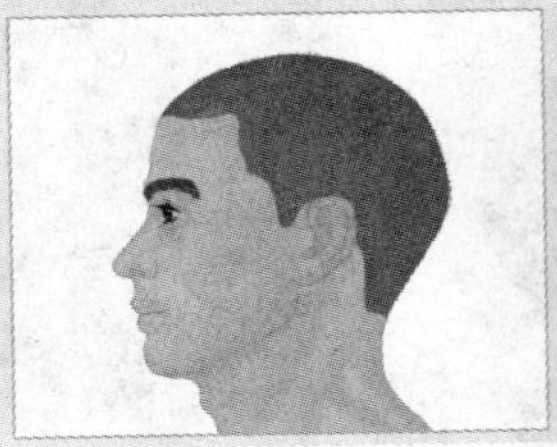

常用程度

★★

国际编号

GB5

【穴名释义】悬，悬挂；颅，头颅。穴在头颅两侧，上不及头角，下不及耳后，犹如悬挂其处，故名。

【标准定位】在头部，从头维至曲鬓的弧形连线的中点处。

【穴位速取】侧坐或侧卧位，先取头维与曲鬓穴，在头维至曲鬓的弧形连线中点处（其弧度与鬓发弧度相应），按压有酸胀感，即为本穴（图①）。

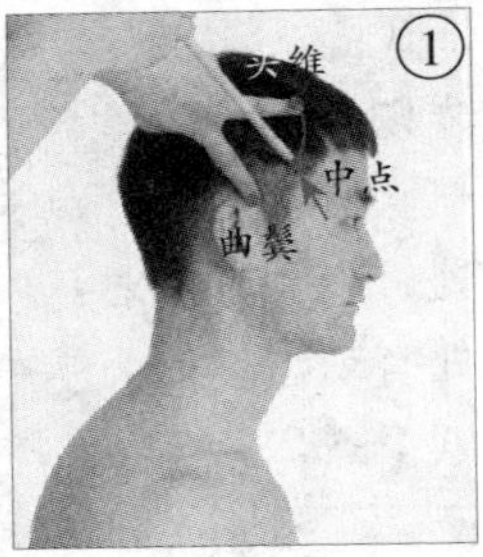

【功效主治】疏通经络，清热散风。主治偏头痛；面肿；目赤肿痛；齿痛，三叉神经痛；神经衰弱；鼻炎，鼻出血；结膜炎，角膜炎。

【常用疗法】**刺法：**向后平刺0.5~0.8寸。

灸法：间接灸3~5壮，艾条灸5~10分钟。

推拿：点按法、揉法、推法。

【穴位配伍】◆配颔厌、率谷、角孙、足三里、三阳络，主治偏头痛。

◆配合谷、曲池，主治热病。

特别说明

◆手足少阳、阳明之交会穴。

◆针刺时，局部有酸胀感。

悬厘

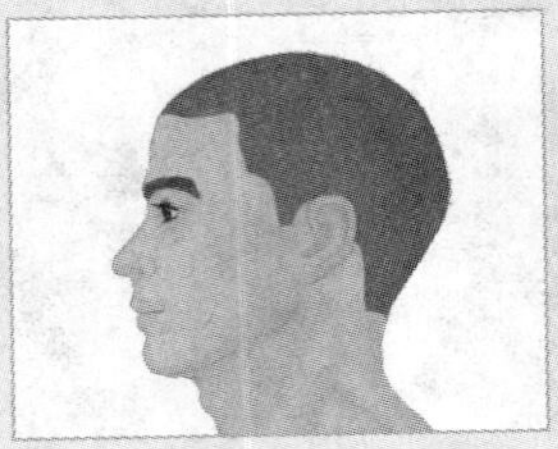

常用程度

★

国际编号

GB6

【穴名释义】悬，悬挂；厘，毫厘。穴在曲角颞部下廉，同悬颅仅差毫厘，故名。

【标准定位】在头部，从头维至曲鬓的弧形连线的上3/4与下1/4的交点处。

【穴位速取】侧坐或侧卧位，先取悬颅与曲鬓穴，在悬颅至曲鬓的弧形连线中点处（其弧度与鬓发弧度相应），按压有酸胀感，即为本穴（图②）。

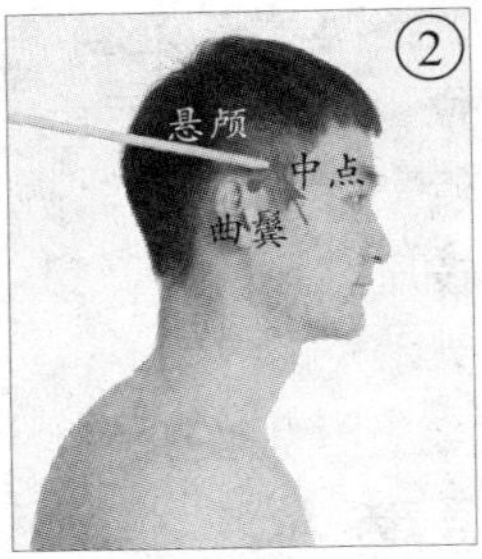

【功效主治】疏通经络，清热散风。主治偏头痛，三叉神经痛，神经衰弱；目赤肿痛；耳鸣，耳聋；鼻炎。

【常用疗法】**刺法：**平刺0.5~0.8寸。

灸法：间接灸3~5壮，艾条灸5~10分钟。

推拿：点按法、揉法、推法。

【穴位配伍】◆配鸠尾，主治偏头痛、目外眦痛。

◆配听宫、听会、耳门、中渚，主治耳鸣、耳聋。

特别说明

◆手足少阳经、足阳明经交会穴。

◆针刺时，局部有酸胀感。

曲鬓

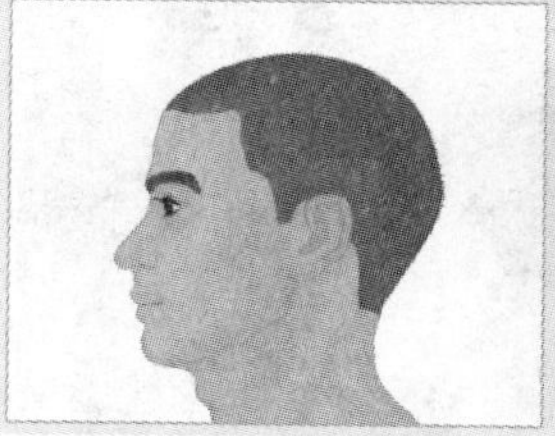

常用程度 ★★

国际编号 GB7

【穴名释义】曲，弯曲；鬓，鬓发。穴在耳前上方，靠近鬓发边际的弯曲处，故名。

【标准定位】在头部，耳前鬓角发际后缘的垂线与耳尖水平线的交点处。

【穴位速取】◆侧坐位，穴位在头部，耳前鬓角发际后缘的垂线与耳尖水平线的交点处即是（图①）。

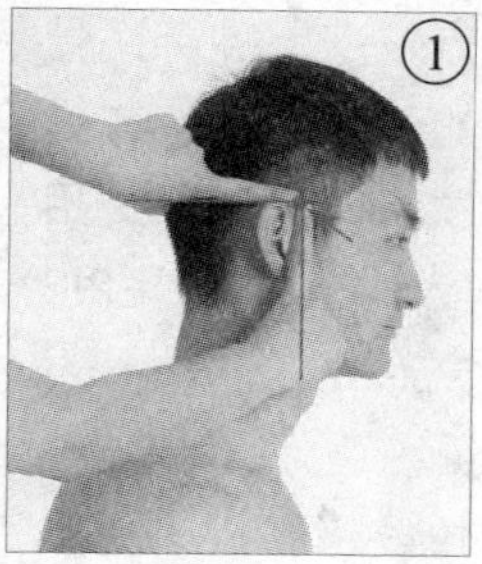

◆侧坐位，在头部，先取角孙穴，角孙穴向前量1横指处。

【功效主治】清热止痛，活络通窍。主治偏头痛；牙痛，颔颊肿，三叉神经痛；牙关紧闭，暴喑；呕吐；目赤肿痛；视网膜出血。

【常用疗法】**刺法：**平刺0.5～0.8寸。

灸法：间接灸3～5壮，艾条灸5～10分钟。

推拿：点按法、揉法、推法。

【穴位配伍】◆配风池、太冲，主治目赤肿痛。

◆配下关、合谷，主治头痛、口噤不开。

特别说明

◆手足少阳经、足阳明经交会穴。

◆为主治头面五官病症的常用穴位之一。

率谷

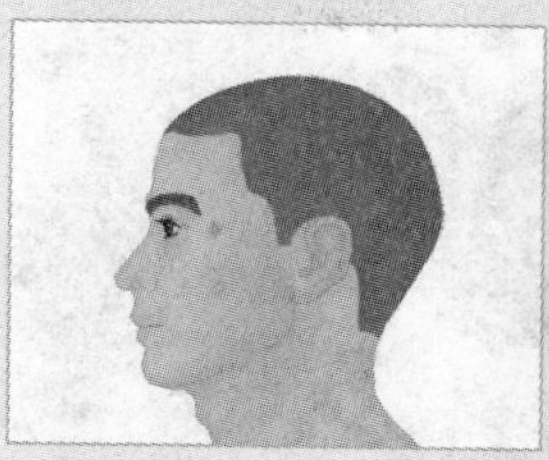

常用程度 ★★★

国际编号 GB8

【穴名释义】率，统率；谷，两山之间。穴在耳上，为以“谷”命名诸穴的最高者，统率诸穴，故名。

【标准定位】在头部，耳尖直上入发际1.5寸，角孙直上方。

【穴位速取】侧坐位，将耳部向前折，于耳翼尖（角孙穴）直上入发际1.5寸处，咀嚼时，按压有肌肉鼓动感即是（图②）。

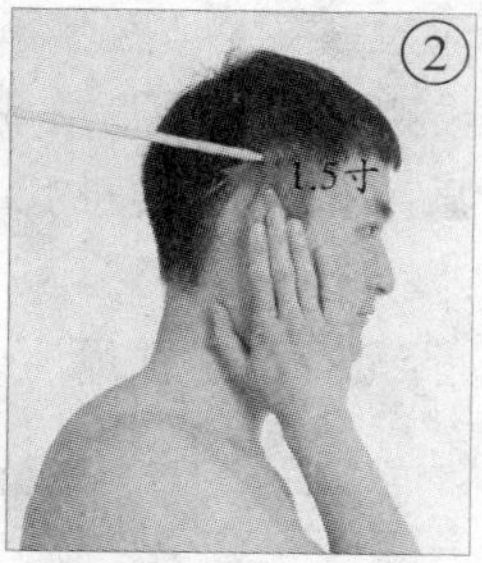

【功效主治】清热熄风，通经活络。主治偏头痛，三叉神经痛；面神经麻痹；眩晕；小儿惊风；胃炎；流行性腮腺炎。

【常用疗法】**刺法：**平刺0.5～0.8寸。

灸法：间接灸3～5壮，艾条灸5～10分钟。

推拿：点按法、揉法。

【穴位配伍】◆配印堂、太冲、合谷，主治小儿惊风。

◆配合谷、足三里，主治流行性腮腺炎。

◆配中脘，主治呕吐。

特别说明

◆手足少阳经、足太阳经交会穴。

◆针刺时，局部有酸胀感，可扩散至颞侧部。

天冲

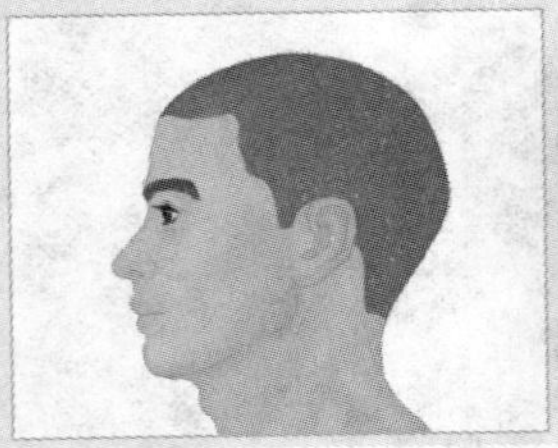

常用程度 ★

国际编号 GB9

【穴名释义】天，头顶；冲，直通。穴在耳郭后上方，本经气血在本穴冲向巅顶，可知本穴功能在于通也，故名。

【标准定位】在头部，耳根后缘直上，入发际2寸，率谷后0.5寸。

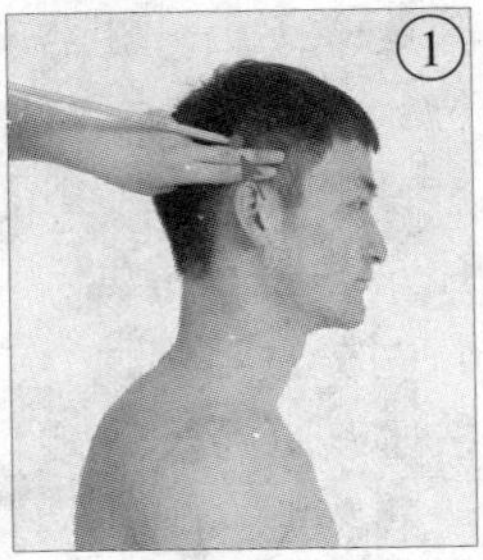

【穴位速取】侧坐位或侧卧位，从耳后根源直上入发际量约2横指处（图①）。

【功效主治】祛风定惊，清热散结。主治头痛，眩晕；三叉神经痛；耳聋，耳鸣；癫痫；瘿气；牙龈肿痛；甲状腺肿；听力减退。

【常用疗法】**刺法：**平刺0.5～1.0寸。

灸法：间接灸3～5壮，艾条灸5～10分钟。

推拿：点按法、揉法、推法。

【穴位配伍】◆配目窗、风池，主治头痛等。

◆配合谷、颊车，主治牙龈肿痛。

特别说明

寒则补之灸之，热则泻针出气。

浮白

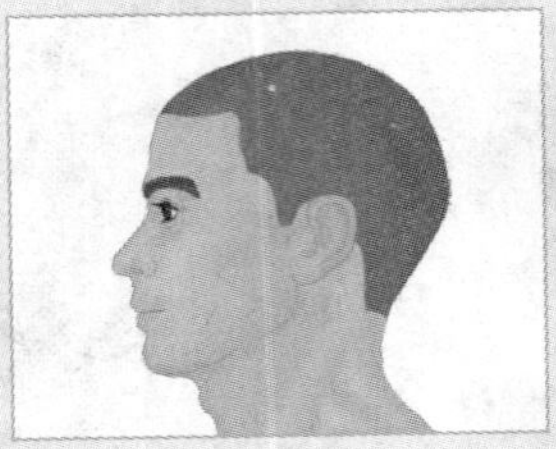

常用程度 ★

国际编号 GB10

【穴名释义】浮，高部；白，明显易见。穴在耳后乳突上方，其处高而显见。又浅表为浮，白色应肺，该穴有祛痰平喘之功，主治肺疾，故名。

【标准定位】在头部，耳后乳突的后上方，从天冲至完骨的弧形连线（其弧度与耳郭弧度相应）的上1/3与下2/3交点处。

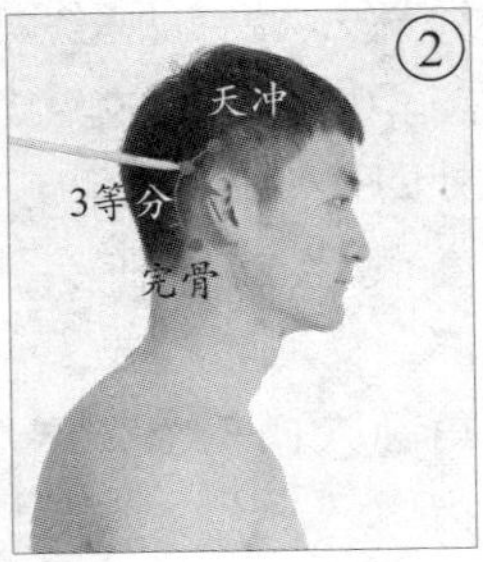

【穴位速取】侧坐位或侧卧位，先取天冲、完骨，于两穴间与耳郭平行之弧形连线的上1/3折点处，即为本穴（图②）。

【功效主治】清头散风，理气散结。主治头痛，牙痛，目痛；耳鸣，耳聋；甲状腺肿；支气管炎；扁桃体炎；脑卒中后遗症。

【常用疗法】**刺法：**平刺0.5～0.8寸。

灸法：间接灸3～5壮，艾条灸5～10分钟。

推拿：点按法、揉法、推法。

【穴位配伍】◆配风池、行间，主治偏头痛。

◆配听会、中渚，主治耳鸣、耳聋。

特别说明

足太阳、少阳经交会穴。

头窍阴

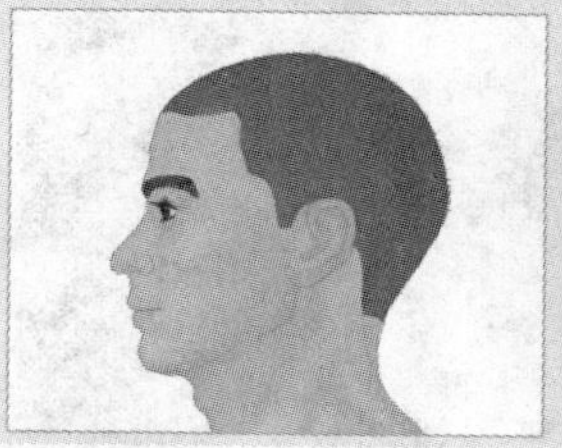

常用程度 ★★

国际编号 GB11

【穴名释义】头，头部；窍，五官七窍；阴，脏。五脏开窍于五官，此穴主治五官病，故名。

【标准定位】在头部，耳后乳突的后上方，从天冲至完骨的弧形连线(其弧度与耳廓弧度相应)的中1/3与下1/3交点处。

【穴位速取】侧坐位或侧卧位，先取天冲、完骨，于两穴间与耳郭平行之弧形连线的下1/3折点处，即为本穴（图①）。

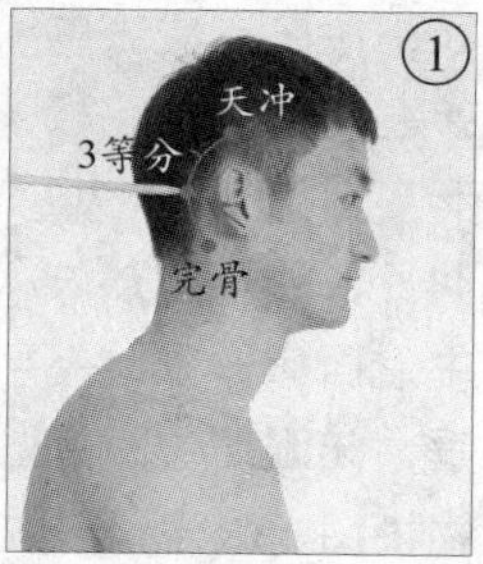

【功效主治】理气镇痛，开窍聪耳。主治头痛，三叉神经痛；神经性耳鸣，耳聋，耳痛；脑血管疾病后遗症；甲状腺肿。

【常用疗法】**刺法：**平刺0.5～0.8寸或用三棱针点刺出血。

灸法：间接灸3～5壮，艾条灸5～10分钟。

推拿：点按法、揉法、推法。

【穴位配伍】配支沟、太冲、风池，主治偏头痛。

特别说明

足太阳、少阳经的交会穴。

完骨

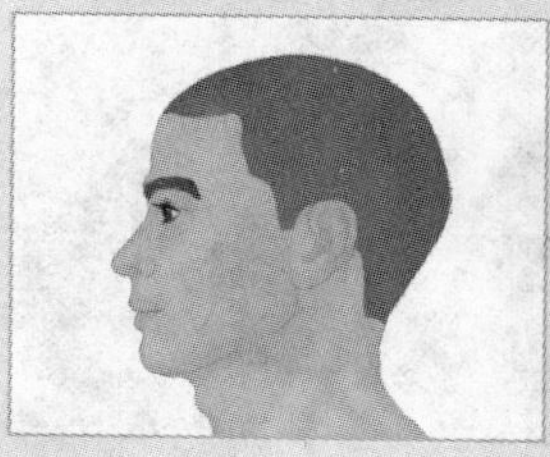

常用程度 ★★

国际编号 GB12

【穴名释义】完骨，耳后高骨，即颞骨乳突部，穴在耳后颞骨乳突下方，故名。

【标准定位】在头部，耳后乳突的后下方凹陷中。

【穴位速取】侧坐位或侧卧位，在头部，耳后乳突下方沿后缘触摸上方的头，有一凹陷，按压有明显酸胀感即是（图②）。

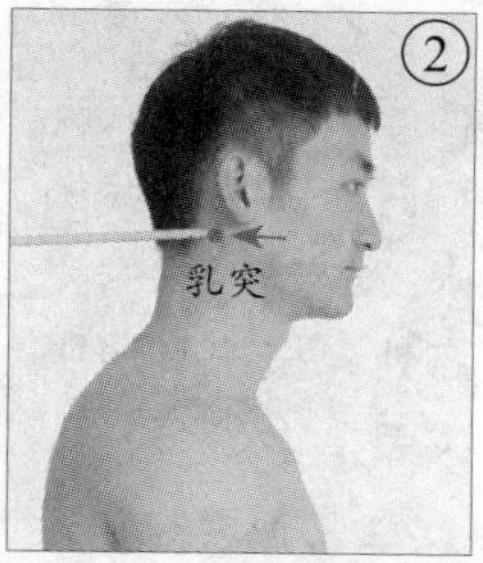

【功效主治】通经活络，祛风清热。主治头痛，颈项强痛；失眠，癫痫；齿痛，颊肿，扁桃体炎；口眼歪斜；斑秃；贫血。

【常用疗法】**刺法：**平刺0.5～0.8寸。

灸法：间接灸或温针灸3～5壮，艾条灸5～10分钟。

推拿：点按法、揉法、推法。

【穴位配伍】◆配风池、大椎，主治疟疾。

◆配合谷、颊车，主治齿痛，腮腺炎。

特别说明

◆足太阳、少阳经交会穴。

◆针刺时，局部有酸胀感，可扩散至头顶部。

本神

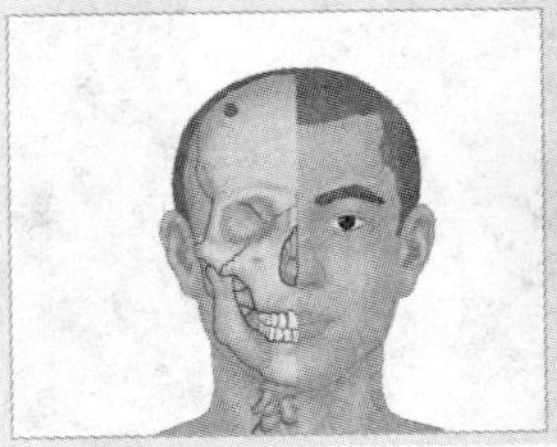

常用程度
★★★★
国际编号
GB13

【穴名释义】本，人之根本也；神，神志。穴位于头部，而头为元神所在，主神志，故名。

【标准定位】在头部，前发际上0.5寸，头正中线旁开3寸。

【穴位速取】正坐位，在头部，先取神庭穴与头维穴，在两者弧形连线的内2/3与外1/3的交点处，按压有酸胀感即是（图①）。

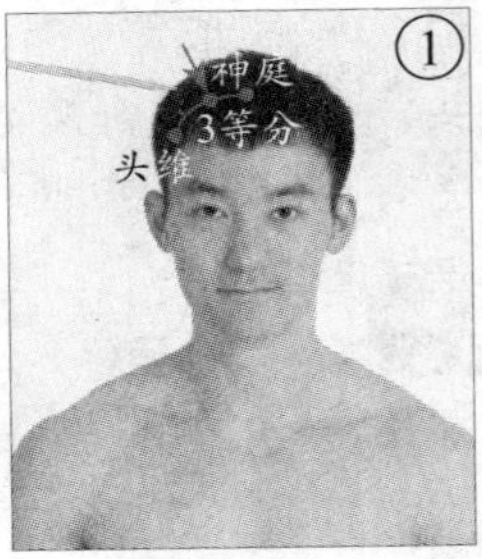

【功效主治】祛风定惊，清阳止痛。主治头痛，眩晕，目疾；癫痫；小儿惊风；胸胁痛；脑血管疾病后遗症。

【常用疗法】**刺法：**平刺0.5～0.8寸。

灸法：间接灸3～5壮，艾条灸5～10分钟。

推拿：点按法、揉法、推法。

【穴位配伍】◆配前顶、囟会、天柱，主治小儿惊痫。

◆配水沟、合谷、百会，主治脑卒中昏迷。

◆配心俞、行间、大陵，主治癫痫。

特别说明

◆足少阳经、阳维脉交会穴。

◆针刺时，局部有酸胀感。

阳白

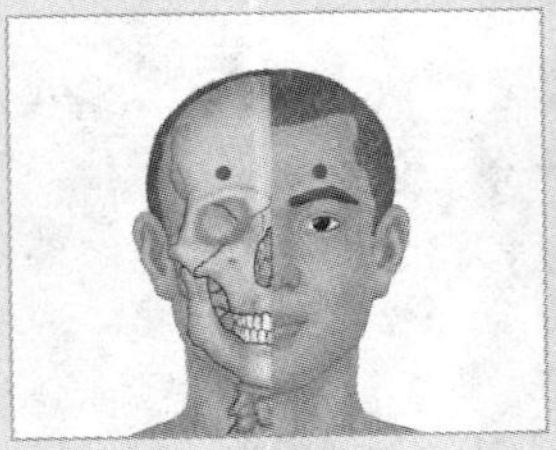

常用程度
★
国际编号
GB14

【穴名释义】阳，额部；白，明。穴在额部，可治疗目疾，使目光明，故名。

【标准定位】位于头部，瞳孔直上，眉上1寸。

【穴位速取】正坐位，在头部，目正视，自眉中直上1横指处，按压有酸胀感即是（图②）。

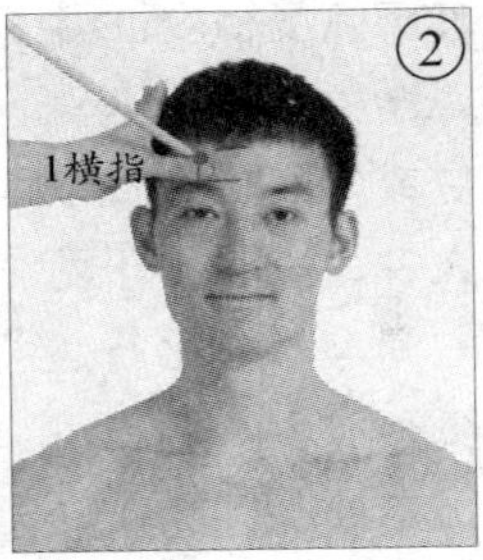

【功效主治】清头明目，祛风泻热。主治面瘫；眼睑下垂，闭眼困难；视物模糊，眼痛；前额痛，眩晕。

【常用疗法】**刺法：**平刺0.5～0.8寸。

灸法：间接灸3～5壮，艾条灸5～10分钟或药物天灸。

推拿：点按法、揉法、推法。

【穴位配伍】◆配太阳、睛明、鱼腰，主治眼睑下垂。

◆配四白、地仓、颊车，主治面神经麻痹。

特别说明

◆足少阳经、阳维脉交会穴。

◆寒则点刺出血或灸之，热则泻针出气。

头临泣

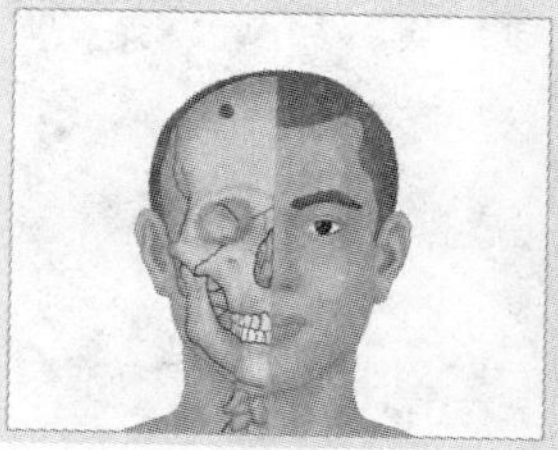

常用程度 ★★★

国际编号 GB15

【穴名释义】头，头部；临，调治；泣，流泪。穴在头部，可治疗目疾，故名。

【标准定位】在头部，前发际上0.5寸，瞳孔直上。

【穴位速取】◆正坐位，目正视，穴位在头部，神庭与头维连线的中点处，按压有酸胀感，即为本穴（图①）。

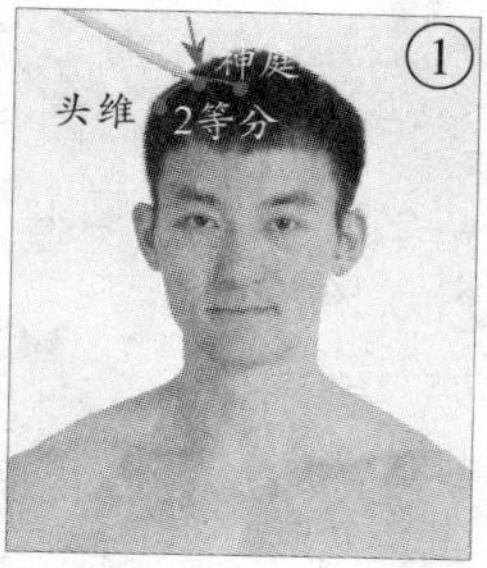

◆正坐位，目视前方，穴位在头部，自眉中直上入发际半横指处即是。

【功效主治】清利头目，安神定志。主治头痛，鼻塞；目眩，流泪，屈光不正，急慢性结膜炎；小儿高热，小儿惊痫；脑血管疾病；目赤肿痛；耳鸣，口苦。

【常用疗法】**刺法：**平刺0.5～0.8寸。

灸法：间接灸3～5壮，艾条灸5～10分钟。

推拿：点按法、揉法、推法。

【穴位配伍】◆配阳谷、腕骨、申脉，主治眩晕。

◆配大椎、间使、肝俞，主治疟疾。

特别说明

足少阳、足太阳、阳维脉交会穴。

目窗

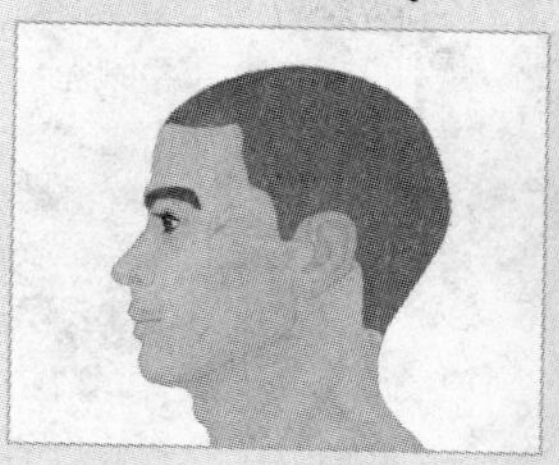

常用程度 ★★

国际编号 GB16

【穴名释义】目，眼睛；窗，天窗。穴在眼上方，主治眼疾，故名。

【标准定位】在头部，前发际上1.5寸，瞳孔直上。

【穴位速取】◆正坐位，在头部，瞳孔直上，自前发际直上2横指处（图②）。

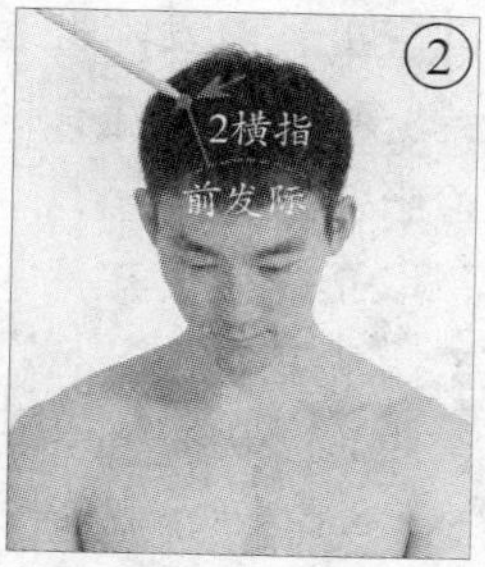

◆正坐位，在头部，瞳孔直上，头临泣后1寸处，按压有酸胀感即是。

【功效主治】清利头目，发散风热。主治视物模糊，目赤肿痛；头痛，眩晕，鼻塞，感冒；上齿龋肿；面肿；小儿惊痫。

【常用疗法】**刺法：**平刺0.5～0.8寸。

灸法：间接灸3～5壮，艾条灸5～10分钟。

推拿：点按法、揉法、推法。

【穴位配伍】◆配关冲、风池，主治头痛、眩晕。

◆配陷谷、太溪，主治面目水肿。

特别说明

◆足少阳、太阳与阳维脉交会穴。

◆指压目窗穴7～8秒/次，持续5分钟，可防止老眼昏花。

正营

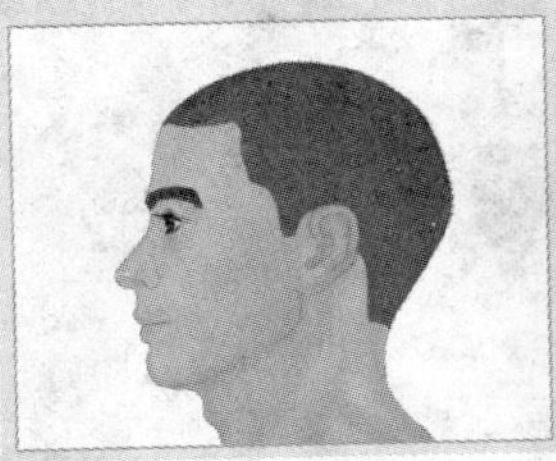

常用程度 ★★

国际编号 GB17

【穴名释义】正，正中；营，魄神之居处。穴主治惶恐不安等神志病，故名。

【标准定位】在头部，前发际上2.5寸，瞳孔直上，头正中线旁开2.25寸。

【穴位速取】◆正坐位，穴位在头部，瞳孔直上，前发际上约3横指处，按压有酸胀感（图①）。

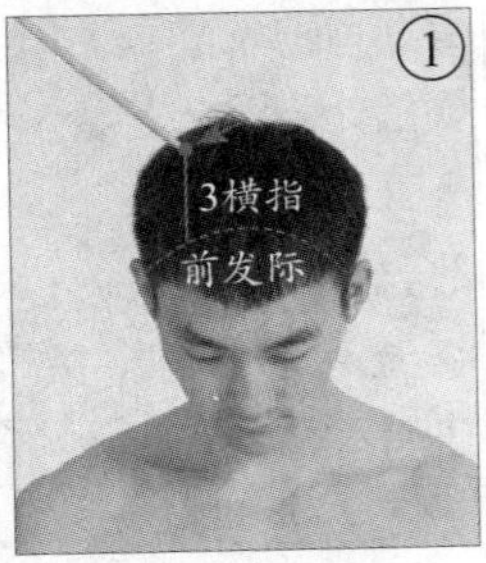

◆取正坐位，在头部，瞳孔直上，目窗穴后，发际上1寸处，按压有酸胀感。

【功效主治】清利头目，疏风止痛。主治偏头痛，目眩；神经病；癔症；齿痛，呕吐；视神经萎缩；脑梗死。

【常用疗法】**刺法：**平刺0.5～0.8寸。

灸法：间接灸3～5壮，艾条灸5～10分钟或药物天灸。

推拿：点按法、揉法、推法。

【穴位配伍】◆配阳白、太冲、风池，主治头痛、头晕。

◆配足三里、内关，主治脑梗死。

特别说明

◆足少阳经、阳维脉交会穴。

◆针刺时，局部有酸胀感。

承灵

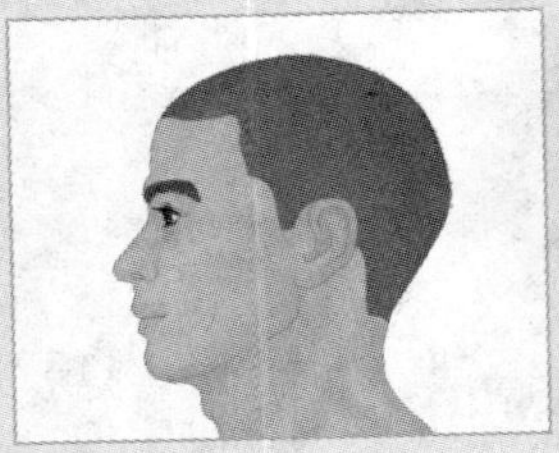

常用程度 ★★

国际编号 GB18

【穴名释义】承，承受；灵，神灵。穴在灵骨之旁，犹如上天灵，头之天部的寒湿水气由此汇入胆经，故名。

【标准定位】在头部，前发际上4寸，瞳孔直上，头正中线旁开2.25寸。

【穴位速取】◆正坐位，在头部，目正视，百会穴前1寸，旁开2.25寸按压有酸胀感。

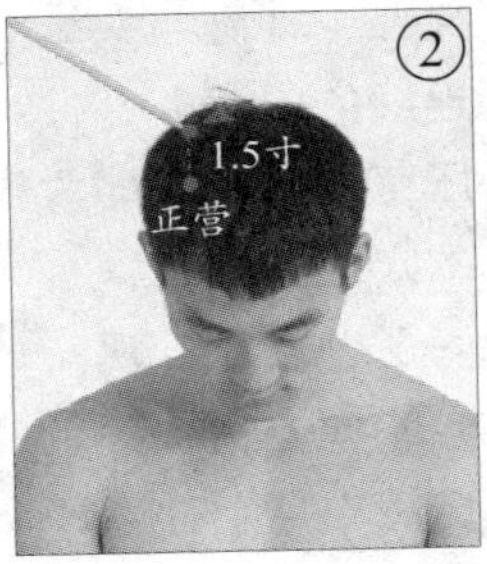

◆正坐位，目正视，正营穴后1.5寸处，按压有酸胀感（图②）。

【功效主治】清利头目，疏散风热。主治头痛，目眩，目痛；鼻塞，鼻出血；多涕；发热；面部痉挛。

【常用疗法】**刺法：**平刺0.5～0.8寸。

灸法：间接灸3～5壮，艾条灸5～10分钟。

推拿：点按法、揉法、推法。

【穴位配伍】◆配风池、风门、后溪，主治鼻出血。

◆配大椎，主治发热。

特别说明

◆针刺时，局部有酸胀感。

◆寒则先泻后补或补之灸之，热则泻针出气。

脑空

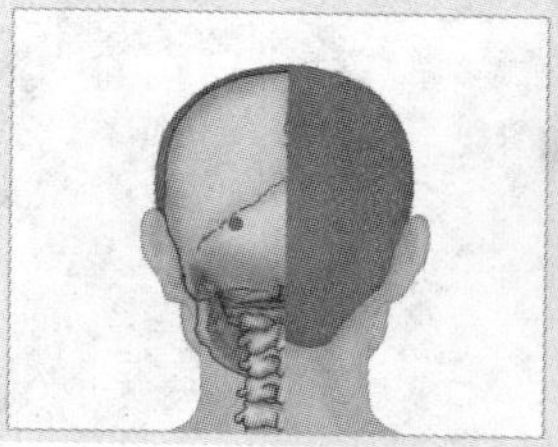

常用程度 ★★

国际编号 GB19

【穴名释义】脑，脑髓；空，凹陷。穴在枕骨外侧，居脑户穴旁，主治脑病，故名。

【标准定位】在头部，横平枕外隆凸的上缘，头正中线旁开2.25寸，平脑户。

【穴位速取】◆坐位，先取风池穴，直上3横指处，按压有酸胀感。

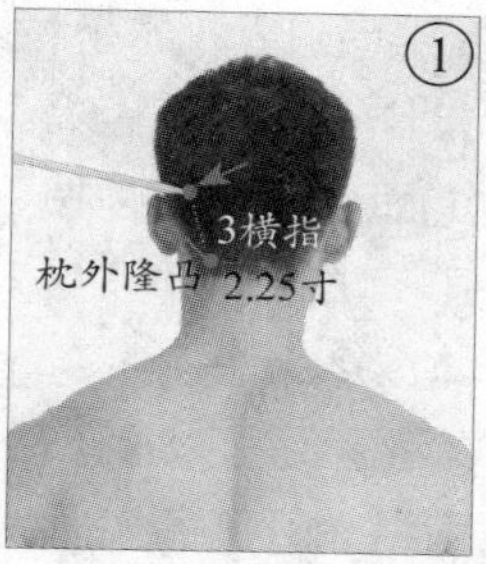

◆坐位，在头部，从头正中线旁开2.25寸沿枕外隆凸上缘，向上量3横指处，按压有酸胀感即是（图①）。

【功效主治】醒脑通窍，活络散风。主治头痛，目眩；哮喘；颈项强痛；癫狂痫；耳鸣，耳聋；心悸。

【常用疗法】**刺法：**平刺0.5～0.8寸。

灸法：间接灸3～5壮，艾条灸5～10分钟或药物天灸。

推拿：点按法、揉法、推法。

【穴位配伍】◆配大椎、照海、申脉，主治癫痫。

◆配悬钟、后溪，主治颈项强痛。

特别说明

针刺时，局部有酸胀感。

风池

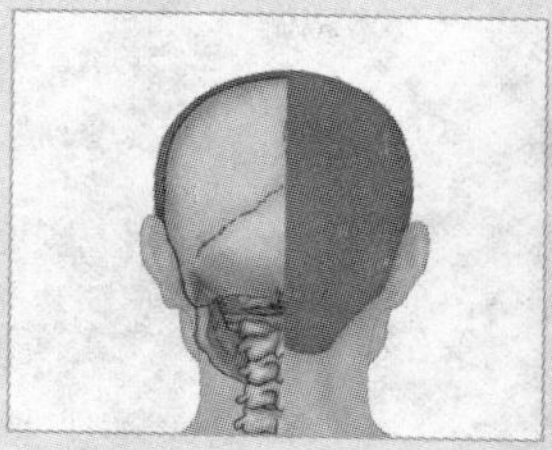

常用程度 ★★★★

国际编号 GB20

【穴名释义】风，风邪；池，池塘。穴在枕骨下，为治风之要穴，故名。

【标准定位】在颈后区枕骨之下，胸锁乳突肌上端与斜方肌上端之间的凹陷中。

【穴位速取】坐位，在头部，枕骨下斜方肌与胸锁乳突肌之间的凹陷中，约平风府，按压有酸胀感即为本穴（图②）。

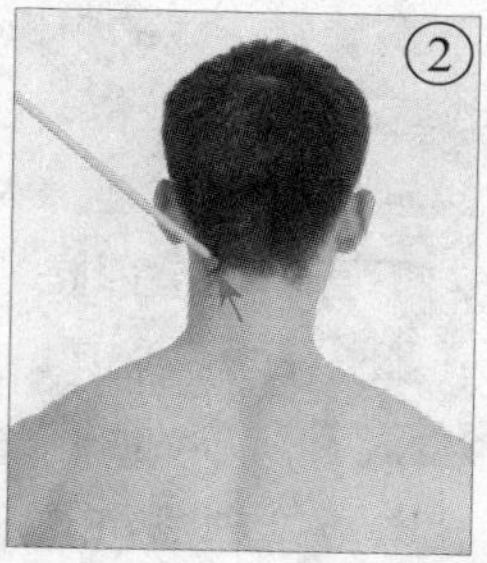

【功效主治】祛风解毒，通利官窍。主治感冒，鼻塞，头痛，目赤肿痛，鼻窦炎，鼻出血；颈项强痛，肩痛不举；头晕，目眩；脑卒中偏瘫，癫痫。

【常用疗法】**刺法：**向鼻尖方向斜刺0.5～0.8寸。

灸法：温针灸3～5壮，艾条灸5～10分钟或药物天灸。

推拿：点按法、揉法。

【穴位配伍】◆配合谷、丝竹空，主治偏正头痛。

◆配百会、人中、十宣，主治脑卒中。

特别说明

针刺时，针尖向下，以免伤及延髓。

肩井

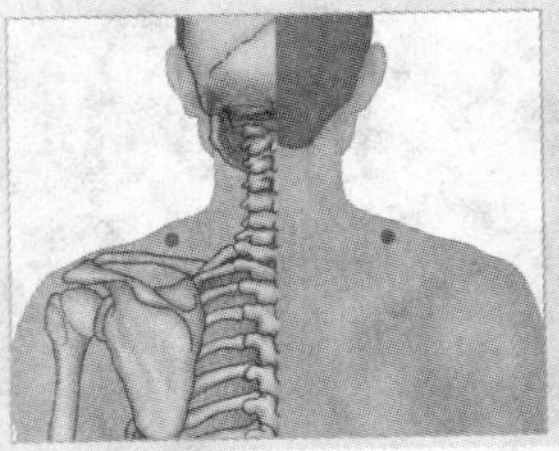

常用程度 ★★★★

国际编号 GB21

【穴名释义】肩，肩部；井，水井。穴在肩上凹陷处，因凹陷颇深，犹如水井，故名。

【标准定位】在肩上，前直乳中，在大椎与肩峰端连线的中点上。

【穴位速取】坐位，在肩上，大椎与肩峰端连线的中点上，向下直对乳头即是（图①）。

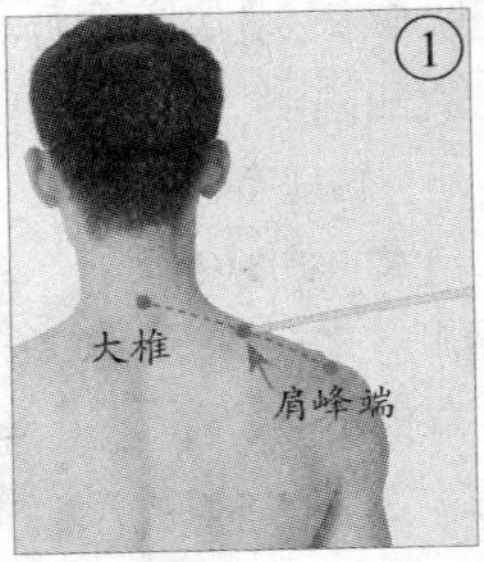

【功效主治】通络止痛，活血利气。主治肩背痹痛；手臂不举，颈项强痛；乳腺炎；脑卒中，难产，疝气；高血压，脑血管疾病后遗症，小儿麻痹后遗症。

【常用疗法】**刺法：**斜刺0.5～0.8寸。

灸法：直接灸3～7壮，温和灸5～10分钟。

推拿：点按法、拿法、揉法。

【穴位配伍】◆配肩髃、天宗，主治肩背痹痛。

◆配乳根、少泽，主治乳汁不足，乳腺炎。

◆配合谷、三阴交，主治难产。

特别说明

◆针刺时，局部有酸胀感，可传至肩部。

◆深部正当肺尖，不可深刺。

渊腋

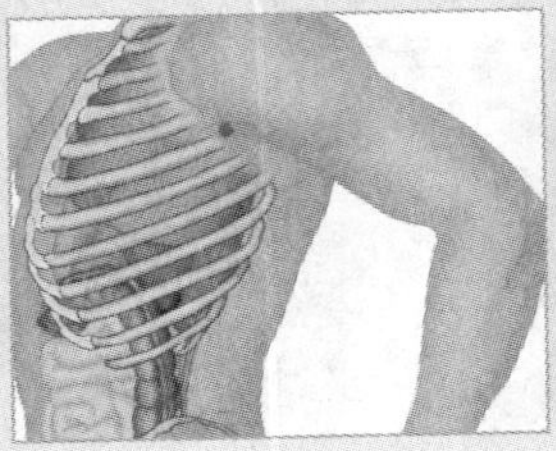

常用程度 ★

国际编号 GB22

【穴名释义】渊，深；腋，腋部。穴在腋下深处，故名。

【标准定位】在侧胸部，举臂，在腋中线上，腋下3寸，第四肋间隙中。

【穴位速取】侧坐位或侧卧位，举臂，穴位在腋中线上，从腋下向下量4横指（即3寸）处，按压有酸胀感即是（图②）。

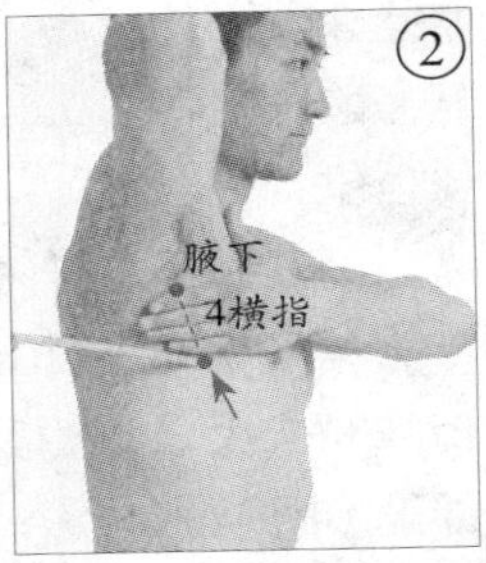

【功效主治】通经活络，开胸行气。主治腋下肿；胸满，胸胁肿痛，臂痛不举；颈及腋下淋巴结炎，胸膜炎，肋间神经痛。

【常用疗法】**刺法：**平刺0.5～0.8寸。

灸法：直接灸或隔姜灸3～7壮，温和灸5～10分钟。

推拿：点法、按法、揉法。

【穴位配伍】◆配肩髃、天宗、臂臑，主治臂痛不举。

◆配章门、膻中，主治胸满胁痛。

◆配肺俞、定喘，主治喘息不得卧。

特别说明

不宜深刺，防止刺入胸腔内损伤胸膜和肺脏。

辄筋

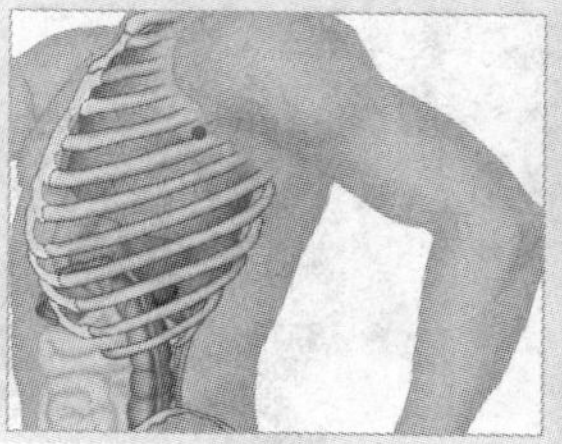

常用程度
★

国际编号
GB23

【穴名释义】辄，车辄，与肋骨相似；筋，筋肉。本穴在第四肋间隙筋肉中，故名。

【标准定位】在侧胸部，渊腋前1寸，平乳头，第四肋间隙中。

【穴位速取】侧坐举臂，穴位在从渊腋穴向前量1横指处，与乳头相平处，按压有酸胀感即是（图①）。

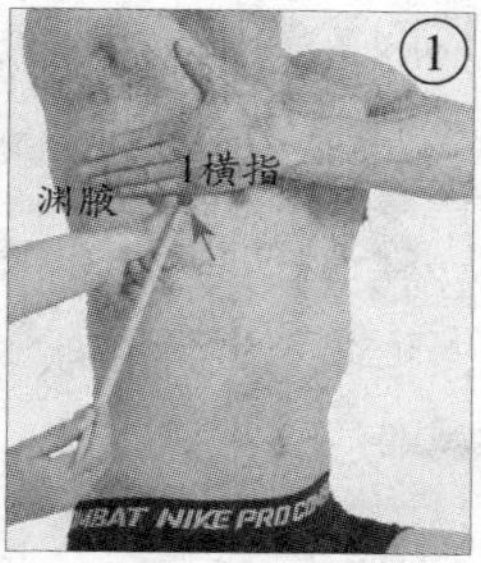

【功效主治】宽胸行气，降逆平喘。主治腋肿，胸胁痛；肩臂痛；胃炎，呕吐，吞酸，喘息；腋淋巴结炎；肋间神经痛，四肢痉挛抽搐。

【常用疗法】**刺法：**斜刺0.5～0.8寸。

灸法：直接灸或隔姜灸3～7壮，温和灸5～10分钟。

推拿：点法、按法、揉法。

【穴位配伍】◆配阳陵泉、支沟，主治胸胁疼痛。

◆配肺俞、定喘、孔最，主治哮喘。

特别说明

针刺时，局部有酸胀感，可传至胸胁部。

日月

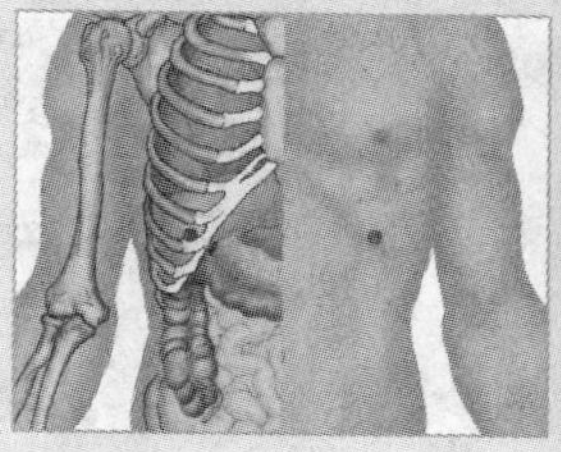

常用程度
★★

国际编号
GB24

【穴名释义】日，阳，胆；月，阴，肝。本穴为治肝胆疾病的要穴，故名。

【标准定位】在上腹部，乳头下方，第七肋间隙，前正中线旁开4寸。

【穴位速取】侧坐举臂，在上腹部，在锁骨中线上，自乳头向下推3个肋间隙，按压有酸胀感即是（图②）。

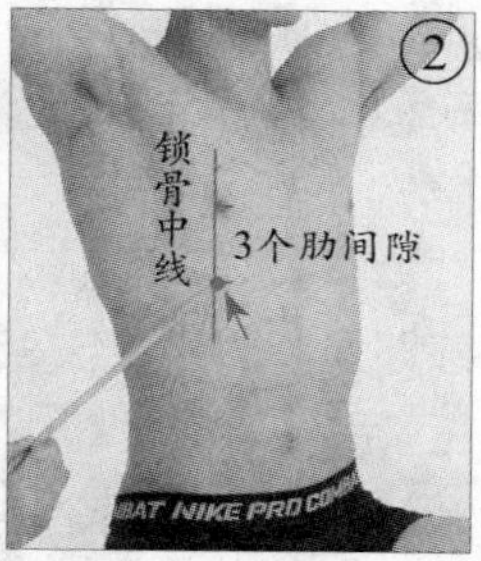

【功效主治】疏肝理气，降逆止呕。主治胁肋疼痛；胃脘痛；呃逆，呕吐，吞酸，黄疸，急慢性肝炎，胆囊炎，胃溃疡。

【常用疗法】**刺法：**斜刺0.5～0.8寸。

灸法：直接灸3～7壮，温和灸5～10分钟。

推拿：点法、按法。

【穴位配伍】◆配丘墟、阳陵泉、支沟，主治胁肋疼痛。

◆配内关、中脘，主治呕吐。

◆配大椎、肝俞、阴陵泉，主治黄疸等。

◆配胆俞、太冲，主治胆石症。

特别说明

◆募穴，足太阴、少阴交会穴。

◆针刺时，局部有酸胀感，可传至胸胁部。

京门

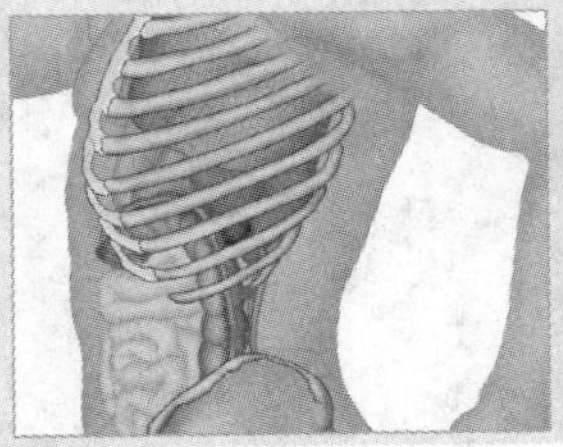

常用程度 ★★

国际编号 GB25

【穴名释义】京，京都，重要；门，门户。此穴主治水道不利，为益肾利水要穴，故名。

【标准定位】在侧腰部，章门后1.8寸，第十二肋骨游离端的下方。

【穴位速取】坐位或侧卧位，先取章门穴，在其后1.8寸处，按压有酸胀感即是（图①）。

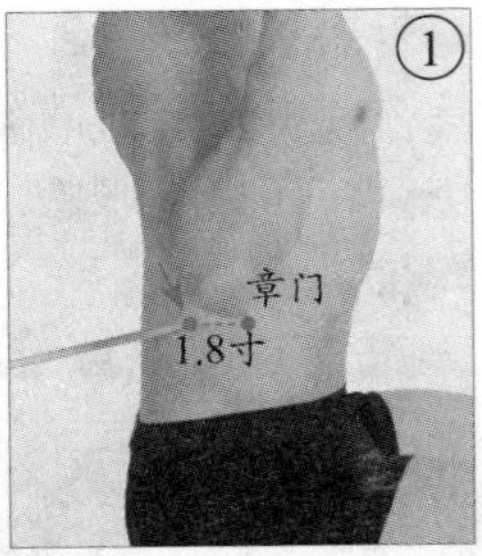

【功效主治】补肾壮腰，宽肠通气。主治胁痛，腹胀；腰痛；泄泻，小便不利，泌尿系结石；水肿，肾炎，疝痛；肋间神经痛；高血压；耳聋。

【常用疗法】**刺法：**斜刺0.5～1.0寸。

灸法：直接灸或隔姜灸3～7壮，温和灸5～10分钟。

推拿：点法、按法、揉法。

【穴位配伍】◆配肾俞、三阴交，主治肾虚腰痛。

◆配天枢、中脘、支沟，主治腹胀。

◆配肾俞、足三里、三阴交，主治泌尿系结石、肾绞痛。

特别说明

针刺时，局部有酸胀感，可传至腰背部。

带脉

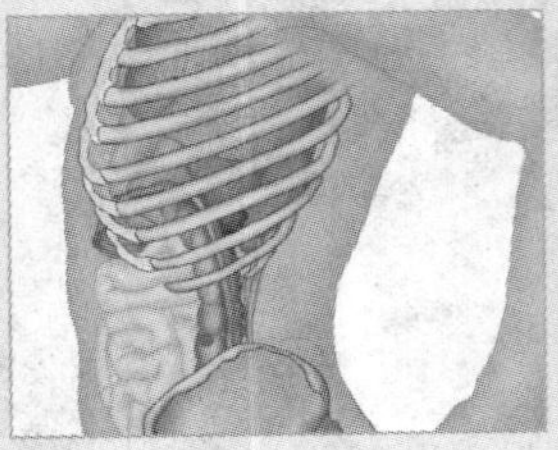

常用程度 ★★★

国际编号 GB26

【穴名释义】带，束带；脉，经脉。本穴为带脉经气所过，主治女性经带疾患，故名。

【标准定位】位于侧腹部，章门下1.8寸，第十一肋游离端下方垂线与脐水平线的交点上。

【穴位速取】侧坐举臂，先取章门穴，在其下1.8寸，与肚脐相平，按压有酸胀感即是（图②）。

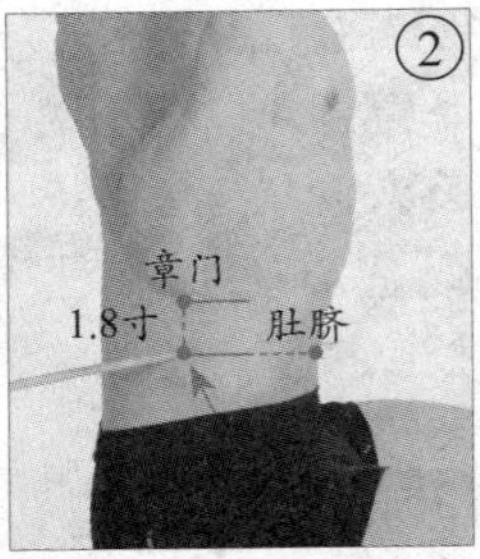

【功效主治】健脾调经，通经止痛。主治腹痛；腰胁痛，下肢无力；月经不调，子宫内膜炎，附件炎，盆腔炎，阴道炎等。

【常用疗法】**刺法：**直刺0.5～0.8寸。

灸法：直接灸或隔姜灸3～7壮。

推拿：点法、按法、揉法。

【穴位配伍】◆配白环俞、阴陵泉、三阴交，主治盆腔炎。

◆配中极、地机，主治痛经、闭经。

◆配血海、膈俞，主治月经不调。

◆配身柱、筋缩、命门，主治背痛。

特别说明

针刺时，局部有酸胀感，可传至腰背部。

五枢

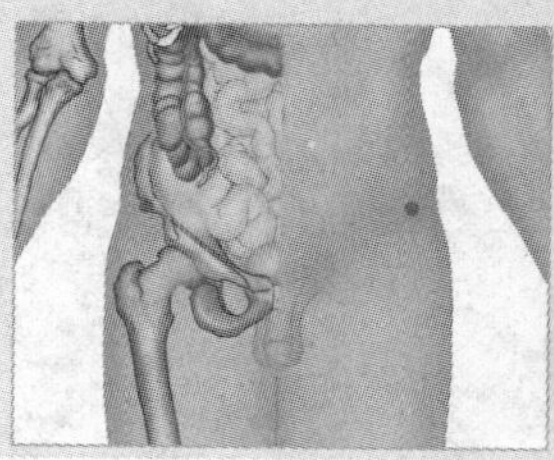

常用程度

★★

国际编号

GB27

【穴名释义】五，中数；枢，中枢。穴在人身长度之折中处，又在髋部转枢之处，故名。

【标准定位】在侧腹部，在髂前上棘的前方，横平脐下3寸处。

【穴位速取】站位，在髂前上棘的前方凹陷处，横平脐下4横指（即3寸）处（一夫法），与关元相平，按压有酸胀感，即为本穴（图①）。

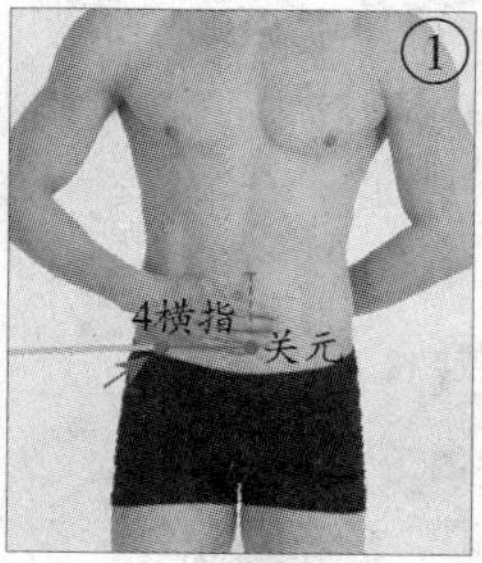

【功效主治】调气温阳，散寒止痛。主治少腹痛，腰痛；阴挺，睾丸炎，疝气；盆腔炎，月经不调，子宫内膜炎，阴道炎。

【常用疗法】**刺法**：斜刺1.0～1.5寸。

灸法：直接灸或隔姜灸3～7壮，温和灸5～15分钟。

推拿：点法、按法、揉法。

【穴位配伍】◆配气海、三阴交，主治少腹痛。

◆配太冲、曲泉，主治疝气。

特别说明

针刺时，局部有酸胀感，可传至腹股沟部和外阴部。

维道

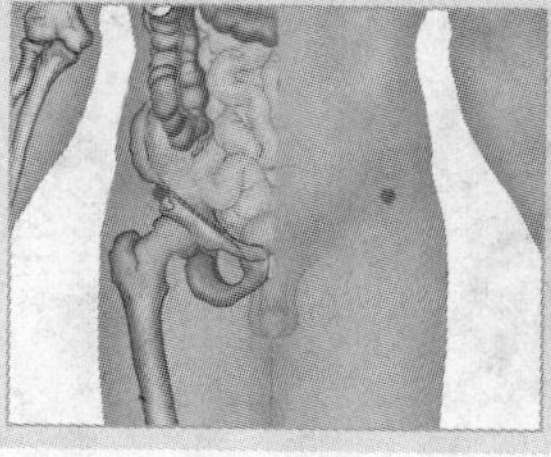

常用程度

★

国际编号

GB28

【穴名释义】维，维系；道，通道。穴为足少阳、带脉之会，为维系诸经之要道，故名。

【标准定位】在侧腹部，当髂前上棘的前下方，五枢前下0.5寸。

【穴位速取】站位，在侧腹部，五枢穴前下方0.5寸处，按压有酸胀感，即为本穴（图②）。

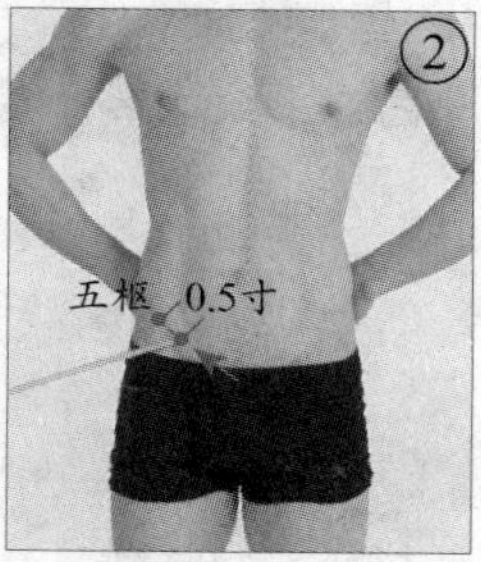

【功效主治】活血止痛，调经止带。主治少腹痛，腰腿痛，髋关节痛；月经不调，子宫内膜炎，附件炎，盆腔炎，子宫脱垂；便秘，阑尾炎；疝气。

【常用疗法】**刺法**：斜刺1.0～1.5寸。

灸法：直接灸或隔姜灸3～7壮，温和灸5～15分钟。

推拿：点法、按法。

【穴位配伍】◆配巨髎，主治腰胯痛。

◆配脾俞、阴陵泉、关元，主治月经不调，盆腔炎。

◆配横骨、冲门、气冲、大敦，主治疝气。

特别说明

针刺时，局部有酸胀感，可传至小腹和外阴部。

居髎

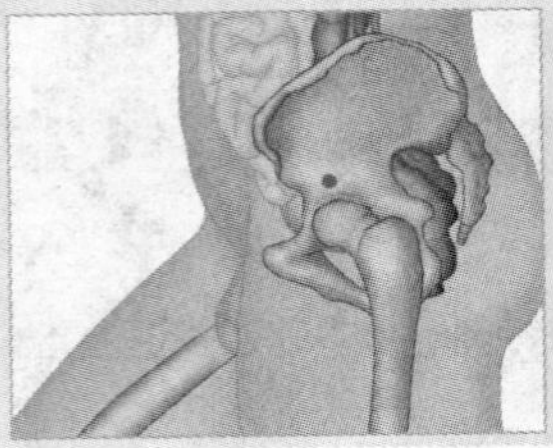

常用程度 ★★

国际编号 GB29

【穴名释义】居，同“倨”，即蹲下；髎，骨隙。股部于蹲下时出现的凹陷处即是此穴，故名。

【标准定位】在髋部，在髂前上棘与股骨大转子最凸点连线的中点处。

【穴位速取】取侧卧位，在髋部，在髂前上棘与股骨大转子最高点连线的中点处（图①）。

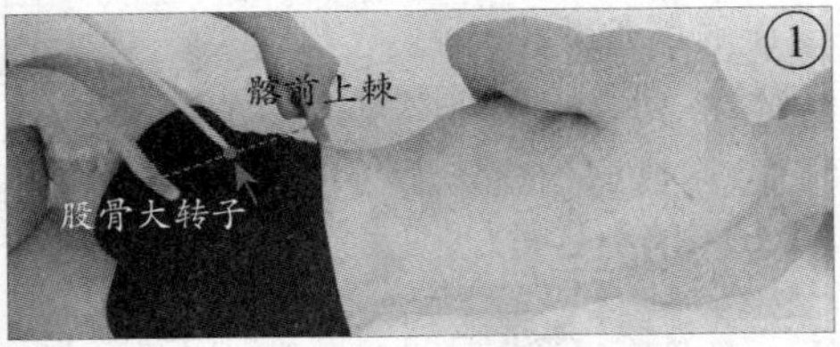

【功效主治】疏经活络，宣痹止痛。主治腰腿痹痛，足痿；疝气，瘫痪；髋关节炎，膀胱炎；睾丸炎，脑卒中偏瘫；月经不调，子宫内膜炎，盆腔炎；阑尾炎；胃痛；下腹痛。

【常用疗法】**刺法：**直刺或者斜刺1.5～2.0寸。

灸法：艾炷灸或温针灸3～7壮，温和灸5～15分钟。

推拿：点法、按法、肘压法。

【穴位配伍】◆配环跳、肾俞，主治腰腿痹痛。

◆配大敦、中极，主治疝气。

◆配条口，主治肩周炎。

环跳

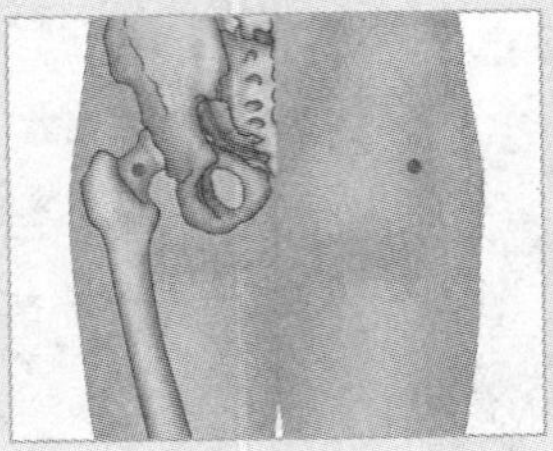

常用程度 ★★★★

国际编号 GB30

【穴名释义】环，环曲；跳，跳跃。穴在髀枢中，侧卧伸不足，屈上足取之，因其屈膝屈髋呈环曲，如跳跃状，故名。

【标准定位】在股外侧部，侧卧屈股，在股骨大转子最凸点与骶管裂孔连线的外1/3与中1/3交点处。

【穴位速取】取侧卧位，伸直下腿，屈上腿，以拇指关节横纹按在股骨大转子上，拇指指向脊柱，当拇指尖处即是（图②）。

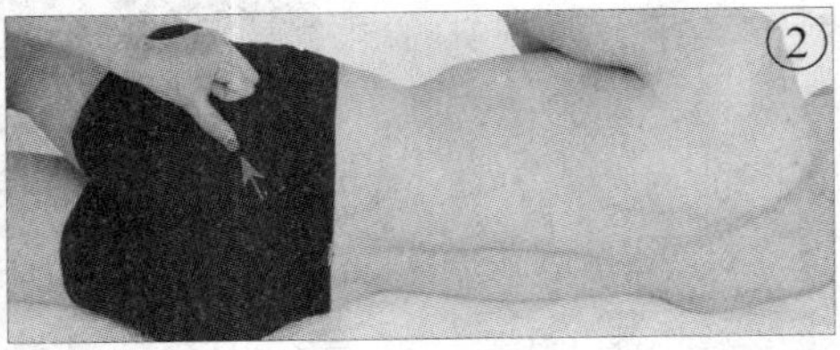

【功效主治】疏通经络，活血止痛。主治腰胯疼痛，挫闪腰痛，半身不遂，下肢痿痹，坐骨神经痛；髋关节及周围软组织疾病；膝踝痛；遍身风疹，脚气；神经衰弱。

【常用疗法】**刺法：**直刺2.0～2.5寸。

灸法：直接灸3～7壮，温和灸5～15分钟。

推拿：点法、按法、揉法。

【穴位配伍】◆配殷门、阳陵泉、委中、昆仑，主治坐骨神经痛。

◆配居髎、悬钟，主治风寒湿痹。

◆配风池、曲池，主治遍身风疹。

风市

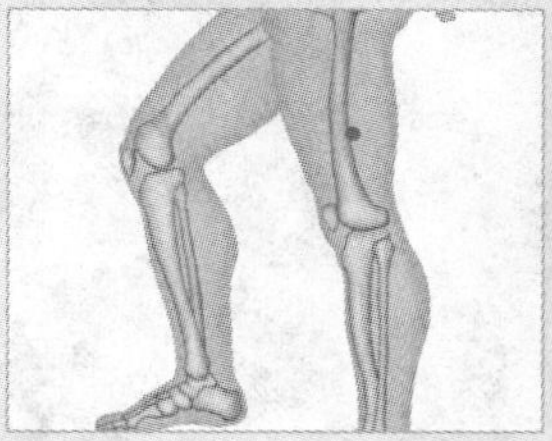

常用程度 ★★★

国际编号 GB31

【穴名释义】风，风邪；市，聚集。本穴主治浑身瘙痒麻痹诸症，为祛风的要穴，故名。

【标准定位】位于大腿外侧部的中线上，在腘横纹上7寸，股外侧肌与股二头肌之间。

【穴位速取】仰卧或站立位，在大腿外侧部的中线上，两手自然伸直时，在大腿外侧部的中线上，中指尖处，按压有酸胀感即是（图①）。

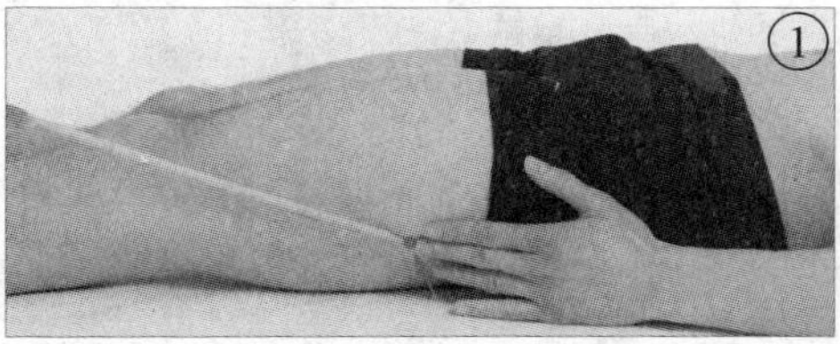

①

【功效主治】舒筋活络，祛风止痒。主治下肢痿痹，麻木；半身不遂；遍身瘙痒，荨麻疹，脚气；脑卒中后遗症，小儿麻痹后遗症；坐骨神经痛；膝关节炎。

【常用疗法】**刺法：**直刺1.5～2.5寸。

灸法：直接灸3～5壮，温和灸5～15分钟。

推拿：点法、按法、揉法。

【穴位配伍】◆配阳陵泉、悬钟，主治下肢痿痹。

◆配风池、曲池、血海，主治荨麻疹。

特别说明

针刺时，局部有酸胀感，可向下放散。

中渎

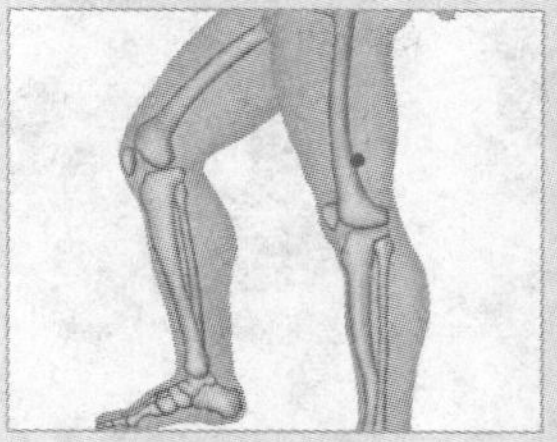

常用程度 ★

国际编号 GB32

【穴名释义】中，中间；渎，沟渎。本穴在大腿外侧中线分肉的凹陷处，经气至此如行沟渠，故名。

【标准定位】在大腿外侧，风市下2寸，或在腘横纹上5寸，股外侧肌与股二头肌之间。

【穴位速取】站立或仰卧位，在大腿外侧，先取风市，再向下量约2横指处，按压有酸胀感即是（图②）。

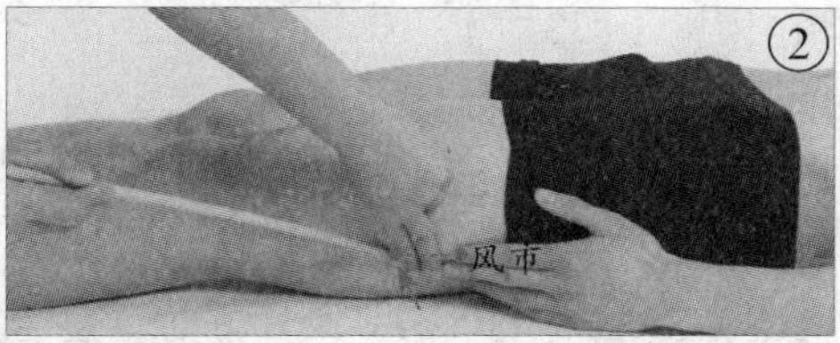

②

【功效主治】通经活络，祛寒止痛。主治下肢痿痹、麻木，半身不遂；脚气病；坐骨神经痛，脑卒中后遗症；腓肠肌痉挛。

【常用疗法】**刺法：**直刺1.5～2.5寸。

灸法：直接灸3～7壮，温和灸5～15分钟。

推拿：点法、按法、揉法。

【穴位配伍】◆配阴市，主治下肢外侧凉麻、疼痛。

◆配阳陵泉、胆俞，主治胆绞痛。

特别说明

针刺时，局部有酸胀感，可传至下肢。

膝阳关

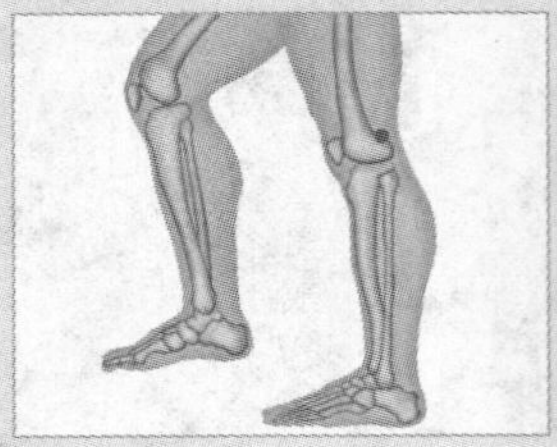

常用程度

★★★

国际编号

GB33

【穴名释义】膝，膝部；阳，阴阳之阳，外侧；关，机关。穴在膝关节的外侧，故名。

【标准定位】在膝外侧，阳陵泉上3寸，股骨外上髁上方的凹陷处。

【穴位速取】正坐屈膝90度或仰卧位，在膝外侧，先取阳陵泉，再向上量4横指（即3寸）处，股骨外上髁上方的凹陷处，按压有酸胀感（图①）。

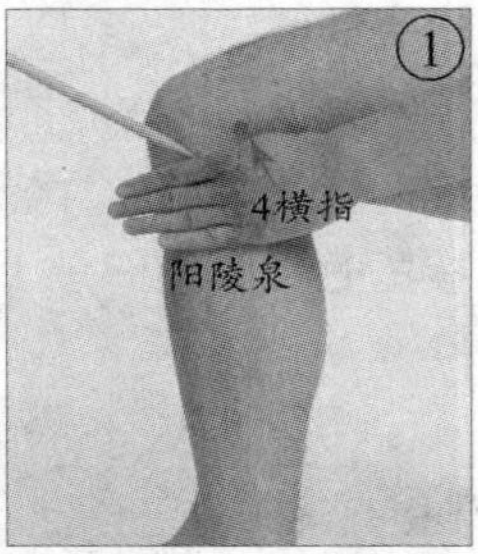

【功效主治】通利关节，疏通筋脉。主治膝髌肿痛，膝关节炎，结核性关节炎；腘筋挛急，坐骨神经痛，小腿麻木，股外侧皮神经炎；脚气病。

【常用疗法】**刺法：**直刺1.0～2.0寸。

灸法：直接灸3～7壮，温和灸5～15分钟。

推拿：点法、按法、揉法。

【穴位配伍】◆配膝眼、阳陵泉、丰隆、曲池、合谷，主治膝关节炎。

◆配委中、承山，主治腘筋挛急。

特别说明

针刺时，局部有酸胀感，可传至膝部和大腿外侧。

阳陵泉

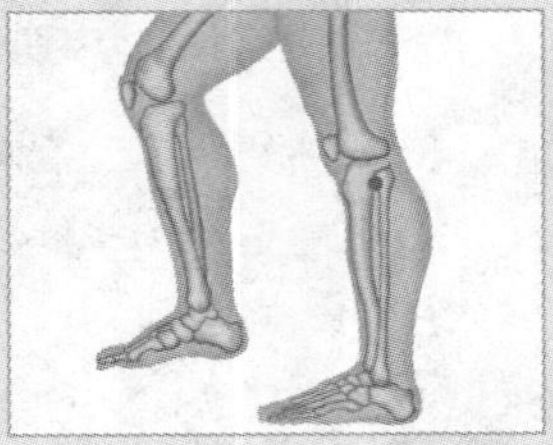

常用程度

★★★★

国际编号

GB34

【穴名释义】阳，小腿外侧；陵，腓骨头突起处。穴在腓骨头突起下方凹陷部，犹如水泉，故名。

【标准定位】在小腿外侧，腓骨头前下方凹陷处。

【穴位速取】仰卧位，在小腿外侧，先摸到腓骨小头，过腓骨小头前缘做一条竖直切线，再过腓骨小头的下缘做一水平切线，两条切线的交点处（图②）。

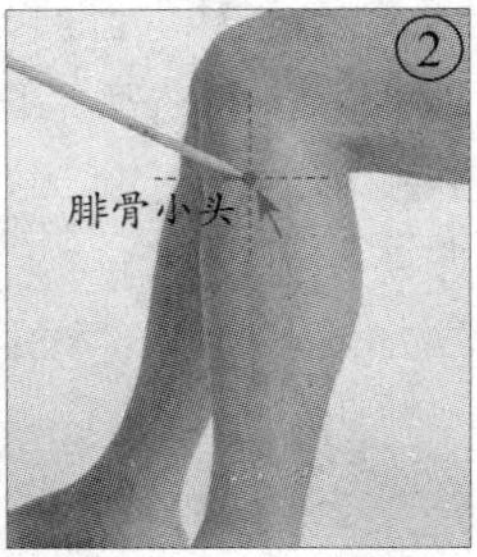

【功效主治】活血通络，疏调经脉。主治膝肿痛，下肢痿痹、麻木；半身不遂；呕吐；黄疸；肝炎，胆囊炎；胆道蛔虫病；小儿舞蹈病；小儿惊风。

【常用疗法】**刺法：**直刺或向下斜刺1.0～1.5寸。

灸法：直接灸3～7壮，温和灸5～15分钟。

推拿：点法、按法、揉法。

【穴位配伍】◆配环跳、风市、委中、悬钟，主治半身不遂、下肢痿痹。

◆配阴陵泉、中脘，主治胁肋痛。

特别说明

胆的下合穴，筋会。

阳交

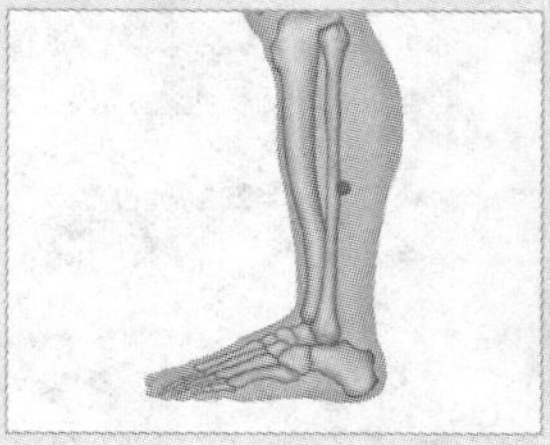

常用程度 ★

国际编号 GB35

【穴名释义】阳，阳气；交，交会。胆经吸热上行的天部阳气在此穴交会，故名。

【标准定位】在小腿外侧，于外踝尖上7寸，腓骨后缘。

【穴位速取】正坐位或仰卧位，在膝中（横平腘横纹）与外踝尖连线的中点，向下量1横指处，腓骨后缘处，按压有酸胀感，即为本穴（图①）。

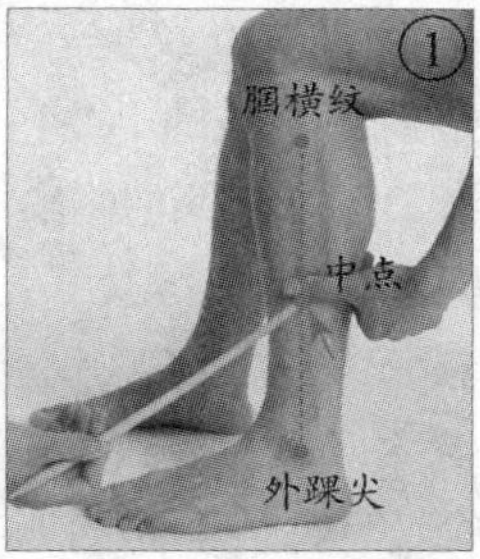

【功效主治】祛风利节，宁神定志。主治膝胫痛，下肢痿痹，腓神经疼痛或麻木，坐骨神经痛；胸胁痛，胸膜炎；癫狂，精神病；肝炎，面肿。

【常用疗法】**刺法：**直刺1.0～1.5寸。

灸法：直接灸3～5壮，温和灸5～15分钟。

推拿：点法、按法、揉法。

【穴位配伍】◆配足三里、阴陵泉、悬钟，主治膝胫痛。

◆配太冲，主治胸胁痛。

◆配四神聪、大陵、内关，主治癫狂。

特别说明

◆阳维脉郄穴。

◆针刺时，局部有酸胀感，可传至足部。

外丘

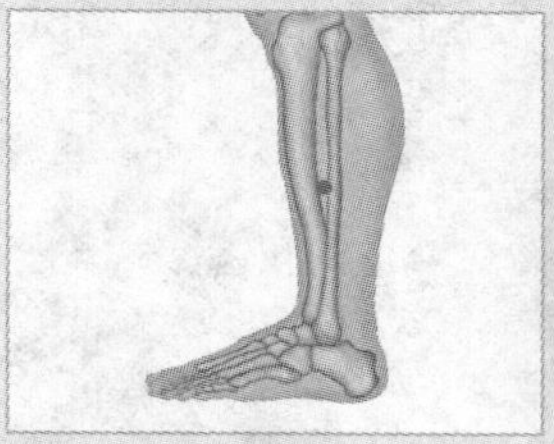

常用程度 ★

国际编号 GB36

【穴名释义】外，内外之外，外侧；丘，丘陵。穴在小腿外侧，其肌肉隆起如丘陵，故名。

【标准定位】在小腿外侧，于外踝尖上7寸，腓骨前缘，平阳交。

【穴位速取】正坐位或仰卧位，在膝中（横平腘横纹）与外踝尖连线的中点，向下量1横指处，腓骨前缘处，平阳交穴，即为本穴（图②）。

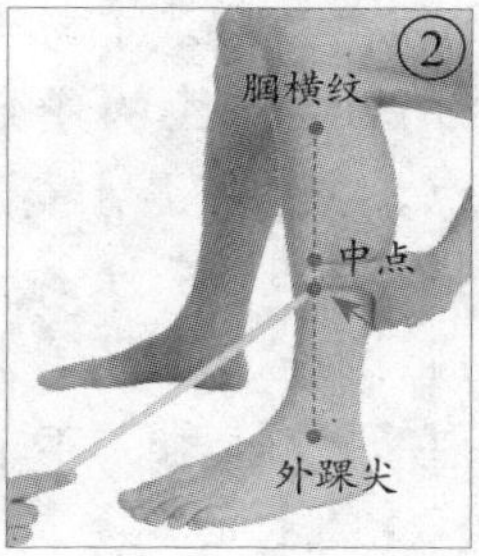

【功效主治】祛风活络，疏肝理气。主治下肢痿痹，腓神经痛；脚气；颈项强痛，胸胁痛，胸膜炎；癫痫。

【常用疗法】**刺法：**直刺1.0～1.5寸。

灸法：直接灸3～7壮，温和灸5～15分钟。

推拿：点法、按法、揉法。

【穴位配伍】◆配风池、后溪，主治颈项强痛。

◆配太冲、肝俞、支沟，主治胸胁痛。

◆配腰奇、间使、丰隆、百会，主治癫痫。

特别说明

◆胆经郄穴。

◆针刺时，局部有酸胀感，可传至足部。

光明

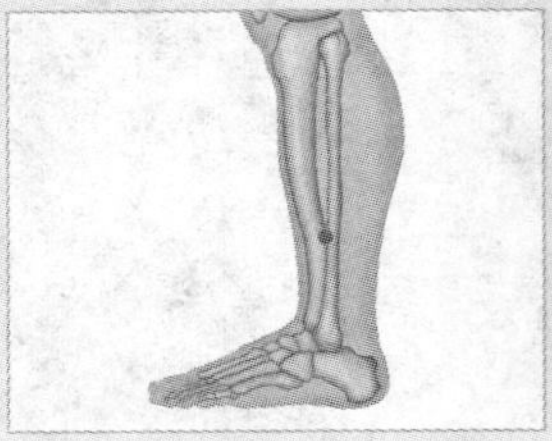

常用程度 ★★

国际编号 GB37

【穴名释义】光，日光；明，明亮。穴主治眼疾，可以开光复明，故名。

【标准定位】在小腿外侧，于外踝尖上5寸，腓骨前缘。

【穴位速取】正坐位或仰卧位，在膝中（横平腘横纹）与外踝尖连线的中点，再向下量4横指（即3寸）处，腓骨前缘处，按压有酸胀感，即为本穴（图①）。

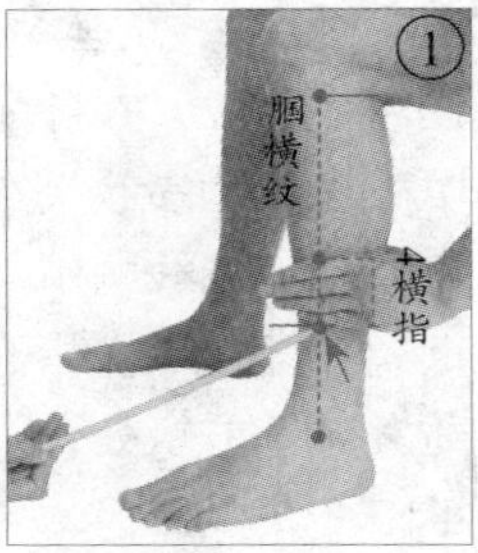

【功效主治】疏风清热，舒筋活络。主治目痛，夜盲，视神经萎缩，白内障；乳胀痛；颊肿；下肢痿痹，膝痛；精神病；腰扭伤。

【常用疗法】**刺法：**直刺0.8～1.2寸。

灸法：直接灸3～7壮，温和灸5～15分钟。

推拿：点法、按法、揉法。

【穴位配伍】◆配睛明、瞳子髎，主治目痛。

◆配阳陵泉、昆仑，主治下肢痿痹。

特别说明

◆络穴。

◆针刺时，局部有酸胀感，可传至膝关节及足背外侧。

阳辅

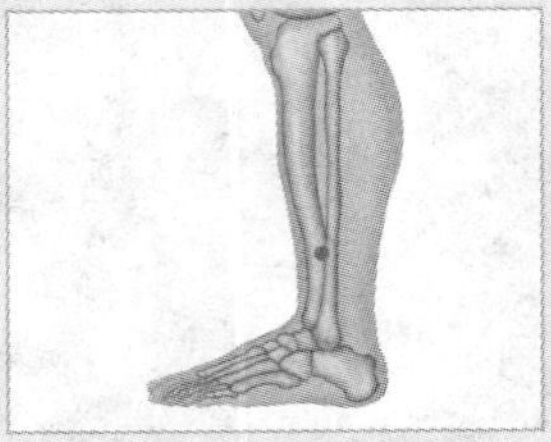

常用程度 ★

国际编号 GB38

【穴名释义】阳，外侧为阳；辅，辅骨，腓骨。穴在腓骨外侧前缘，故名。

【标准定位】在小腿外侧，于外踝尖上4寸，腓骨前缘稍前方。

【穴位速取】正坐位或仰卧位，在膝中（横平腘横纹）与外踝尖连线的下1/4处，光明穴下1横指处，腓骨前缘处，按压有酸胀感，即为本穴（图②）。

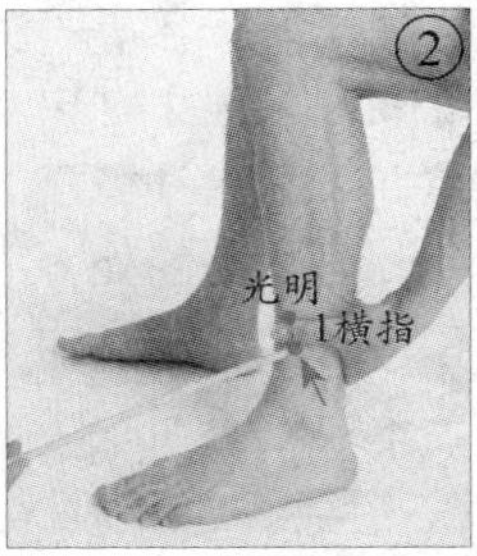

【功效主治】舒筋活络，祛风止痛。主治下肢外侧痛，坐骨神经痛，膝关节炎；腋下痛，胸胁痛；偏头痛，目外眦痛；疟疾；颈淋巴结炎，颈淋巴结结核，扁桃体炎。

【常用疗法】**刺法：**直刺0.8～1.2寸。

灸法：直接灸3～5壮，温和灸5～15分钟。

推拿：点法、按法、揉法。

【穴位配伍】◆配环跳、阳陵泉，主治下肢外侧痛。

◆配风池、太阳，主治偏头痛。

◆配丘墟、足临泣，主治腋下肿。

特别说明

经穴。

悬钟

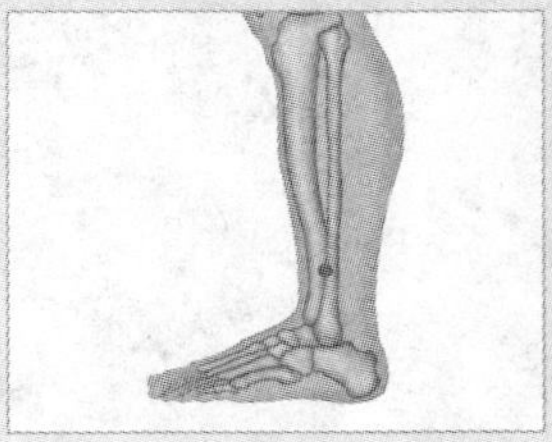

常用程度 ★★★★

国际编号 GB39

【穴名释义】悬，悬挂；钟，聚。穴在外踝上，未及于足，犹如悬挂之状，故名。

【标准定位】在小腿外侧，于外踝尖上3寸，腓骨前缘。

【穴位速取】正坐位或仰卧位，从外踝尖向上量4横指（即3寸）处，腓骨前缘，按压有酸胀感（图①）。

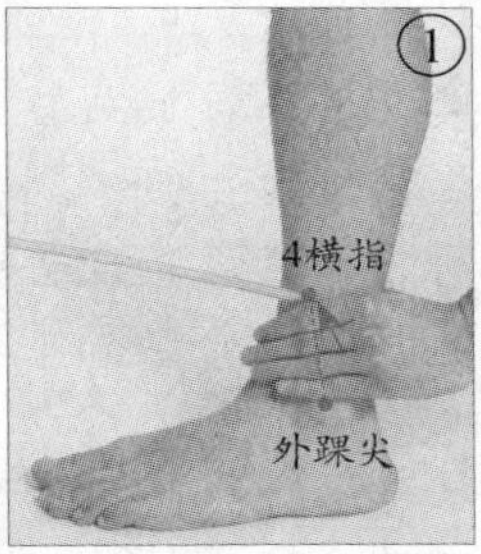

【功效主治】通经活络，疏筋止痛。主治腰腿痛，坐骨神经痛，半身不遂；脚气；颈项强痛，颈椎病，肩痛；胸胁疼痛，腋下肿；颈淋巴结结核；小儿舞蹈病；动脉硬化症。

【常用疗法】**刺法：**直刺0.5～0.8寸。

灸法：直接灸3～7壮，温和灸5～15分钟。

推拿：点法、按法、揉法。

【穴位配伍】◆配肾俞、膝阳关、阳陵泉，主治腰腿痛。

◆配风池、后溪，主治颈项强痛。

◆配环跳、风市，主治坐骨神经痛。

特别说明

◆髓会。

◆针刺时，局部有酸胀感，可传至足底。

丘墟

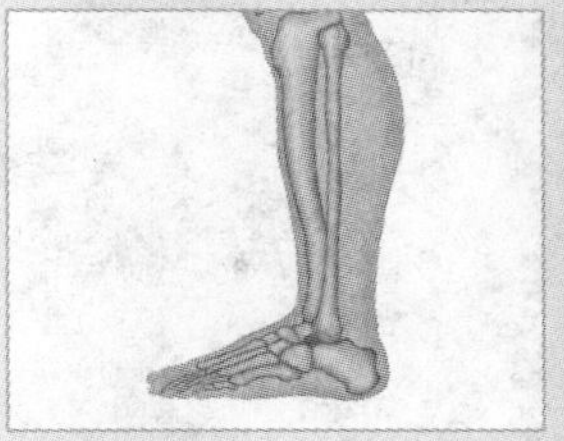

常用程度 ★★★

国际编号 GB40

【穴名释义】丘，土丘；墟，大丘，意指外踝。穴在足外踝前下方，故名。

【标准定位】在足外踝的前下方，在趾长伸肌腱的外侧凹陷处。

【穴位速取】侧坐，先取外踝，过外踝前缘做一竖直切线，再过外踝下缘做一水平切线，两条切线的交点处即是（图②）。

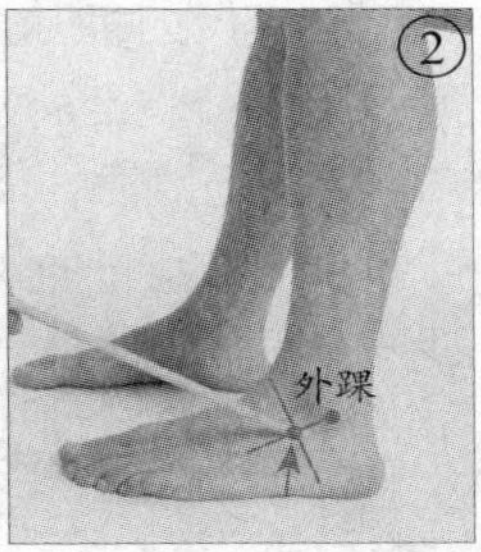

【功效主治】清肝明目，通经活络。主治外踝肿痛；下肢痿痹，脑卒中偏瘫；颈项痛；胸胁痛；目赤肿痛；疟疾；疝气；胆囊炎，胆结石。

【常用疗法】**刺法：**直刺0.5～0.8寸或斜刺0.8～1.2寸。

灸法：艾炷灸3～7壮，温和灸5～15分钟。

推拿：点法、按法、揉法。

【穴位配伍】◆配风池、太冲，主治目赤肿痛。

◆配昆仑、申脉，主治外踝肿痛。

特别说明

◆原穴。

◆针刺时，局部有酸胀感，可传至足踝部。

足临泣

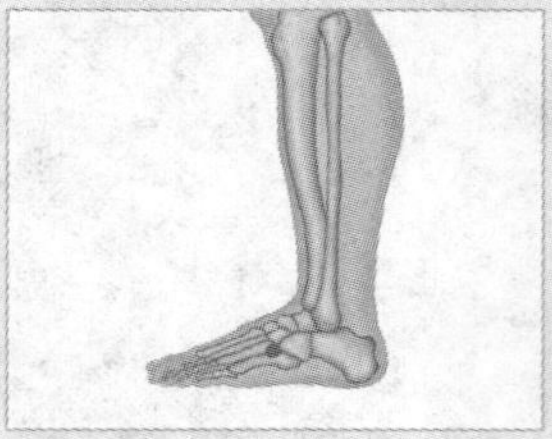

常用程度 ★★

国际编号 GB41

【穴名释义】足，足部；临，调治；泣，眼泪。穴在足部，其气上通于目，可治疗目疾，故名。

【标准定位】在足背外侧，在足4趾本节的后方，小趾伸肌腱的外侧凹陷处。

【穴位速取】侧坐，当小趾向上跷时，可看到第五趾长伸肌腱，在肌腱的外侧，按压有痛感即是（图①）。

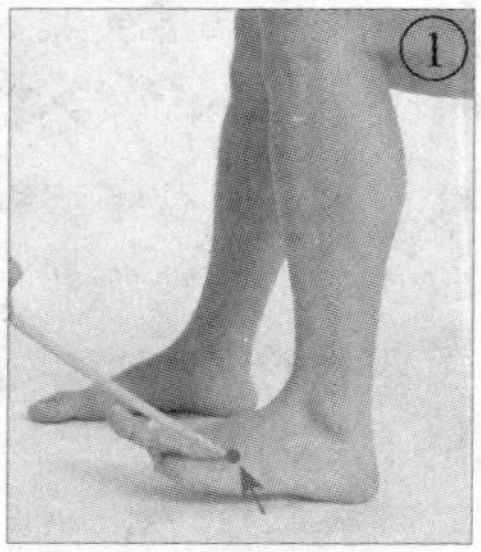

【功效主治】疏肝解郁，熄风泻火。主治足背肿痛；偏头痛，目痛；乳腺炎，月经不调，胎位不正；胁肋痛；疟疾；脑卒中偏瘫，足跗痛。

【常用疗法】**刺法：**直刺0.5~0.8寸或用三棱针点刺出血。

灸法：直接灸3~7壮，温和灸5~15分钟。

推拿：点法、按法、揉法。

【穴位配伍】◆配丘墟、解溪、昆仑，主治足背肿痛。

◆配风池、太阳、外关，主治偏头痛。

◆配乳根、肩井，主治乳腺炎。

特别说明

◆输穴。

◆针刺时，局部有酸胀感，可传至足趾端。

地五会

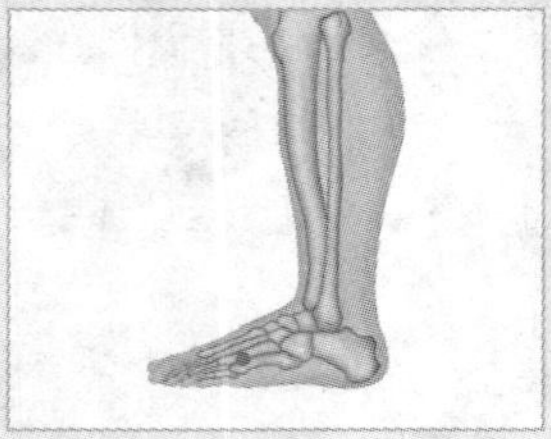

常用程度 ★

国际编号 GB42

【穴名释义】地，土地；五，中数；会，会通。此穴为足少阳脉气上下会通之处，故名。

【标准定位】在足背外侧，在足4趾本节的后方，第四、五趾骨之间。

【穴位速取】侧坐，当小趾向上跷时，可看到第五趾长伸肌腱，在肌腱的内侧（图②）。

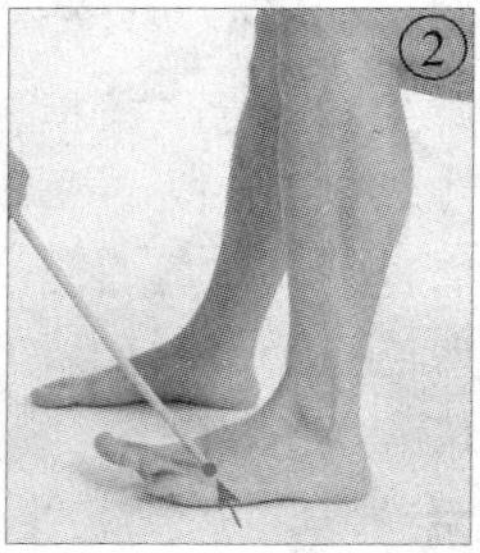

【功效主治】疏肝利胆，通经活络。适用于足背肿痛，腰肌劳损；头痛，目赤痛；耳鸣，耳聋；胁痛；乳腺炎；肺结核，吐血。

【常用疗法】**刺法：**直刺或者斜刺0.5~0.8寸。

灸法：艾炷灸或温针灸3~7壮，温和灸5~15分钟。

推拿：点法、按法、揉法。

【穴位配伍】◆配睛明、瞳子髎、风池，主治目赤痛。

◆配乳根、膻中、足三里，主治乳腺炎。

◆配耳门、足三里，主治耳鸣、腰痛。

侠溪

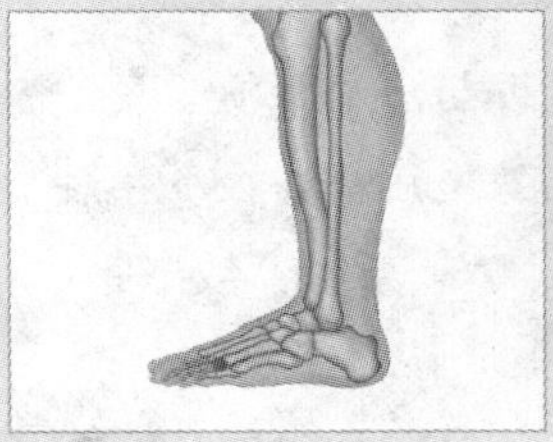

常用程度 ★

国际编号 GB43

【穴名释义】侠，夹；溪，沟陷。穴在第四、五趾夹缝间的沟陷中，故名。

【标准定位】在足背外侧，在第四、五趾间，趾蹼缘后方赤白肉际处。

【穴位速取】侧坐，在足背第四、五趾之间连接处的缝纹头，赤白肉际处，按压有酸胀感即是（图①）。

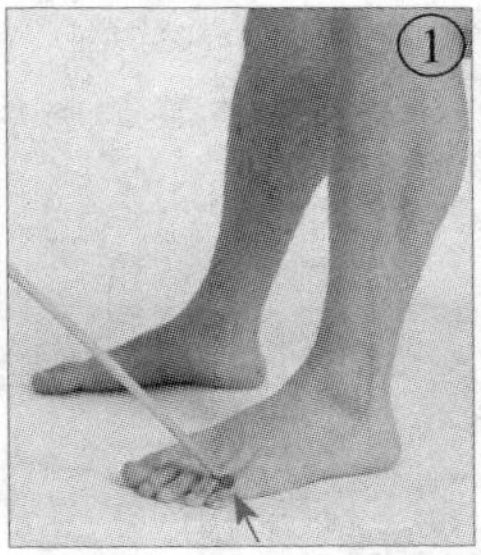

①

【功效主治】祛风止痛，活络聪耳。主治足背肿痛；膝股痛；胸胁痛，头痛，目痛；耳鸣，耳聋，颊肿；眩晕，惊悸；疟疾；脑卒中；高血压，肋间神经痛，脑血管疾病后遗症。

【常用疗法】**刺法：**直刺或者斜刺0.5～0.8寸。

灸法：艾炷灸3～7壮，温和灸5～15分钟。

推拿：点法、按法、揉法。

【穴位配伍】◆配太阳、率谷、风池，主治头痛。

◆配支沟、阳陵泉，主治胸胁痛。

◆配听宫、翳风，主治耳鸣、耳聋。

◆配口禾髎、颊车，主治颌颊肿。

经络补习班

小儿疳积捏捏脊

如果孩子近来食欲不振，头发变成一绺绺的，邻居家有经验的奶奶会说：这孩子有积了，该去捏捏脊。这里的"积"指小儿疳积，是一种小儿科的常见病。

过去治疳积多采用"捏脊"法，即在脊背上用捏法治疗。

严格说，捏脊也是一种按摩方法，有人称之为"捏积"，它是用双手沿病人背脊骨上督脉，由下而上或由上而下地边捏边推的一种简易治病法。

捏脊法对于小儿消化及营养不良、发热、烦躁不安、夜啼、睡卧不安，以及由于疳积造成的形体消瘦、面色苍白、四肢发冷、精神萎靡等均有很好疗效。

捏脊法的要领是：在室温较暖的环境下（一般在25℃以上），患者俯卧位，按摩者双手（注意要较温暖）两个拇指在前，食指在后，自骶部长强穴开始，同时将皮肤捏起，循脊柱两侧徐徐捻动上移，边捏边拿，边提边放，一般捻动3次提1次，在提皮肤时大多可以听到有声音作响，这样一直提到肩部的大椎穴。一般从长强到大椎反复操作10遍即可。

足窍阴

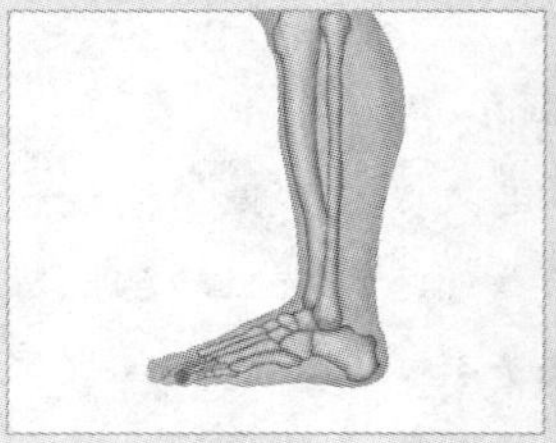

常用程度 ★

国际编号 GB44

【穴名释义】足，足部；窍，关窍；阴，阴阳之阴，肝经。此穴为足厥阴肝经之关窍，故名。

【标准定位】在足第四趾末节外侧，距趾甲角0.1寸。

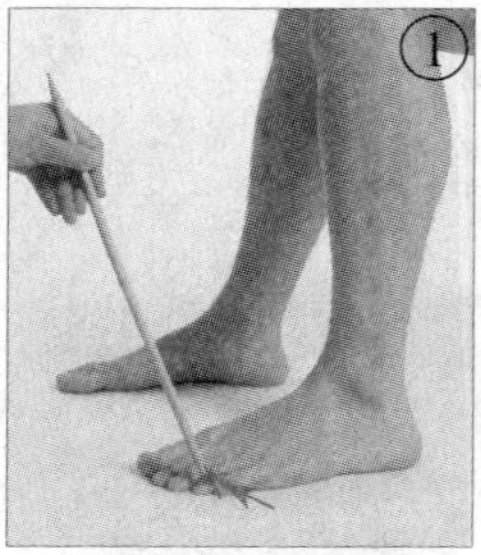

【穴位速取】侧坐，在第四趾外侧，由第四趾趾甲外侧缘（掌背交界处）与下缘各作一垂线，两垂线的交点处，按压有酸胀感即是（图①）。

【功效主治】祛风止痛，通经聪耳。主治足背肿痛；偏头痛，目赤肿痛，喉痹；耳鸣，耳聋；胸胁痛；热病，多梦；高血压；肋间神经痛。

【常用疗法】**刺法：**浅刺0.1～0.2寸。

灸法：艾炷灸或温针灸3～7壮，温和灸5～15分钟。

推拿：点法、按法、掐法。

【穴位配伍】◆配头维、太阳，主治偏头痛。

◆配翳风、听会、外关，主治耳鸣、耳聋。

特别说明

可用三棱针点刺出血。

经络补习班

使用灸法的处理与注意事项

◎灸法有其相对适应的病证。一般多用于虚证、寒证，而热证、实证一般少用灸法。

◎在施灸时，艾炷的大小和壮数的多少要做到因病制宜。一般而言，凡是初病、体质强壮者，艾炷宜大，壮数宜多；久病体弱以及女性、儿童，艾炷宜小，壮数宜少。

◎患者的五官、心脏部位、血管表浅处、重要筋腱部以及阴部，孕妇的小腹部及腰骶部不宜施灸。

◎在对腰、背、腹部施灸时，壮数宜多、时间宜长；而对四肢、胸部则壮数宜少、时间宜短。对于肌肉丰满处可多灸；四肢末端皮薄处及关节处宜少灸。

◎灸后若局部出现小水疱，只要不抓破，可任其自然吸收。若水疱过大，可用消毒针从水疱底部刺破，放出水液后，再涂以甲紫药水。对于化脓灸者，在灸疱化脓期间，不宜从事重体力劳动，而要注意休息，严防感染。若有继发感染，应及时对症处理。

◎在灸后的短暂时间内，一般不宜马上饮茶、进食，要避免过劳、受热和感受风寒，要保持情绪稳定，这样利于艾灸作用的发挥和疗效的提高。

第十四章 足厥阴肝经

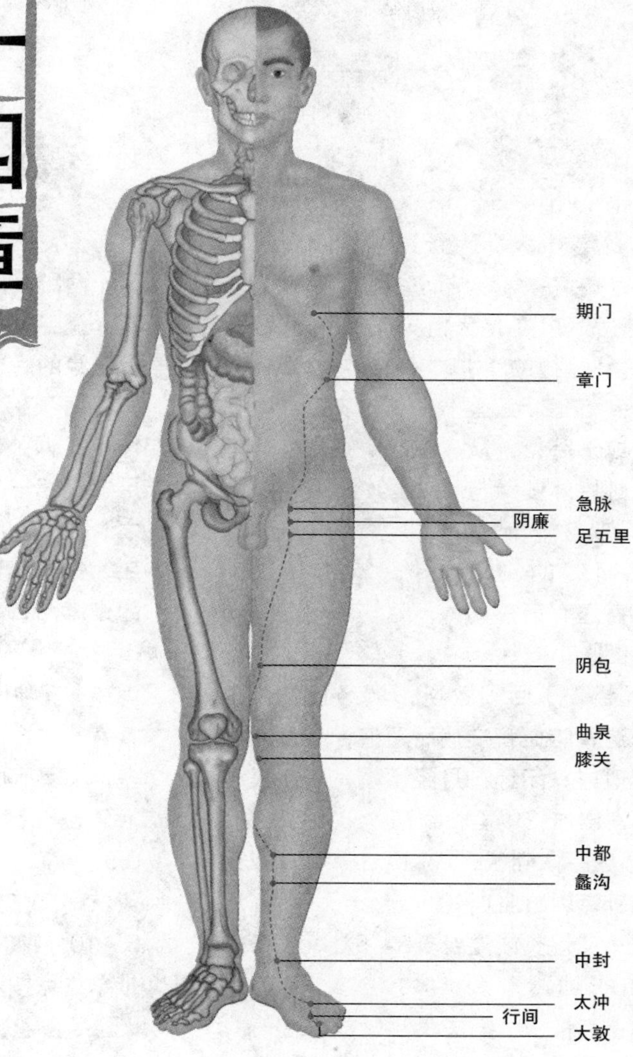

主治泌尿生殖系统病症、神经系统病症、肝胆病症、眼病及本经脉所经过部位之病症，如胸满、呕逆、腰痛、疝气、遗尿、小便不利、月经不调、子宫出血、性功能减退、失眠、视力减退等。

大敦

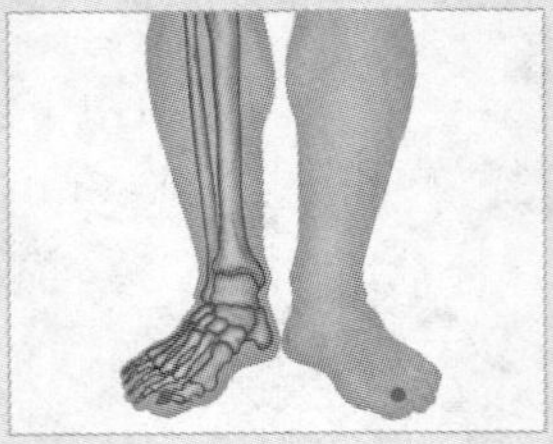

常用程度 ★★

国际编号 LR1

【穴名释义】大，大趾；敦，厚。穴在足大趾端，脉气聚结而厚，故名。

【标准定位】在足大趾末节外侧，距趾甲根角侧后方0.1寸。

【穴位速取】侧坐伸足或仰卧位，从足大趾甲外侧缘与基底部各作一垂线，两线的交点处，按压有痛感即是（图①）。

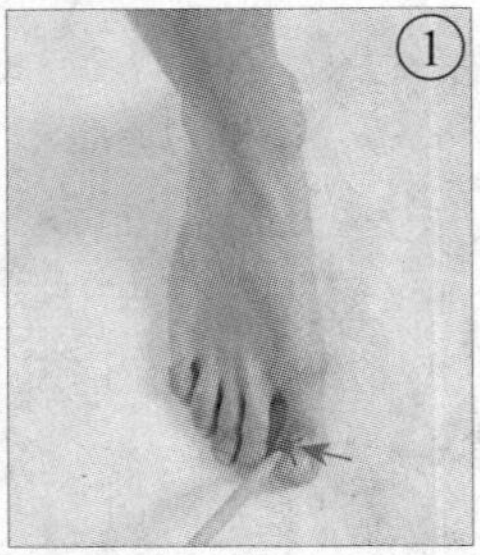

【功效主治】回阳救逆，调经止淋。主治昏迷，脑血管疾病后遗症；疝气；癃闭；遗尿；闭经，月经不调，功能失调性子宫出血；阴挺；癫痫。

【常用疗法】**刺法：**浅刺0.1～0.2寸或用三棱针点刺出血。

灸法：艾炷灸或温针灸3～5壮，艾条灸5～10分钟。

推拿：点按法、掐法。

【穴位配伍】◆配内关、水沟，主治癫痫等。

◆配膻中、间使、天突，主治梅核气。

◆配百会、三阴交、照海，主治子宫脱垂等。

行间

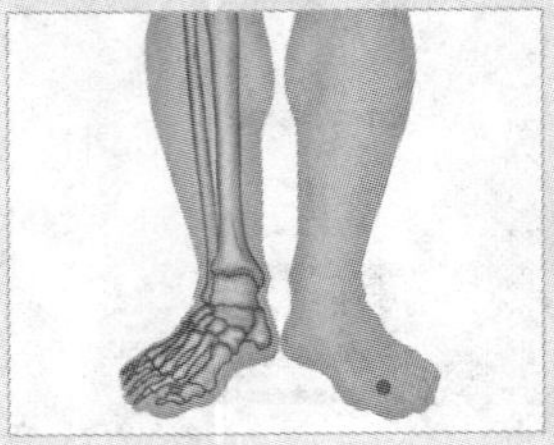

常用程度 ★★

国际编号 LR2

【穴名释义】行，循行；间，中间。脉气行于两趾之间而入本穴，故名。

【标准定位】在足背，第一、二趾之间，趾蹼缘的后方赤白肉际处。

【穴位速取】侧坐伸足或仰卧位，在足背，第一、二趾之间连接的缝纹头，按压有凹陷处即是（图②）。

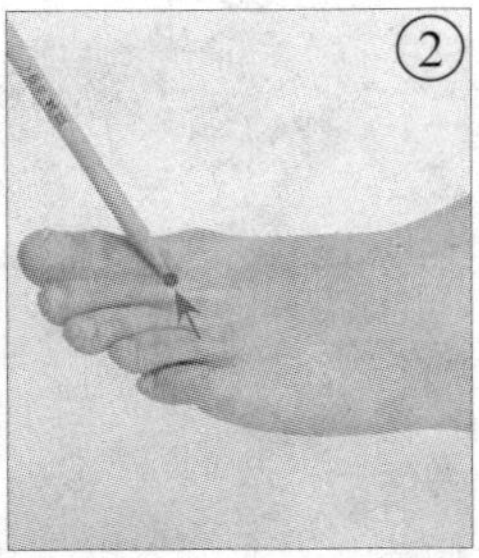

【功效主治】清肝泻热，安神止血。主治癫痫；目赤肿痛，青盲；失眠，痛经，月经不调，白带增多；小便不利，尿痛，疝气；便秘。

【常用疗法】**刺法：**直刺或者斜刺0.5～0.8寸。

灸法：艾炷灸或温针灸3～5壮，艾条灸5～10分钟。

推拿：点按法、掐法。

【穴位配伍】◆配太冲、合谷、风池，主治眩晕、头痛。

◆配中府、孔最，主治咯血。

特别说明

◆荥穴。

◆针刺时，局部有酸胀感，可传至足背。

太冲

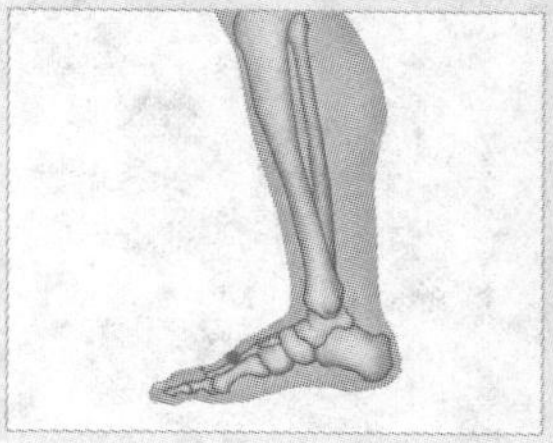

常用程度
★★★★
国际编号
LR3

【穴名释义】太，大；冲，重要部位。穴在足背，脉气盛大，为本经要穴之处，故名。

【标准定位】在足背，第一、二跖骨之间，跖骨底结合部前方凹陷处，在拇长伸肌腱外缘处。

【穴位速取】侧坐伸足或仰卧位，在足背，第一、二跖骨间，跖骨底结合部前方凹陷中，可触及动脉搏动处（图①）。

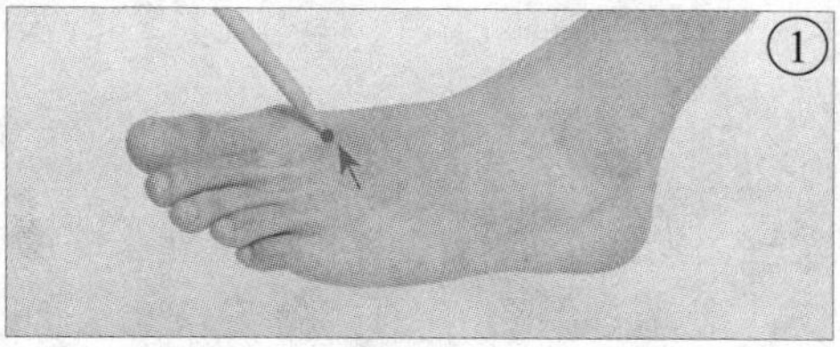
①

【功效主治】回阳救逆，调经止淋。主治昏迷，脑血管疾病后遗症；疝气；遗尿；闭经，月经不调；阴挺；癫痫。

【常用疗法】**刺法：**直刺0.5～1.0寸或向上斜刺0.5～1.0寸。

灸法：艾炷灸或温针灸3～5壮，艾条灸5～15分钟。

推拿：点按法、指推法、揉法。

【穴位配伍】◆配合谷，主治四肢抽搐。

◆配肝俞、膈俞、血海，主治贫血。

◆配足三里、太溪、阳陵泉，主治脑血管病后遗症。

中封

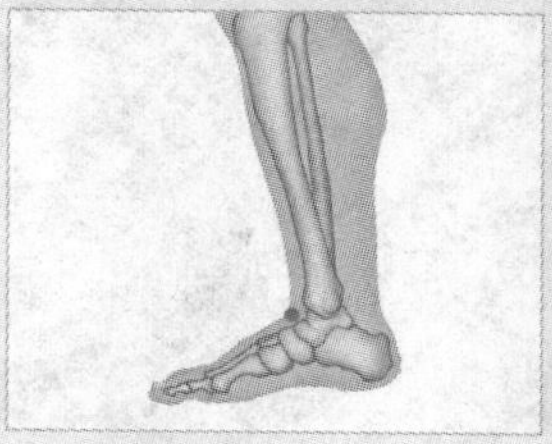

常用程度
★★★
国际编号
LR4

【穴名释义】中，中间；封，边界。穴在内踝高点之前方，以胫骨前肌腱内侧为界，前有筋，后有骨，穴当其中，故名。

【标准定位】在踝区，内踝前下方，商丘与解溪连线上，胫骨前肌肌腱的内侧缘凹陷中。

【穴位速取】侧坐伸足或仰卧位，拇趾上翘，足背内侧可见一大筋（胫骨前肌腱），在其内侧，足内踝前下方可触及一凹陷，按压有酸胀感即是（图②）。

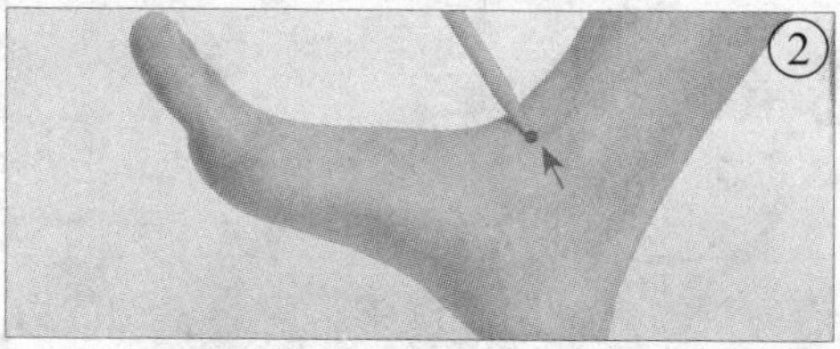
②

【功效主治】疏肝健脾，理气消疝。主治疝气，遗精；小便不利；腹痛；腰痛；风湿性关节炎；内踝肿痛。

【常用疗法】**刺法：**直刺0.5～0.8寸。

灸法：艾炷灸或温针灸3～5壮，艾条灸5～10分钟。

推拿：点按法、指推法、揉法。

【穴位配伍】◆配胆俞、阳陵泉，主治黄疸。

◆配足三里、阴廉，主治阴茎疼痛。

蠡沟

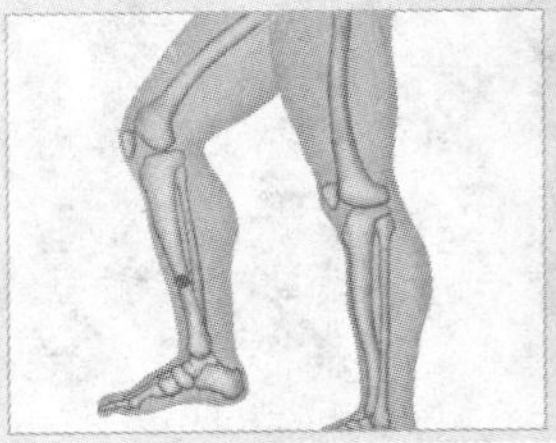

常用程度 ★★★

国际编号 LR5

【穴名释义】蠡，贝壳；沟，沟渠。腓肠肌外形似贝壳，穴在其前方沟渠中，故名。

【标准定位】在小腿内侧，于内踝尖上5寸，胫骨内侧面的中央。

【穴位速取】侧坐或仰卧位，内踝尖上4横指（即3寸）为三阴交，再向上约2横指处，胫骨内侧面的中央，按压有酸胀感即是（图①）。

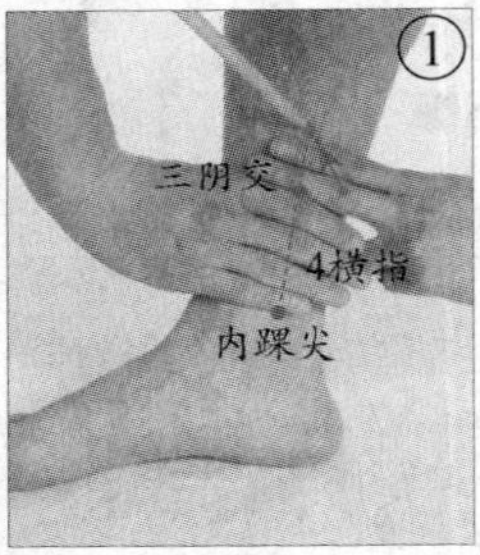

【功效主治】疏肝理气，调经止带。主治外阴瘙痒，阴部湿疹；月经不调，白带增多；性功能亢进；小便不利，疝气，胫部酸痛。

【常用疗法】**刺法：**平刺0.5～0.8寸或向上斜刺1.0～1.5寸。

灸法：艾炷灸或温针灸3～5壮，艾条灸5～10分钟。

推拿：点按法、指推法、揉法。

【穴位配伍】◆配地机、中极、三阴交，主治月经不调。

◆配血海、中极、曲骨，主治阴痒。

中都

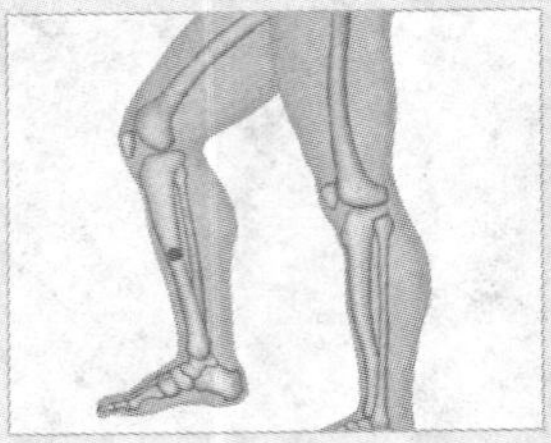

常用程度 ★

国际编号 LR6

【穴名释义】中，即中间；都，汇聚的意思。本穴位于小腿骨的中间部位，是人体肝经脉气汇聚的地方，故名。

【标准定位】在小腿内侧，内踝尖上7寸，胫骨内侧面的后、中1/3 交点处。

【穴位速取】仰卧或坐位，在内踝尖至胫骨内侧髁下缘连线中点上0.5寸处，按压有酸胀感即是（图②）。

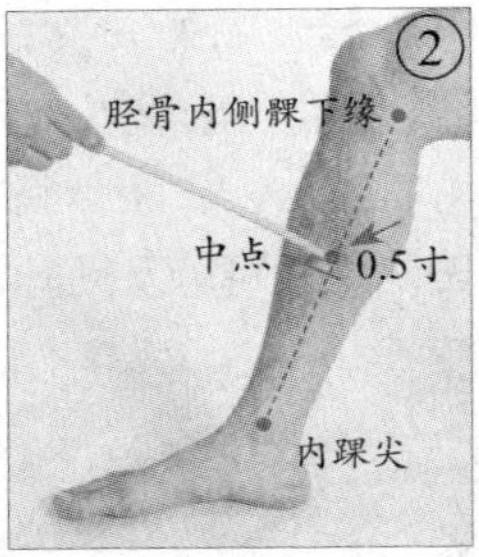

【功效主治】疏肝理气，调经止血。主治胁痛，腹胀，腹痛，泄泻；月经不调；白带增多，崩漏，恶露不尽；疝气；膝关节炎。

【常用疗法】**刺法：**平刺0.5～0.8寸。

灸法：艾炷灸或温针灸3～5壮，艾条灸5～10分钟。

推拿：点按法、指推法、揉法。

【穴位配伍】◆配听宫，主治耳聋、耳鸣。

◆配水分、阴陵泉，主治水肿。

特别说明

◆郄穴。

◆针刺时，局部有酸胀感，可扩散至膝部。

膝关

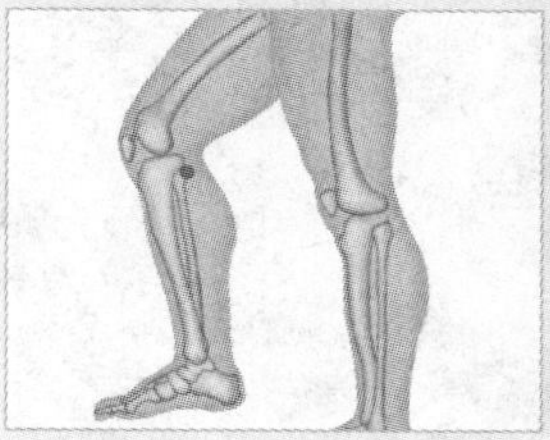

常用程度
★★
国际编号
LR7

【穴名释义】即膝关节。此穴位于膝关节之下，故名。

【标准定位】在膝部，胫骨内侧髁的下方，阴陵泉后1寸。

【穴位速取】仰卧或坐位，屈膝，先取胫骨内侧髁下缘的阴陵泉，再由阴陵泉向后量1横指处，可触及一凹陷处，按压有酸胀感，即为本穴（图①）。

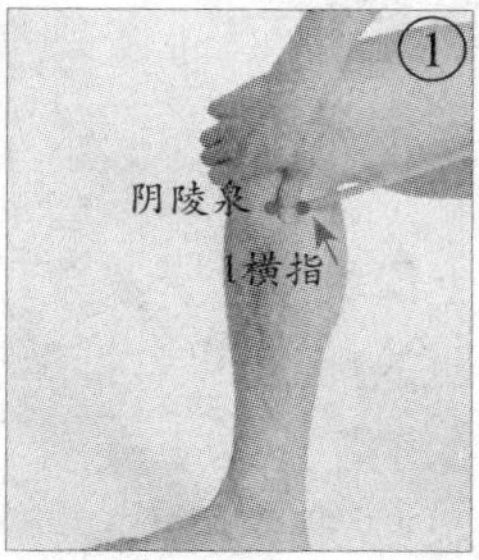

【功效主治】祛风除湿，疏利关节。主治膝髌肿痛，下肢痿痹；痛风；风湿性关节炎。

【常用疗法】**刺法：**直刺0.8～1.0寸。

灸法：艾炷灸或温针灸3～5壮，艾条灸5～10分钟。

推拿：点按法、指推法、揉法。

【穴位配伍】◆配阴陵泉、膝眼、委中、鹤顶，主治膝关节炎。

◆配膝眼、梁丘、血海，主治寒湿性关节肿痛。

特别说明

针刺时，局部有酸胀感，可扩散至足部。

曲泉

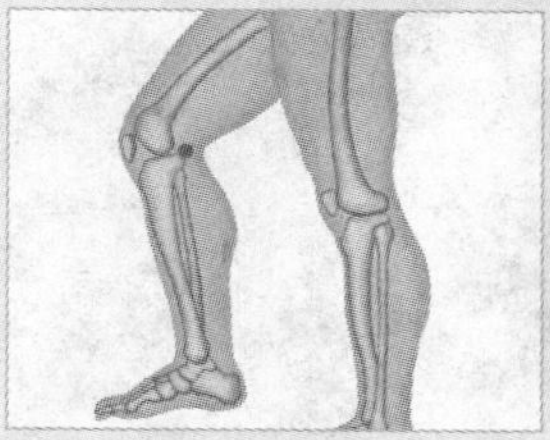

常用程度
★★
国际编号
LR8

【穴名释义】曲，屈曲；泉，凹陷。屈膝，穴在膝内侧横纹头上方凹陷处，故名。

【标准定位】在膝部，横纹内侧端，半腱肌腱、半膜肌腱前缘凹陷中。

【穴位速取】屈膝正坐，在股骨内上髁与半膜肌之间，在膝内侧横纹端凹陷处，按压有酸胀感即是（图②）。

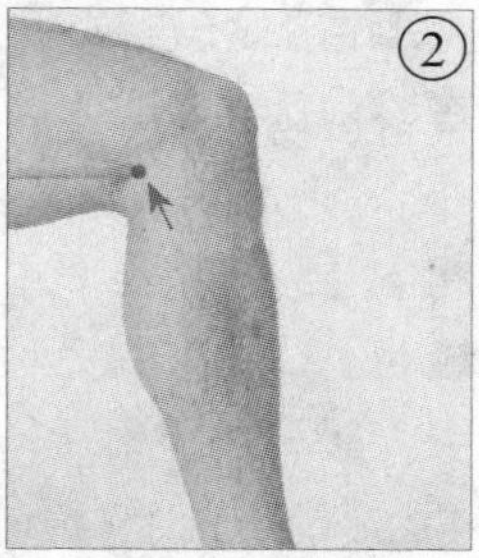

【功效主治】疏肝理气，调经止带。主治小腹痛，小便不利，尿潴留，痢疾；遗精，阴痒，外阴肿痛；月经不调，白带增多，痛经；膝股内侧痛。

【常用疗法】**刺法：**直刺1.0～1.5寸。

灸法：艾炷灸3～5壮，艾条灸5～10分钟。

推拿：点按法、指推法、揉法。

【穴位配伍】◆配丘墟，主治胆道疾患。

◆配支沟、阳陵泉，主治腹痛。

◆配行间、水分，主治小便不利。

特别说明

◆合穴。

◆针刺时，局部有酸胀感，可扩散至周围。

◆勿深刺，以免刺伤动脉。

阴包

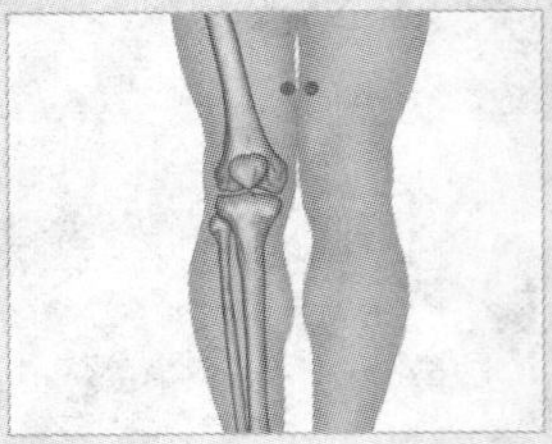

常用程度 ★

国际编号 LR9

【穴名释义】包，包容、隐藏之意。阴包是因足厥阴肝经潜行于双腿内侧（内属阴）而得名。

【标准定位】在股前区，股骨内上髁上4寸，股内肌与缝匠肌之间。

【穴位速取】坐位，在股前区，下肢稍曲，外展，略提起，显露明显的缝匠肌，在其后缘，股骨内上髁上4寸，阴市穴上1横指处，即为本穴（图①）。

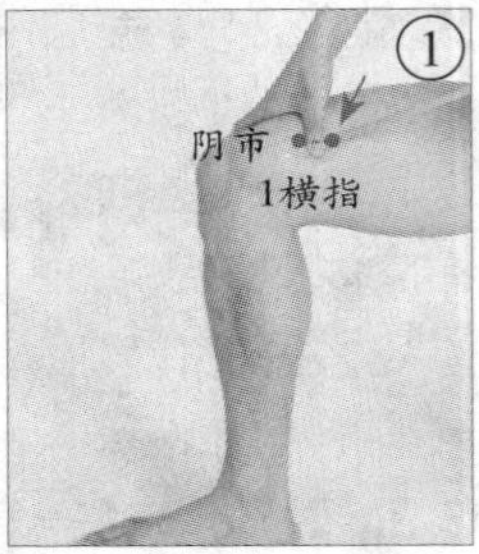

【功效主治】利尿通淋，调经止痛。主治腰骶引小腹痛，小便不利，尿失禁，尿潴留；月经不调；骶髂关节炎，腰肌劳损。

【常用疗法】**刺法：**直刺0.8～1.0寸。

灸法：艾炷灸或温针灸3～5壮，艾条灸5～10分钟。

推拿：点按法、指推法、揉法。

【穴位配伍】◆配气海、中极、肾俞，主治遗尿。

◆配中极、水道、阴陵泉，主治小便不利。

◆配血海、关元、三阴交，主治月经不调。

足五里

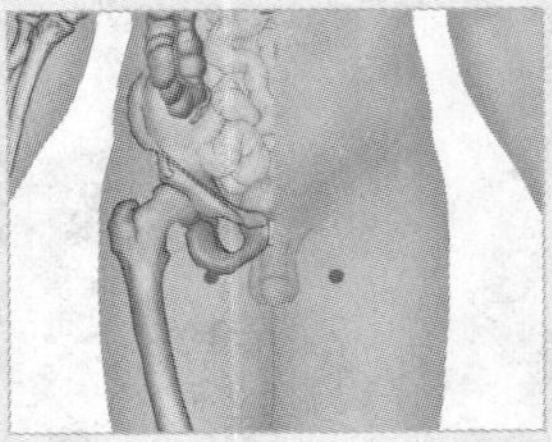

常用程度 ★★

国际编号 LR10

【穴名释义】足，指穴位在足部；里，有邑、居的含义。穴当箕门上5寸，正居大脉中央，是肝经数第五穴，故名。

【标准定位】在股前区，于气冲直下3寸，动脉搏动处。

【穴位速取】仰卧位或侧卧位，在大腿根部，耻骨联合上缘的下方，长收肌的前缘，气冲下4横指，按压有动脉搏动感处即是（图②）。

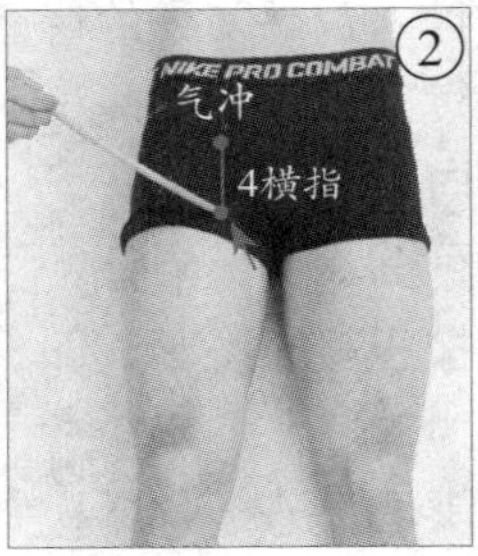

【功效主治】疏肝理气，清热利湿。主治少腹胀痛，小便不利；阴挺，睾丸肿痛；阴囊湿疹；瘰疬；胃下垂。

【常用疗法】**刺法：**直刺0.5～0.8寸。

灸法：艾炷灸或温针灸3～5壮，艾条灸5～10分钟。

推拿：点按法、指推法、揉法。

【穴位配伍】◆配气海、太冲，主治睾丸肿痛。

◆配中极、阴陵泉，主治尿潴留。

特别说明

◆针刺时，局部有酸胀感。

◆针刺时，应避开股动脉、股静脉。

阴廉

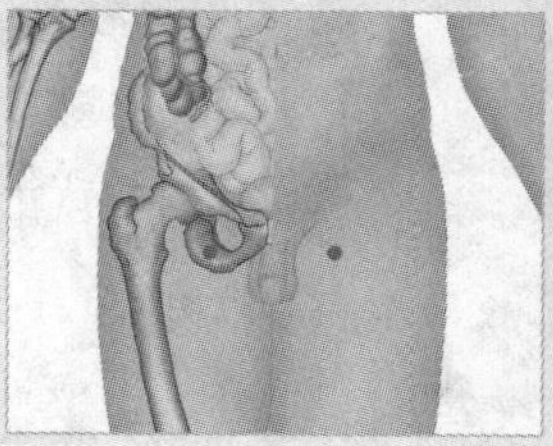

常用程度 ★

国际编号 LR11

【穴名释义】阴，指阴部；廉，指边缘。阴廉是人体位于阴部边缘的穴位，故名。

【标准定位】在股前区，于气冲直下2寸，大腿根部，耻骨结节下方，长收肌的内侧缘。

【穴位速取】仰卧位，耻骨联合上缘连线的中点处旁开2横指处，足五里向上量1横指处即是（图①）。

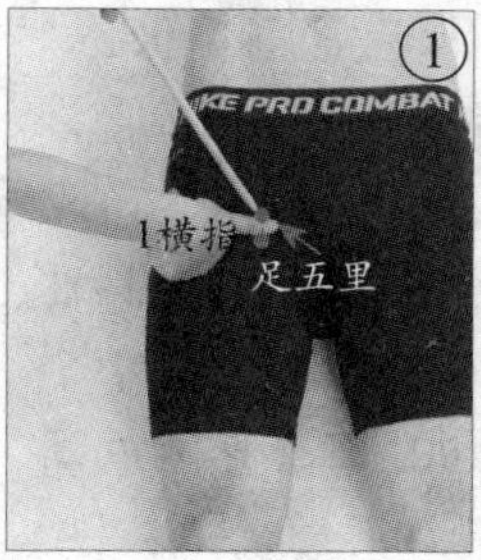

【功效主治】调经止带，通利下焦。主治月经不调，痛经，白带增多；阴部瘙痒；少腹痛；腰腿痛。

【常用疗法】**刺法：**直刺0.5～0.8寸。

灸法：艾炷灸或温针灸3～5壮，艾条灸5～10分钟。

推拿：点按法、指推法、揉法。

【穴位配伍】◆配关元、三阴交、血海，主治月经不调、白带增多。

◆配中极、关元、蠡沟，主治不孕症。

特别说明

◆针刺时，局部有酸胀感。

◆针刺时，应避开股动脉、股静脉。

急脉

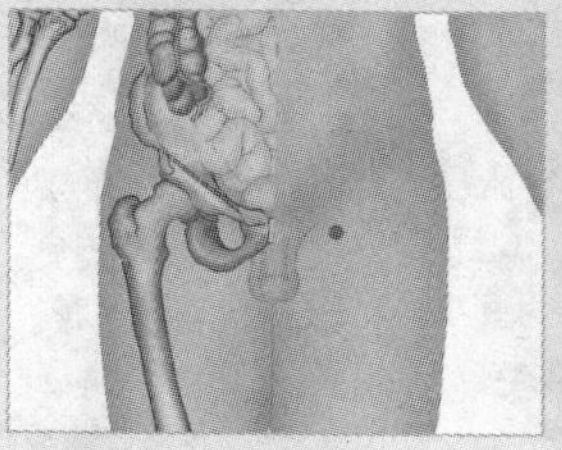

常用程度 ★

国际编号 LR12

【穴名释义】急，指急促，比喻为脉冲动之感。因穴居阴旁脉动处，其脉冲动甚急，故名。

【标准定位】位于耻骨联合的外侧，在腹股沟股动脉搏动处，前正中线旁开2.5寸。

【穴位速取】仰卧位，在腹股沟区，在腹股沟股动脉搏动处，横平耻骨联合上缘，前正中线旁开2.5寸，按压有酸麻感，即为本穴（图②）。

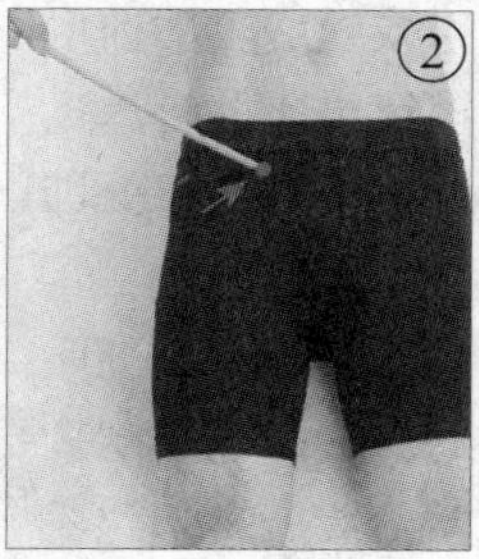

【功效主治】疏肝利胆，调理下焦。主治疝气，少腹痛；子宫脱垂；外阴肿痛，阴茎痛，阴挺，阴痒。

【常用疗法】**刺法：**直刺0.8～1.0寸。

灸法：艾炷灸或温针灸3～5壮，艾条灸5～10分钟。

推拿：点按法、指推法、揉法。

【穴位配伍】◆配足五里、血海，主治股内侧肿痛。

◆配大敦、足五里，主治疝气、阴茎痛。

◆配关元、归来，主治小腹痛。

章门

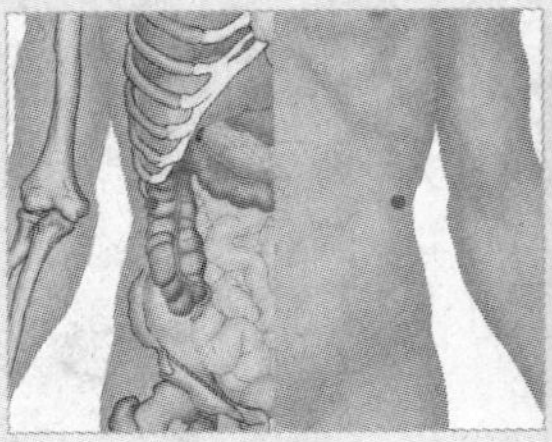

常用程度
★

国际编号
LR13

【穴名释义】章，彰盛；门，门户。穴在季肋下，如同脏气出入之门户，故名。

【标准定位】在侧腹部，在第十一肋游离端的下方处。

【穴位速取】侧卧举臂，从腋前线的肋弓软骨缘下向前触摸第十一肋骨游离端，在其下缘处即是（图①）。

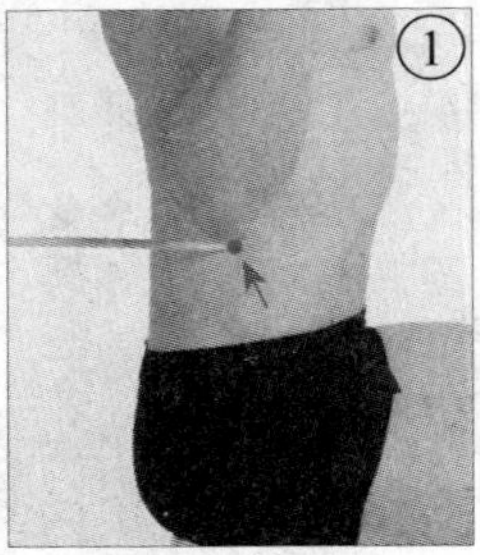
①

【功效主治】疏肝健脾，降逆平喘。主治腹胀，消化不良，泄泻；胁痛，痞块，黄疸；高血压。

【常用疗法】**刺法：**斜刺0.5～0.8寸。

灸法：艾炷灸或温针灸3～5壮，艾条灸5～10分钟。

推拿：点按法、指推法、揉法。

【穴位配伍】◆配足三里、血海，主治荨麻疹。

◆配水道、气海、京门、阴陵泉，主治肝硬化腹水。

特别说明

◆脏会，脾募穴，足厥阴、足少阳交会穴。

◆不可深刺，以免伤及肝、脾脏。

期门

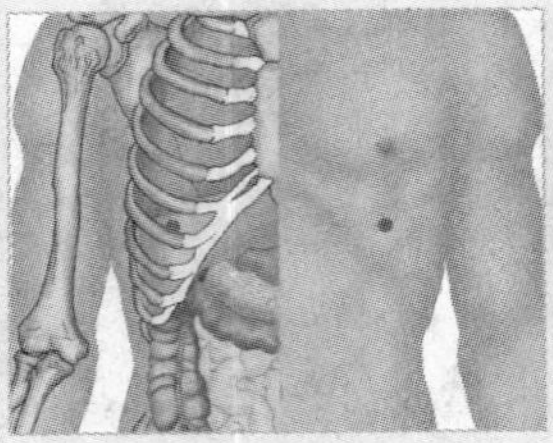

常用程度
★★

国际编号
LR14

【穴名释义】期，周期；门，门户，出入之要地。穴在胸胁部，经气运行至此为一周期，故名。

【标准定位】在胸部，第六肋间隙，前正中线旁开4寸。

【穴位速取】仰卧或正坐位，在胸部，锁骨中线上，前正中线旁开4寸，男性沿乳头向下推2个肋间隙（第六肋间隙），女性则以锁骨中线的第六肋间隙处即是（图②）。

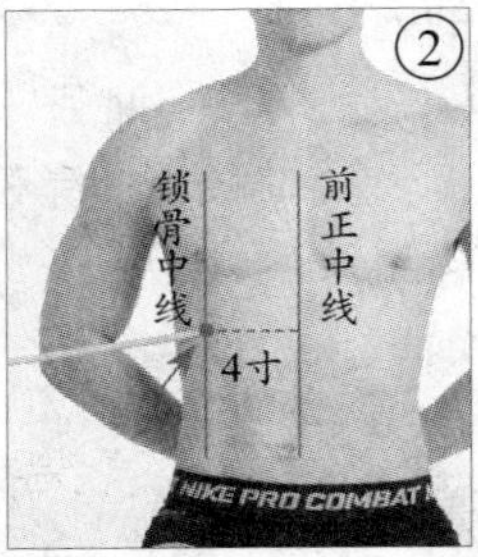

②

【功效主治】平肝潜阳，疏肝健脾。主治乳腺炎，抑郁症；胸胁胀痛，胸膜炎；胃痛；腹胀，呃逆，吞酸，胆囊炎；高血压。

【常用疗法】**刺法：**斜刺0.5～0.8寸。

灸法：艾炷灸或温针灸3～5壮，艾条灸5～10分钟。

推拿：点按法、指推法。

【穴位配伍】◆配大敦，主治疝气。

◆配内关、中脘、足三里，主治胃痛。

特别说明

肝募穴，足厥阴、太阳与阴维脉交会穴。

第十五章 督脉

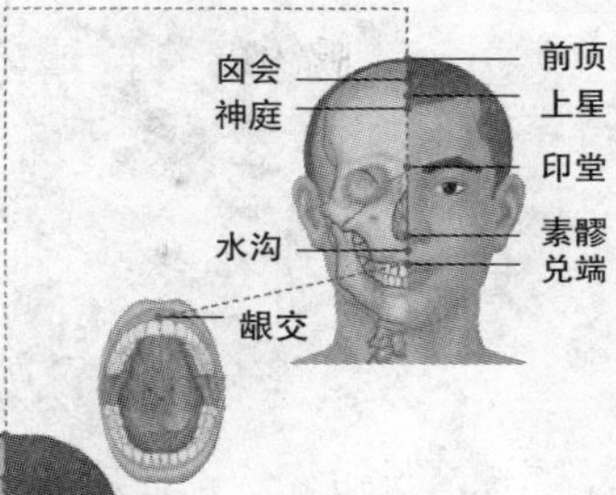

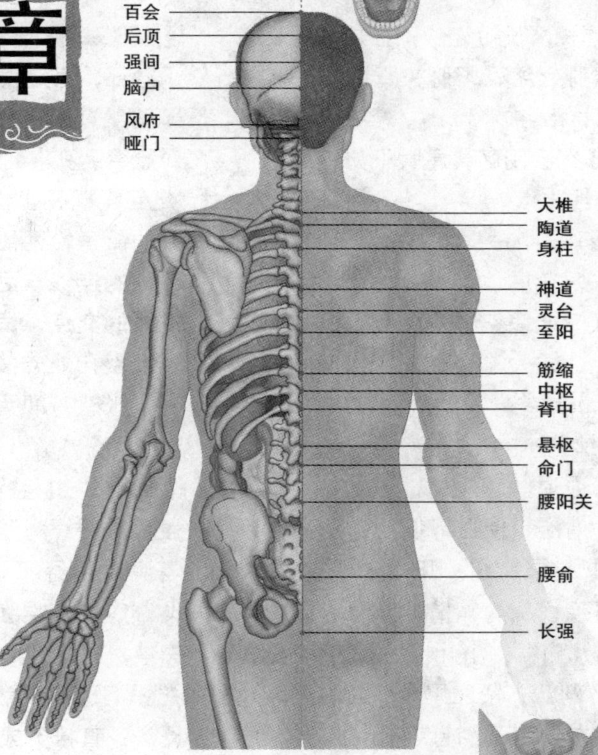

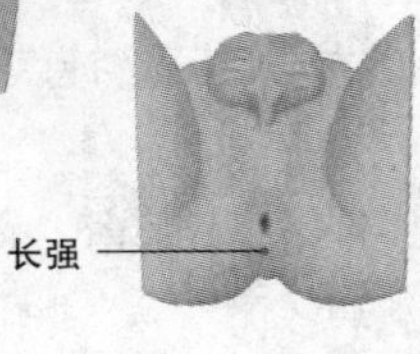

本经腧穴

主治腰骶、背部、头项、局部病症及相应的内脏疾病、神志病、热病，如失眠、腰肌劳损等。

长强

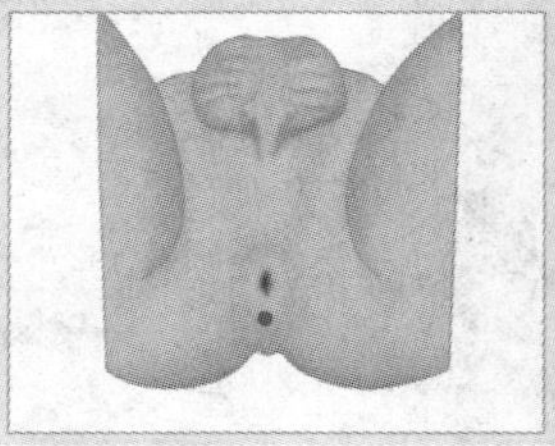

常用程度 ★

国际编号 GV1

【穴名释义】长，长短之长；强，强弱之强。穴为督脉之络，督脉夹脊而行，其骨行长而强，故名。

【标准定位】在会阴区，尾骨下方，尾骨端与肛门连线中点。

【穴位速取】跪伏或胸膝卧位，在尾骨尖端与肛门连线中点凹陷处，即为本穴（图①）。

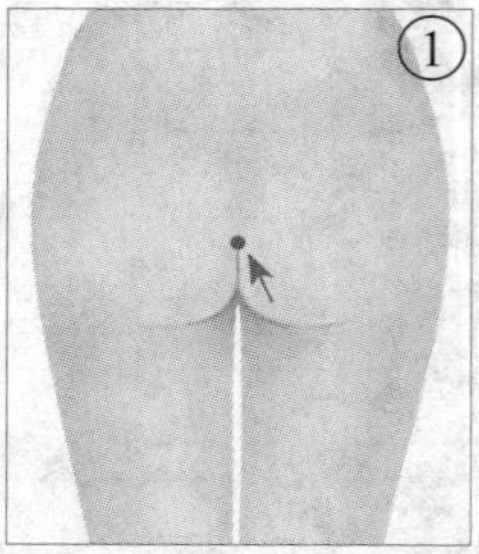

【功效主治】宁神止痉，消痔通便。主治腹泻，痢疾，便血，便秘；痔疮，脱肛；遗尿，尿潴留；阳痿；阴囊湿疹，外阴瘙痒；癫痫，精神分裂症；腰骶疼痛，小儿疝气，小儿惊风。

【常用疗法】**刺法：**紧靠尾骨前面向上斜刺0.5~1.0寸或用三棱针点刺出血。

推拿：点按法。

【穴位配伍】◆配小肠俞、肾俞，主治腰骶疼痛。

◆配承山、二白，主治痔疮。

◆配百会，主治脱肛、头晕。

特别说明

络穴，督脉与足少阳、足少阴的交会穴。

腰俞

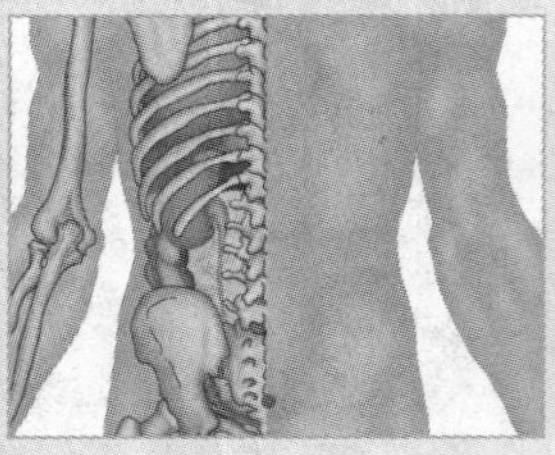

常用程度 ★★★

国际编号 GV2

【穴名释义】腰，腰部；俞，输注。穴位于腰部，为经气输注之处，故名。

【标准定位】在骶部，在后正中线上，正对骶管裂孔。

【穴位速取】坐位，在骶区，先取尾骨上方的骶角，两骶角下缘的连线与后正中线的交点，适对骶管裂孔处，按压有酸胀感，即为本穴（图②）。

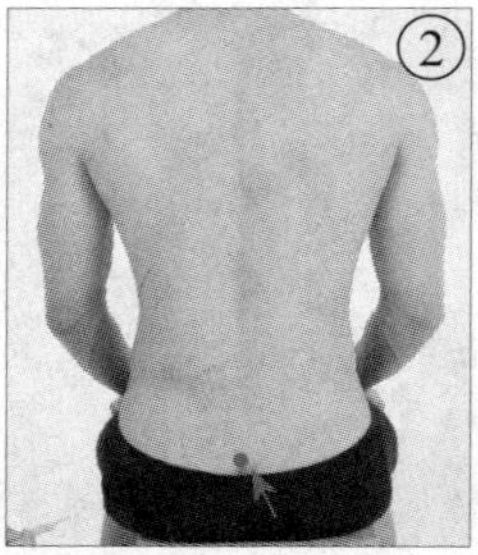

【功效主治】益肾强腰，调经利湿。主治腰骶疼痛，下肢痿痹；月经不调，痛经，闭经，盆腔炎；痔疮，脱肛；癫痫；小便短赤，尿失禁，尿路感染；阳痿，遗精。

【常用疗法】**刺法：**向上斜刺0.5~1.0寸。

灸法：直接灸或隔姜灸3~7壮，温和灸5~10分钟。

推拿：点按法、擦法、揉法。

【穴位配伍】◆配地机、蠡沟，主治妇科病。

◆配委中、居髎、八髎，主治腰脊强痛。

◆配太冲，主治脊强反折、抽搐。

腰阳关

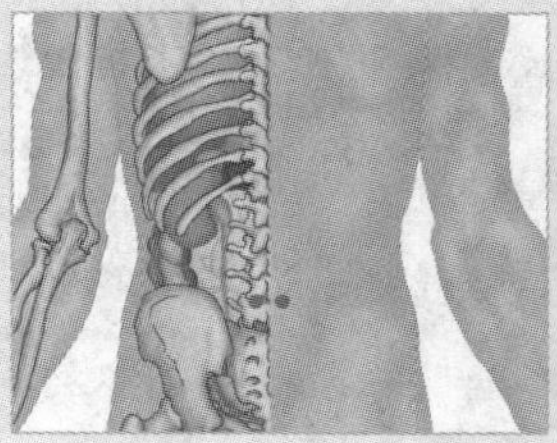

常用程度 ★★★

国际编号 GV3

【穴名释义】腰，腰部；阳，阴阳之阳；关，机关。督脉为阳脉之海，关乎一身阳气，本穴为阳气之关要处，故名。

【标准定位】在腰部，在后正中线上，第四腰椎棘突下凹陷中。

【穴位速取】坐位，在腰部，两髂前上棘连线与后正中线的交点处为第四腰椎棘突，在其棘突下缘之凹陷处即是（图①）。

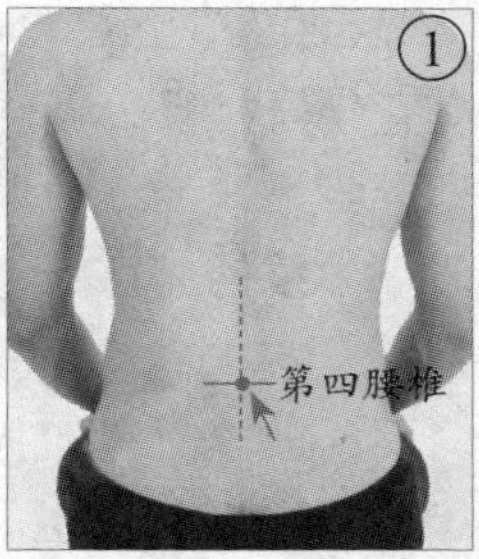

【功效主治】除湿散寒，舒筋活络。主治腰骶疼痛，坐骨神经痛，下肢痿痹；月经不调，赤白带下，痛经，闭经；遗精，阳痿；小便频数；小腹冷痛，痢疾。

【常用疗法】**刺法：**向上斜刺0.5～1.0寸。

灸法：直接灸或隔姜灸3～7壮，温和灸5～10分钟。

推拿：点按法、提捏法。

【穴位配伍】◆配膀胱俞、三阴交，主治遗尿。

◆配委中、秩边、环跳，主治坐骨神经痛。

◆配次髎、中髎、关元、中极，主治癃闭。

命门

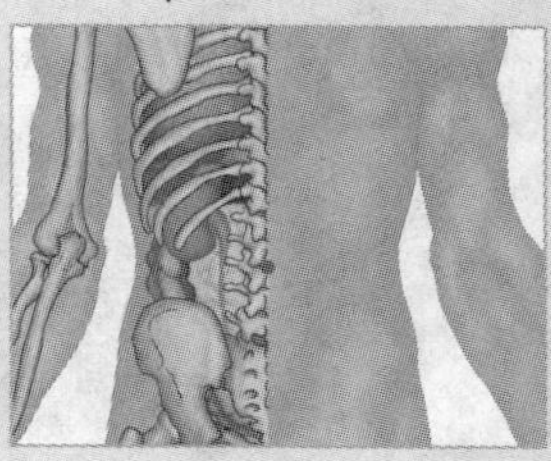

常用程度 ★★★

国际编号 GV4

【穴名释义】命，生命；门，门户。肾为生命之源，穴在两肾俞之间，元气之根本，生命之门户，故名。

【标准定位】在腰部，第二腰椎棘突下凹陷中。

【穴位速取】坐位，在腰部，两髂前上棘连线与后正中线的交点处为第四腰椎棘突，再向上数2个椎体，在其棘突下缘之凹陷处，即为本穴（图②）。

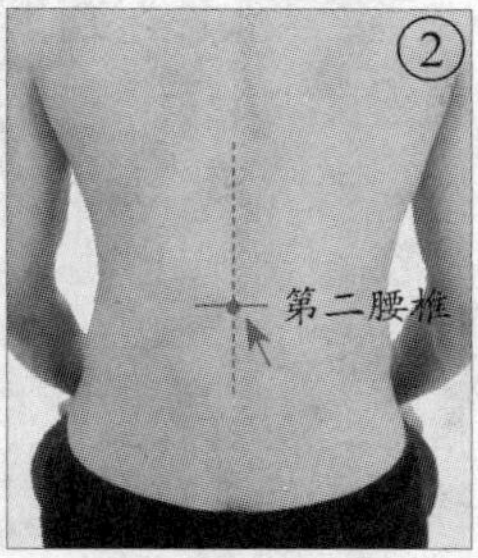

【功效主治】温肾助阳，镇静止痉。主治腰脊强痛，坐骨神经痛，急性腰扭伤；月经不调，赤白带下，痛经，闭经；遗精，阳痿，精冷不育；五更泻；痔疮，疝气；下肢痿痹。

【常用疗法】**刺法：**直刺0.5～1.0寸。

灸法：直接灸或隔姜灸3～7壮，温和灸5～10分钟。

推拿：点按法、提捏法。

【穴位配伍】配关元、肾俞、神阙，主治五更泻。

特别说明

针尖不可向上斜刺，以免伤及脊髓。

悬枢

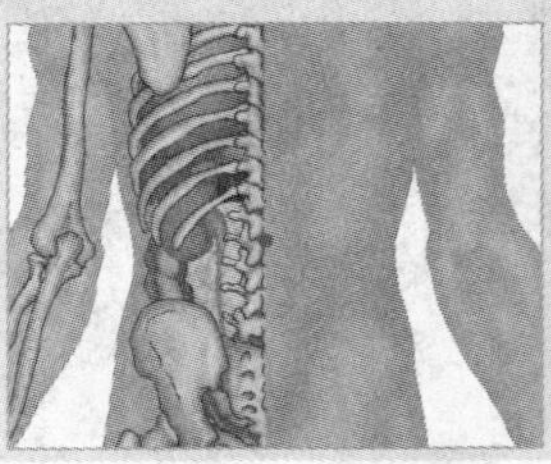

常用程度 ★

国际编号 GV5

【穴名释义】悬，悬系；枢，枢纽。穴在腰部，两三焦俞之间，为气机之枢纽，故名。

【标准定位】在腰部，第一腰椎棘突下凹陷中。

【穴位速取】坐位，在腰部，与肚脐相对应处为第二腰椎棘突，再向上数1个椎体（即第一腰椎），在其棘突下缘之凹陷处即是（图①）。

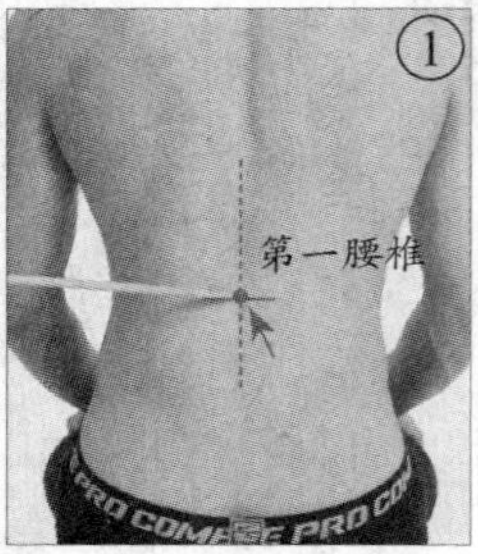

【功效主治】健脾温阳，通调肠气。主治腰脊强痛，腰肌劳损；腹胀，腹痛，腹泻，痢疾；胃肠神经痛，胃下垂，消化不良；脱肛。

【常用疗法】**刺法：**直刺0.5～1.0寸。

灸法：直接灸或隔姜灸3～7壮，温和灸5～10分钟。

推拿：点按法、提捏法。

【穴位配伍】◆配胃俞、足三里、太白，主治泄泻、消化不良。

◆配委中、肾俞，主治腰脊强痛。

特别说明

◆针尖不可向上斜刺，以免伤及脊髓。

◆针刺时，局部有麻胀感。

脊中

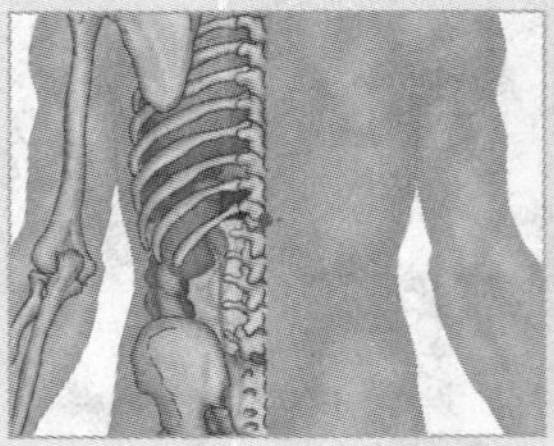

常用程度 ★★

国际编号 GV6

【穴名释义】脊，脊柱；中，中间。脊柱古称“21椎”，穴在脊椎21节之中部，故名。

【标准定位】在背部脊柱区，第十一胸椎棘突下凹陷中。

【穴位速取】坐位，在背部脊柱区，两肩胛骨下角连线与后正中线的交点处为第七胸椎棘突，向下数4个椎体（即第十一胸椎），在其棘突下缘之凹陷处即是（图②）。

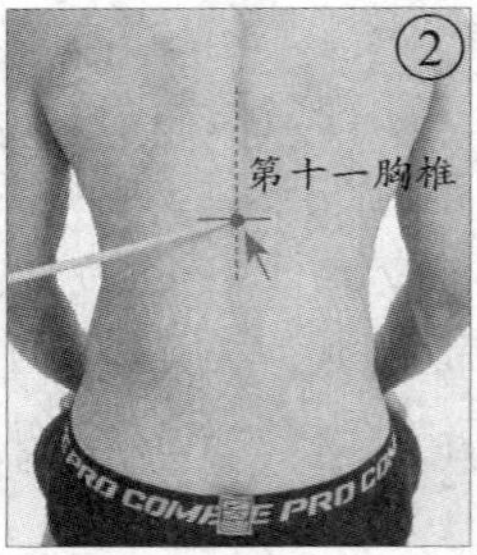

【功效主治】健脾利湿，止痉宁神。主治腹泻，痢疾；痔疮，脱肛，便血；小儿疳积；黄疸；癫痫；腰脊强痛，增生性脊柱炎。

【常用疗法】**刺法：**向上斜刺0.5～1.0寸。

灸法：直接灸或隔姜灸3～7壮，温和灸5～10分钟。

推拿：点按法、擦法、揉法。

【穴位配伍】◆配至阳、阳陵泉、胆俞，主治黄疸。

◆配鸠尾、大椎、丰隆，主治癫痫。

中枢

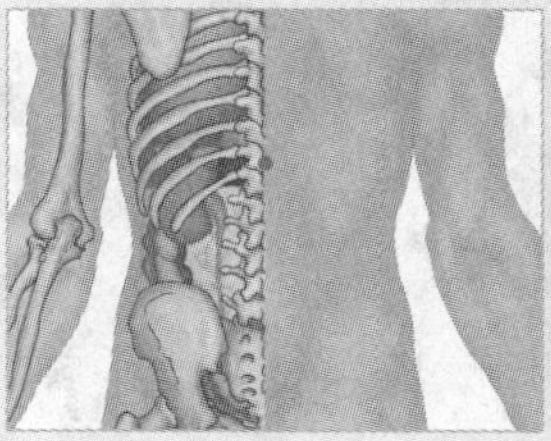

常用程度 ★★★

国际编号 GV7

【穴名释义】中，中间；枢，枢纽。穴在第十胸椎下，接近于脊柱中部，为躯体运动之枢纽，故名。

【标准定位】在背部脊柱区，第十胸椎棘突下凹陷中。

【穴位速取】坐位，在背部脊柱区，两肩胛骨下角连线与后正中线的交点处为第七胸椎棘突，向下数3个椎体（即第十胸椎），在其棘突下缘凹陷处即是（图①）。

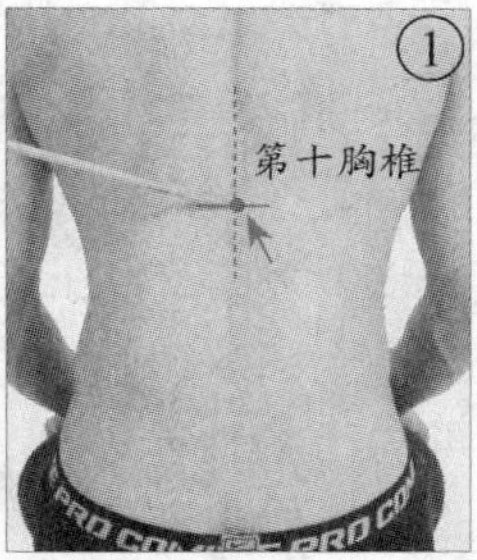

【功效主治】利湿健脾，清热止痛。主治胃痛，腹痛；胸背疼痛；呕吐，黄疸；食欲不振；胆囊炎；腰肌劳损。

【常用疗法】**刺法：**向上斜刺0.5~1.0寸。

灸法：直接灸或隔姜灸3~7壮，温和灸5~10分钟。

推拿：点按法、提捏法。

【穴位配伍】◆配命门、阳陵泉、腰眼、后溪，主治腰脊痛。

◆配内关、中脘，主治呕吐。

特别说明

针刺时，局部有麻胀感，可有麻电感放射至下肢。

筋缩

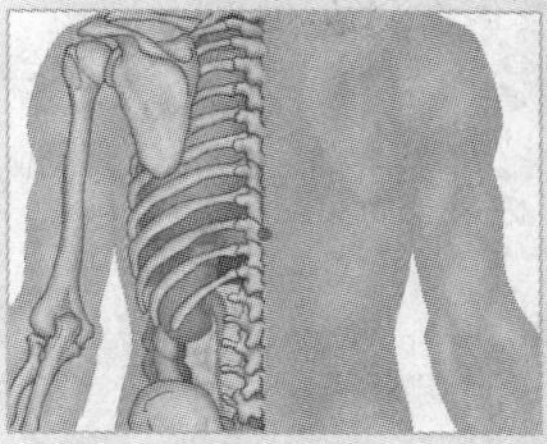

常用程度 ★

国际编号 GV8

【穴名释义】筋，筋肉；缩，挛缩。肝主筋，本穴能够治疗瘛疭、脊强等筋肉拘挛诸病而得名。

【标准定位】在背部脊柱区，第九胸椎棘突下凹陷中。

【穴位速取】坐位，在背部脊柱区，两肩胛骨下角连线与后正中线的交点处为第七胸椎棘突，向下数2个椎体（即第九胸椎）在其棘突下缘凹陷处，即为本穴（图②）。

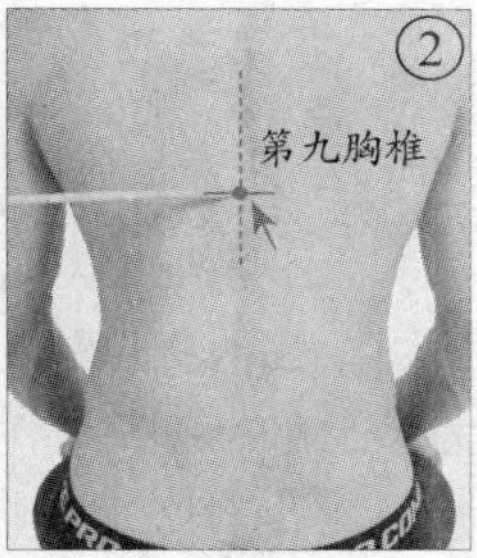

【功效主治】平肝熄风，止痉宁神。主治胃痛；癫狂，癔症，神经衰弱，抽搐；脊强，筋挛拘急，肋间神经痛；黄疸，胆囊炎，肝炎。

【常用疗法】**刺法：**斜刺0.5~1.0寸。

灸法：直接灸或隔姜灸3~7壮，温和灸5~10分钟。

推拿：点按法、提捏法。

【穴位配伍】◆配角孙、瘈脉，主治小儿惊痫、角弓反张。

◆配人中、通里、鸠尾、腰奇、间使，主治筋挛拘急、癫狂。

至阳

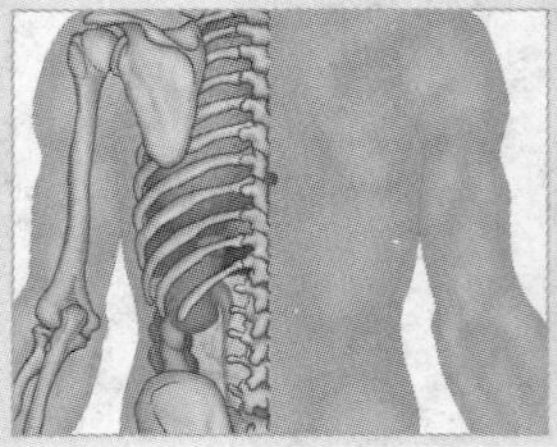

常用程度 ★

国际编号 GV9

【穴名释义】至，到达；阳，阴阳之阳。此穴在两膈俞之间，人体以背为阳，横膈以下为阳中之阴，横膈以上为阳中之阳，故名。

【标准定位】在背部脊柱区，第七胸椎棘突下凹陷中。

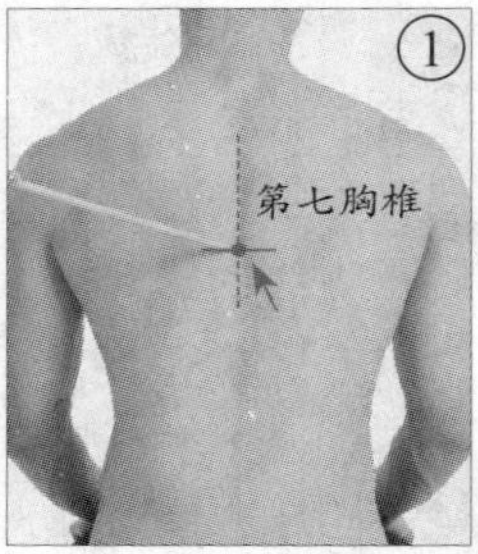

【穴位速取】坐位，在背部脊柱区，两肩胛骨下角连线与后正中线的交点处为第七胸椎棘突，其下缘凹陷处即是（图①）。

【功效主治】利胆退黄，利膈宽胸。主治腰背强痛，脊强；黄疸，胆囊炎；胸胁胀满，咳嗽，气喘，支气管哮喘；疟疾，胆道蛔虫症。

【常用疗法】**刺法：**向上斜刺0.5～1.0寸。

灸法：直接灸或隔姜灸3～7壮，温和灸5～10分钟。

推拿：点按法、提捏法。

【穴位配伍】配脾俞、阳陵泉、曲池，主治黄疸。

特别说明

不宜深刺，以免伤及脊髓。

灵台

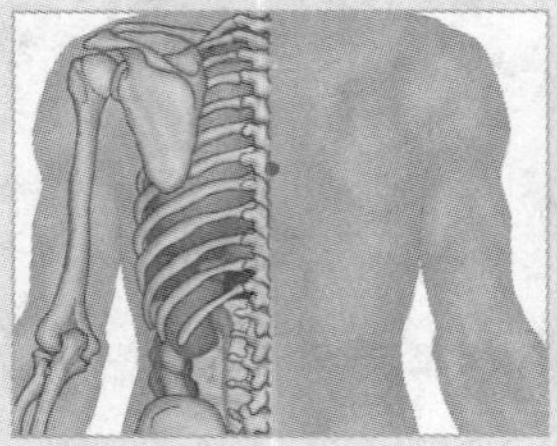

常用程度 ★★

国际编号 GV10

【穴名释义】灵，神灵；台，停住之所。此穴位于神道穴与心俞穴之下，内应于心，故名。

【标准定位】在背部脊柱区，第六胸椎棘突下凹陷中。

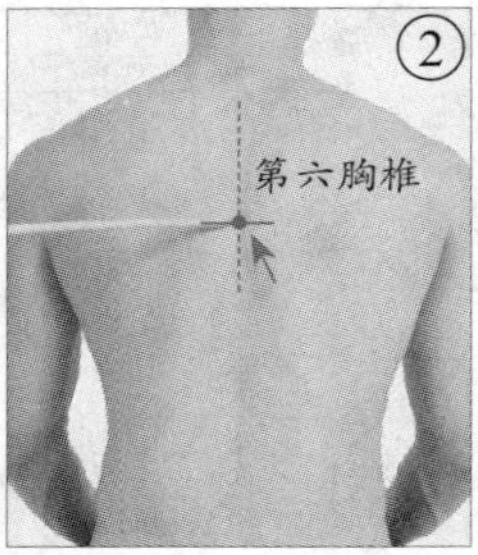

【穴位速取】坐位，在背部脊柱区，两肩胛骨下角连线与后正中线的交点处为第七胸椎棘突，再向上数1个椎体（即第六胸椎），其棘突下缘凹陷处即是（图②）。

【功效主治】清热解毒，定喘止咳。主治咳嗽，气喘，支气管炎，支气管哮喘；背痛，项强；疔疮，丹毒，蜂窝组织炎；胆道蛔虫症；疟疾。

【常用疗法】**刺法：**斜刺0.5～1.0寸。

灸法：直接灸或隔姜灸3～7壮，温和灸5～10分钟。

推拿：点按法、提捏法。

【穴位配伍】配阴陵泉、支沟，主治胸胁胀痛。

特别说明

不宜深刺，以免伤及脊髓。

神道

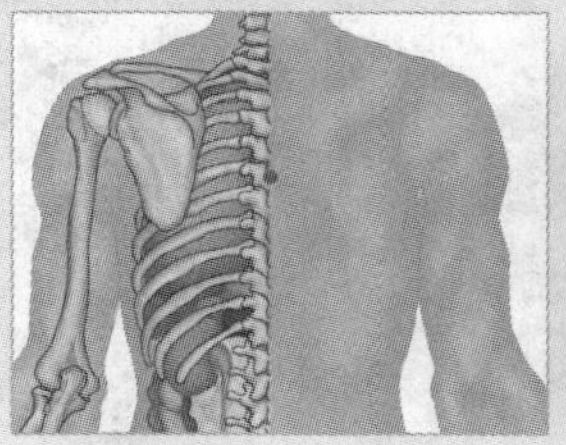

常用程度 ★

国际编号 GV11

【穴名释义】神，心神；道，通道。心藏神，穴在心俞之旁，内应心，主治神志疾患，故名。

【标准定位】在背部脊柱区，第五胸椎棘突下凹陷中。

【穴位速取】坐位，在背部脊柱区，两肩胛骨下角连线与后正中线的交点处为第七胸椎棘突，再向上数2个椎体（即第五胸椎），其棘突下缘凹陷处即是（图①）。

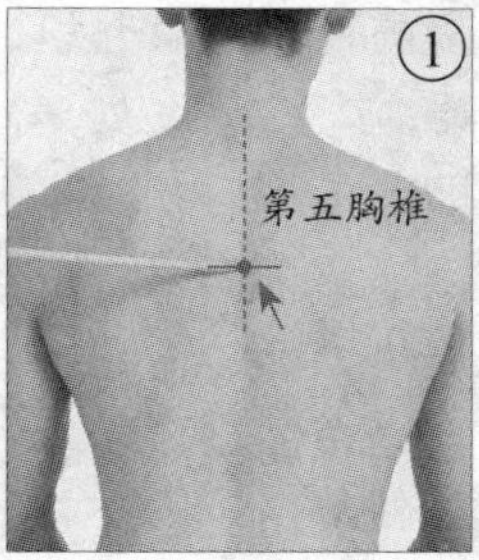

【功效主治】宁心安神，止咳平喘。主治心痛，心悸，怔忡；咳嗽，气喘；腰脊强，肩背痛；失眠，健忘；脑卒中不语；痫证，神经衰弱；小儿惊风。

【常用疗法】**刺法：**向上斜刺0.5～1.0寸。

灸法：直接灸或隔姜灸3～7壮，温和灸5～10分钟。

推拿：点按法、提捏法。

【穴位配伍】◆配四神聪、百会、三阴交，主治失眠。

◆配内关、通里、曲泽、心俞，主治心悸、心痛。

身柱

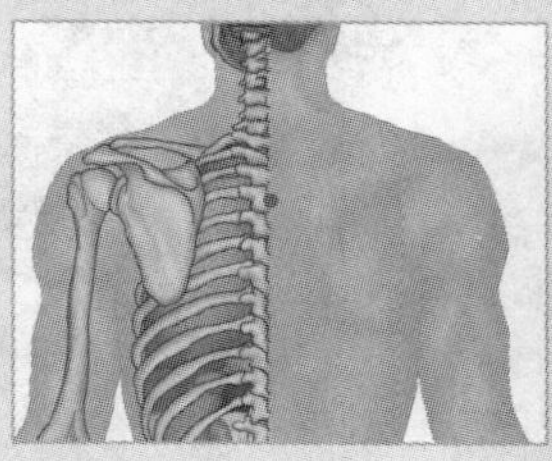

常用程度 ★

国际编号 GV12

【穴名释义】身，身体；柱，支柱。此穴上连头项，下通腰背，在两肩胛的中央，肩胛荷重之支柱，故名。

【标准定位】在背部脊柱区，第三胸椎棘突下凹陷中。

【穴位速取】坐位，在背部脊柱区，两肩胛骨下角连线与后正中线的交点处为第七胸椎棘突，再向上数4个椎体（即第三胸椎），其棘突下缘凹陷处即是（图②）。

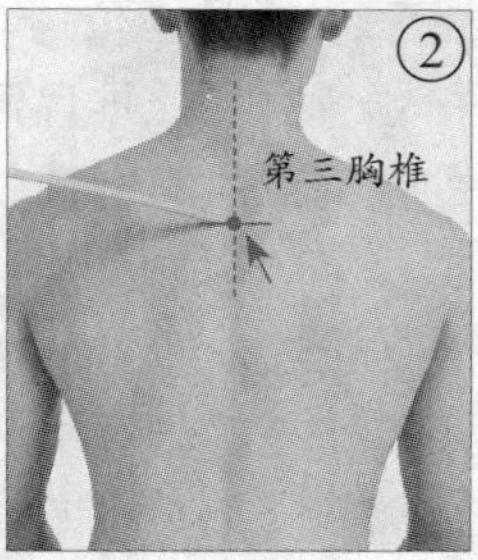

【功效主治】宣肺止咳，宁神解痉。主治腰脊强痛；惊厥，癫狂；身热，头痛，咳嗽，气喘，支气管炎，支气管哮喘；疔疮。

【常用疗法】**刺法：**斜刺0.5～1.0寸。

灸法：直接灸或隔姜灸3～7壮，温和灸5～10分钟。

推拿：点按法、提捏法。

【穴位配伍】◆配身柱、筋缩、大椎，主治癫痫。

◆配神庭、头维，主治头痛。

陶道

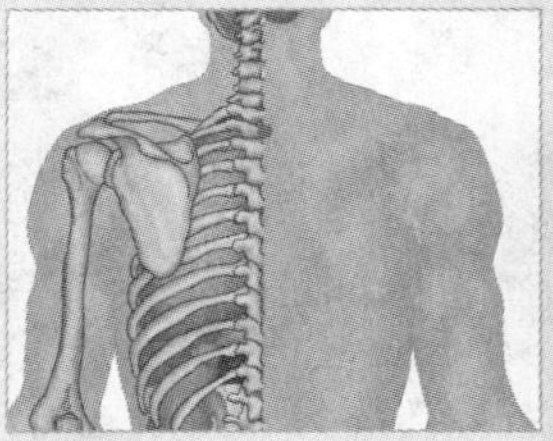

常用程度 ★

国际编号 GV13

【穴名释义】陶，陶冶；道，通道。穴属督脉，督脉为阳脉之海，督脉阳气散热后在此化为温热之气，故名。

【标准定位】在背部脊柱区，第一胸椎棘突下凹陷中。

【穴位速取】坐位，由颈背交界处椎骨的最高点（第七颈椎棘突）再向下数1个椎体（即第一胸椎），其棘突下缘凹陷处即为本穴（图①）。

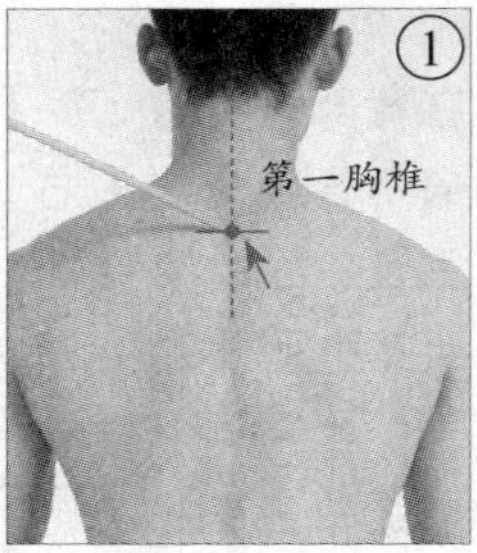

【功效主治】清热解表，宁神截疟。主治癫狂，神经衰弱，精神分裂症；脊强；热病；疟疾；恶寒发热，咳嗽，头痛，眩晕；气喘，骨蒸潮热；荨麻疹。

【常用疗法】**刺法：**斜刺0.5～1.0寸。

灸法：直接灸或隔姜灸3～7壮，温和灸5～10分钟。

推拿：点按法、提捏法。

【穴位配伍】◆配肺俞，列缺、合谷，主治咳嗽、气喘。

◆配水沟、丰隆、心俞，主治癫痫。

特别说明

针刺时，局部有麻胀感，可传至肩及上肢。

大椎

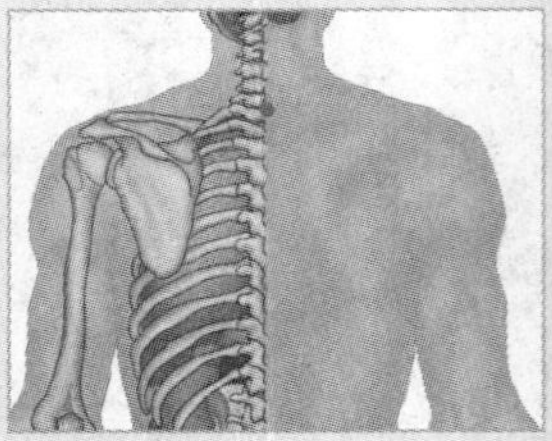

常用程度 ★★★

国际编号 GV14

【穴名释义】大，巨大；椎，椎骨。穴在第七颈椎棘突下，因其椎骨最大，故名。

【标准定位】在后正中线上，第七颈椎棘突下凹陷中。

【穴位速取】坐位，在颈背交界处椎骨的最高点即为第七颈椎，其下缘凹陷处，即是（图②）。

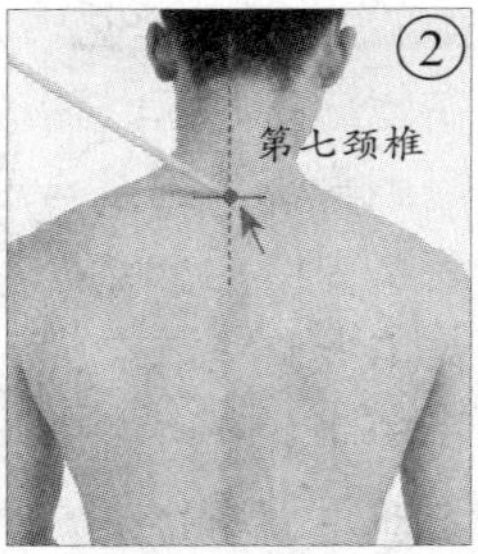

【功效主治】解表清热，截疟止痫。主治脊痛，颈项强痛，落枕；癫狂，小儿惊风，小儿舞蹈病，小儿麻痹后遗症，癔症；热病，中暑；疟疾；咳嗽，气喘；风疹；痤疮；自汗，盗汗。

【常用疗法】**刺法：**斜刺0.5～1.0寸或用三棱针点刺出血。

灸法：直接灸3～7壮，温和灸5～10分钟。

推拿：点按法、提捏法。

【穴位配伍】◆配定喘、孔最、列缺，主治哮喘。

◆配曲池、合谷、风池，主治热病。

特别说明

不宜深刺和大幅度提插捻转，以免伤及脊髓。

哑门

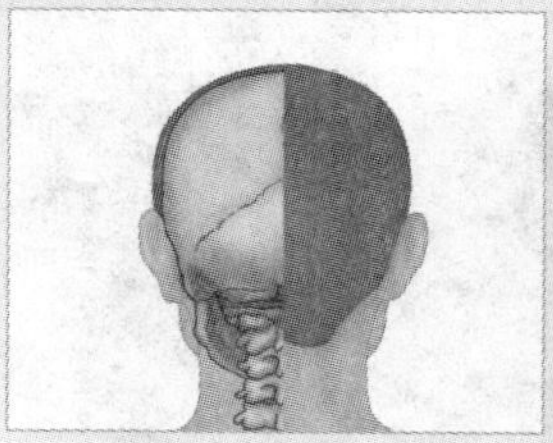

常用程度 ★

国际编号 GV15

【穴名释义】哑，音哑；门，门户。穴主治喑哑，故名。

【标准定位】在颈后区，后发际正中直上0.5寸处，第二颈椎棘突上凹陷中。

【穴位速取】◆俯卧位或坐位，在颈后区，后发际正中线向上量0.5寸处，按压有酸胀感，即为本穴（图①）。

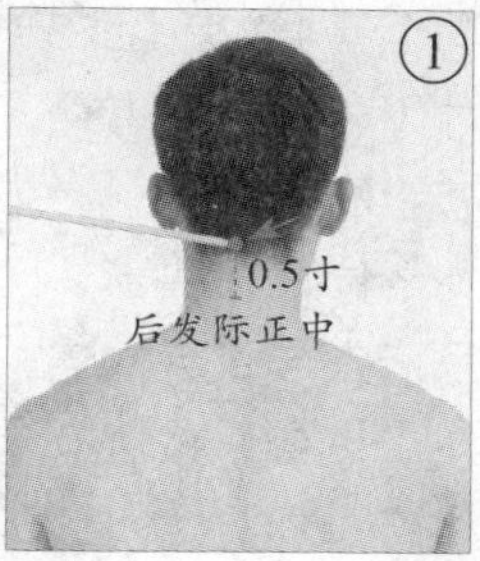

◆俯卧位或坐位，先取第七颈椎，再向上数5个椎体处，按压有酸胀感。

【功效主治】开窍醒神，散风熄风。主治头痛，眩晕；颈项强痛，颈椎病；癫狂，精神病，癔症；脑卒中，失音，舌缓不语；聋哑。

【常用疗法】**刺法：**正坐位，头微前倾，向下颌方向缓慢刺入0.5～1.0寸。

灸法：直接灸3～7壮，温和灸5～10分钟。

推拿：点按法、点揉法。

【穴位配伍】◆配听会、外关、中渚、丘墟，主治耳聋。

◆配劳宫、三阴交、涌泉，主治昏厥。

特别说明

不可向上深刺，以免刺入枕骨大孔，伤及延髓。

风府

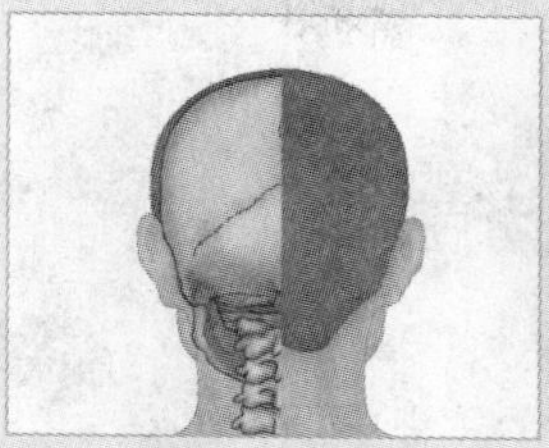

常用程度 ★

国际编号 GV16

【穴名释义】风，风邪；府，处所。穴在人体上部之头项处，治疗一切风疾，故名。

【标准定位】在颈后区，后发际正中直上1寸处，枕外隆凸直下，两侧斜方肌之间凹陷中。

【穴位速取】坐位，在项部，后发际正中直上量1寸处，枕外隆凸直下，两侧斜方肌之间凹陷中即是（图②）。

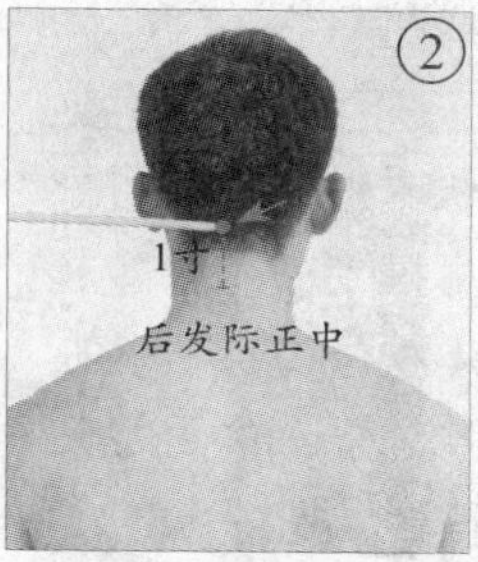

【功效主治】熄风散风，通关开窍。主治头痛，眩晕；颈项强痛，癫狂，癔症，脑血管疾病后遗症；脑卒中，失音；目痛，鼻出血，咽喉炎；各种热病；高血压。

【常用疗法】**刺法：**伏案正坐位，针尖头微前倾，向下颌方向缓慢刺入0.5～1.0寸。

灸法：隔姜灸3～7壮，温和灸5～10分钟。

推拿：点按法、擦法、揉法。

【穴位配伍】◆配金津、玉液、廉泉，主治脑卒中不语。

◆配神庭、头维，主治头痛。

特别说明

不可向上深刺，以免刺入枕骨大孔，伤及延髓。

脑户

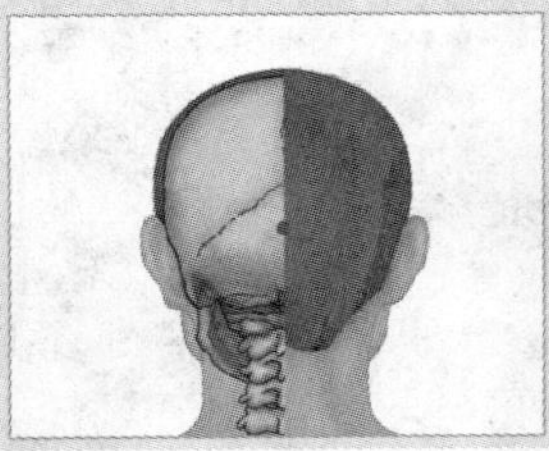

常用程度 ★

国际编号 GV17

【穴名释义】脑，脑髓；户，门户。此穴在头枕部，督脉之气入脑的门户，主治脑部疾患，故名。

【标准定位】在头部，后正中线直上2.5寸处，风府穴直上1.5寸，枕外隆凸的上缘凹陷处。

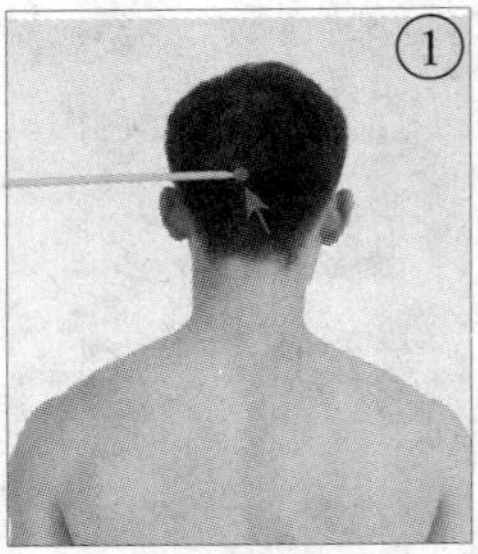

【穴位速取】坐位，伏案低头，在枕部可摸到一骨性隆起（枕外隆突），在枕外隆凸的上缘凹陷处，按压有痛感，即为本穴（图①）。

【功效主治】平肝熄风，醒脑开窍。主治头痛，目眩；癫狂；项强；失音；面赤；高血压。

【常用疗法】**刺法：**平刺0.5～0.8寸。

灸法：直接灸或隔姜灸3～7壮，温和灸5～10分钟。

推拿：点按法、擦法、揉法。

【穴位配伍】◆配通天、脑空，主治头痛、头晕。

◆配人中、太冲、丰隆，主治癫痫。

特别说明

◆督脉、足太阳之交会穴。

◆针刺时，局部有酸胀感。

强间

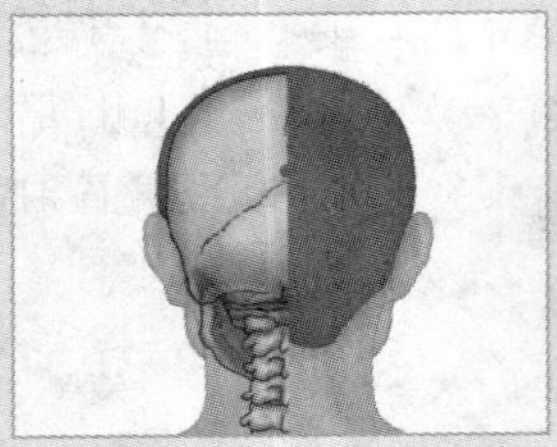

常用程度 ★

国际编号 GV18

【穴名释义】强，强硬；间，隙。此穴在枕骨与顶骨结合的间隙，故名。

【标准定位】在头部，脑户上1.5寸，后发际正中直上4寸。

【穴位速取】◆坐位，在头部，百会穴向下量4横指（即3寸）处，按压有痛感（图②）。

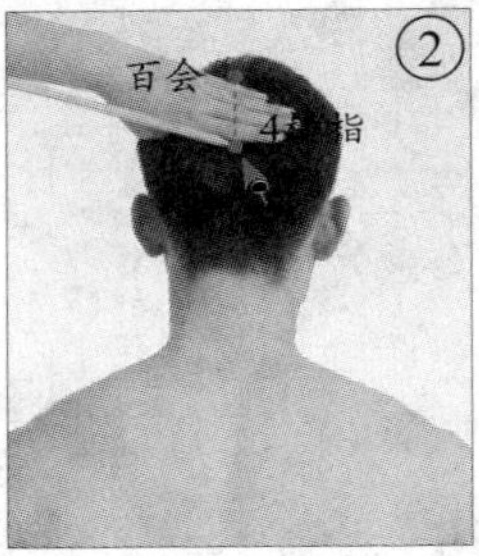

◆坐位，在头部，风府穴与百会穴连线中点处，按压有痛感即是。

【功效主治】平肝熄风，宁心安神。主治神经性头痛，血管性头痛，目眩；癫狂，癔症，小儿惊风；项强，落枕；心烦，呕吐；高血压。

【常用疗法】**刺法：**平刺0.5～0.8寸。

灸法：直接灸或隔姜灸3～7壮，温和灸5～10分钟。

推拿：点按法、擦法。

【穴位配伍】◆配后溪、至阴、合谷，主治头痛。

◆配百会、丰隆、通天，主治眩晕。

特别说明

针刺时，局部有酸胀感。

后顶

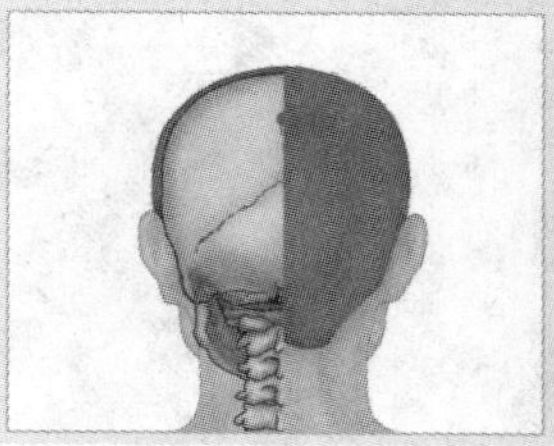

常用程度 ★★

国际编号 GV19

【穴名释义】后，后方；顶，颅顶。穴位于颅顶后方，故名。

【标准定位】在头部，后发际正中直上5.5寸。

【穴位速取】◆正坐位，在头部，当前后发迹连线中点向后半横指处，按压有痛感（图①）。

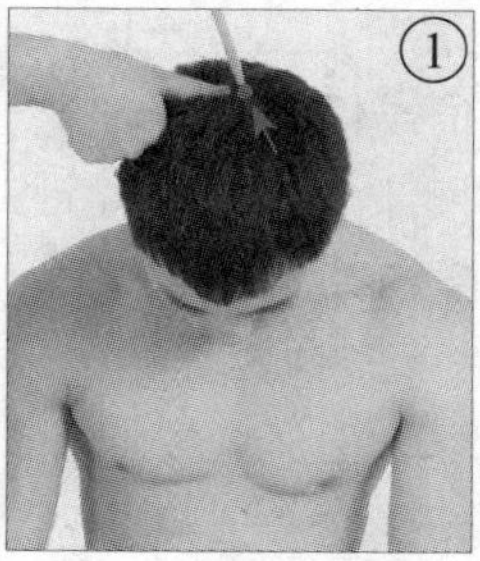

◆正坐位，在头部，百会后1.5寸，下距脑户3寸，按压有痛感即是。

【功效主治】安神醒脑，止痉熄风。主治头痛，眩晕，感冒；失眠，癫痫，癫狂，癔症；耳鸣。

【常用疗法】**刺法：**平刺0.5～0.8寸。

灸法：直接灸或隔姜灸3～7壮，温和灸5～10分钟。

推拿：点按法、擦法、揉法。

【穴位配伍】◆配率谷、合谷、太阳，主治头痛。

◆配风池、百会，主治脱发。

特别说明

针刺时，局部有酸胀感。

百会

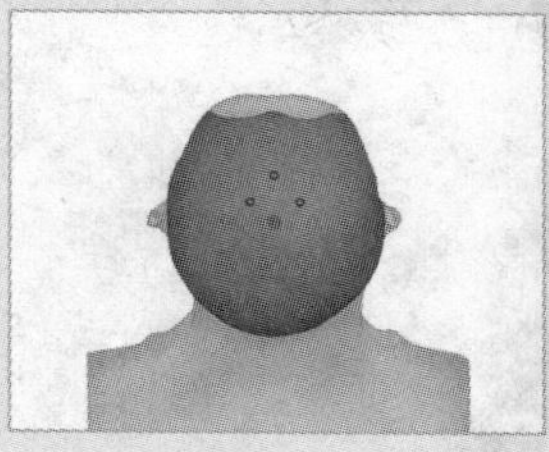

常用程度 ★★★★

国际编号 GV20

【穴名释义】百，多；会，交会。穴为督脉和足三阳经、肝经等多条经脉的交会穴，主治百病，故名。

【标准定位】位于头部，前发际正中直上5寸。

【穴位速取】◆正坐或仰卧位，在头部，两耳尖连线中点，按压有凹陷处，即为本穴（图②）。

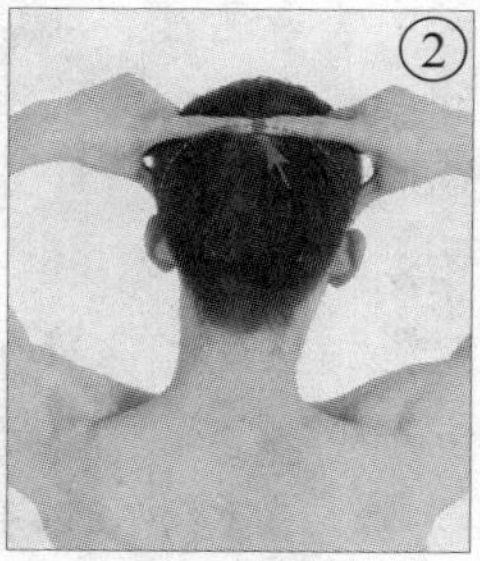

◆在头部，从前发际向后推至一凹陷处。

【功效主治】升阳固脱，醒脑开窍。主治头痛，眩晕；失眠，健忘，癫狂；目眩，失语，脑卒中，言语謇涩，半身不遂；耳鸣；脱肛；阴挺；胃下垂，子宫脱垂。

【常用疗法】**刺法：**平刺0.5～0.8寸。

灸法：直接灸或隔姜灸3～7壮，温和灸5～10分钟。

推拿：点按法、擦法。

【穴位配伍】◆配四神聪、神门、三阴交，主治失眠。

◆配养老、风池、足临泣，主治梅尼埃病。

前顶

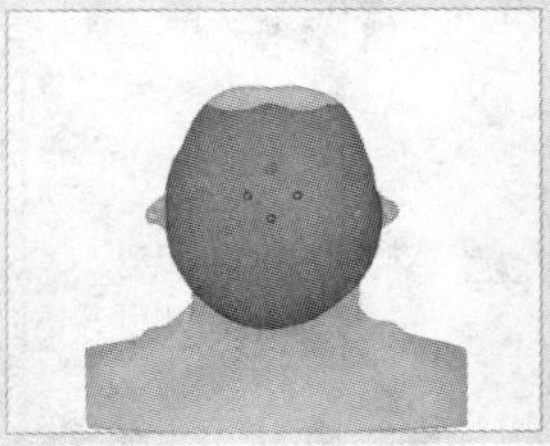

常用程度

★★

国际编号

GV21

【穴名释义】前，前方；顶，颅顶。穴在颅顶正前方，与后顶相对应，故名。

【标准定位】在头部，前发际正中直上3.5寸，百会穴上1.5寸处。

【穴位速取】正坐位或仰卧位，在头顶部，先取两耳尖连线中点的百会穴，再向前量1.5寸，或前发际正中直上3.5寸处，按压有痛感即是（图①）。

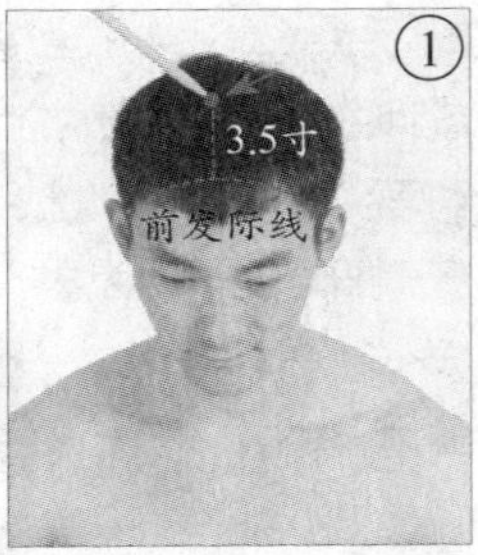

【功效主治】醒脑熄风，宁神止痉。主治癫狂，失眠；感冒，头痛；目眩，目翳；鼻窦炎；高血压。

【常用疗法】**刺法：**平刺0.3～0.5寸。

灸法：直接灸或隔姜灸3～7壮，温和灸5～10分钟。

推拿：点按法、擦法、揉法。

【穴位配伍】◆配印堂、迎香、通天，主治鼻窦炎。

◆配后顶、颔厌、率谷、百会，主治偏头痛、眩晕。

特别说明

小儿囟门未闭，禁止刺灸。

囟会

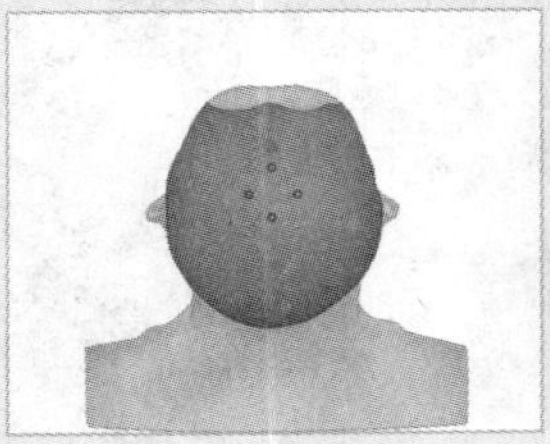

常用程度

★

国际编号

GV22

【穴名释义】囟，囟门；会，会合，闭合。穴在颅顶囟门处，年长时囟门渐合，故名。

【标准定位】在头部，前发际正中直上2寸，百会穴上3寸处。

【穴位速取】◆正坐位或仰卧位，在头顶部，前发际向上量约2横指处，按后有痛感（图②）。

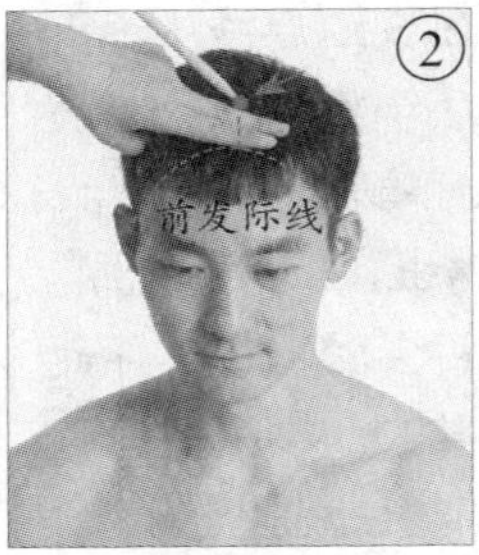

◆取正坐位或仰卧位，在头顶部，先取百会穴，再向前量3寸处，按压有痛感即为本穴。

【功效主治】宁神醒脑，清热消肿。主治癫狂，小儿惊痫；感冒，头痛；目眩，目翳；鼻窦炎，鼻出血；面赤肿；高血压。

【常用疗法】**刺法：**平刺0.3～0.5寸。

灸法：温和灸5～10分钟。

推拿：点按法、擦法、揉法。

【穴位配伍】◆配上星、合谷、列缺、迎香、通天，主治鼻窦炎。

◆配前顶、天柱、本神，主治小儿惊痫。

◆配百会、前顶，主治头风。

特别说明

◆小儿囟门未闭，禁止刺灸。

◆针刺时，局部有酸胀感。

上星

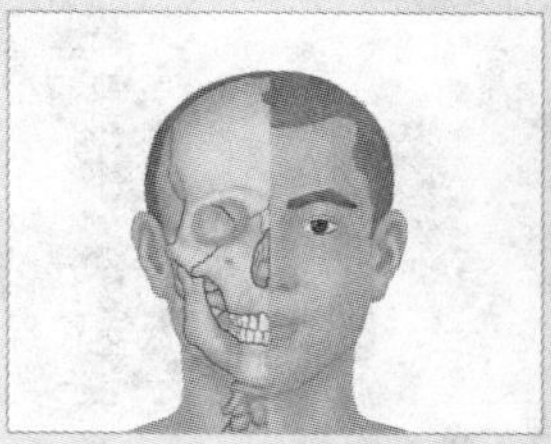

常用程度
★
国际编号
GV23

【穴名释义】上，上方；星，星球。此穴主治目痛不能视，可开光明目，如星之居上，故名。

【标准定位】位于头部，前发际正中直上1寸。

【穴位速取】◆正坐位或仰卧位，在头部，前发际正中直上量1横指处，按压有酸胀感，即为本穴（图①）。

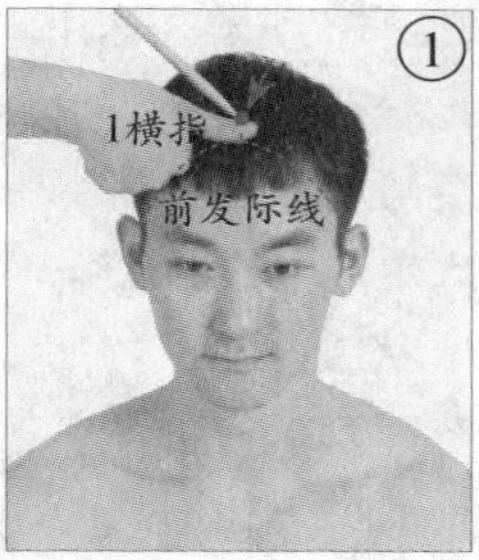

◆正坐位或仰卧位，可先取百会穴，再向前4寸处，按压有酸胀感即是。

【功效主治】安神明目，通窍散风。主治目痛，结膜炎，角膜炎；头痛，三叉神经痛；鼻窦炎，鼻出血。

【常用疗法】**刺法：**平刺0.3～0.5寸。

灸法：温和灸5～10分钟。

推拿：点按法、擦法、揉法。

【穴位配伍】◆配迎香、通天、合谷、列缺、支沟，主治鼻窦炎。

◆配丘墟、陷谷，主治疟疾。

特别说明

◆小儿囟门未闭，禁止刺灸。

◆针刺时，局部有酸胀感。

神庭

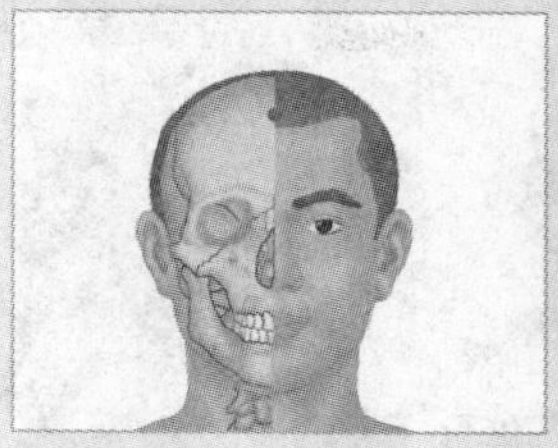

常用程度
★★★★
国际编号
GV24

【穴名释义】神，神明，此指脑；庭，前庭。脑为元神之府，穴在前额部，如脑之前庭。

【标准定位】在头前部，前发际正中直上0.5寸。

【穴位速取】◆正坐位或仰卧位，在头前部，前发际正中直上量约半横指处，按压有酸胀感，即为本穴（图②）。

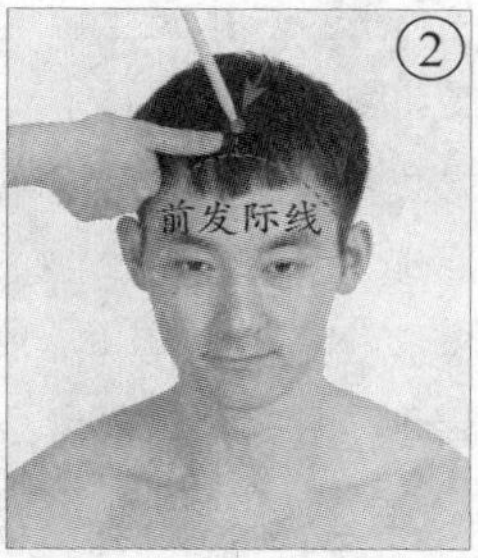

◆正坐位或仰卧位，可先取百会穴，再向前4.5寸处，按压有酸胀感即是。

【功效主治】宁神醒脑，降逆平喘。主治精神病，癔症；失眠，健忘；惊悸，心动过速；头痛，目眩，目翳；鼻窦炎，鼻出血；气喘；颈项强痛，颈椎病。

【常用疗法】**刺法：**平刺0.3～0.5寸。

灸法：直接灸或隔姜灸3～7壮，温和灸5～10分钟。

推拿：点按法、擦法、揉法。

【穴位配伍】◆配太冲、太溪、风池，主治肝阳上亢导致的头痛、眩晕。

◆配百会、大椎、夹脊，主治颈椎病。

素髎

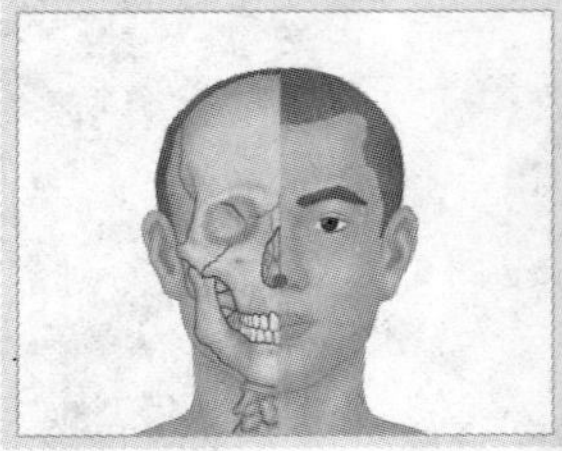

常用程度 ★

国际编号 GV25

【穴名释义】素，指白色；髎，即骨间空隙处。因肺开窍于鼻，其色在五行之中属白。本穴正好位于鼻端下中缝隙间，故名。

【标准定位】在面部，鼻尖正中央。

【穴位速取】正坐位或仰卧位，在鼻背下端之鼻正中央（最高点）（图①）。

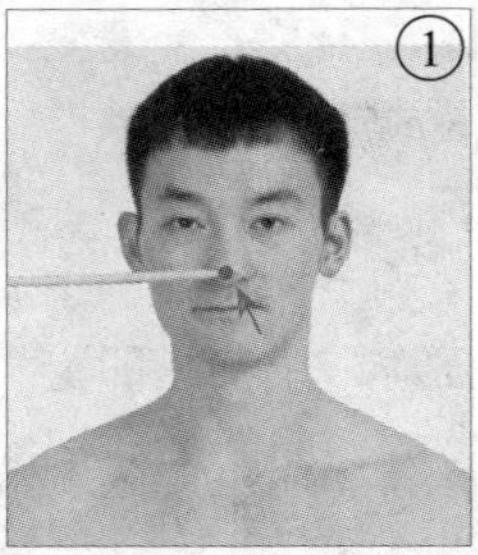

①

【功效主治】清热消肿，安神定志。主治鼻窦炎，鼻塞，鼻出血；惊厥，昏迷，新生儿窒息，休克，呼吸衰竭，心动过速。

【常用疗法】**刺法：**向上斜刺0.3～0.5寸或用三棱针点刺挤压出血。

推拿：捏法、擦法。

【穴位配伍】◆配迎香、合谷，主治鼻出血、鼻塞。

◆配脾俞、胃俞，主治酒渣鼻。

◆配内关、足三里，主治昏厥。

◆配肺俞、合谷，可宣肺利气，主治窒息。

水沟

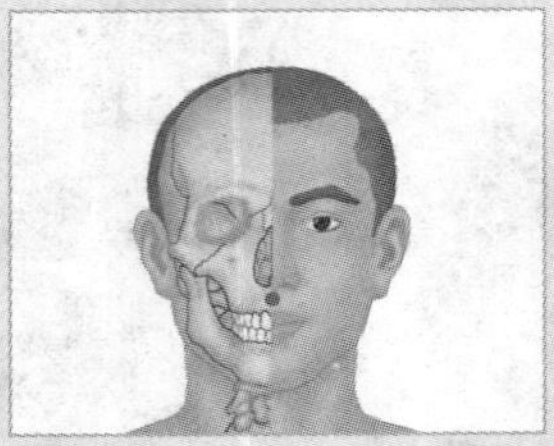

常用程度 ★★

国际编号 GV26

【穴名释义】水，水液；沟，沟渠。穴在人中沟中，犹如涕水之沟渠，督脉的冷降水液在此循地部沟渠下行，故名。

【标准定位】在面部，人中沟的上1/3与中2/3交界处。

【穴位速取】可采用正坐或仰靠、仰卧姿势，穴在面部，人中沟中的上1/3与中2/3交界处，按压有强烈的压痛感即是（图②）。

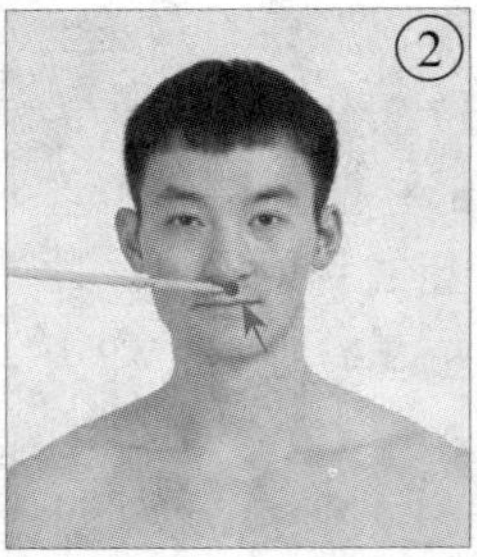

②

【功效主治】醒脑开窍，苏厥止痛。主治鼻塞，鼻出血；面肿，脑卒中，口歪；晕厥，昏迷；中暑，晕车；休克；癔症，癫狂，急慢惊风；闪挫腰痛；糖尿病，黄疸，糖尿病。

【常用疗法】**刺法：**向上斜刺0.2～0.3寸，用雀啄手法或指甲掐按或三棱针点刺放血。

推拿：点按法、掐法。

【穴位配伍】◆配百会、十宣、涌泉，主治神志昏迷。

◆配委中、迎香，主治急性腰扭伤。

◆配三阴交、血海，主治月经不调。

兑端

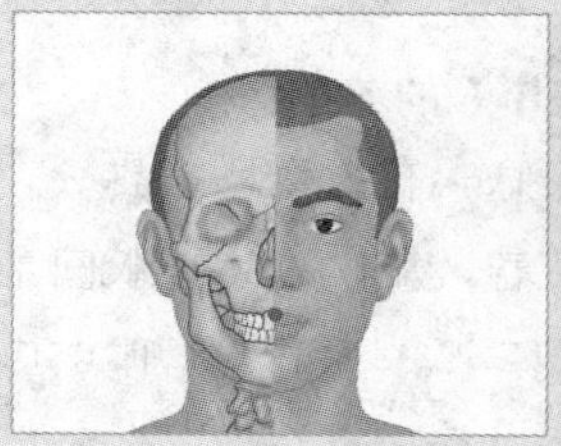

常用程度 ★

国际编号 GV27

【穴名释义】兑，有说的含义；端，上端。穴在唇之上端，为督脉之气生发之处，又为督脉末端，以其所处部位得名。

【标准定位】在面部，上唇结节的中点处。

【穴位速取】◆正坐位，在面部，上唇尖端，人中沟下端的皮肤与唇的移行部位，即为本穴（图①）。

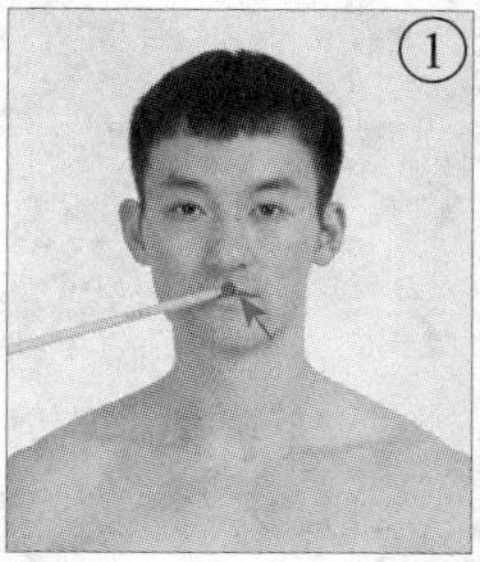

①

◆正坐位，在面部，上唇中点，皮肤与黏膜的交点处。

【功效主治】宁神醒脑，生津止渴。主治口歪，口噤，面神经麻痹；口臭，口疮，齿痛，鼻出血；面赤颊肿；癫狂，癔症，精神分裂症；昏迷；消渴；晕厥。

【常用疗法】**刺法：**向上斜刺0.2～0.3寸。

灸法：雀啄灸5～10分钟。

推拿：捏法、擦法。

【穴位配伍】◆配本神、百会，主治癫痫口吐白沫。

◆配膀胱俞、水道、中极，主治遗尿。

特别说明

针刺时，局部有酸胀感。

龈交

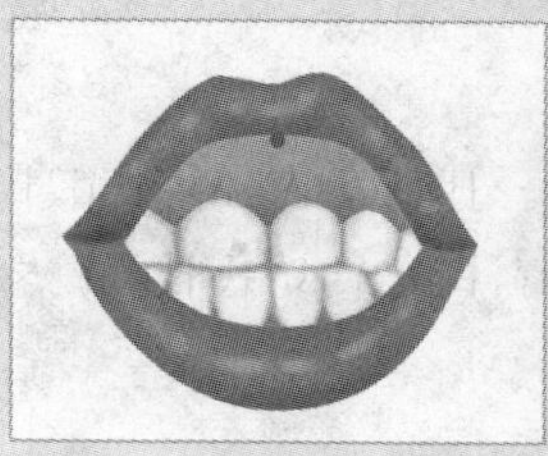

常用程度 ★

国际编号 GV28

【穴名释义】龈，指牙龈；交，指交汇。本穴位于口内门齿齿根部，为任督二脉与胃阳明经交汇的地方，故名。

【标准定位】在上唇内，上唇系带与上牙龈连接的交点处。

【穴位速取】正坐仰头，提起上唇，在上唇内，当唇系带与上齿龈的连接处，即为本穴（图②）。

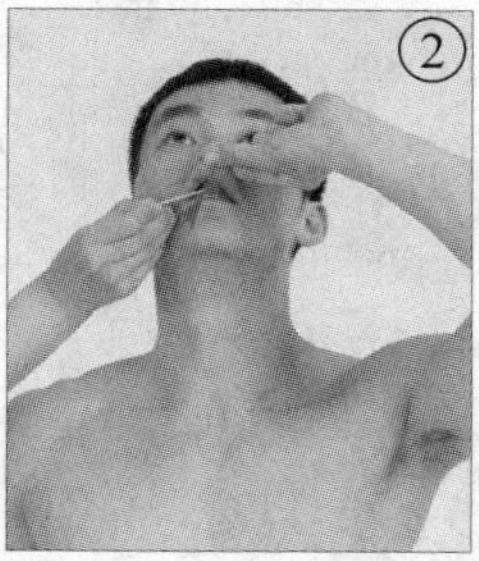

②

【功效主治】宁神止痉，清热消肿。主治口歪，口噤，脑卒中后遗症；口臭，牙龈出血，齿痛；鼻出血，鼻窦炎；面赤颊肿；癫狂，精神病；痔疮；急性腰扭伤。

【常用疗法】**刺法：**从上向下平刺，或向左右透刺0.2～0.3寸，或用三棱针点刺放血。

推拿：点按法、揉法。

【穴位配伍】◆配上关、大迎、翳风，主治口闭不开。

◆配承浆，主治口臭。

特别说明

◆提捏进针。

◆禁灸，针刺时局部胀痛。

印堂

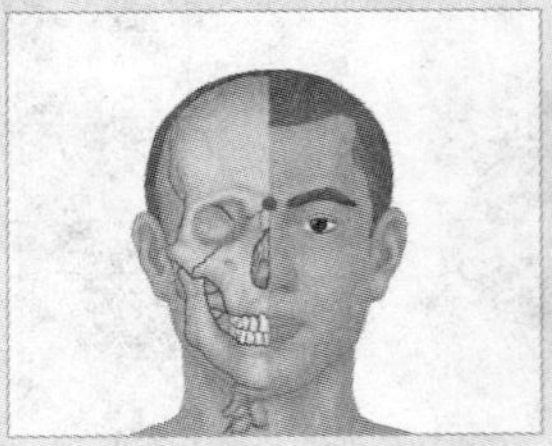

常用程度
★★
国际编号
GV29

【穴名释义】古代星相家把前额部两眉头之间称为“印堂”，此穴位于前正中线上，两眉头连线的中点处，故名。

【标准定位】在面部，两眉毛内侧端的中间凹陷处。

【穴位速取】取穴时，可以采用正坐或仰靠、仰卧姿势，该穴位于面部，在两眉头连线中点凹陷处，按压有酸胀感即是（图①）。

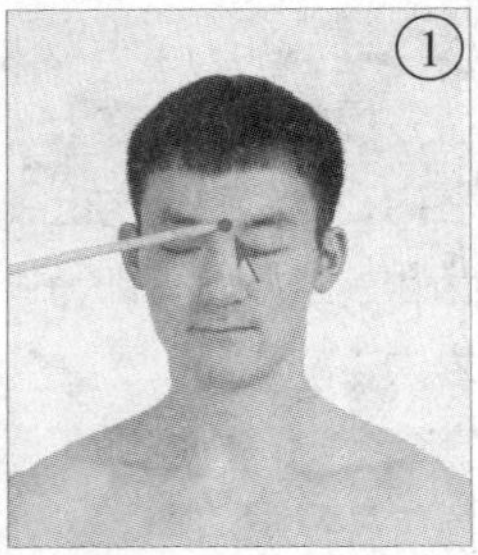

【功效主治】镇静安神，明目通鼻。主治头痛，眩晕；三叉神经痛；癫痫；失眠；小儿惊风；鼻窦炎，鼻出血；眉棱骨痛，眼目疼痛；面神经麻痹；自主神经功能紊乱。

【常用疗法】**刺法：**平刺，或向左右透刺0.5～1.0寸或用三棱针点刺放血。

灸法：温和灸5～10分钟或药物天灸。

推拿：点按法、擦法、揉法、指推法。

【穴位配伍】◆配四神聪、百会、神门，主治失眠。

◆配大椎、心俞、胆俞，主治小儿惊风。

特别说明

◆提捏进针。

◆针刺时，局部有酸胀感。

经络补习班

养老穴——老年人的养生大穴

老年人身体状况欠佳的根源之一就是气血不足，因为他们的脾胃和小肠功能已经衰退、减弱，脏腑功能大幅下降，这样，气血生化本来就不足，再加上吸收不好，整个身体的健康状况就会大打折扣。

另外，人体一旦气血虚了，抵抗能力就会下降，各种外邪必然会乘虚而入，所以老年人就成了外邪侵入的高危人群。而经常刺激小肠经上的养老穴位，就可以改善和调理小肠的功能，增加身体的气血供应。

养老穴，顾名思义，就是专门针对老年病的保健、调理的穴位，包括老花眼、失眠健忘、消化功能不好，以及肩、背、肘、臂酸痛，还有其他各种因气血不足引起的病证。

养老穴还可以用来缓减糖尿病，选用单手的养老穴，行针15分钟即可。每天施治1次，连续施治1个月。

养老穴是最适合老年人用来缓解病症的穴位，每天用手指按揉它可以缓解老年病。每天1～2次，每次3分钟。

此外，小肠经上还有一个养老的穴位，称“阳谷穴”。老年人在按摩养老穴的时候，同时按摩一下它附近的阳谷穴，治疗效果会更好。

第十六章 任脉

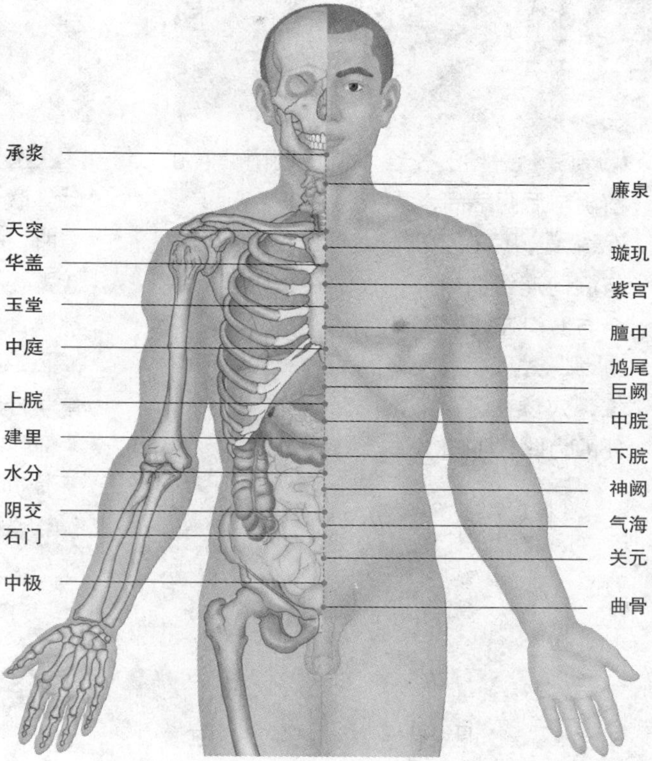

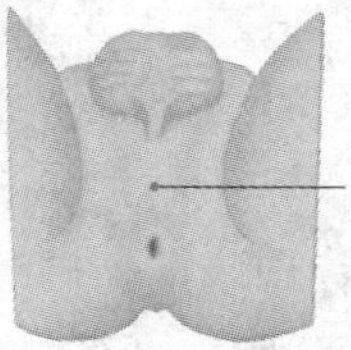

本经腧穴主治腹部、胸部、颈部、头面的局部及相应的内脏器官病症，部分腧穴可治疗生殖系统疾病，少数腧穴可治疗神志病。

会阴

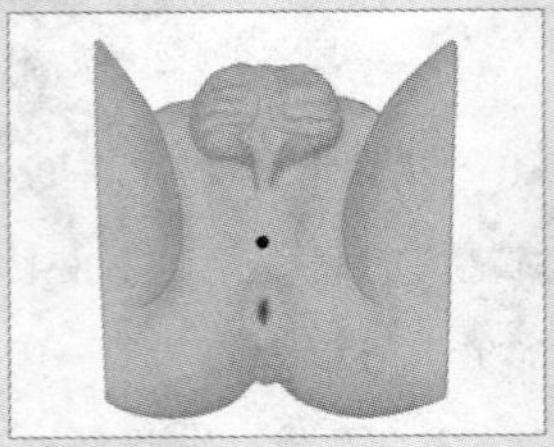

常用程度

★

国际编号

CV1

【穴名释义】会，交会；阴，两阴。穴在前阴与后阴之间，故名。

【标准定位】在会阴部，男性在阴囊根部与肛门连线的中点，女性在大阴唇后联合与肛门连线的中点。

【穴位速取】可以采用胸膝位或侧卧位，穴位在会阴部，取两阴连线的中点处即为此穴（图①）。

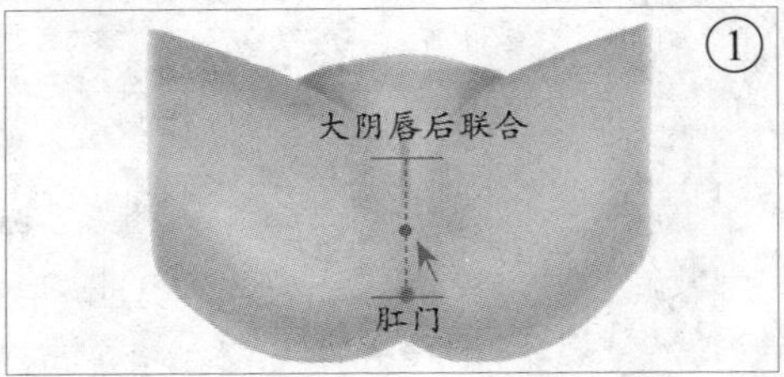

【功效主治】调经补肾，清利湿热。主治二便不利或失禁，痔疮，脱肛；遗精，阳痿，前列腺肥大；阴挺，阴部痒；溺水窒息，昏迷；精神分裂症，癫痫；月经不调，痛经。

【常用疗法】**刺法**：直刺0.5～1.0寸。

灸法：艾炷灸3～5壮，艾条灸5～10分钟。

【穴位配伍】◆配三阴交，主治产后暴厥。

◆配肾俞，主治遗精。

◆配中极、肩井，主治难产、胞衣不下、宫缩无力、产门不开。

曲骨

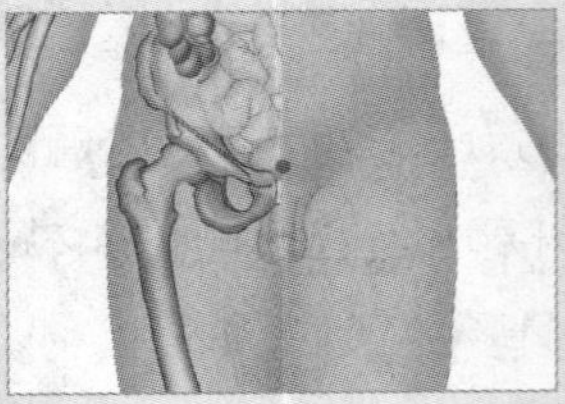

常用程度

★

国际编号

CV2

【穴名释义】曲，弯曲；骨，骨头。穴在耻骨联合上缘凹陷处，耻骨联合处略为弯曲，故名。

【标准定位】在下腹部，前正中线上，耻骨联合上缘的中点处。

【穴位速取】◆仰卧位，腹部正中线与耻骨联合上缘的交点（图②）。

◆仰卧位，用食指、中指沿腹部正中线向下滑动触到骨的上缘，按压有酸胀感。

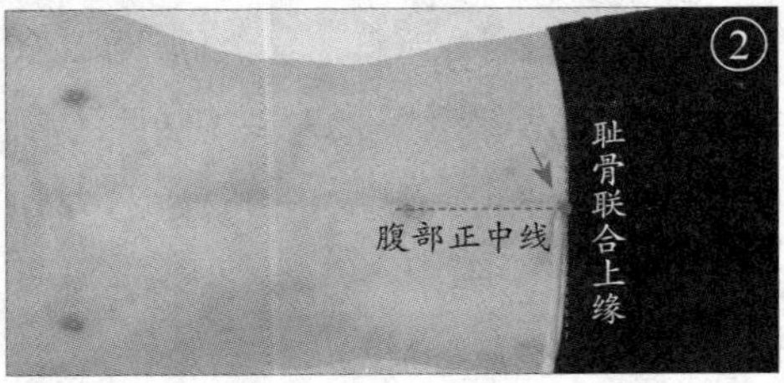

【功效主治】益肾培元，调经止带。主治少腹胀满，小便淋沥，遗尿；疝气；遗精，阳痿，前列腺肿大；阴囊湿痒；月经不调，赤白带下，痛经。

【常用疗法】**刺法**：直刺0.5～1.0寸。

灸法：艾炷灸3～7壮，艾条灸5～15分钟。

推拿：按法、揉法。

【穴位配伍】配肾俞、志室、大赫、关元、命门，主治阳痿、遗精。

特别说明

针刺应在排尿后进行，以免伤及膀胱。

中极

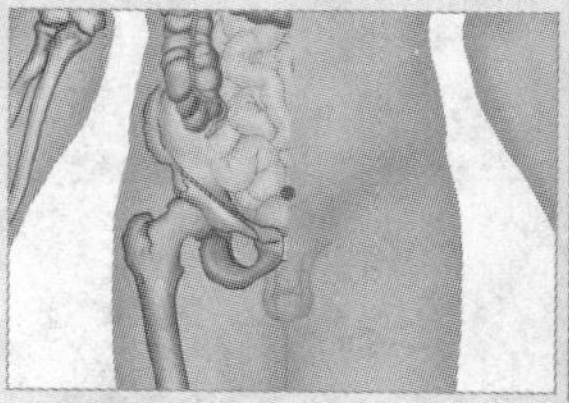

常用程度
★★★
国际编号
CV3

【穴名释义】中，中间；极，尽头。穴在人体上下长度之中点，又在躯干尽头处，故名。

【标准定位】在下腹部，前正中线上，在脐中下4寸。

【穴位速取】仰卧位，将耻骨联合上缘的中点和肚脐连线五等分，由下向上1/5处，按压有酸胀感，即为本穴（图①）。

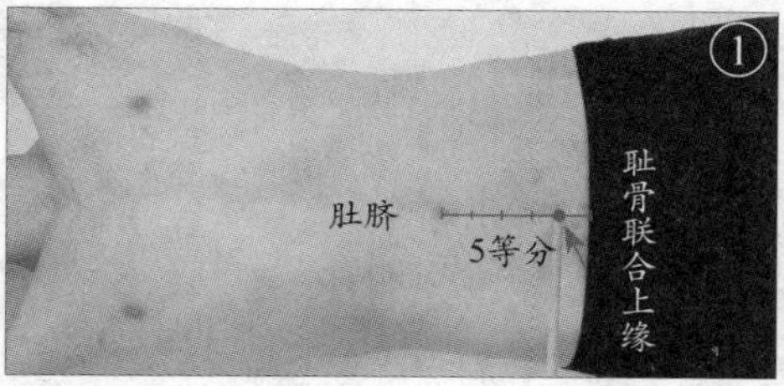

【功效主治】益肾助阳，通经止带。主治遗精，阳痿；崩漏，产后恶露不止；月经不调，白带增多，阴痒，闭经，痛经；不孕，不育；遗尿，癃闭，小便不利；泄泻，眩晕。

【常用疗法】**刺法：**直刺0.5～1.0寸。

灸法：艾炷灸3～7壮，艾条灸5～15分钟。

推拿：按法、揉法。

【穴位配伍】◆配阴陵泉，主治盆腔炎，尿路刺激症状。

◆配水分、阴陵泉、三阴交，主治水肿。

◆配阴谷、气海、肾俞，主治遗溺不止。

特别说明

孕妇禁针。

关元

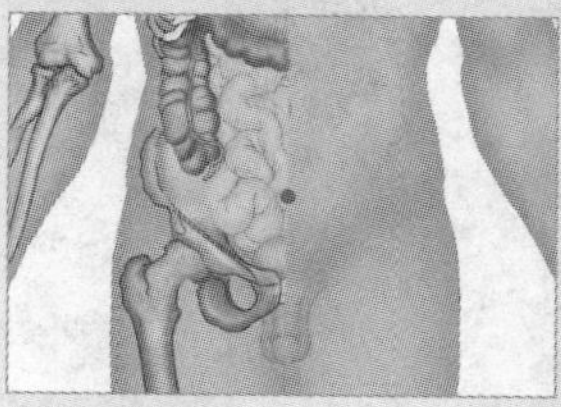

常用程度
★★★
国际编号
CV4

【穴名释义】关，关藏；元，元气。穴在人身元阴元阳关藏之处，故名。

【标准定位】在下腹部，前正中线上，在脐中下3寸。

【穴位速取】仰卧位，将耻骨联合上缘的中点和肚脐连线五等分，由下向上2/5处，按压有酸胀感，即为本穴（图②）。

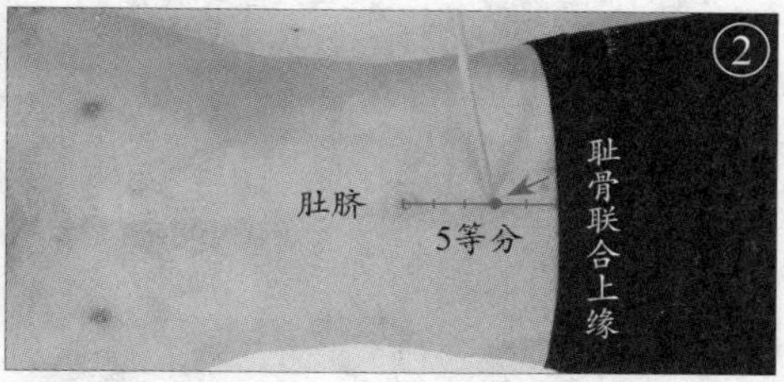

【功效主治】培元固本，补益下焦。主治脑卒中脱证，虚劳冷惫，羸瘦无力；少腹疼痛，痢疾；脱肛，疝气；小便不利，尿频；赤白带下；子宫脱垂。

【常用疗法】**刺法：**直刺0.5～1.0寸。

灸法：艾炷灸3～7壮，艾条灸10～15分钟。

推拿：按法、揉法。

【穴位配伍】◆配气海、肾俞、神阙，主治脑卒中脱证。

◆配足三里、脾俞、公孙、大肠俞，主治腹痛、虚劳、里急。

特别说明

针刺需在排尿后进行，以免伤及膀胱。

石门

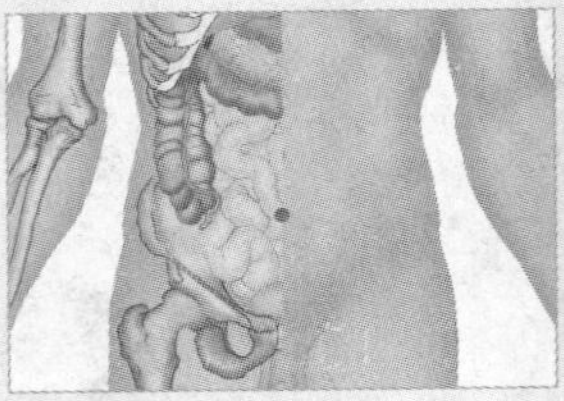

常用程度 ★

国际编号 CV5

【穴名释义】石，坚硬不通；门，门户。穴可治疗下腹坚痛，故名。

【标准定位】在下腹部，前正中线上，在脐中下2寸。

【穴位速取】◆仰卧位，将耻骨联合上缘的中点和肚脐连线5等分，由上向下2/5处，按压有酸胀感即是（图①）。

◆仰卧位，从耻骨联合上缘向上量3寸处，按压有酸胀感。

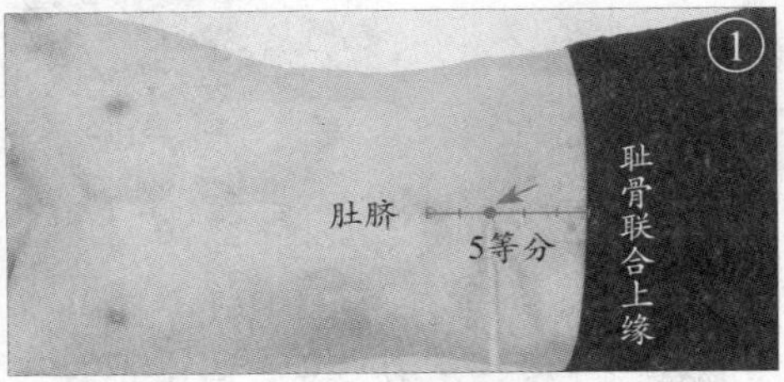

【功效主治】温肾益精，调经止带。主治腹胀，泄泻，绕脐疼痛；奔豚疝气；水肿，小便不利；遗精，阳痿；闭经，白带增多，崩漏，产后恶露不止。

【常用疗法】**刺法：**直刺0.5～1.0寸。

灸法：艾炷灸或温针灸3～5壮，艾条灸5～10分钟。

推拿：按法、揉法。

【穴位配伍】◆配阴陵泉、关元、阴交，主治四肢水肿、小便不利。

◆配天枢、气海、足三里，主治腹胀、泄泻、绕脐痛。

气海

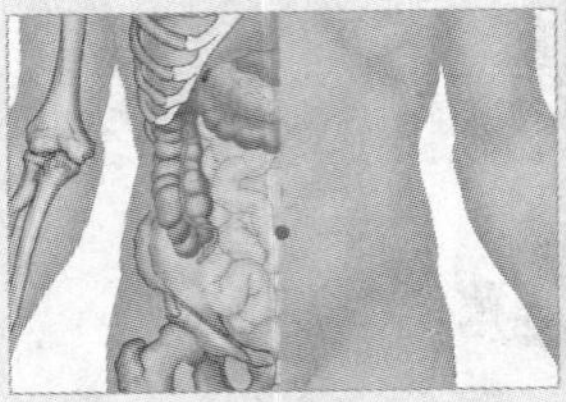

常用程度 ★★★★

国际编号 CV6

【穴名释义】气，元气；海，海洋。穴位先天元气汇聚之处，主治一切气疾，故名。

【标准定位】在下腹部，前正中线上，在脐中下1.5寸。

【穴位速取】仰卧位，先取关元穴，在关元与肚脐连线的中点处，按压有酸胀感（图②）。

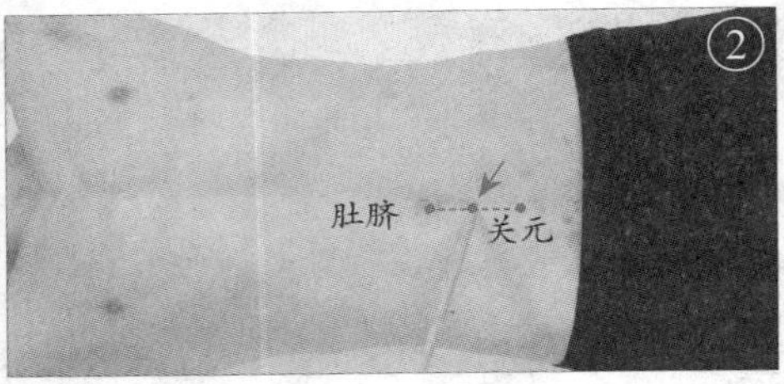

【功效主治】补气益肾，涩精固本。适用于绕脐腹痛，脘腹胀满，大便不通；癃淋，遗尿；遗精，阳痿；疝气；月经不调，痛经，崩漏，白带增多；产后恶露不止，胎盘滞留；四肢乏力。

【常用疗法】**刺法：**直刺0.5～1.0寸。

灸法：艾炷灸3～7壮，艾条灸5～15分钟。

推拿：按法、揉法。

【穴位配伍】◆配三阴交，主治白浊、遗精。

◆配足三里、脾俞、天枢、上巨虚，主治胃肠炎。

特别说明

孕妇慎用此穴。

阴交

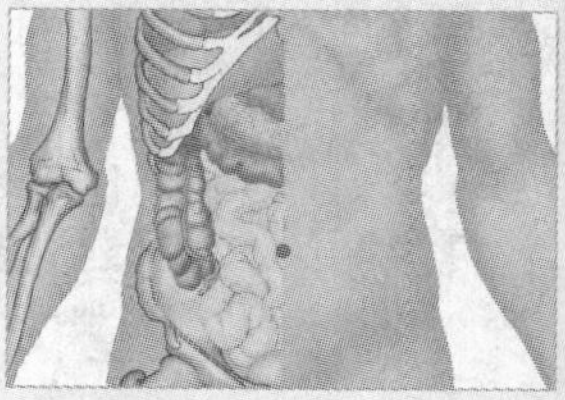

常用程度
★

国际编号
CV7

【穴名释义】阴，阴阳；交，交会。穴为任脉、冲脉和足少阴三脉的交会穴，故名。

【标准定位】在下腹部，前正中线上，在脐中下1寸。

【穴位速取】仰卧位，将耻骨联合上缘的中点和肚脐连线五等分，由上向下1/5处，按压有酸胀感，即为本穴（图①）。

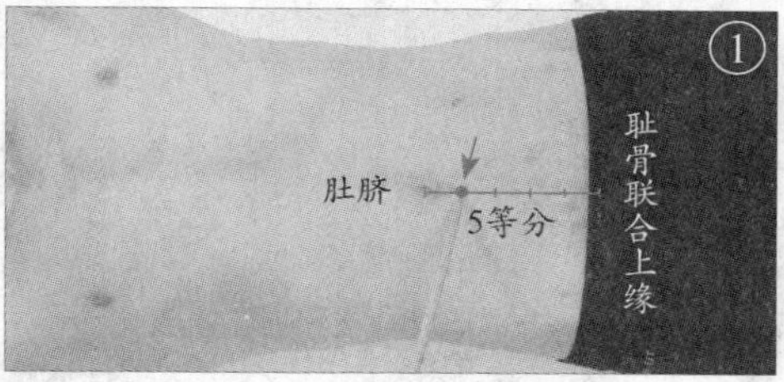

【功效主治】温肾益精，调理冲任。主治绕脐冷痛，腹满水肿，泄泻；疝气；小便不利；奔豚；血崩；阴痒；白带增多，产后恶露不止；小儿陷囟；腰膝拘挛。

【常用疗法】**刺法：**直刺0.5～1.0寸。

灸法：艾炷灸3～7壮，艾条灸5～15分钟。

推拿：按法、揉法。

【穴位配伍】◆配阴陵泉、带脉，主治赤白带下。

◆配子宫、三阴交，主治月经不调、崩漏。

◆配天枢、气海，主治腹胀、泄泻。

特别说明

孕妇慎用。

神阙

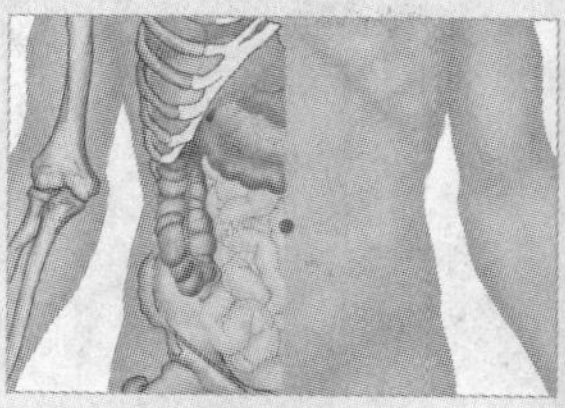

常用程度
★★

国际编号
CV8

【穴名释义】神，神气；阙，宫门。穴为元神之阙门，故名。

【标准定位】在腹中部，脐中央。

【穴位速取】仰卧位，在腹中部，肚脐中央（图②）。

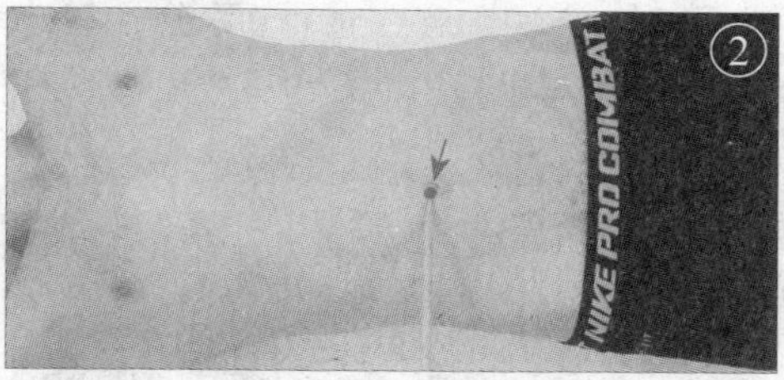

【功效主治】培元固本，回阳救逆。主治脑卒中虚脱，四肢厥冷，晕厥，急性脑血管病；痛风，小儿惊风；形惫体乏，绕脐腹痛，腹胀，腹泻；痢疾；脱肛；便秘，小便不禁，五淋；女性不孕。

【常用疗法】**刺法：**禁刺。

灸法：艾炷灸3～7壮，艾条灸5～15分钟。

推拿：按法、揉法。

【穴位配伍】◆配公孙、水分、天枢、足三里，主治泻痢、便秘、绕脐腹痛。

◆配长强、气海、关元，主治脱肛、小便不禁、肾虚、不孕症。

特别说明

此穴为强身保健穴，温灸至局部温热舒适，每日1次。

水分

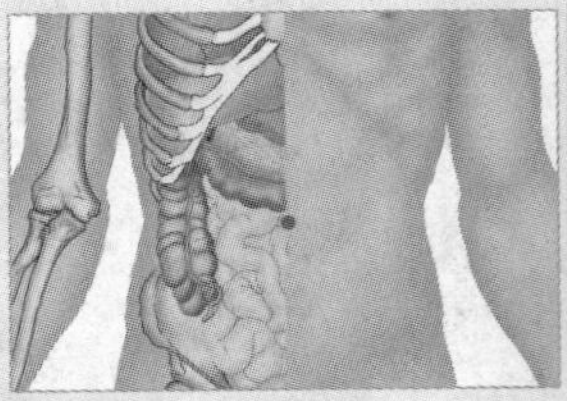

常用程度

★★

国际编号

CV9

【穴名释义】水，水谷；分，分别。穴内应小肠，小肠能分清泌浊，故名。

【标准定位】在上腹部，前正中线上，脐中上1寸。

【穴位速取】取仰卧位，在上腹部，将神阙与胸剑联合连线进行8等分，在连线的下1/8与上7/8交点处，按压有酸胀感即是（图①）。

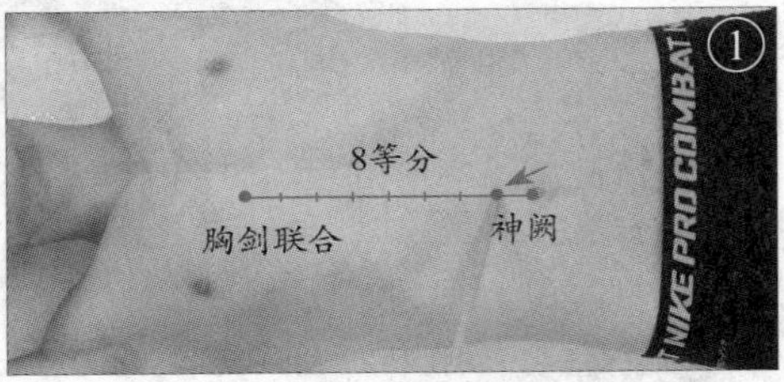

【功效主治】健脾化湿，利水消肿。主治腹胀，腹泻，肝硬化腹水；反胃，胃下垂；水肿；小儿陷囟；腰脊强急；泌尿系炎症。

【常用疗法】**刺法：**直刺0.5～1.0寸。

灸法：艾炷灸3～7壮，艾条灸5～15分钟。

推拿：按法、揉法。

【穴位配伍】◆配天枢、地机，主治腹水。

◆配中封、曲泉，主治脐痛。

◆配脾俞、三阴交，主治水肿。

◆配内关，主治反胃、呕吐。

特别说明

水病多用灸法。

下脘

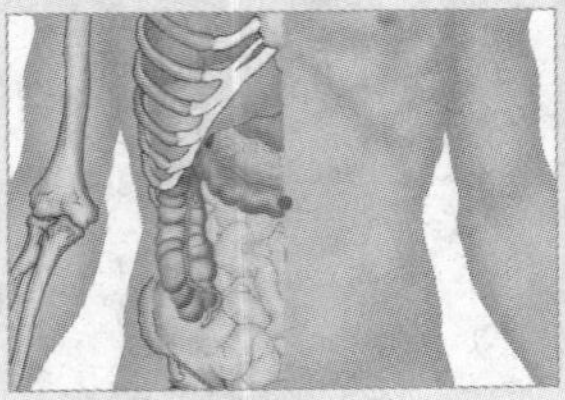

常用程度

★★

国际编号

CV10

【穴名释义】下，下部；脘，胃脘。穴在胃脘下部，故名。

【标准定位】在上腹部，前正中线上，脐中上2寸。

【穴位速取】取仰卧位，在上腹部，将神阙与胸剑联合连线进行4等分，在连线的下1/4与上3/4交点处，按压有酸胀感即是（图②）。

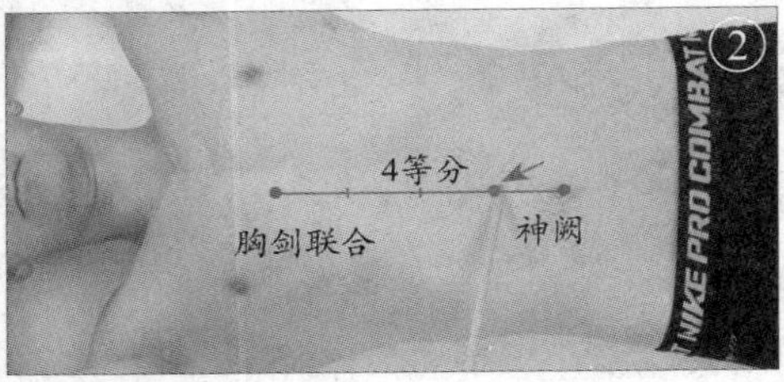

【功效主治】健脾和胃，消积化滞。主治脘痛，腹胀，食谷不化，肠鸣，泄泻，日渐消瘦；呕吐，呃逆，胃下垂；痞块，虚肿；尿血。

【常用疗法】**刺法：**直刺0.5～1.0寸。

灸法：艾炷灸或隔物灸3～7壮，艾条灸10～20分钟。

推拿：按法、揉法。

【穴位配伍】配天枢、气海、关元，主治急性细菌性痢疾。

特别说明

◆足太阴、任脉之会。

◆针刺时宜缓慢。

建里

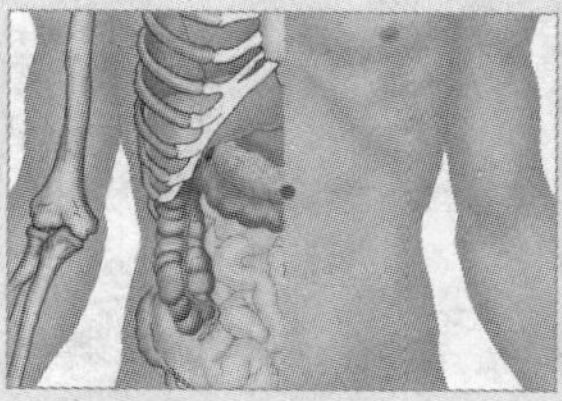

常用程度 ★★

国际编号 CV11

【穴名释义】建，建设；里，与表相对，此指肚腹内部也。任脉的地部经水由此穴注入肚腹内部，故名。

【标准定位】在上腹部，前正中线上，脐中上3寸。

【穴位速取】◆仰卧位，在上腹部，前正中线上，将神阙与胸剑联合连线8等分，在连线的下3/8与5/8交点处，按压有酸胀感，即为本穴（图①）。

◆在上腹部前正中线上，从肚脐向上量3寸处。

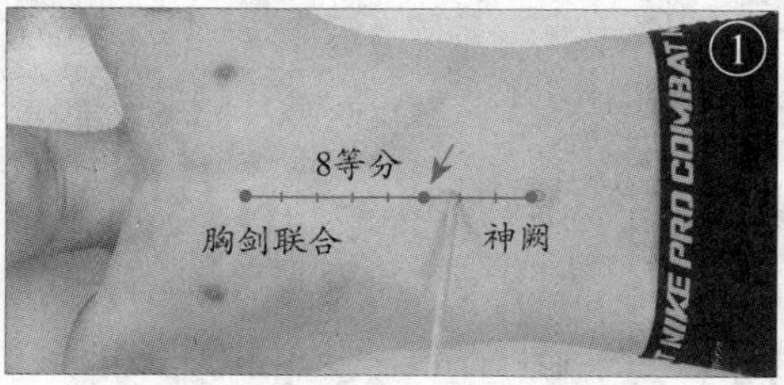

【功效主治】健脾和胃，消积化滞。主治胃脘疼痛，腹胀，神经性呕吐，食欲不振，消化不良；肠肿痛，水肿；心绞痛。

【常用疗法】**刺法：**直刺0.5～1.0寸。

灸法：艾炷灸3～7壮，艾条灸5～15分钟。

推拿：按法、揉法。

【穴位配伍】◆配内关，治胸中苦闷。

◆配水分，主治水肿。

特别说明

不宜深刺，以免损伤脏器。

中脘

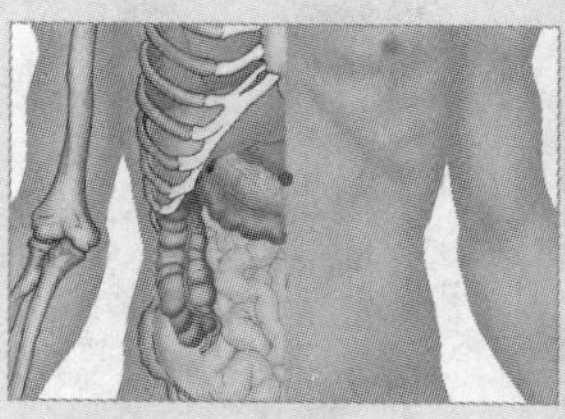

常用程度 ★★★

国际编号 CV12

【穴名释义】中，中间；脘，胃脘。穴在胃脘中部，故名。

【标准定位】在上腹部，前正中线上，脐中上4寸。

【穴位速取】仰卧位，在上腹部，神阙与胸剑联合连线的中点处，按压有酸胀感，即为本穴（图②）。

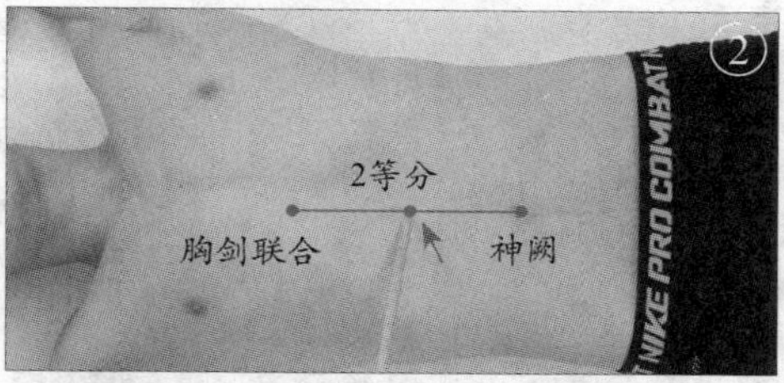

【功效主治】健脾和胃，补中安神。主治呕吐，呃逆，消化不良，疳积；黄疸，肠鸣，泄泻；便秘，便血；惊悸，怔忡，癫痫；惊风，产后血晕。

【常用疗法】**刺法：**直刺0.5～1.0寸。

灸法：艾炷灸3～7壮，艾条灸5～15分钟。

推拿：揉法、摩法。

【穴位配伍】◆配百会、足三里、神门，主治失眠。

◆配阳池、胞门、子宫，主治腰痛、痛经。

◆配气海、内关，主治胃下垂。

特别说明

针刺时，局部酸胀沉重，胃部有收缩感。

上脘

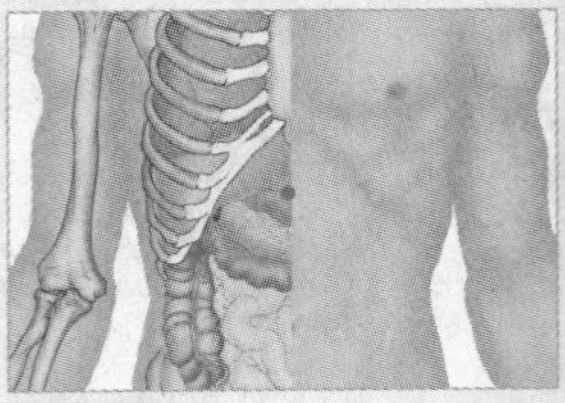

常用程度

★★

国际编号

CV13

【穴名释义】上，上方；脘，胃脘。穴在胃脘上部，故名。

【标准定位】在上腹部，前正中线上，脐中上5寸。

【穴位速取】仰卧位，在上腹部，前正中线上，神阙与胸剑联合连线的中点处，再向上量1寸处，按压有酸胀感，即为本穴（图①）。

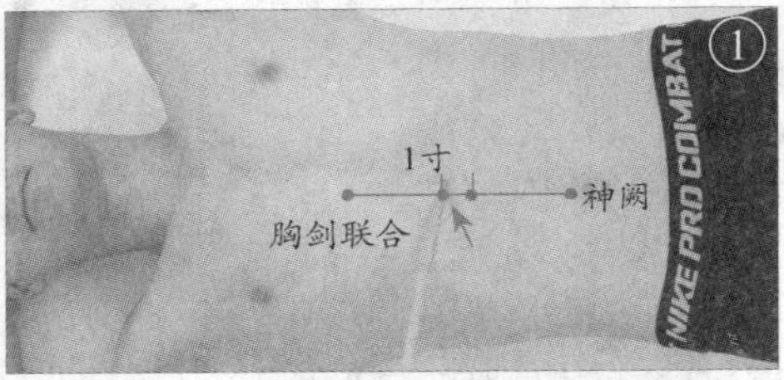

【功效主治】健脾和胃，宽胸理气。主治腹胀，呕吐，呃逆，消化不良，胃炎；黄疸，泄泻；咳嗽痰多；心绞痛。

【常用疗法】**刺法：**直刺0.5～1.0寸。

灸法：艾炷灸3～7壮，艾条灸5～15分钟。

推拿：拿法、按法、揉法。

【穴位配伍】◆配丰隆、足三里，主治纳呆、消化不良。

◆配天枢、中脘，主治腹胀、肠鸣、泄泻。

特别说明

◆任脉、足阳明、手太阳之会。

◆针刺时，局部有酸胀感，可传至上腹部。

巨阙

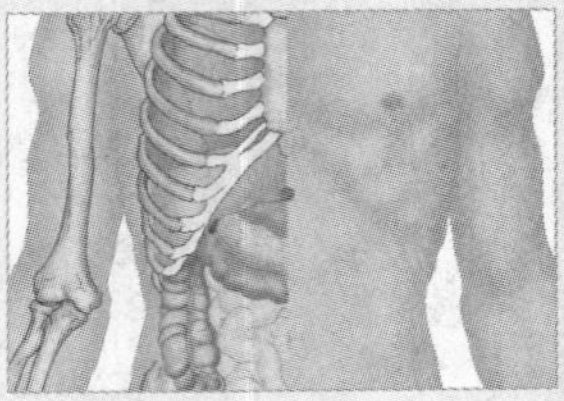

常用程度

★★

国际编号

CV14

【穴名释义】巨，巨大；阙，宫阙。此穴为心气出入之大门，故名。

【标准定位】在上腹部，前正中线上，脐中上6寸。

【穴位速取】仰卧位，在上腹部，前正中线上，将胸剑联合与神阙连线4等分，在连线的上1/4与3/4交点处，按压有酸胀感即是（图②）。

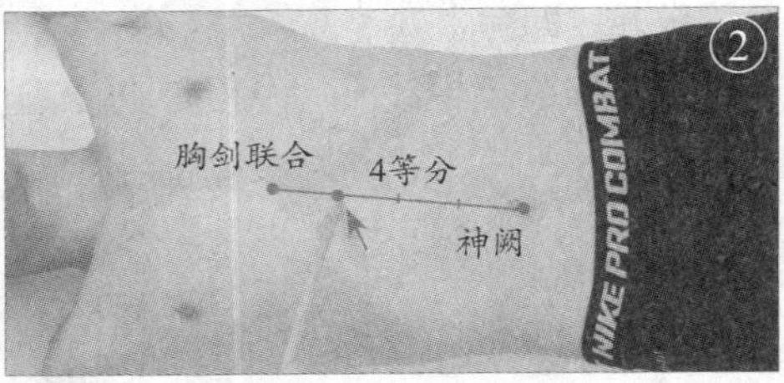

【功效主治】宽胸利膈，宁心安神。主治胸痛，心痛，心烦，惊悸；痫证；健忘；胸满气短，咳逆上气；腹胀暴痛，呃逆，胃炎；噎嗝，吞酸；黄疸，泄泻。

【常用疗法】**刺法：**直刺0.5～1.0寸。

灸法：艾炷灸3～5壮，艾条灸5～10分钟。

推拿：点按、揉法。

【穴位配伍】◆配内关，主治心绞痛。

◆配人中，主治癫痫。

特别说明

◆心经募穴。

◆针刺时，局部有酸胀感，可传至下腹部。

鸠尾

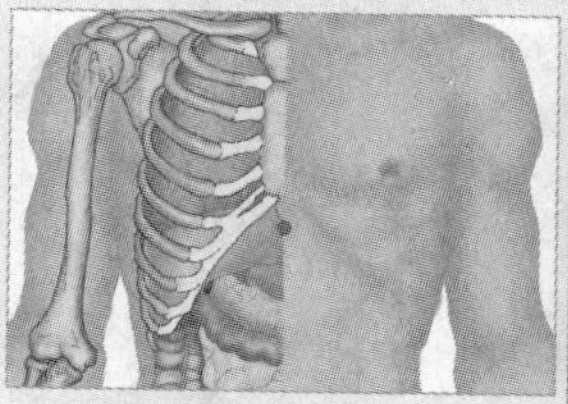

常用程度 ★

国际编号 CV15

【穴名释义】鸠，鸠鸟；尾，尾巴。穴在剑突下方，因胸骨剑突形如斑鸠之尾，故名。

【标准定位】在上腹部，前正中线上，胸剑联合部下1寸。

【穴位速取】◆仰卧位，在上腹部，前正中线上，将胸剑联合与神阙连线8等分，在连线的下7/8与上1/8交点处，按压有酸胀感，即为本穴（图①）。

◆仰卧位，鸠尾穴位于人体的心窝正下方，最底下肋骨稍下处，按压有酸胀感。

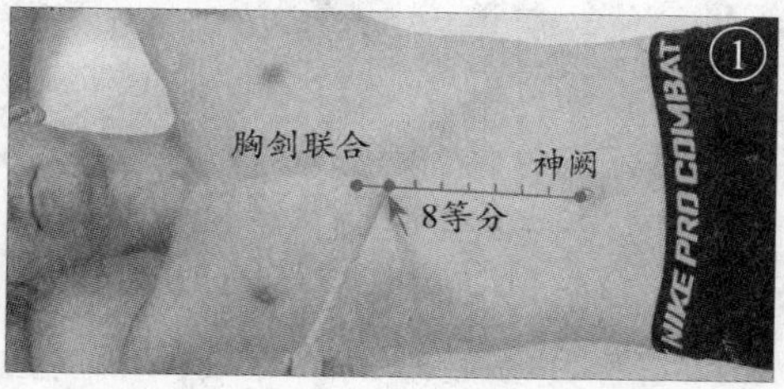

【功效主治】和中降逆，宽胸宁神。主治心痛，心悸，心烦，癫痫；惊狂，胸中满痛；咳嗽气喘，肺气肿；呕吐，呃逆，反胃，胃痛，胃炎。

【常用疗法】**刺法：**直刺0.5～1.0寸，不可过深。

灸法：艾炷灸3～7壮，艾条灸5～15分钟。

推拿：拿法、按法、揉法。

【穴位配伍】配璇玑，主治喉痹咽肿。

中庭

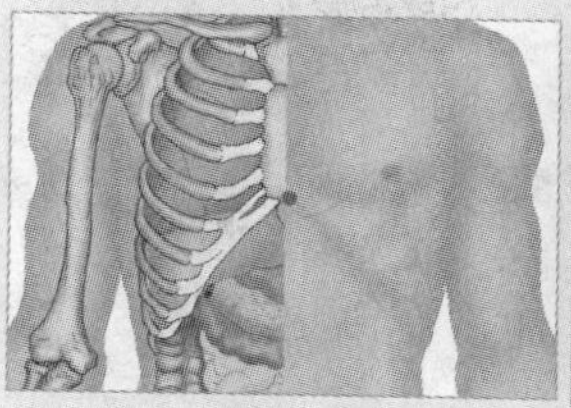

常用程度 ★

国际编号 CV16

【穴名释义】中，中间；庭，庭院。任脉沿腹中线上行，脉气从中间穿过进入庭腕，故名。

【标准定位】在胸部，前正中线上，平第五肋间，即胸剑联合部。

【穴位速取】◆仰卧位，先取两乳头连线之中点膻中穴，向下量1.6寸处，即为本穴（图②）。

◆仰卧位，在前正中线上胸骨体与胸剑联合部可触及一凹陷，平第五肋间。

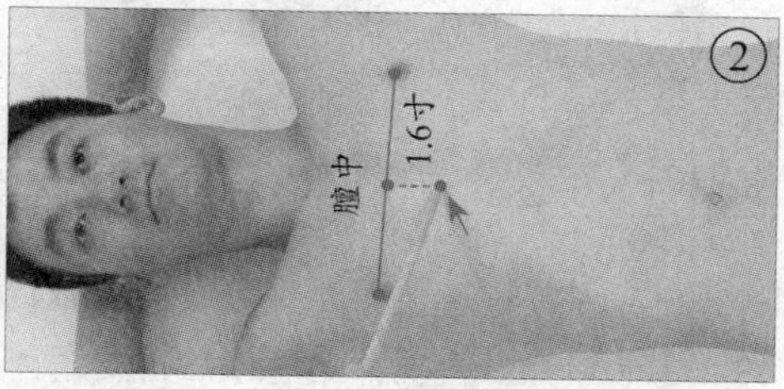

【功效主治】宽胸理气，降逆理中。主治胸腹胀满，胸闷；噎嗝，呕吐；心痛；梅核气；咽炎；扁桃体炎；小儿吐乳。

【常用疗法】**刺法：**直刺0.3～0.5寸。

灸法：艾炷灸3～7壮，艾条灸5～15分钟。

推拿：拿法、按法、揉法、摩法。

【穴位配伍】◆配俞府、意舍，主治呕吐。

◆配章门、期门、膻中，主治胸胁胀满。

特别说明

针刺时，局部有酸胀感。

膻中

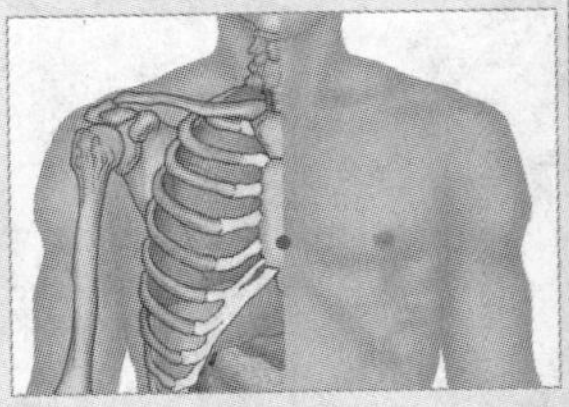

常用程度 ★★★

国际编号 CV17

【穴名释义】膻，羊臊气；中，穴内。天部水湿之气在本穴胀散而变化热燥之气，故名。

【标准定位】在胸部，前正中线上，平第四肋间，两乳头连线的中点。

【穴位速取】正坐或仰卧位，在人体的胸部前正中线上，两乳头连线的中点处，平第四肋间，按压有酸胀感即是（图①）。

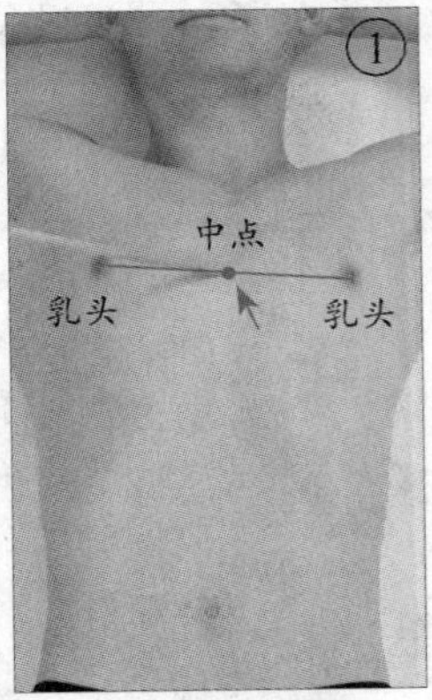

【功效主治】宽胸理气，宁心安神。主治咳嗽，气喘，咯唾脓血，支气管炎；心悸，心绞痛；产妇少乳；噎嗝。

【常用疗法】**刺法：**直刺0.3～0.5寸。

灸法：艾炷灸3～7壮，艾条灸5～15分钟。

推拿：拿法、按法、揉法。

【穴位配伍】◆配内关、三阴交、足三里，主治冠心病、急性心肌梗死。

◆配乳根、合谷、少泽，主治少乳。

特别说明

◆心包经之募穴，八会穴之气会。

◆针刺时，局部有酸胀感，可传至前胸部。

玉堂

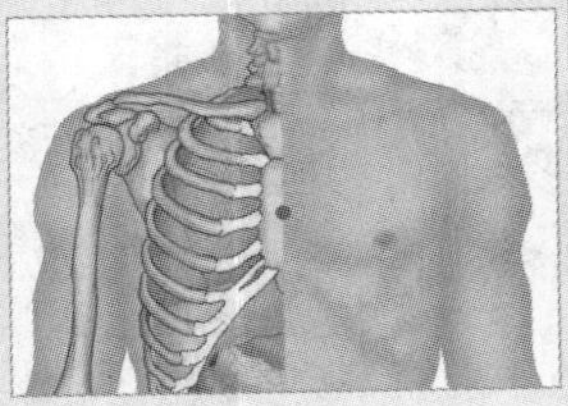

常用程度 ★

国际编号 CV18

【穴名释义】玉，玉石；堂，殿堂。穴居心位，似君主之居处，故名。

【标准定位】在胸部，前正中线上，平第三肋间。

【穴位速取】◆仰卧位，前正中线上，将膻中与胸骨角相连3等分，在上2/3与下1/3的交点处，平第三肋间，按压有酸胀感，即为本穴（图②）。

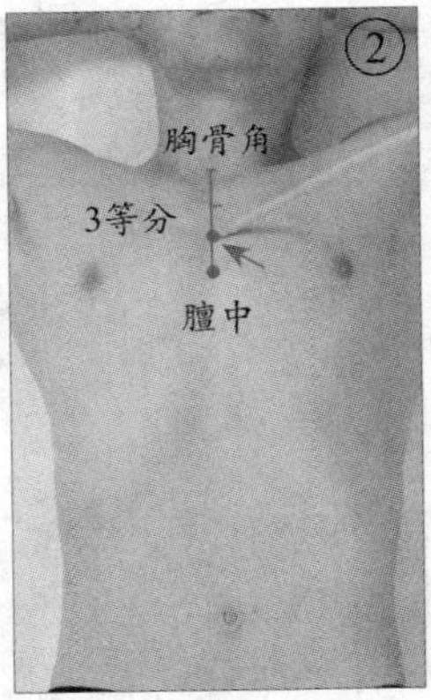

◆仰卧位，前正中线上，胸剑联合中点与胸骨角中点连线的中点处，按压有酸胀感，即为本穴。

【功效主治】宽胸理气，止咳化痰。主治胸痛，肋间神经痛；咳嗽，支气管哮喘；喉痹咽肿；呕吐寒痰；两乳肿痛。

【常用疗法】**刺法：**平刺或直刺0.3～0.5寸。

灸法：艾炷灸3～7壮，艾条灸5～15分钟。

推拿：拿法、按法、揉法。

【穴位配伍】配膻中、内关、胸夹脊，主治胸痹。

紫宫

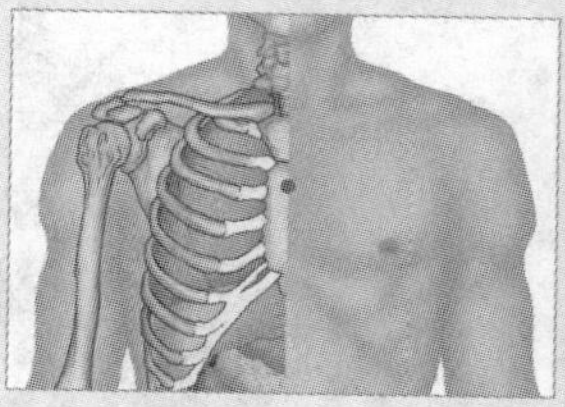

常用程度

★

国际编号

CV19

【穴名释义】紫，红色；宫，宫殿。穴居心处，帝王居住之所，故名。

【标准定位】在胸部，前正中线上，平第二肋间。

【穴位速取】仰卧位，将膻中与胸骨角相连进行3等分，在上1/3与下2/3的交点处，平第二肋间，按压有酸胀感即是（图①）。

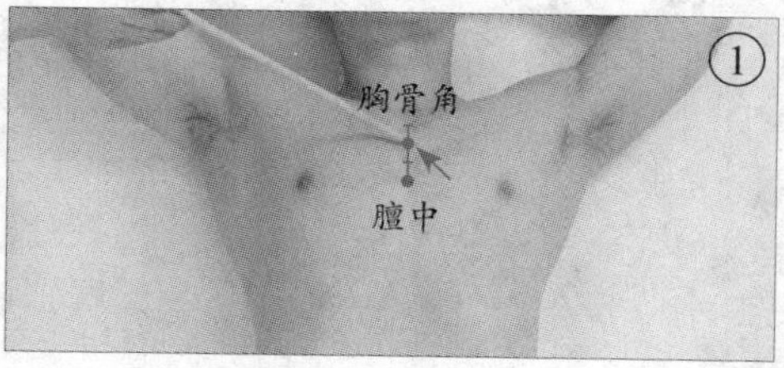

【功效主治】宽胸理气，清肺利咽。主治咳嗽，气喘，支气管哮喘；胸胁支满，胸痛，胸膜炎；喉痹；吐血；呕吐。

【常用疗法】**刺法：**平刺0.3～0.5寸。

灸法：艾炷灸3～7壮或艾条灸5～15分钟。

推拿：拿法、按法、揉法。

【穴位配伍】◆配定喘、膻中，适用于支气管哮喘。

◆配内关、期门、章门，适用于胸胁胀痛。

华盖

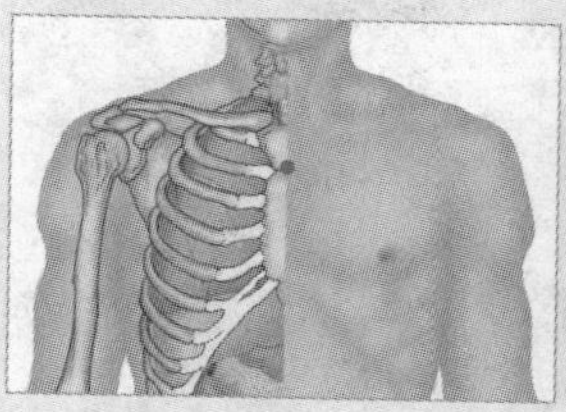

常用程度

★

国际编号

CV20

【穴名释义】穴内应肺，肺叶垂布，为五脏之华盖，故名。

【标准定位】在胸部，前正中线上，平第一肋间。

【穴位速取】仰卧位，在胸部，前正中线可见胸骨前部有一微向前突的骨性标志（胸骨角），此角平第二肋，由第二肋往上循摸到第一肋，在前正中线上，平第一肋间隙按压有酸胀感即是（图②）。

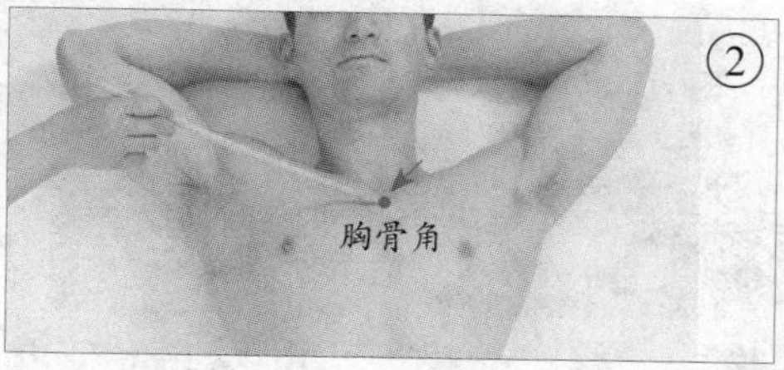

【功效主治】宽胸理气，清肺利咽。主治咳嗽，哮喘；胸痛，胁肋痛，胸膜炎；喉痹，咽肿，扁桃体炎；甲状腺亢进。

【常用疗法】**刺法：**平刺0.3～0.5寸。

灸法：艾炷灸3～5壮或艾条灸5～10分钟。

推拿：拿法、按法、揉法。

【穴位配伍】◆配气户、章门，适用于胁肋疼痛。

◆配肺俞、列缺、天突，适用于咳嗽、气喘。

璇玑

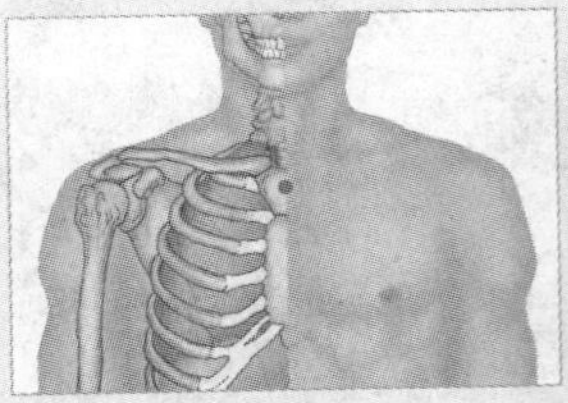

常用程度
★
国际编号
CV21

【穴名释义】璇，旋；玑，机。穴位于胸骨柄中央，内应肺系。肺之功能犹如众星拱北，有斗运于天，机运于身之说，故名。

【标准定位】在胸部，前正中线上，天突下1寸。

【穴位速取】仰卧位，在胸部，取胸骨角中点与胸骨上窝中央连线的中点处，按压有酸胀感，即为本穴（图①）。

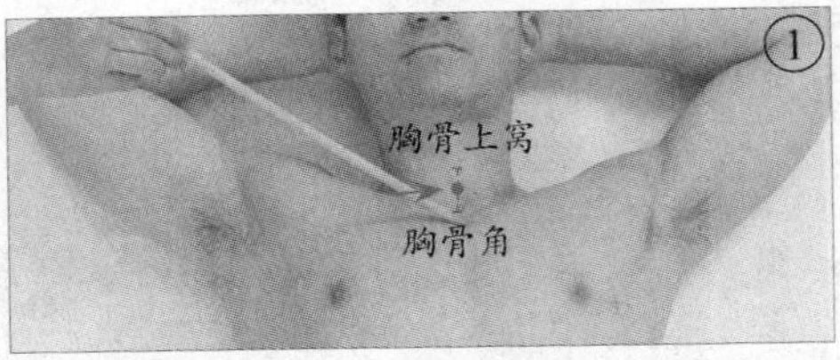

【功效主治】宽胸理气，止咳利咽。主治咳嗽，气喘，支气管哮喘；胸满痛；喉痹，咽肿；胃中有积；甲状腺肿；癔症。

【常用疗法】**刺法：**平刺0.3～0.5寸。

灸法：艾炷灸3～7壮，艾条灸5～15分钟。

推拿：按法、揉法。

【穴位配伍】◆配少商、天突，适用于喉痹、咽肿等。

◆配膻中、内关，适用于胸闷、胸胀等。

天突

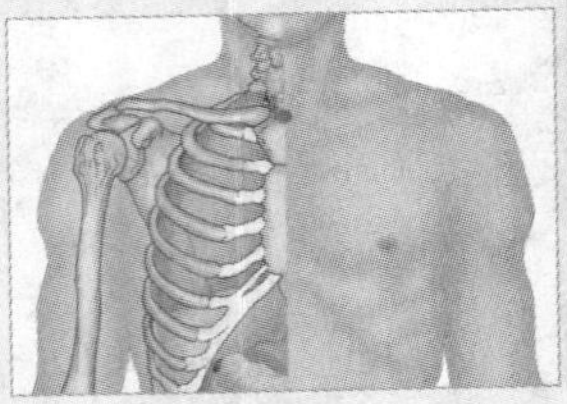

常用程度
★★
国际编号
CV22

【穴名释义】天，上部；突，突出。穴内应肺，因肺气通于天，结喉高而突出，故名。

【标准定位】位于颈部，前正中线上，胸骨上窝中央处。

【穴位速取】仰卧位，在前正中线上，两锁骨中间，胸骨上窝中央，即为本穴（图②）。

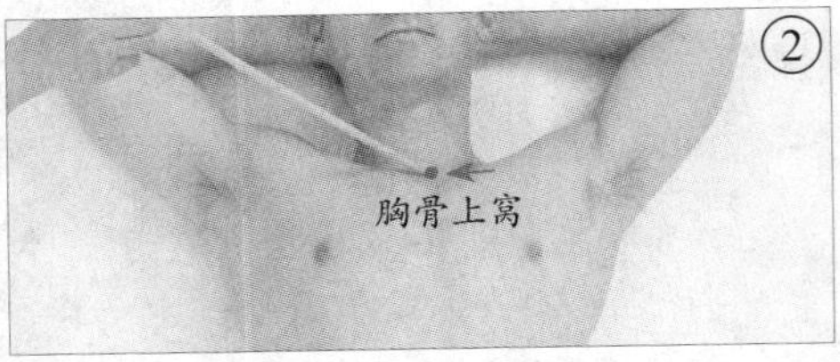

【功效主治】宽胸理气，化痰利咽。主治咳嗽，哮喘；胸中气逆，咯唾脓血；咽喉肿痛，舌下急，暴喑；瘿气，噎嗝。

【常用疗法】**刺法：**先直刺0.2～0.3寸，然后把针尖转向下方，紧靠胸骨后方刺入0.5～1.0寸。

灸法：艾炷灸3～7壮，艾条灸5～15分钟。

推拿：点按法。

【穴位配伍】◆配定喘、鱼际，适用于哮喘、咳嗽。

◆配少商、天容，适用于咽喉肿痛。

廉泉

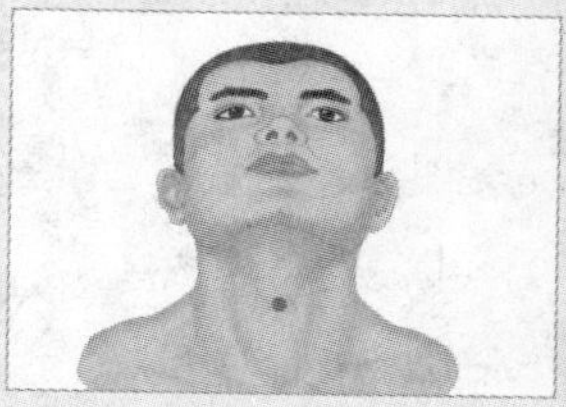

常用程度 ★★

国际编号 CV23

【穴名释义】廉，舌头；泉，水泉。穴在结喉上，表示舌下腺体所产生的津液犹如清泉一般，故名。

【标准定位】在颈部，前正中线上，结喉上方，舌骨上缘凹陷处。

【穴位速取】正坐仰靠，在颈部，前正中线上，喉结上方，舌骨上缘凹陷处，即为本穴（图①）。

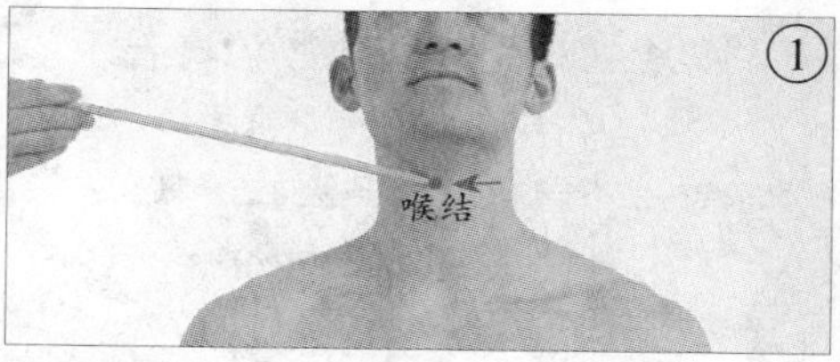

【功效主治】清热化痰，开窍利喉。主治舌下肿痛，舌根急缩，舌纵涎出，舌强，脑卒中失语；舌干口燥，口舌生疮；暴喑，喉痹；聋哑；咳嗽，哮喘；消渴。

【常用疗法】**刺法：**向舌根方向斜刺0.5～0.8寸，不留针或浅部留针。

灸法：艾炷灸3～7壮，艾条灸5～15分钟。

【穴位配伍】配金津、玉液、天突、少商，适用于舌强不语、舌下肿痛。

承浆

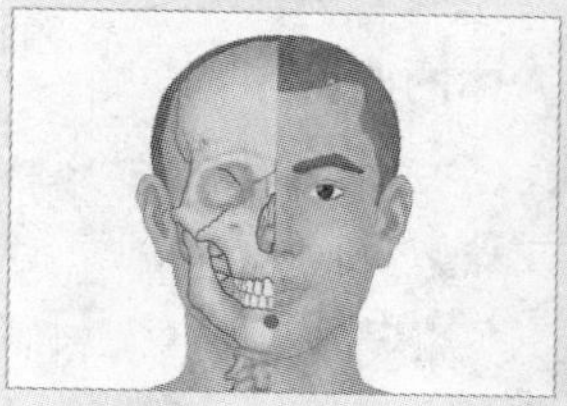

常用程度 ★★

国际编号 CV24

【穴名释义】承，承接；浆，唾液、涎液。因位于嘴唇下方的凹窝处，宛如承接口中流出的涎液，故名。

【标准定位】在面部，颏唇沟的正中凹陷处。

【穴位速取】正坐位或仰卧位，在面部口唇下0.5寸处，按压有痛感，即为本穴（图②）。

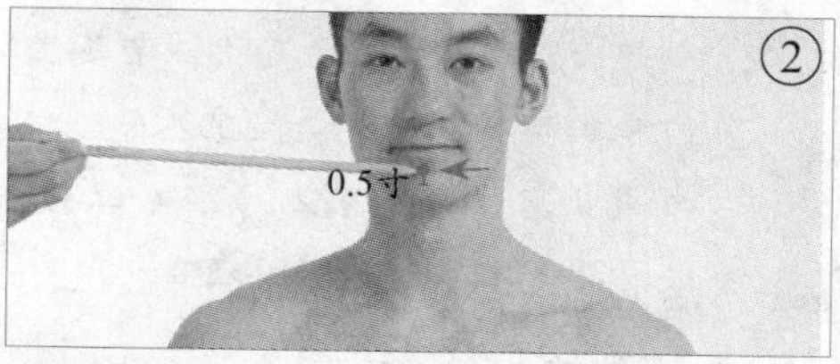

【功效主治】祛风通络，疏调任督。主治口眼㖞斜，唇紧，面肿，脑血管疾病后遗症；齿痛，牙龈出血，流涎，口舌生疮，暴喑不言；消渴嗜饮，小便不禁；癫痫。

【常用疗法】**刺法：**斜刺0.3～0.5寸。

推拿：揉法、掐法。

【穴位配伍】◆配下关、合谷、内庭，可用于牙痛。

◆配四缝，可用于小儿厌食。

特别说明

足阳明经、任脉之会。

经络补习班

神阙——人体的要害穴

这个穴位正好在肚脐，而肚脐是先天的结蒂、后天的气舍，一穴通着先后天，所以称为“神”；“阙”是正门、中门的意思，因为这个穴内部通着大肠、小肠两腑，而这两腑是人体传导运转的关键部位，是人体运转的“中门”，所以这个穴合起来就称为“神阙”。

怎么样才能更加有效地使用神阙？这里面就有很多的学问。

不同人群如何正确使用神阙？

从年龄上来说，艾灸的方法尤其适合于中老年人；年轻人也可以使用，但一般只在身体出现不适的当时或者之后很短的一段时间内使用；儿童尽量不使用艾灸的方法，只在呕吐或者是腹泻严重的时候使用，一般使用六神丸贴敷神阙的办法。

哪些人适合使用神阙？

◎身体虚弱：这一类型的人身体虚弱，易生病，是典型的“林妹妹”体质，一般比较瘦弱、面色苍白或者萎黄、胃口差、消化不好、失眠、健忘等。

◎三焦不利：这一类型的人一般容易表现出“不通”的症状，如胸闷，感觉心里像塞了什么东西，经常感到胃胀，吃了东西也不消化，总是堵在半截儿，并伴有下肢水肿等现象。

◎冲任失调：这主要表现在妇科和男科的问题上。通常女性会有宫寒痛经、闭经、带下、月经不调、内分泌失调、卵巢囊肿、子宫肌瘤、更年期提前等现象；而男性会有遗精、早泄、精冷、不育等问题。

◎气虚不固：这一类型的人主要症状通常有呼吸短促、容易流鼻血、尿血、皮肤一碰就容易发青发紫、女性月经过多甚至崩漏、自汗盗汗、男子遗精等。

◎脾运不足：这一类型的人表现出来的症状包括胃酸、胃胀、胃痛、消化不良、食欲不振、呕吐、呃逆等。

使用神阙需要注意什么？

◎阴虚体质的人不适合在神阙使用艾灸的方法，脐部有损伤或有炎症、皮肤过敏者以及孕妇禁用。

◎刚吃完饭或空腹时不宜在神阙艾灸。

◎肚脐部位的烫伤不易恢复，所以在使用灸法时一定要注意温度，不要造成烫伤。

◎在使用隔盐灸时要注意控制温度，避免盐粒迸溅。

第十七章 经外奇穴

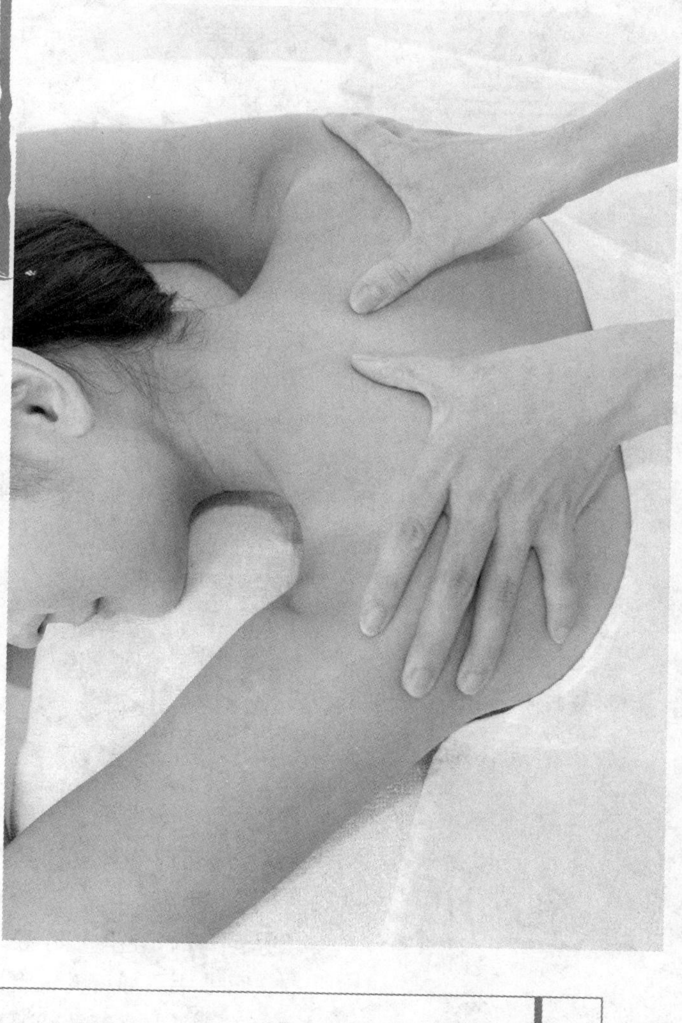

经外奇穴分布比较分散，不属于十四经，大多也不在十四经的循行路线上，但与经络系统仍有一定关系。经外奇穴对某些疾患也有一定的主治作用，而且经外奇穴在临床应用上，针对性较强，如四缝治疳积、太阳治目赤等。

四神聪

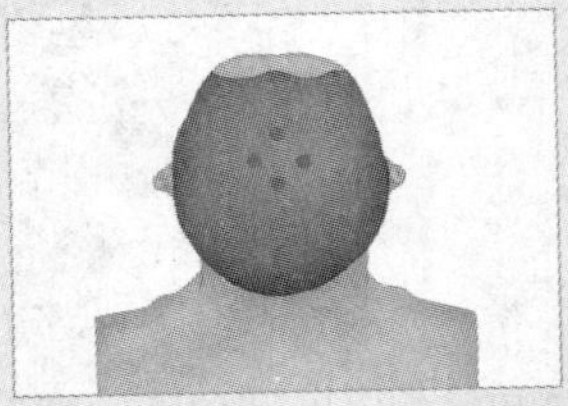

常用程度 ★★★★

国际编号 EX-HN1

【标准定位】在头顶部，百会穴前后左右各1寸，共4穴。

【穴位速取】正坐位，在头顶正中的凹陷中取百会穴，百会穴前后左右旁开1寸取（图①）。

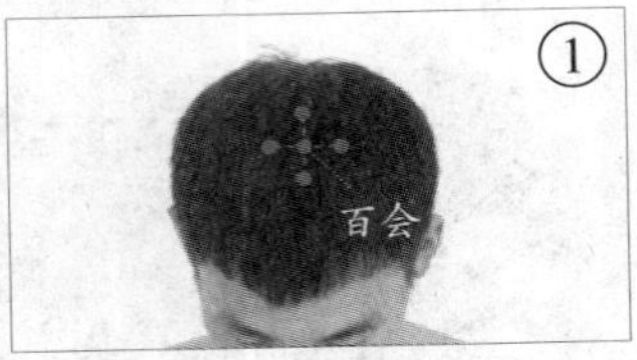

【功效主治】镇静安神，聪耳明目。主治头痛，目眩；失眠，健忘；癫痫；脑卒中，偏瘫；耳聋，眼部疾患。

【常用疗法】**刺法：**向外斜刺0.5～0.8寸。

灸法：艾炷灸3～7壮，艾条灸5～15分钟。

推拿：拿法、按法、揉法。

当阳

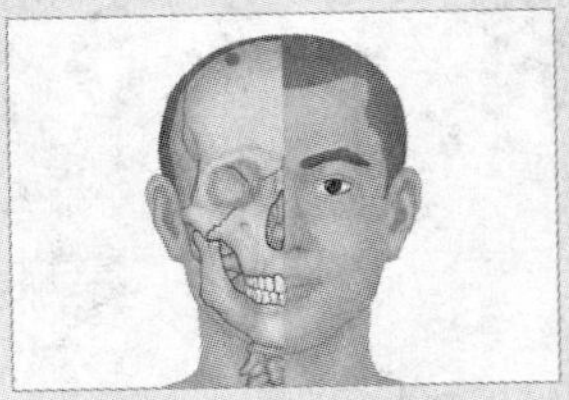

常用程度 ★★

国际编号 EX-HN2

【标准定位】在头部，瞳孔直上，入前发际上1寸。

【穴位速取】正坐位，两目平视前方，瞳孔直上，入前发际1横指，按压有痛感即是（图②）。

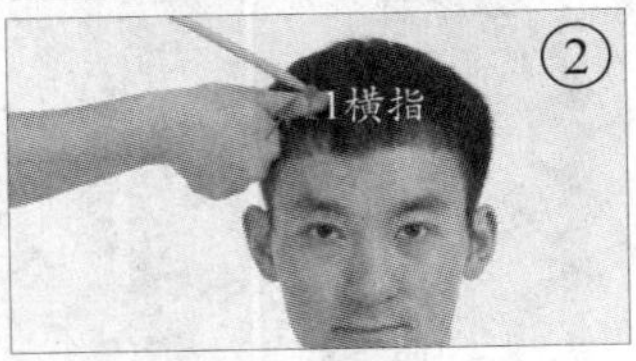

【功效主治】行气止痛，通经活络。主治头痛，偏头痛，目赤肿痛；眩晕。

【常用疗法】**刺法：**沿皮向外上刺0.5～0.8寸。

推拿：点按法、揉法。

特别说明

◆可灸。

◆针刺时，局部有酸胀感。

鱼腰

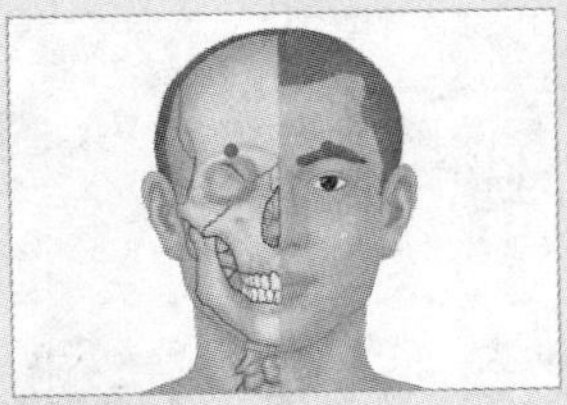

常用程度 ★★

国际编号 EX-HN4

【标准定位】在额部，瞳孔直上，眉毛正中。

【穴位速取】正坐或仰卧位，在额部，目正视瞳孔直上，眉毛中央，按压有痛感即是（图③）。

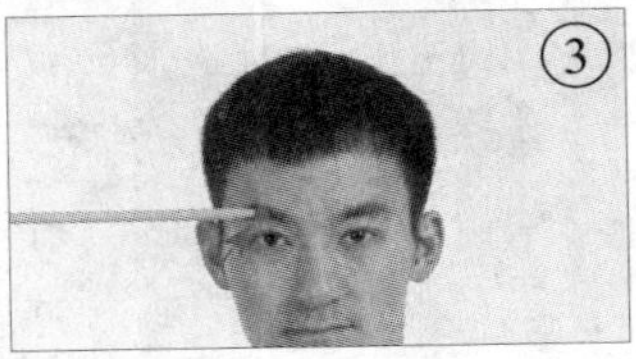

【功效主治】消肿明目，通络止痛。主治眼睑下垂，目翳，目赤肿痛，眼睑动，眉棱骨痛。

【常用疗法】**刺法：**平刺0.3～0.5寸。

推拿：点按法、擦法、揉法。

特别说明

◆禁灸。

◆针刺时，局部有酸胀感。

太阳

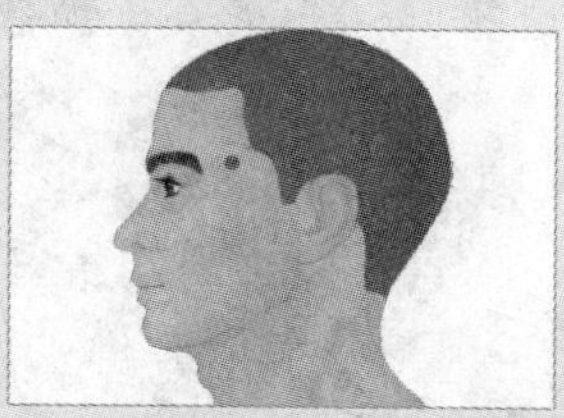

常用程度 ★★★★

国际编号 EX-HN5

【标准定位】在头部，眉梢与目外眦之间，向后约1横指处。

【穴位速取】正坐或侧坐位，在头部，眉梢与目外眦之间，向后约1横指的凹陷处即是（图①）。

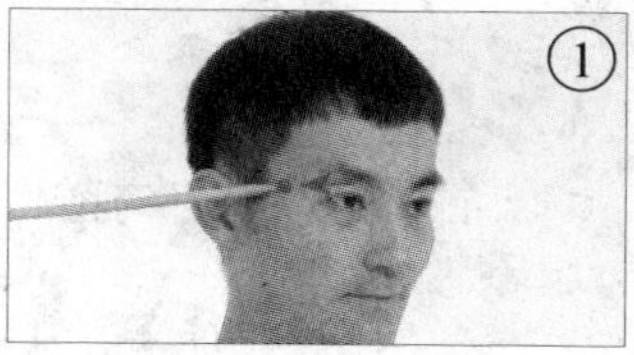

【功效主治】清热消肿，通络止痛。主治头痛，目眩，面痛，眼部疾患，口眼歪斜，齿痛。

【常用疗法】**刺法：**直刺或斜刺0.3～0.5寸或用三棱针点刺出血。

推拿：点按法、点揉法。

特别说明

针刺时，局部有酸胀感。

耳尖

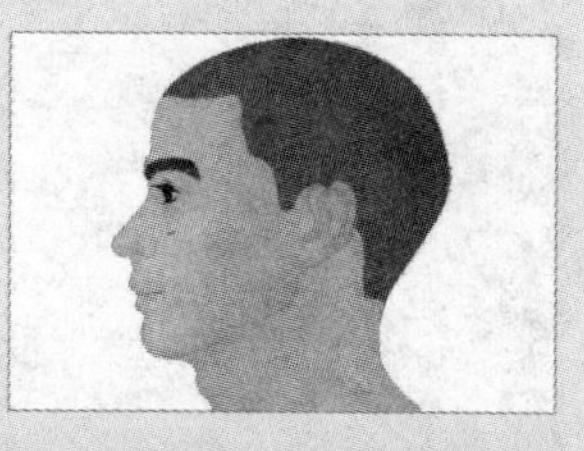

常用程度 ★★★

国际编号 EX-HN6

【标准定位】在耳区，在外耳廓的最高点。

【穴位速取】正坐位，耳轮上部，折耳向前时，耳郭上方的尖端处，掐之有痛感即是（图②）。

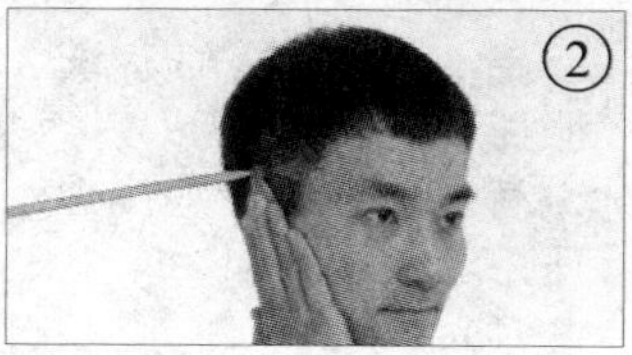

【功效主治】清热消肿，利咽明目。主治咽喉肿痛，睑腺炎，目赤肿痛，目翳。

【常用疗法】**刺法：**直刺0.1～0.2寸或用三棱针点刺出血。

灸法：艾条灸5～15分钟。

特别说明

多用于点刺放血。

球后

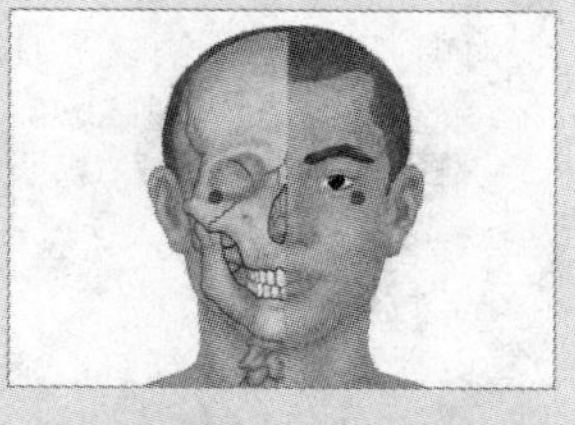

常用程度 ★★

国际编号 EX-HN7

【标准定位】在面部，眶下缘外1/4与内3/4交界处。

【穴位速取】正坐位，在面部，当眶下缘外1/4与内3/4交界处，按压有酸胀感，即为本穴（图③）。

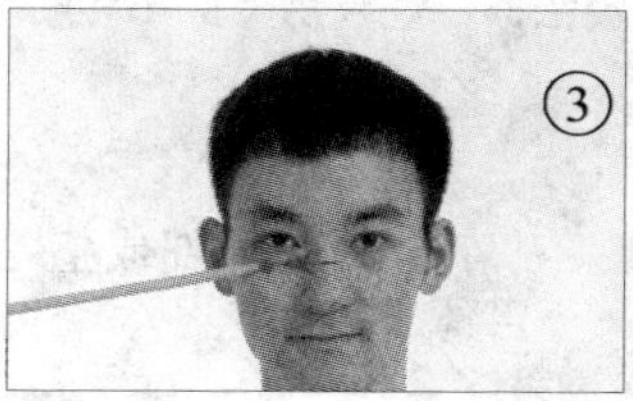

【功效主治】明目退翳。主治眼部疾患。

【常用疗法】**刺法：**用押手将眼球推向后方，针尖沿眶下缘从外下向内上方，针身呈弧形沿眼球刺向视神经方向0.5～1.5寸。

特别说明

不宜深刺，进针宜缓慢，入针后不提插，以免刺伤血管。

上迎香

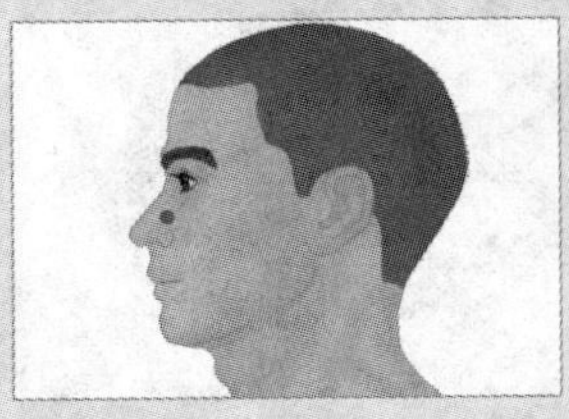

常用程度 ★★

国际编号 EX-HN8

【标准定位】在面部，鼻翼软骨与鼻甲的交界处，近鼻唇沟上端凹陷处。

【穴位速取】侧坐位，在面部，鼻翼软骨与鼻甲的交界处，近鼻唇沟上端处，即为本穴（图①）。

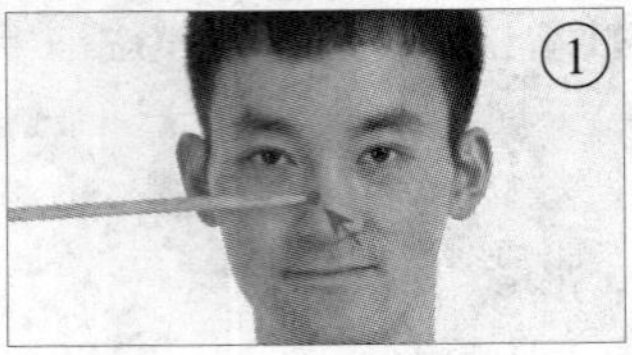

【功效主治】清热疏风，通鼻明目。主治鼻塞，鼻窦炎；目赤肿痛，迎风流泪，头前额痛。

【常用疗法】**刺法：**向内上斜刺0.5～0.8寸。

推拿：点按法、擦法。

特别说明

针刺时，局部有酸胀感。

内迎香

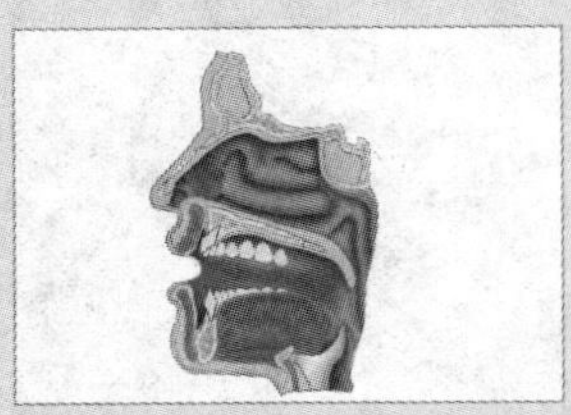

常用程度 ★★

国际编号 EX-HN9

【标准定位】在鼻孔内，鼻翼软骨与鼻甲的交界的黏膜上。

【穴位速取】在面部，鼻孔内与上迎香相对处的黏膜上即是（图②）。

【功效主治】清热明目，消肿通窍。主治鼻部疾患，目赤肿痛；头痛，眩晕；急惊风；中暑。

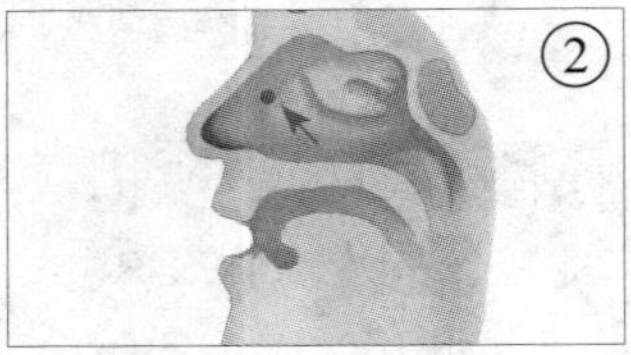

【常用疗法】**刺法：**两指点按迎香5分钟，用三棱针点刺出血。

特别说明

◆针刺时，局部有酸胀感。

◆有出血体质者或高血压患者忌用。

◆禁灸。

聚泉

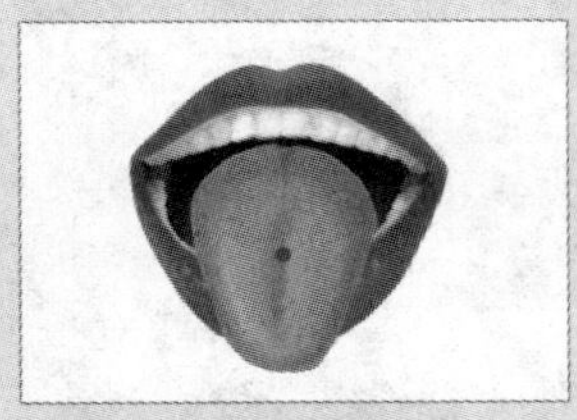

常用程度 ★★

国际编号 EX-HN10

【标准定位】在口腔内，舌背正中缝的中点处。

【穴位速取】正坐，张口舌根上跷，在口腔内，舌背正中缝的中点处，即为本穴（图③）。

【功效主治】清热散风，祛邪开窍。主治舌强，舌缓，食不知味，消渴，气喘等疾病。

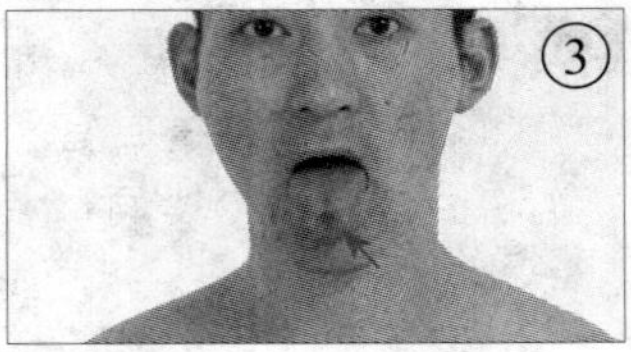

【常用疗法】**刺法：**直刺0.1～0.2寸或用三棱针点刺出血。

灸法：艾炷隔物灸3～5壮。

特别说明

针刺时，局部或整个舌体有酸胀感。

海泉

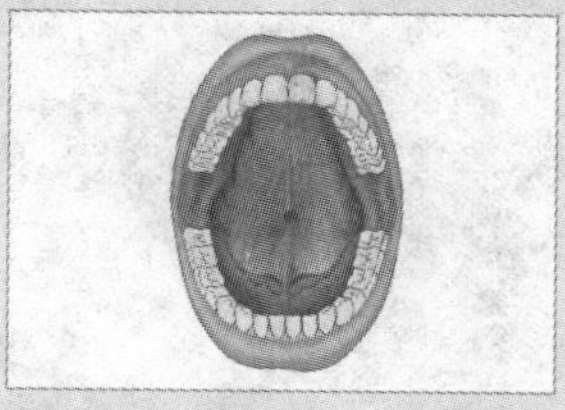

常用程度 ★★★★

国际编号 EX-HN11

【标准定位】在口腔内，舌下系带中点处。

【穴位速取】正坐张口，舌卷上跷，抵上腭，在口腔内舌下系带中点处，即为本穴（图①）。

【功效主治】活血化瘀，通经活络。主治舌体肿胀，舌缓不收，咽喉炎；腹泻，高热神昏；糖尿病。

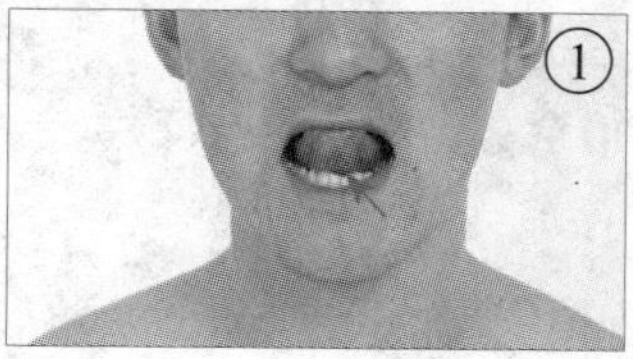

【常用疗法】**刺法：**直刺0.1～0.2寸或用三棱针点刺出血。

特别说明

◆针刺时，局部或整个舌头有酸胀感。
◆禁灸。

金津

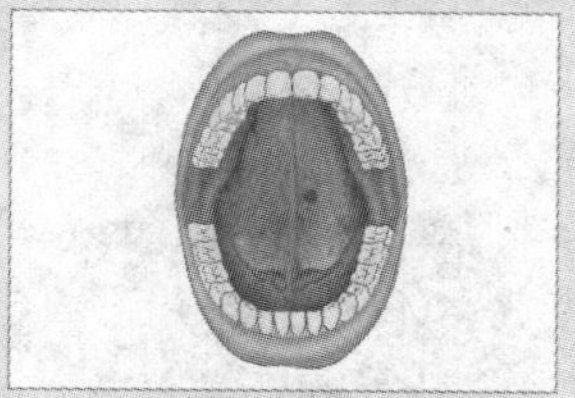

常用程度 ★★★

国际编号 EX-HN12

【标准定位】在口腔内，舌下系带的左侧静脉上。

【穴位速取】正坐张口，在口腔内舌下两旁，舌尖向上跷，舌系带左侧的静脉上取穴（图②）。

【功效主治】清热消肿，清心降逆。主治黄疸；喉痹，失语，舌强不语；舌肿，口疮，咽喉炎；呕吐，糖尿病，疟疾；腹泻。

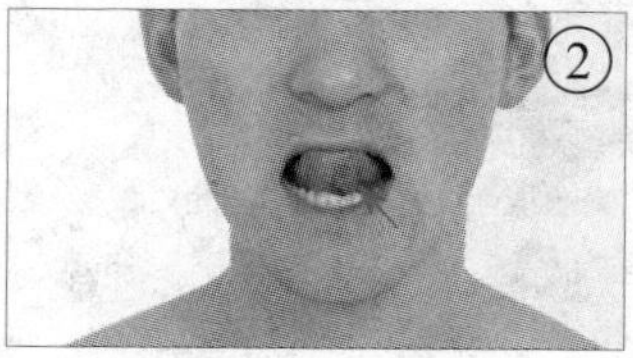

【常用疗法】**刺法：**用三棱针点刺出血或浅刺0.1～0.2寸。

特别说明

◆有出血倾向者禁用。
◆一般不留针。

玉液

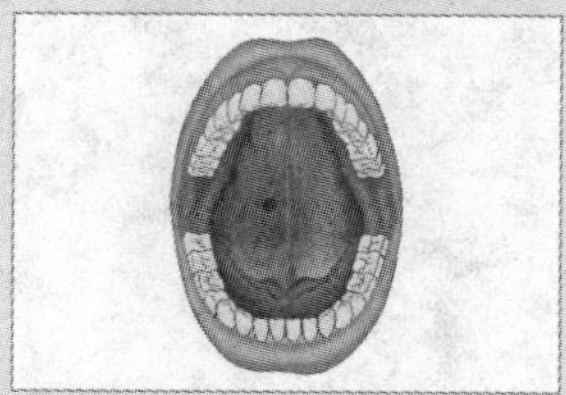

常用程度 ★★

国际编号 EX-HN13

【标准定位】在口腔内，舌下系带右侧的静脉上。

【穴位速取】正坐张口，在口腔内舌下两旁，舌尖向上跷，舌系带右侧的静脉上取穴（图③）。

【功效主治】清热消肿，清心降逆。主治黄疸；喉痹，失语，舌强不语；舌肿，口疮，咽喉炎；呕吐，糖尿病，疟疾；腹泻。

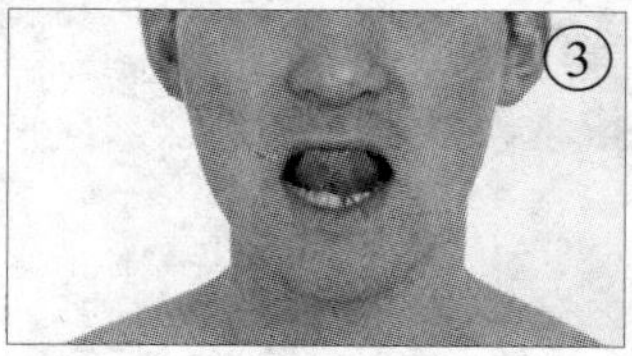

【常用疗法】**刺法：**用三棱针点刺出血或浅刺0.1～0.2寸。

特别说明

◆有出血倾向者禁用。
◆一般不留针。

翳明

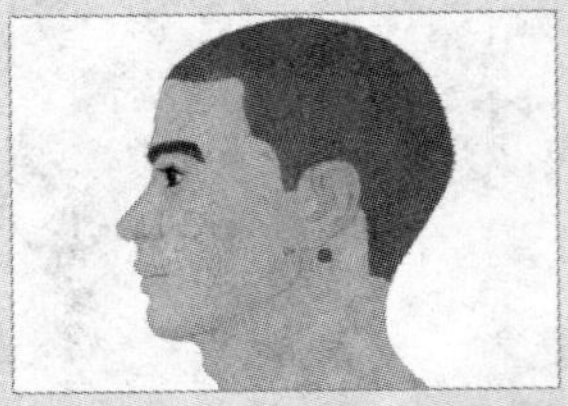

常用程度 ★★

国际编号 EX-HN14

【标准定位】在颈部，翳风穴后1寸。

【穴位速取】侧坐位，头略向前倾，将耳向后按，从正对耳垂边缘有凹陷处，再向后量1横指处，即为本穴（图①）。

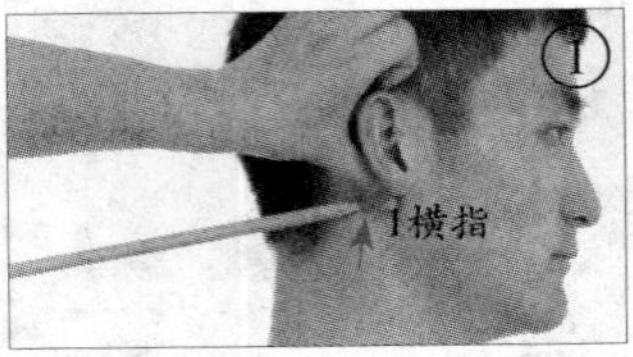

【功效主治】宁神熄风，明目退翳。主治近视，白内障，青光眼；耳鸣；失眠；头痛，眩晕；精神病。

【常用疗法】**刺法：**向外斜刺0.5～0.8寸。

灸法：艾炷灸3～7壮，艾条灸5～15分钟。

推拿：点按法、点揉法。

颈百劳

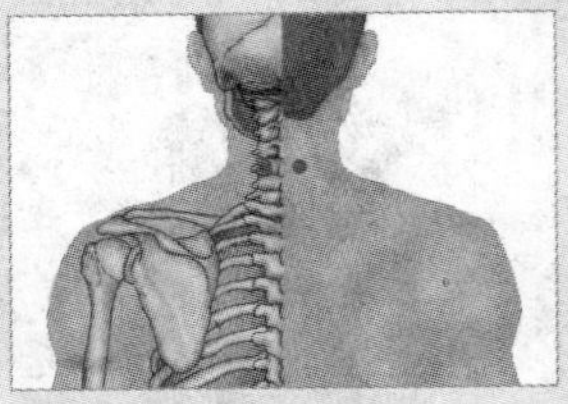

常用程度 ★★

国际编号 EX-HN15

【标准定位】在颈部，第七颈椎棘突直上2寸，后正中线旁开1寸。

【穴位速取】坐位，在颈部，从第七颈椎直上量约2横指处，旁开1寸处，即为本穴（图②）。

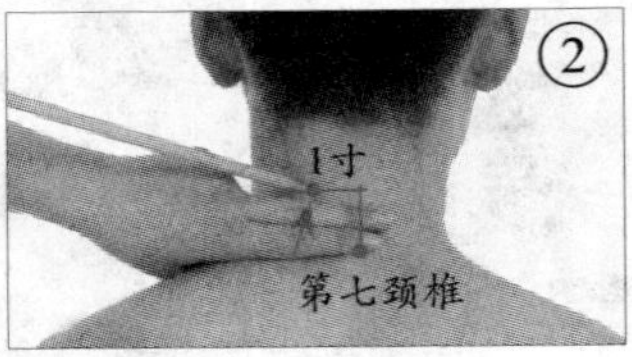

【功效主治】行气活血，清热补虚。主治颈项强痛；咳嗽，气喘；骨蒸潮热，盗汗。

【常用疗法】**刺法：**直刺0.5～0.8寸。

灸法：艾炷灸3～7壮，艾条灸5～15分钟。

推拿：拿法、按法、揉法。

特别说明

针刺时，局部有酸胀感。

子宫

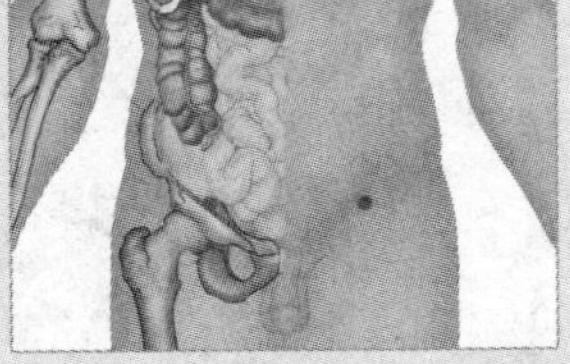

常用程度 ★★★

国际编号 EX-CA1

【标准定位】在下腹部，脐中下4寸，前正中线旁开3寸。

【穴位速取】仰卧位，将耻骨联合上缘连与肚脐线5等分，在连线的上4/5与下1/5的交点处，旁开4横指处，即为本穴（图③）。

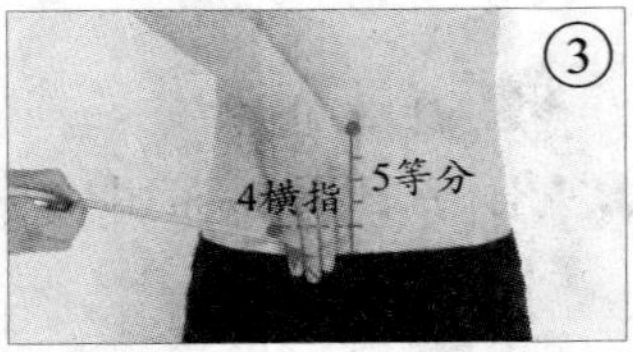

【功效主治】调经止痛，理气升阳。主治子宫脱垂，不孕，疝气，痛经，崩漏，月经不调。

【常用疗法】**刺法：**直刺0.8～2.0寸。

灸法：艾炷灸3～7壮，艾条灸5～15分钟。

推拿：点按法、揉法。

定喘

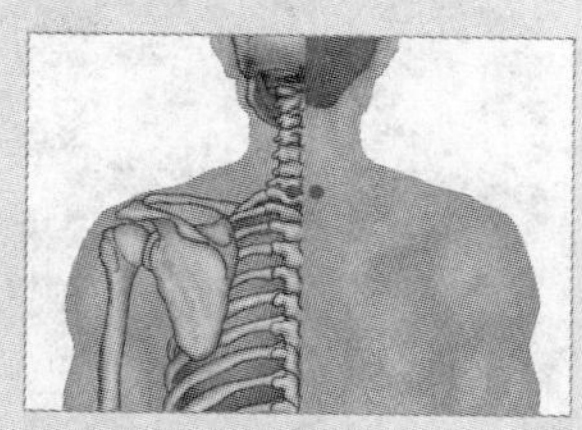

常用程度 ★★★

国际编号 EX-B1

【标准定位】在脊柱区，横平第七颈椎棘突下，后正中线旁开0.5寸。

【穴位速取】坐位低头时，在脊柱区，当颈部最高棘突下，旁开0.5寸（半横指）（图①）。

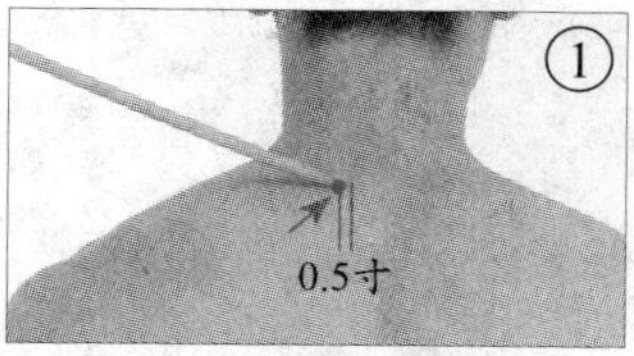

【功效主治】止咳平喘，宣肺理气。主治哮喘，咳嗽；落枕；肩背痛。

【常用疗法】**刺法**：直刺或向内斜刺0.5～1.0寸。

灸法：艾炷灸3～7壮，艾条灸5～15分钟。

推拿：点按法、擦法。

特别说明

针刺时，局部有酸胀感。

夹脊

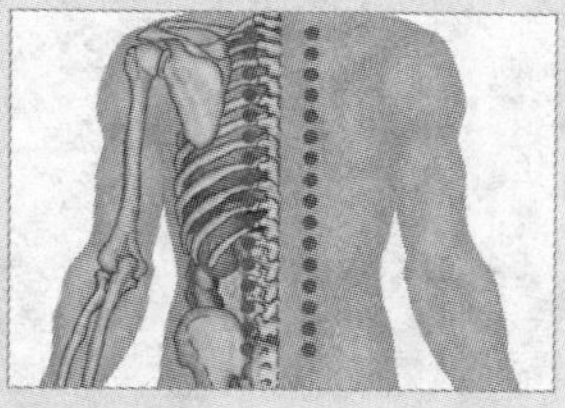

常用程度 ★★

国际编号 EX-B2

【标准定位】在脊柱区，第一胸椎至第五腰椎棘突下，后正中线旁开0.5寸，每侧17个穴位。

【穴位速取】坐位低头，在脊柱区，第一胸椎至第五腰椎棘突下，后正中线旁开0.5寸处（图②）。

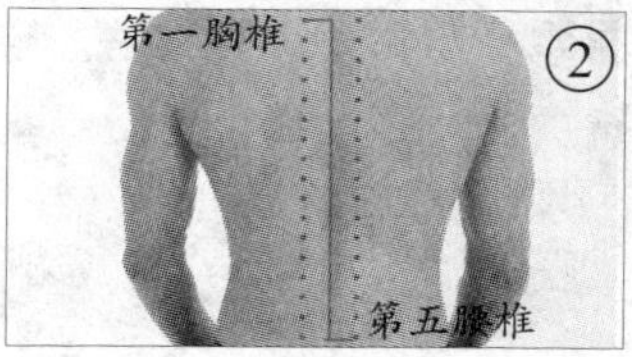

【功效主治】调理脏腑，通利关节。胸1～5夹脊穴，主治心、肺、胸部疾病；胸6～12夹脊穴，主治胃肠、脾、胆肝疾病；腰1～5夹脊穴，主治腰、肾脏疾病、小腹部疾患。

【常用疗法】**刺法**：向内斜刺0.5～1.0寸。

胃脘下俞

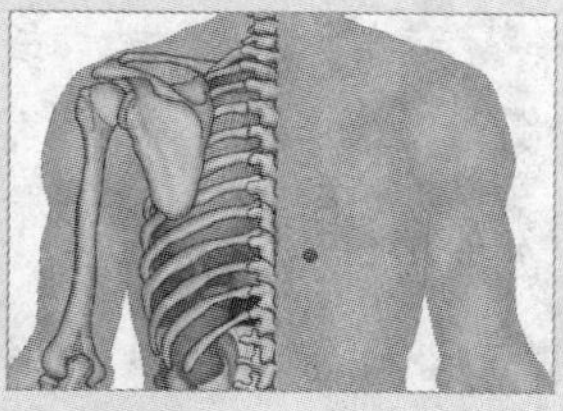

常用程度 ★

国际编号 EX-B3

【标准定位】在脊柱区，平第八胸椎棘突下，后正中线旁开1.5寸。

【穴位速取】在背部，脊柱区，两肩胛骨连线与后正中线交点处，向下一个椎体；或平第八胸椎棘突再旁开1.5寸（图③）。

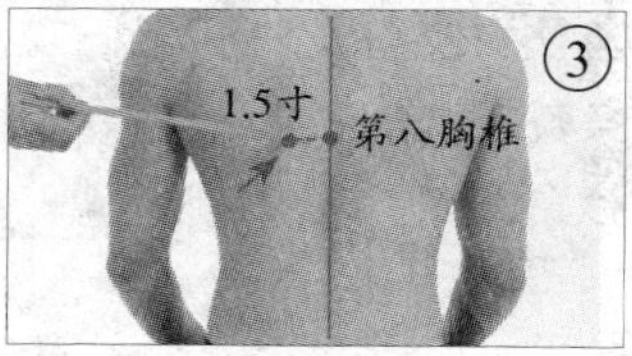

【功效主治】和胃化痰，理气止痛。适用于胃痛，胸胁痛，腹痛；糖尿病，胰腺炎。

【常用疗法】**刺法**：向内斜刺0.3～0.5寸。

灸法：艾炷灸3～7壮，艾条灸5～15分钟。

推拿：点按法、揉法。

痞根

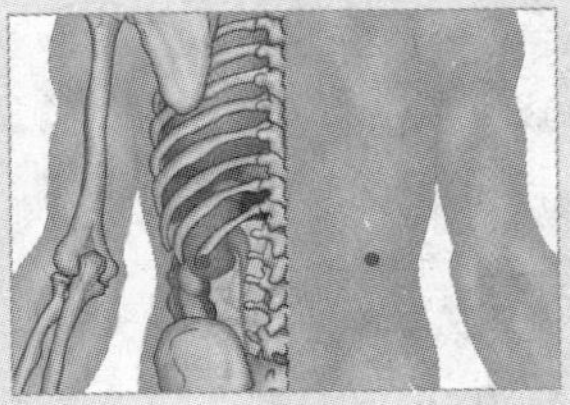

常用程度 ★

国际编号 EX-B4

【标准定位】在腰部，第一腰椎棘突下，旁开3.5寸。

【穴位速取】坐位，在腰部，与肚脐相对应处为第二腰椎棘突，向上数1个椎体（即第一腰椎）棘突下，旁开3.5寸（图①）。

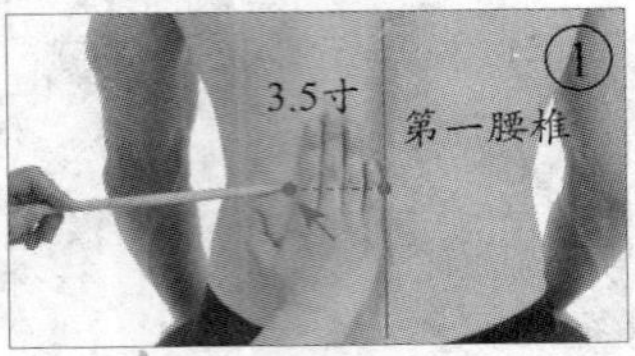

【功效主治】散结消痞。主治腰痛，痞块。

【常用疗法】**刺法：**直刺0.5～1寸。

灸法：艾炷灸3~7壮，艾条灸5～15分钟。

推拿：点按法、揉法。

特别说明

◆针刺时，局部有酸胀感。

◆勿深刺，以免伤及脊髓。

下极俞

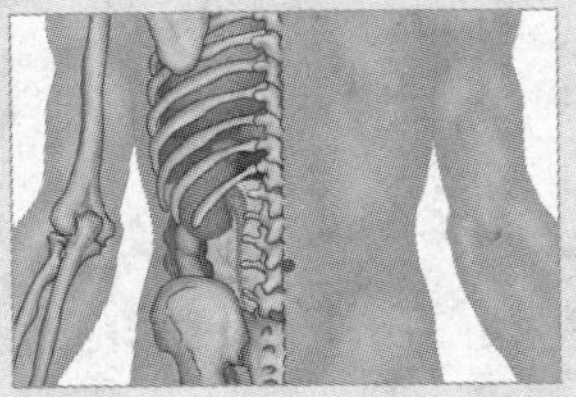

常用程度 ★

国际编号 EX-B5

【标准定位】位于腰部，后正中线上，第三腰椎棘突下处。

【穴位速取】坐位，在腰区，髂前上棘与后正中线的交点处，向上数1个椎体，即第三腰椎棘突下（图②）。

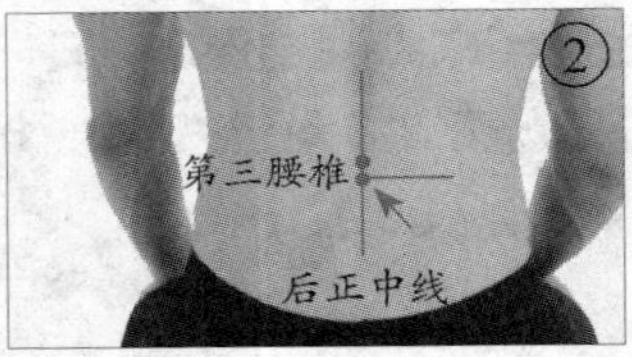

【功效主治】健脾益肾，调理下焦。主治腰痛；腹痛；遗尿，肾炎；下肢酸痛。

【常用疗法】**刺法：**直刺0.5～1.0寸。

灸法：艾炷灸3～7壮，艾条灸5～15分钟。

推拿：点按法、点揉法。

特别说明

针刺时，局部有酸胀感。

腰眼

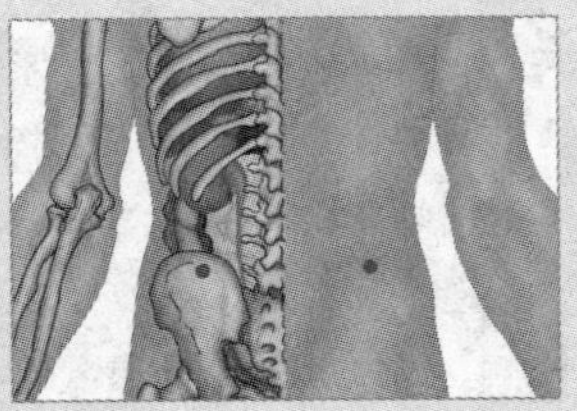

常用程度 ★★★

国际编号 EX-B7

【标准定位】横平第四腰椎棘突下，后正中线旁开3.5寸凹陷中。

【穴位速取】坐位，在腰部，髂前上棘与后正中线的交点处，第四腰椎棘突下，后正中线旁开3.5寸处（图③）。

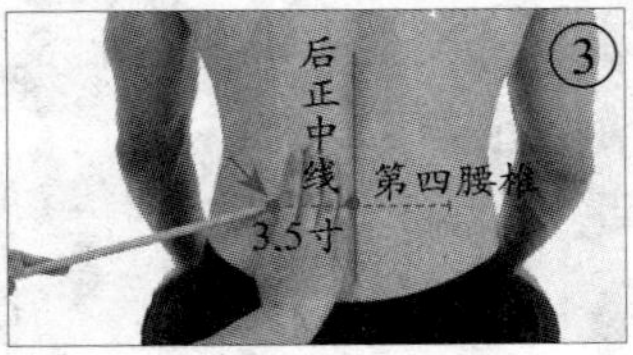

【功效主治】强腰健肾，补虚健脾。主治腰痛；尿频，遗尿，肾炎；月经不调，白带增多。

【常用疗法】**刺法：**直刺0.5～1.0寸。

灸法：艾炷灸3～7壮，艾条灸5～15分钟。

推拿：点按法、揉法。

十七椎

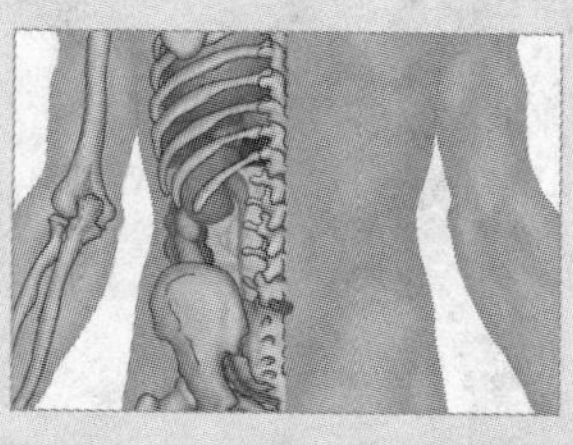

常用程度 ★★

国际编号 EX-B8

【标准定位】在腰部，横平第五腰椎棘突下凹陷中。

【穴位速取】坐位，在腰部，髂前上棘与后正中线的交点处，向下数1个椎体，即第五腰椎棘突下，即为本穴（图①）。

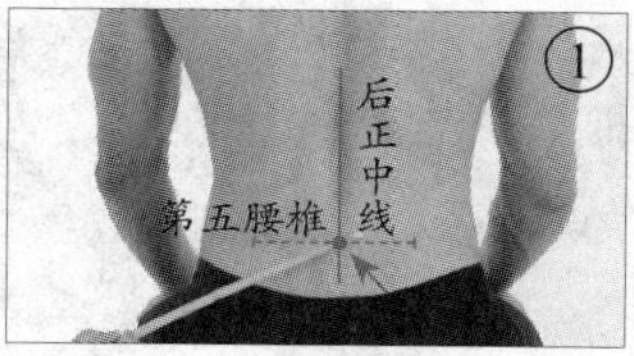

【功效主治】益肾利尿，调理胞宫。主治腰骶痛；痛经，月经不调；遗尿；痔疮；坐骨神经痛。

【常用疗法】**刺法：**直刺0.5～1寸。

灸法：艾炷灸3～7壮，艾条灸5～15分钟。

推拿：点按法、揉法。

腰奇

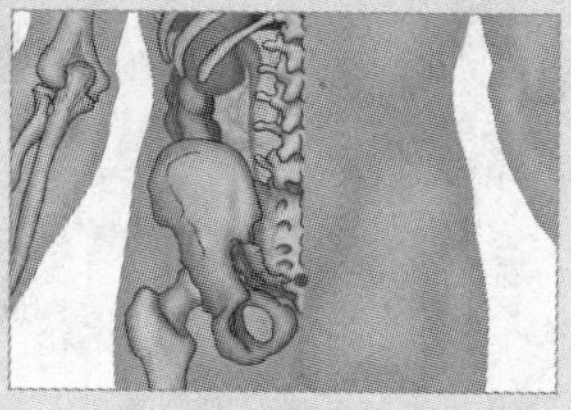

常用程度 ★★★

国际编号 EX-B9

【标准定位】在骶部，尾骨端直上2寸，骶角之间凹陷中。

【穴位速取】坐位，后正中线上，尾骨尖上约2横指，约在第二、三骶椎棘突之间上方（图②）。

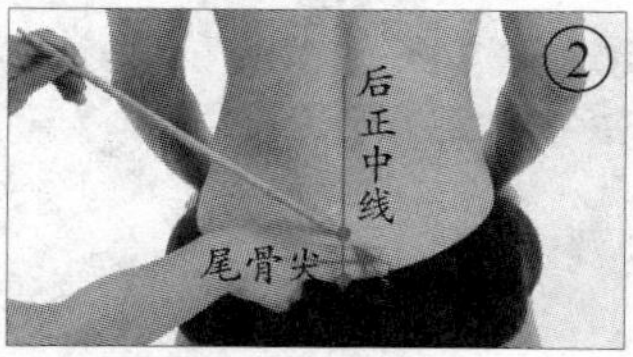

【功效主治】镇痉止痫，宁神通便。主治便秘；癫痫，癔症；失眠；头痛。

【常用疗法】**刺法：**向上平刺1.0～2.0寸。

灸法：艾炷灸3～7壮，艾条灸5～15分钟。

推拿：点按法、擦法。

特别说明

针刺时，局部有酸胀感，可传至头部。

肘尖

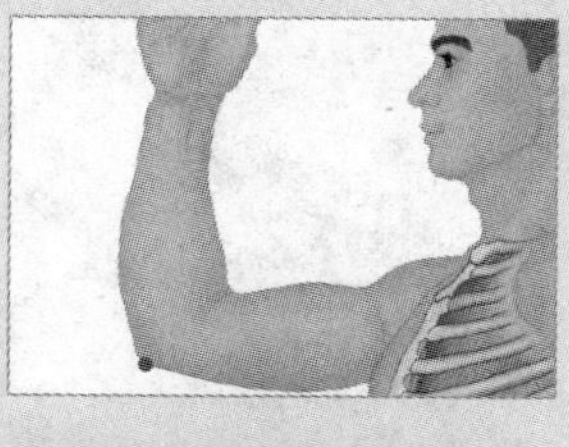

常用程度 ★

国际编号 EX-UE1

【标准定位】在肘部，屈肘，尺骨鹰嘴尖端。

【穴位速取】◆坐位，屈肘90度，在肘部，尺骨鹰嘴突起之尖端处，即为本穴（图③）。

◆坐位，双手叉腰，在肘部，尺骨鹰嘴突起之尖端处即是。

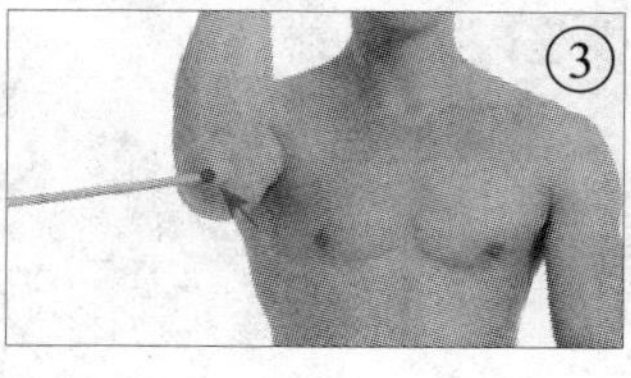

【功效主治】化痰消瘰，清热解毒。适用于颈淋巴结结核；痈疽，疔疮。

【常用疗法】**刺法：**浅刺0.1～0.3寸。

灸法：艾炷灸3～5壮，艾条灸5～15分钟。

二白

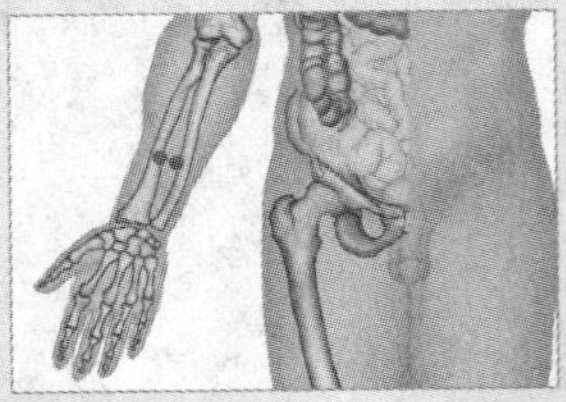

常用程度 ★

国际编号 EX-UE2

【标准定位】在前臂前区，腕掌侧远端横纹上4寸，桡侧腕屈肌腱两侧，左右各2个穴。

【穴位速取】伸臂仰掌，腕横纹上4寸，桡侧腕屈肌腱两侧，左右各2个穴，左右两臂共4个穴（图①）。

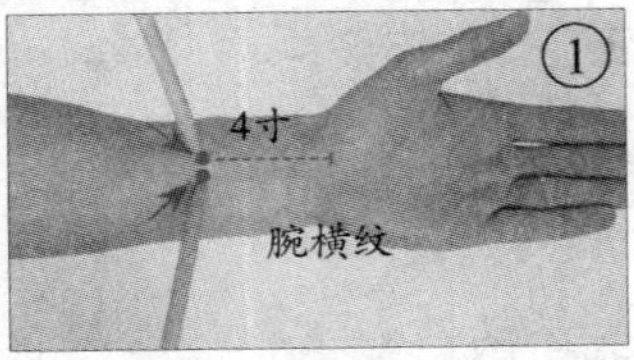

【功效主治】调理脏腑，固脱消痔。主治臂痛，胸胁痛；痔疮。

【常用疗法】**刺法：**直刺0.5～0.8寸。

灸法：艾炷灸3～7壮，艾条灸5～15分钟。

推拿：点按法、揉法。

中泉

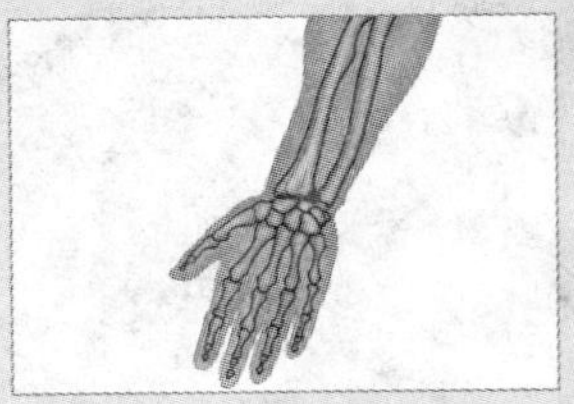

常用程度 ★

国际编号 EX-UE3

【标准定位】位于前臂后区，腕背侧远端横纹上，指总伸肌腱桡侧的凹陷中处。

【穴位速取】坐位伏掌，在前臂后区，腕背侧远端横纹上，阳溪与阳池连线中点，指总伸肌腱桡侧的凹陷中（图②）。

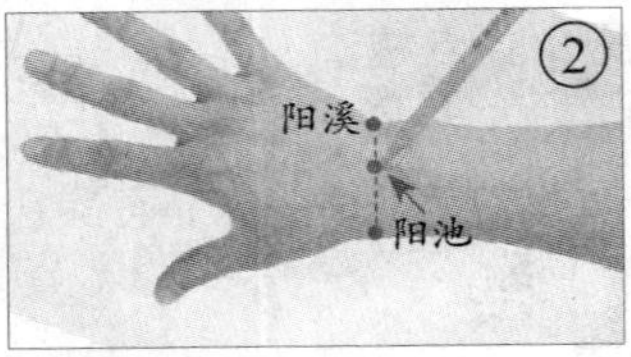

【功效主治】行气止痛，止咳平喘。主治心痛；胃脘痛，胃炎。

【常用疗法】**刺法：**直刺0.3～0.5寸。

灸法：艾炷灸3～7壮，艾条灸5～15分钟。

推拿：点按法、揉法。

中魁

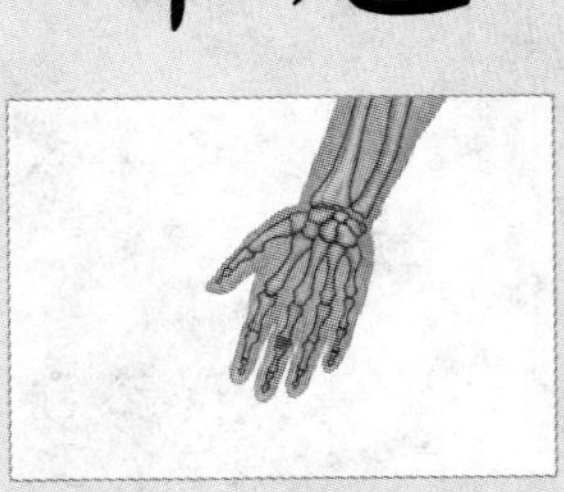

常用程度 ★

国际编号 EX-UE4

【标准定位】位于手指，中指背面，近侧指间关节中点。

【穴位速取】坐位伸掌，掌心向下，在中指背侧，近端指关节横纹中点处（图③）。

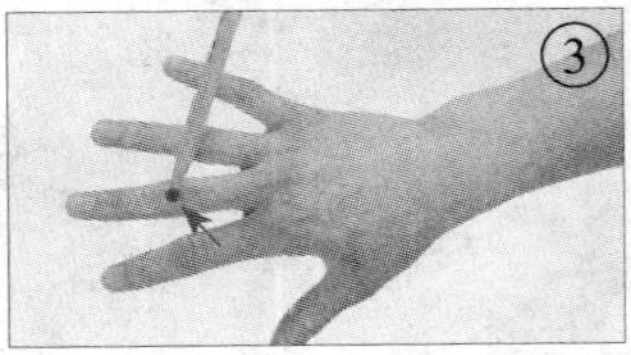

【功效主治】降逆和胃，理气和中。主治牙痛，鼻出血；噎嗝，反胃，呕吐，胃炎。

【常用疗法】**灸法：**艾炷灸3～7壮，艾条灸5～15分钟或灯火灸。

推拿：揉法、掐法。

特别说明

不宜针刺。

大骨空

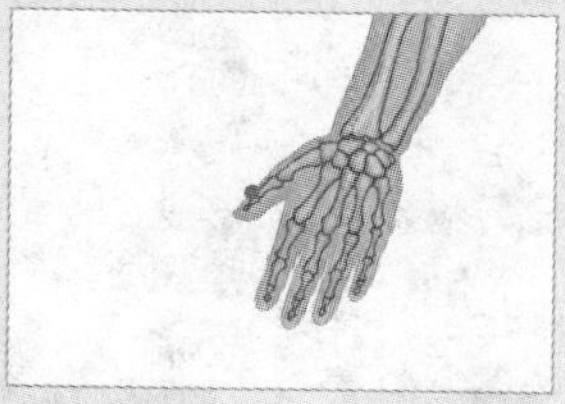

常用程度 ★

国际编号 EX-UE5

【标准定位】在手指，拇指背面，指间关节中点。

【穴位速取】坐位伸掌，掌心向下，在拇指指关节背侧中点，横纹上取穴，即为本穴（图①）。

【功效主治】明目退翳，调理脏腑。主治目痛，目翳，结膜炎，角膜炎；吐血，急性胃肠炎。

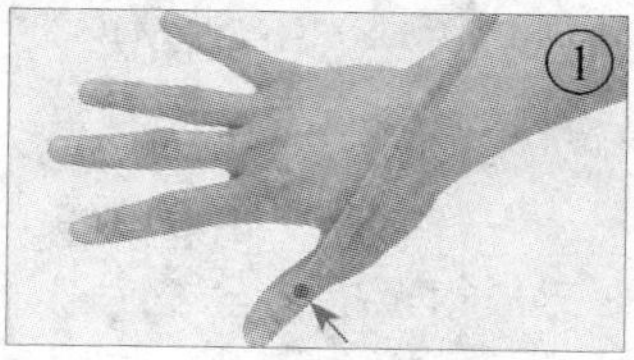

【常用疗法】**刺法：**直刺或直刺约0.1寸。

灸法：艾炷灸3～7壮，艾条灸5～15分钟。

推拿：点按法、点揉法。

特别说明

针刺时，局部有酸胀感。

小骨空

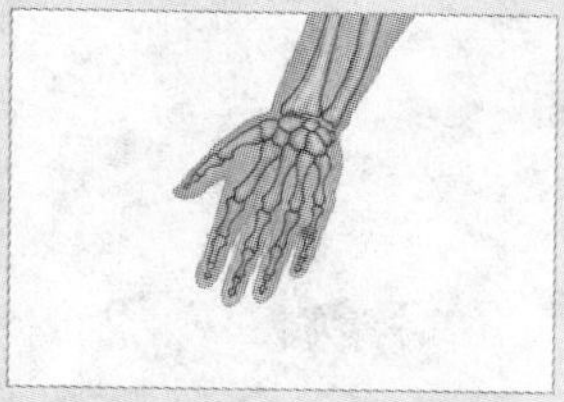

常用程度 ★

国际编号 EX-UE6

【标准定位】位于手指，小指背面，近侧指间关节中点。

【穴位速取】坐位伸掌，掌心向下，在小指背侧，近端指关节横纹中点处，即为本穴（图②）。

【功效主治】聪耳明目，清热止痛。主治耳聋；目翳，目赤肿痛；咽喉肿痛；掌指关节痛；疟疾。

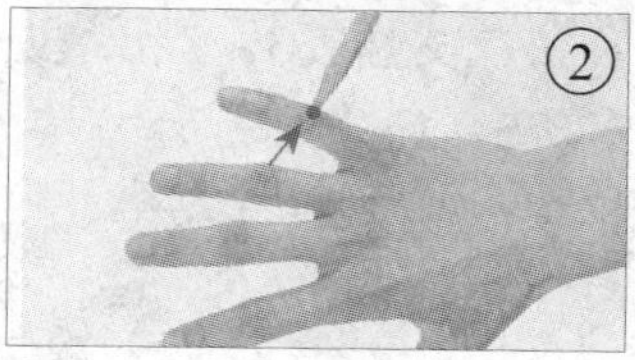

【常用疗法】**灸法：**艾炷灸3～7壮，艾条灸5～15分钟或灯火灸。

推拿：揉法、掐法。

特别说明

不宜针刺。

腰痛点

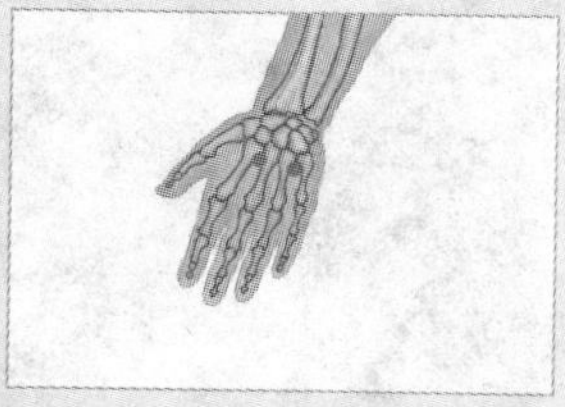

常用程度 ★★

国际编号 EX-UE7

【标准定位】位于手背，第二、三掌骨间及第四、五掌骨间，在腕背侧远端横纹与掌指关节中点处，一手2穴。

【穴位速取】伏掌，当第二、三掌骨间及第四、五掌骨间，腕横纹与掌指关节中点处，一手2穴（图③）。

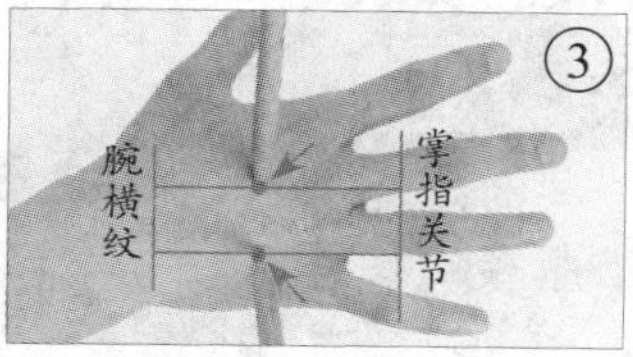

【功效主治】理气消肿，通络止痛。适用于急性腰扭伤；小儿急慢性惊风；头痛，耳鸣；手背红肿疼痛。

【常用疗法】**刺法：**直刺0.3～0.5寸。

推拿：点按法、点揉法。

外劳宫

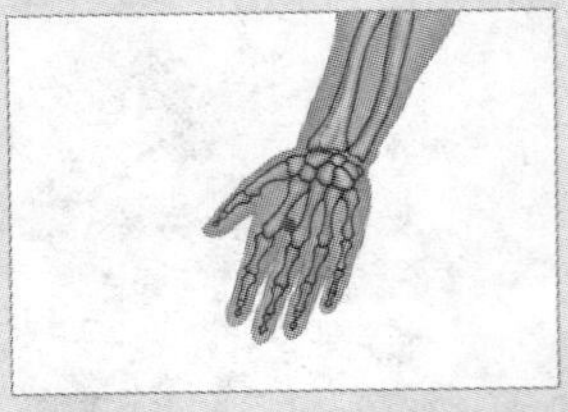

常用程度 ★★

国际编号 EX-UE8

【标准定位】在手背，在第二、三掌骨间，掌指关节后约0.5寸处。

【穴位速取】伏掌，在手背侧，食指和中指的掌骨间，与内劳宫相对，按压有酸痛感（图①）。

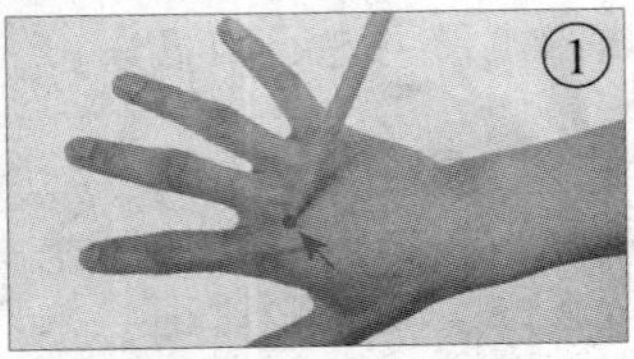

【功效主治】通络止痛，健脾消积。手指麻木；落枕；小儿消化不良，脐风。

【常用疗法】**刺法：**直刺0.5～0.8寸。

灸法：艾炷灸3～7壮，艾条灸5～15分钟。

推拿：点按法、点揉法。

特别说明

针刺时，可有麻电感放射至指端。

八邪

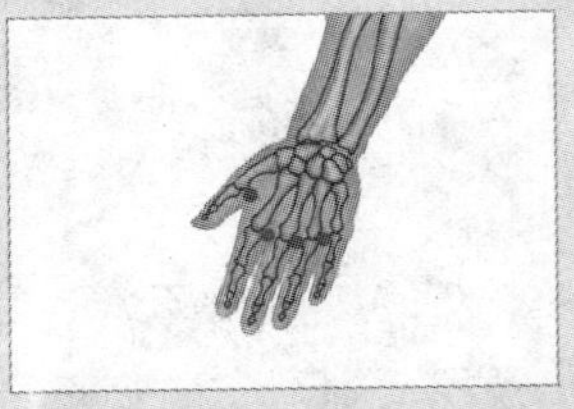

常用程度 ★★

国际编号 EX-UE9

【标准定位】在第一至第五指间，指蹼缘后方赤白肉际处，双手8穴。

【穴位速取】微握拳，第一至第五指间缝纹端凹陷中，即为本穴（图②）。

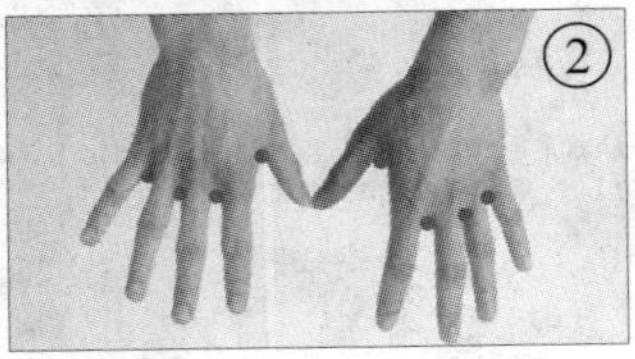

【功效主治】清热消肿，通络止痛。主治手背肿痛，手指麻木，手指拘挛或无力；烦热；头痛，牙痛，咽喉肿痛，目痛。

【常用疗法】**刺法：**向掌骨间斜刺0.5～0.8寸或用三棱针点刺出血。

灸法：艾炷灸3～7壮，艾条灸5～15分钟。

推拿：点按法、揉法。

四缝

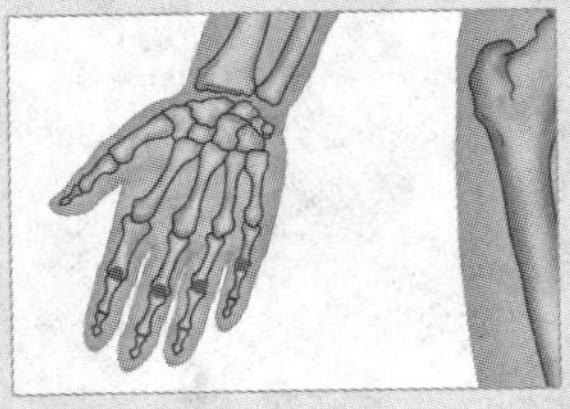

常用程度 ★★

国际编号 EX-UE10

【标准定位】在手指，第二至第五指掌面的近侧指间关节横纹的中央，一手4穴。

【穴位速取】仰掌伸指，在手指第二至第五指掌面的近侧指间关节横纹的中央（图③）。

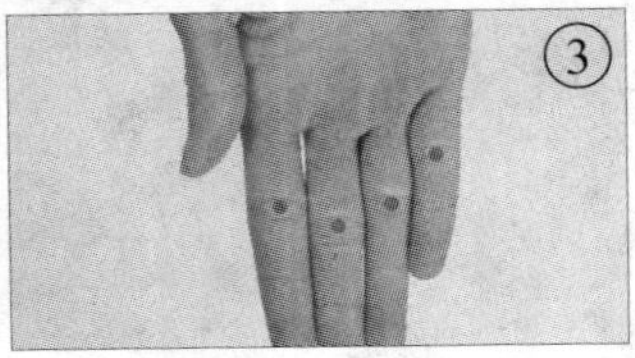

【功效主治】健脾消积，祛痰导滞。主治小儿疳积；小儿腹泻；蛔虫症；百日咳。

【常用疗法】**刺法：**直刺0.1～0.2寸，挤出少量黄白色透明黏液或出血。

特别说明

针刺时，局部有酸胀感。

十宣

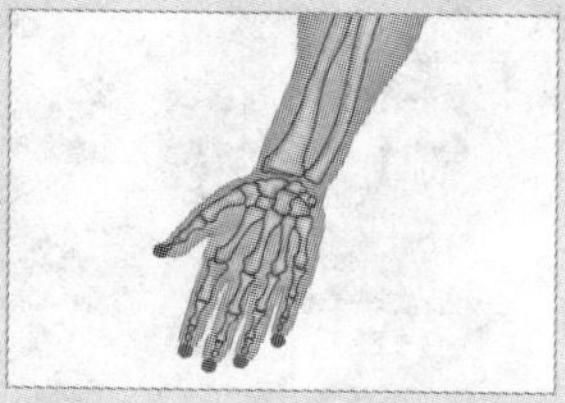

常用程度 ★★

国际编号 EX-UE11

【标准定位】在手指，十指尖端，距指甲游离缘0.1寸，共10穴。

【穴位速取】仰掌，十指微屈，在十指尖端，距指甲游离缘0.1寸处（图①）。

【功效主治】泻热止痉，醒脑开窍。主治高热，昏迷，晕厥，中暑；癫痫；小儿惊风；咽喉肿痛；指端麻木或疼痛。

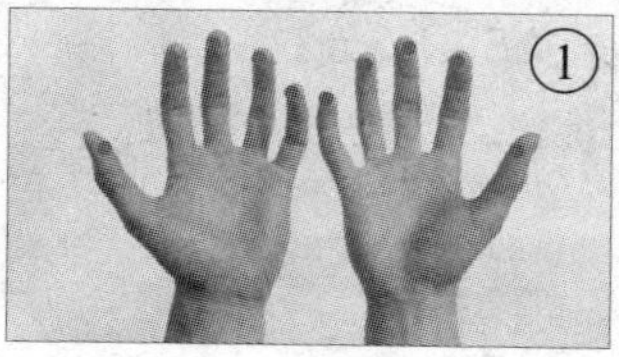

【常用疗法】**刺法：**直刺0.1～0.2寸或用三棱针点刺出血。

灸法：艾炷灸3～7壮，艾条灸5～15分钟。

特别说明

急救要穴

髋骨

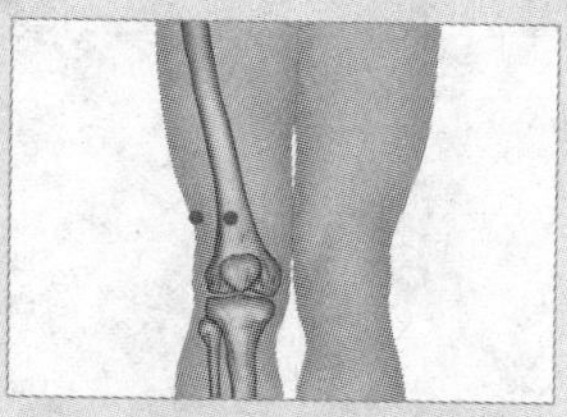

常用程度 ★

国际编号 EX-LE1

【标准定位】手在股前区，梁丘穴两旁各1.5寸，每侧2穴。

【穴位速取】坐位，在大腿前面下部，梁丘穴两旁各1.5寸处（图②）。

【功效主治】行气活血，通络止痛。主治鹤膝风，下肢痿痹，膝关节炎。

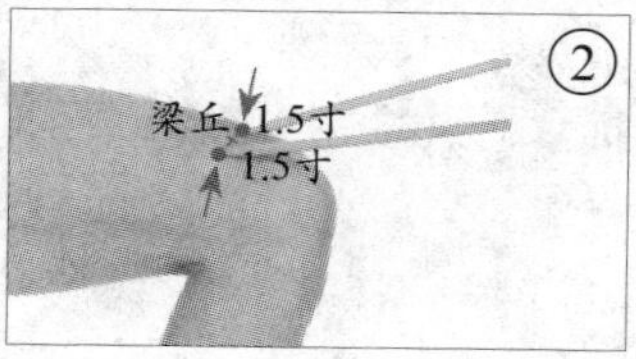

【常用疗法】**刺法：**直刺0.5～1.0寸。

灸法：艾炷灸3～7壮，艾条灸5～15分钟。

推拿：点按法、拿法。

特别说明

不宜深刺，以免伤及动脉。

鹤顶

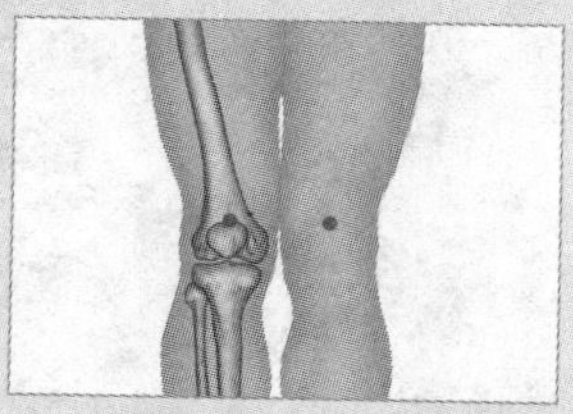

常用程度 ★★★

国际编号 EX-LE2

【标准定位】在膝前区，髌底中点的上方凹陷中。

【穴位速取】侧坐垂足或仰卧位，在髌骨上缘正中可触及一凹陷，按压有酸胀感（图③）。

【功效主治】通经活络，消肿止痛。主治膝关节酸痛，腿足无力，鹤膝风。

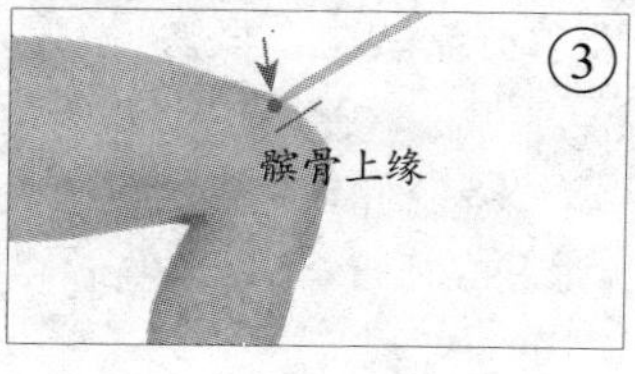

【常用疗法】**刺法：**直刺0.5～0.8寸。

灸法：艾炷灸或温针灸3～7壮，艾条灸5～15分钟。

推拿：点按法、揉法。

特别说明

针刺时，局部有酸胀感。

百虫窝

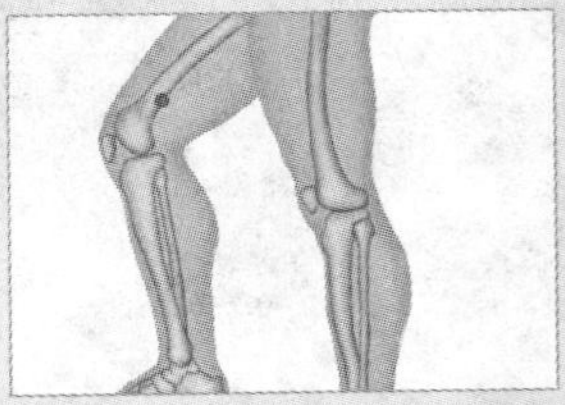

常用程度 ★★

国际编号 EX-LE3

【标准定位】在股前区，髌底内侧端上3寸。

【穴位速取】侧坐屈膝或仰卧位，在大腿内侧，髌底上3寸，即血海上1横指处，按压有酸胀感，即为本穴（图①）。

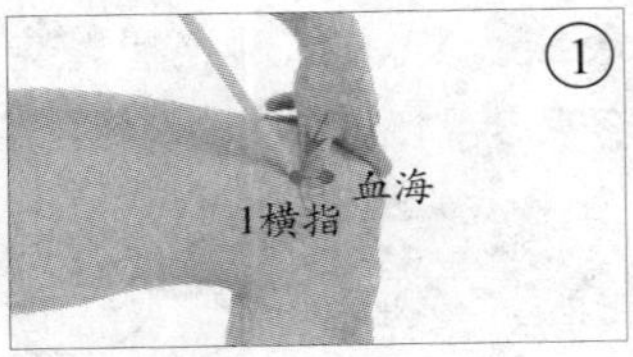

【功效主治】清热凉血，散风止痒。主治下部生疮，皮肤痒疹，风疹，湿疹，疮疡；蛔虫病。

【常用疗法】**刺法：**直刺0.5～1.0寸。

灸法：艾炷灸3～7壮，艾条灸5～15分钟。

推拿：点按法、揉法。

内膝眼

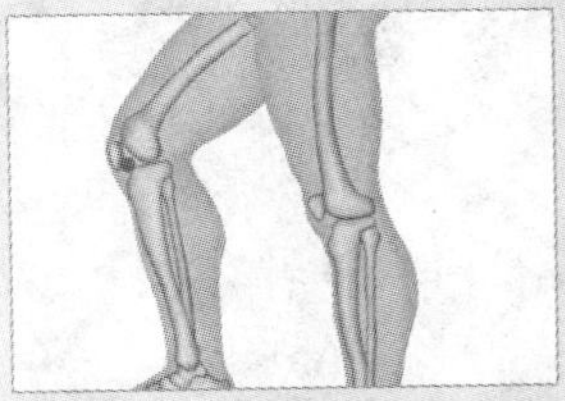

常用程度 ★★★★

国际编号 EX-LE4

【标准定位】在膝部，髌韧带内侧凹陷处中央，与犊鼻内外相对。

【穴位速取】正坐屈膝，下肢用力蹬直时，膝盖下面内外边均可见一凹陷，内侧的凹陷处（图②）。

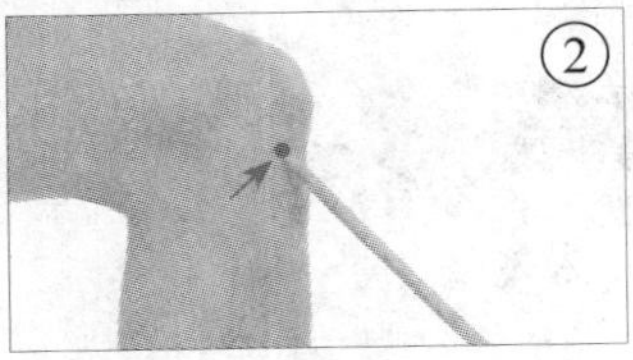

【功效主治】清热消肿，通络止痛。主治膝肿痛，膝关节炎。

【常用疗法】**刺法：**从前向后外与额状面成45度角斜刺0.5～1.0寸。

灸法：艾炷灸3～7壮，艾条灸5～15分钟。

推拿：点按法、揉法。

胆囊

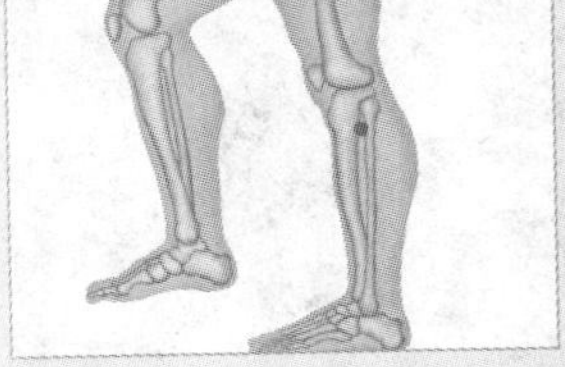

常用程度 ★★

国际编号 EX-LE6

【标准定位】在小腿外侧，腓骨小头直下2寸。

【穴位速取】侧坐或侧卧位，先取阳陵泉，再向下量约2横指处，按压有明显痛感处（图③）。

【功效主治】清热化湿，利疸退黄。主治胁肋胀痛；急慢性胆囊炎，胆石症，胆绞痛，胆道蛔虫症。

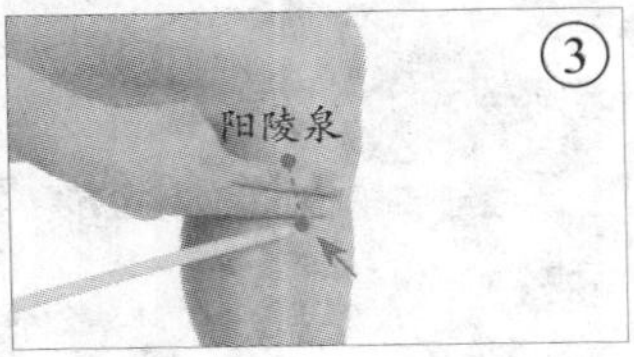

【常用疗法】**刺法：**直刺1.0～1.5寸。

灸法：艾炷灸3～7壮，艾条灸5～15分钟。

推拿：点按法、揉法。

特别说明

针刺时，局部有酸胀感。

阑尾

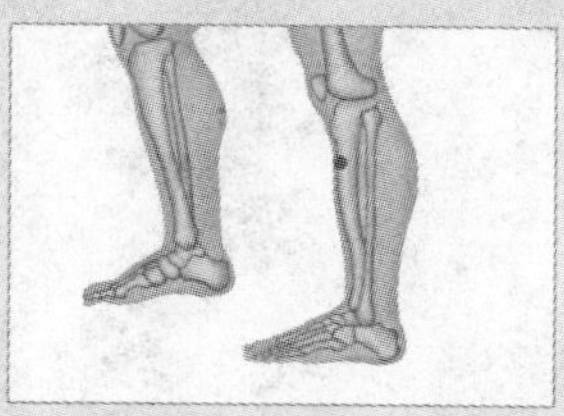

常用程度 ★★

国际编号 EX-LE7

【标准定位】位于小腿外侧，髌韧带外侧凹陷下5寸，胫骨前嵴外1寸处（中指）即是。

【穴位速取】侧坐或仰卧位，在小腿外侧，足三里穴向下量约2横指处，按压有酸胀感（图①）。

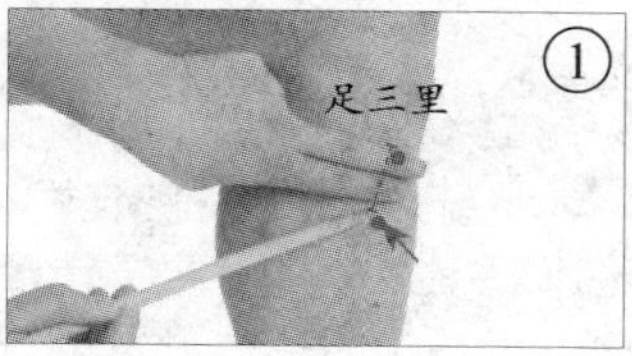

【功效主治】理气止痛，通降腑气。主治急慢性阑尾炎；胃脘痛，腹痛，消化不良。

【常用疗法】**刺法：**直刺1.0～1.5寸。

灸法：艾炷灸3～7壮，艾条灸5～15分钟。

内踝尖

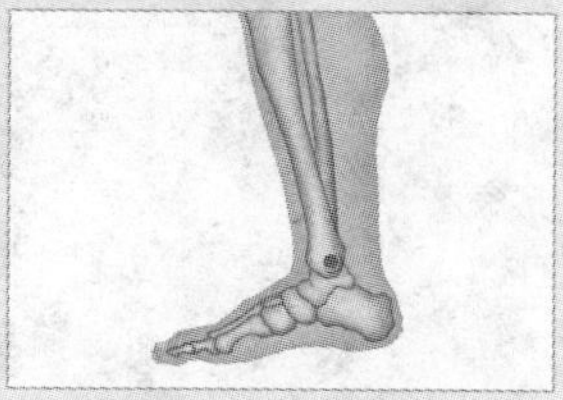

常用程度 ★

国际编号 EX-LE8

【标准定位】在踝区，内踝最凸起处。

【穴位速取】正坐位或仰卧位，在足内侧面，内踝最凸起处，按压有酸痛感，即为本穴（图②）。

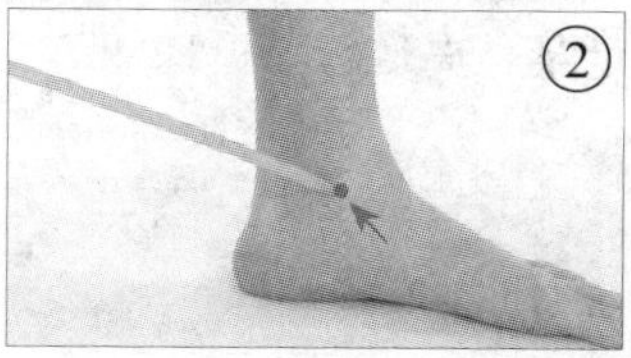

【功效主治】清热泻火，行气活血。主治扁桃体炎；牙痛；小儿不语；霍乱转筋，腓肠肌痉挛。

【常用疗法】**刺法：**用三棱针点刺放血。

灸法：艾炷灸3～7壮，艾条灸5～15分钟。

推拿：点按法、指揉法。

特别说明

勿进行针灸。

外踝尖

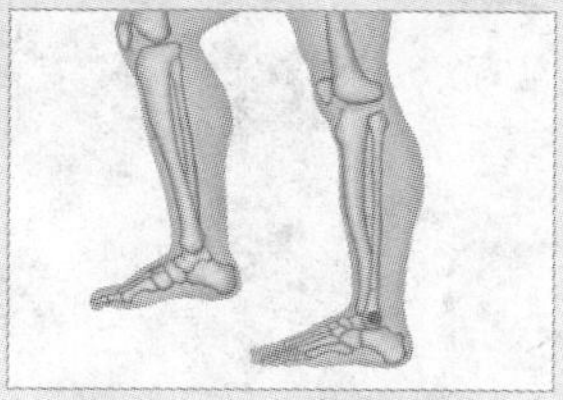

常用程度 ★

国际编号 EX-LE9

【标准定位】在踝区，外踝最凸起处。

【穴位速取】正坐位或仰卧位，在足外侧面，外踝最凸起处，按压有酸痛感，即为本穴（图③）。

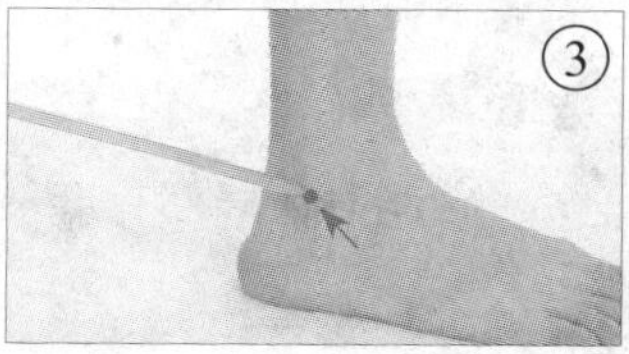

【功效主治】行气活血，通络止痛。主治脚外廉转筋，十趾挛急，腓肠肌痉挛；脚气；重舌，牙痛。

【常用疗法】**刺法：**三棱针点刺放血。

灸法：艾炷灸3～7壮，艾条灸5～15分钟。

推拿：点按法、指揉法。

特别说明

不宜进行针灸。

八风

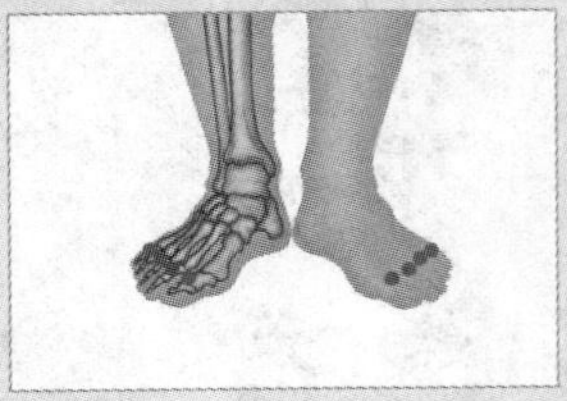

常用程度 ★★★

国际编号 EX-LE10

【标准定位】在足背，第一至第五趾间，趾蹼缘后方赤白肉际处，左右共8穴。

【穴位速取】正坐或仰卧位，在足背，第一至第五趾缝端凹陷中（图①）。

【功效主治】消肿止痛，理气调经。主治趾痛，足跗肿痛；脚气；疟疾；头痛；月经不调；毒蛇咬伤。

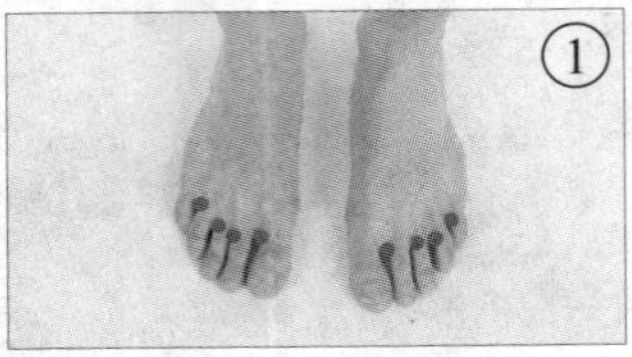

【常用疗法】**刺法：**向足底斜刺0.5～0.8寸或点刺出血。

特别说明

针刺时，局部有酸胀感。

独阴

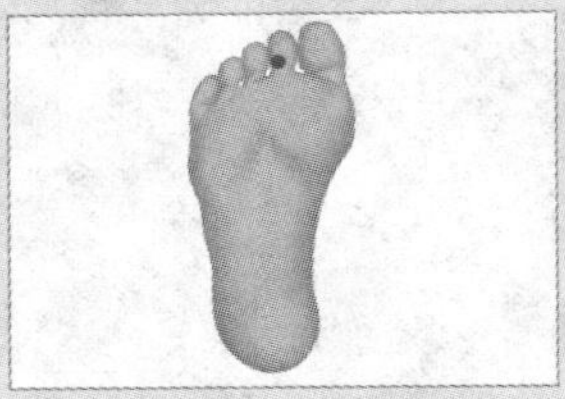

常用程度 ★

国际编号 EX-LE11

【标准定位】位于足底，第二趾的远端趾间关节横纹中点。

【穴位速取】侧坐位，第二趾掌面，在远端趾间关节横纹中点处（图②）。

【功效主治】和胃降逆，理气调经。主治胸胁痛，卒心痛；呕吐；胞衣不下，月经不调；疝气。

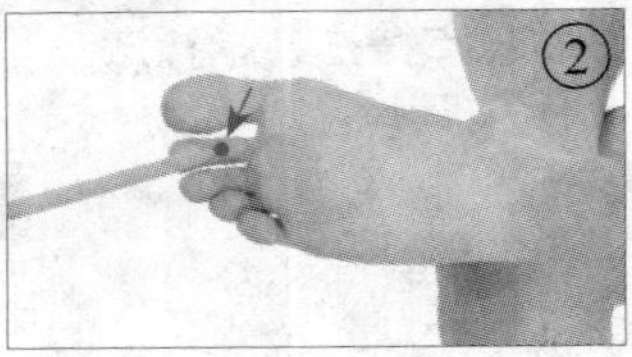

【常用疗法】**刺法：**直刺0.1～0.2寸。

灸法：艾炷灸3～7壮，艾条灸5～15分钟。

推拿：点按法、点揉法。

特别说明

孕妇禁用。

气端

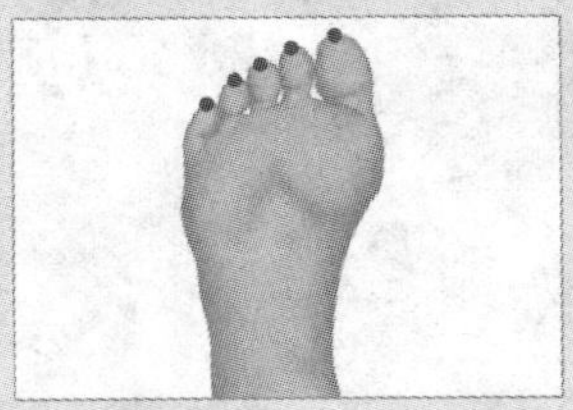

常用程度 ★

国际编号 EX-LE12

【标准定位】在足趾，十趾端的中央，距趾甲游离端0.1寸，左右各10穴。

【穴位速取】正坐或仰卧位，在足趾十趾端的中央，距趾甲游离端0.1寸（图③）。

【功效主治】通络止痛，醒脑开窍。主治脚气，手足抽筋；脑血管疾病后遗症；睑腺炎。

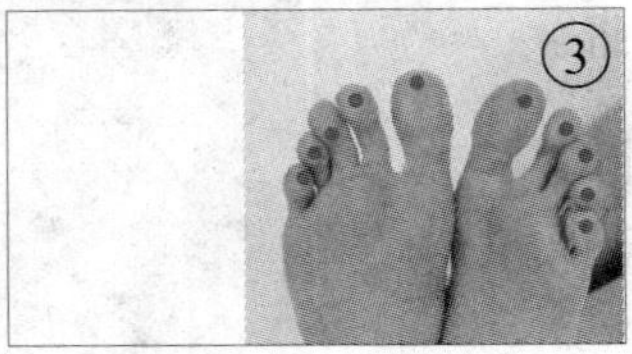

【常用疗法】**刺法：**直刺0.1～0.2寸。

灸法：艾炷灸3～7壮，艾条灸5～15分钟。

特别说明

针刺时，局部有麻胀感。

春季按摩养阳保肝

春为四季之首，万象更新，自然界中阳气开始升发。人体的阳气也顺应自然，向上向外宣发。因此，春季按摩养生要掌握春令之气向外开发舒展的特点，注意调养体内的阳气，使之不断充沛，逐渐旺盛起来。同时，在生活中还要避免可能耗伤阳气及阻碍阳气的行为。

春季按摩保养肝脏

春季是万物开始生长之季，天地之气开始萌发，可以说是养生最好的时机，也是养肝的好时节。足厥阴肝经有好多个穴位对养肝都大有裨益，比如其中的中封穴是肝经的“金火”，可以抑制肝火过旺，利便固精；曲泉穴为护膝要穴，平时多加按揉，对各种肝虚所致的病症都很有益。《内经》上说：“逆春气则少阳不生，肝气不变。”也说明了少阳与肝脏也密切关联。因此，春季大家不妨常按摩足厥和少阳经穴，以保养肝脏。

按摩阳陵泉、承山、承筋和肝俞可柔筋养筋

春天易伤肝，而筋与肝的关系最密切。筋要靠肝血的濡养，所谓“肝主筋”。春天腿脚易抽筋，所以在养肝的同时还要养筋。说到筋病，我们不能不提足太阳膀胱经。足太阳膀胱经与身体诸经均有联系，是人体最长、最粗大的一条经脉；膀胱经又是巨阳，与全身卫阳之气关系密切，而阳气外可养神，内可柔筋；膀胱经病症表现为相关俞穴不舒服，也体现与筋的密切关系；再加上膀胱属水，筋脉需要水的濡养，肝属木，水生木，所以足太阳膀胱主筋病。

事实上，膀胱经上的某些穴位在治疗筋病方面的疗效是立竿见影的。肝俞、承山、承筋三个穴位都属于足太阳膀胱经，后两个穴位于小腿上，都是伸筋之要穴。比如你静坐的时间长了，小腿肚抽筋，按揉腿肚时着力按一下承山穴，并持续按揉3～5分钟，抽筋的感觉就没有了。阳陵泉是足少阳胆经经穴，又是胆之合穴和筋之会穴，故本穴对于胆腑疾病以及筋病（包括疼痛、弛缓和拘挛）有较好的治疗效果。

春季可多到户外做伸筋压腿的运动，多搓摩小腿，提拿小腿肚，并可点按两肝俞。春天梳头，尤其是常用五指干梳头，有宣发意志、舒畅气血、通达阳气的作用。

附录 夏季按摩温阳养心

夏三月谓之蕃秀，应于人体，主生长旺盛。心主长养，夏天天地气交，应于心，心主血脉，要气血流畅才利于长养，夏天长养好了，秋冬才有物质基础，所以夏季养心意义重大。另外，长夏主化，应于人体，是长肌肉、长骨、长个子的大好时机，这时期人体的消化功能处在最旺盛的阶段，脾胃好的人要吃好，脾胃虚的人更不要放过健脾补脾的好时机。

夏季养心首选心包经

心对应“夏”，也就是说，在夏季心阳最为旺盛，同时也提醒人们在春夏之交要顺应天气的变化，重点关注心脏保养。夏季五行属火，通心，走心包经、心经。这两条经络在手臂内侧，夏天多按摩，多做手部伸展的运动，可以预防中暑。青年人还可以做伏地挺身、单杠或吊环运动，老年人可做一些甩手运动，对心脏都会有帮助。夏季气候炎热，游泳是最佳的锻炼方式，划水时水流对上肢的经脉产生良性刺激，可起到按摩的作用。锻炼心与心包两经还可两手用力握拳，吸气时放松，呼气时紧握，可连续做6次，以此来调节手三阴经的气血，随呼吸而用力，这对于调节气息及血液循环有益处。而且当手用力握拳时，可以起到按摩掌心劳宫穴的作用，因劳宫穴为手厥阴心包经荥火穴，所以具有清心火的功效。如在练习时手握住健身环，则效果更佳。

夏季保健多按摩位于脾胃经的穴位

夏季外界阳气盛，人体的消化功能也处在最旺盛的阶段，正是补脾的好时机。上午时间是脾胃经经气最旺盛的时间，脾胃经循行于腿的前内侧和胸腹部，所以揉搓或敲打两腿前内侧，或推摩胸腹都是滋养脾胃的好方法。还可用较厚的纱布袋，内装炒热的食盐100克，置于胃脘部热敷，有温中散寒止痛的功效。

夏季锻炼身体，步行是一种最好的运动项目，如果能光脚走路，尤其是光脚在刚割过草的草地或者鹅卵石上散步，不仅舒服，而且对身心健康也大有益处。这是因为足底有人体所有内脏的反射区，光脚走路可以对足底的反射区进行刺激，从而改善血液循环，促进健康。

秋季按摩补气养肺

秋天万物成熟，草木渐趋萧条，节气由阳转阴，这个季节应怎样养生呢？秋风劲急，地气清肃，万物色变，人们应早睡早起，以避免肃杀之气对人体产生不良影响；要神气渐收，思绪宁静，不让意志外驰，以适应秋季寒凉之气候。这就是调养秋收之气的道理所在。如果违反，会损伤肺气，到冬天会发生完谷不化的泄泻，使人体适应冬季的能力降低。秋天内应于肺，和肺的关系最大，所以在人体的五脏中重在养肺。

秋季补肺多按鱼际、曲池、迎香、合谷

中医学认为，秋季肺气当令，为秋季的主气，秋天的气与我们的肺脏是相通的。秋属金，通于肺，肺主皮毛，开窍在鼻，液通于涕。秋季天高气爽，气候干燥，燥是秋天的主气，总以皮肤干燥、体液缺乏为其特征。这时候容易伤风感冒，鼻子容易过敏，或者经常口咽干燥。因此，秋季养生应遵循中医养生中提出的秋冬养阴的原则，应防秋燥，注意护阴润燥，以补肺为先。

补肺可选择肺经上的鱼际穴和大肠经上的曲池穴、迎香穴和合谷穴。鱼际位于第一掌骨中点桡侧赤白肉处，为肺经荥穴，善清肺之燥热；而大肠与肺相表里，我们可以按摩大肠经的原穴合谷（“脏腑有疾，当取之十二原”）及合穴曲池（屈肘至尽头，在肘横纹外侧端，“合治内腑”）来补肺。另外，肺气通于鼻，迎香穴（鼻翼两侧，鼻唇沟中，左右各一）位于鼻部，按摩迎香穴可治疗鼻病。用两手食指尖端点揉左右侧迎香穴各10次（转10圈），可促进鼻黏膜的血液循环，增强正常分泌功能，湿润鼻腔，并预防感冒和防治鼻炎。

秋季减肥选按摩

秋天，人体为了适应逐渐变凉的天气，脂肪细胞开始逐渐积聚，人的体重也开始增加。若在秋季不注意运动，还不控制饮食，就可能造成脂肪急剧堆积，或者发生秋季腹泻。所以，建议容易发胖或已经发胖的人，在秋季进行按摩减肥。按摩可以使肌肉活动增强，血液循环加快，增加对脂肪的消耗。如果对腹部进行按摩，还可增强胃肠道的蠕动，增加排便次数，减少身体对过剩营养物质的吸收，达到减肥的目的。

附录 冬季按摩养心补肾

冬季草木凋零，蛰虫伏藏，在自然界万物闭藏的季节，人的阳气也要潜藏于内。因此，冬季养生的基本原则也应为藏。由于人体阳气闭藏后，新陈代谢水平相应较低，因而要依靠生命的原动力——肾来发挥，以保证生命活动适应自然界的变化。由于冬季的寒气最易伤肾，因而，要想安然过冬，很重要的一点就是“养肾防寒”。

冬季按摩首选肾经与膀胱经

冬气通于肾，中医学认为，肾为“先天之本”“生命之根”。冬季气温较低，肾又喜温，肾虚之人容易呈现内分泌功能紊乱、免疫功能低下、怕冷并容易患上感冒等状况，从而影响其他脏腑器官的生理功能。要想肾精充盛、肾气健旺，保健按摩是一种有效的方法。

足少阴肾经在酉时（17：00～19：00）经气最旺，此时不适宜太强的运动量，也不适宜大量喝水。而与肾经相表里的足太阳膀胱经在申时（15：00～17：00）经气最旺，由于膀胱经是人体中阳气最盛的一条经，肾经与膀胱经经气在足部相接，按摩膀胱经和肾经，一阴一阳互补对人体非常有利。

因此，经常按摩肾经和膀胱经是冬季养生保健的途径之一。

冬季补肾多按摩关元、阴陵泉、肾俞、太溪

冬季对人体的主要危害就是寒气，但南北方有差别，南方寒湿较重，而北方则以寒气为主，所以保健时也要区别对待。南方人在冬季要以温阳化湿为养生的原则。要坚持按摩关元、阴陵泉和肾俞，可有效祛寒、祛湿。阴陵泉位于小腿内侧在胫骨内侧髁后下方凹陷处，为脾经合穴，长于化湿，每次用大拇指按揉3分钟即可。北方冬季的寒气里面经常夹杂着一点燥气，要温阳，还要注意不能化燥，应适当地滋阴，坚持刺激关元穴、肾俞和太溪穴即可。泡脚是祛寒最有效的方法。每天晚上临睡前1小时，在较深的盆中加入40℃左右的热水，让水漫过脚踝，浸泡20分钟左右，就会感觉到全身发热，这说明血液循环畅通后身体开始发热。在泡脚的同时再揉搓双脚，按揉两侧内踝的太溪，每穴5分钟，然后艾灸关元5分钟，再艾灸腰部两侧肾俞5分钟，则效果更好。

十二时辰经络养生

附录

十二时辰养生一方面是在对应的时辰选择合适的养生方式，达到防病、健身、延年、益寿的目的。另一方面，十二时辰与人体的脏腑经络密切相关。所以，十二时辰养生其实质是在特定的时间养该时辰对应的经络和脏腑。

时辰与经络

12时辰分别对应人体的十二条经络。中医认为，经络可以“行血气、营阴阳、处百病、决生死”。可以说，人体经络的每一个穴位都是一副灵丹妙药，关键是看我们能否发现和运用它。养经络就是保证经络的气血流畅而不淤阻，其方法为根据人体的经络循行走向，用无毒副作用的方式如按摩、拍打、穴位点按、刮痧、拔罐、针灸等方式来疏通经络，并配以适当的食疗和营养搭配，从而保持整个人体经络的平衡状态，使气血流畅，从而防止疾病的发生，促进已经发生的疾病痊愈。

时辰与脏腑

每一条经络又联系着特定的脏腑。脏腑养生要保证脏腑活动的物质基础充足，功能活动正常。中医认为脏腑是人体生命活动的中心。脏腑活动的物质基础是气、血、精、津。这些物质，通过血脉和经络（包括经脉和络脉）运行到全身组织器官。所以经络与脏腑结合成一个既有分工，又互相配合的有机的统一体。

时辰常见病与经络养生

十二时辰对应人体的十二条经脉，而这些经脉又和人体的五脏六腑相配。根据经络与脏腑的生理特点，不同的时辰有不同的常发病和多发病，对此有所了解，有助于未病先防，更好地养生。

● 子时对应胆经：容易发生胆结石，偏头痛，口苦，目眩，疟疾，颈痛，目外眦痛，缺盆部肿痛，腋下肿，胸胁股及下肢外侧痛，足外侧发热等。

● 丑时对应肝经：此时多发生与泌尿生殖相关的疾病，如痛经，腰痛，小便不通，疝气，少腹肿，遗溺，胸满，呕逆等。

● 寅时对应肺经：此时容易发生咳嗽，气喘，少气不足以息，咳血，咽喉肿痛，伤风，胸部胀满，缺盆部及手臂内侧缘痛，肩背部寒冷疼痛等。

● 卯时对应大肠经：易发生便秘、腹泻、腹痛、肠鸣、痢疾、咽喉肿痛、齿痛、鼻流清涕或出血。本经循行部位疼痛、热肿或寒冷等。

● 辰时对应胃经：易发生胃痛、呃逆肠鸣、腹胀、水肿、胃寒呕吐或消谷善饥、咽喉肿痛、鼻衄、胸部及膝膑等；经循行部位疼痛，热病，发狂等。

● 巳时对应脾经：易发生便溏，黄疸，身体沉重无力，厥冷，胃痛，腹胀，食则呕，嗳气舌根强痛，膝股部内侧肿胀等。

● 午时对应心经：易发生心痛，咽干，口渴，目黄，胁痛，上臂内侧痛，手心发热等。

● 未时对应小肠经：易发生小腹痛，腰脊痛引睾丸，耳聋，目黄，颊肿，咽喉肿痛，肩臂外侧后缘痛等。

● 申时对应膀胱经：易发生小便不通，遗尿，癫狂，疟疾，目痛，见风流泪，鼻塞多涕，鼻衄，头痛，项背腰臀部以及下肢后侧本经循行部位疼痛等。

● 酉时对应肾经：易发生咳血，气喘，舌干，咽喉肿痛，腰痛，水肿，大便秘结，泄泻，脊股内后侧痛，痿弱无力，足心热等。

● 戌时对应心包经：易发生心痛，胸闷，心悸，心烦，癫狂，腋肿，肘臂拘急，掌心发热等。

● 亥时对应三焦经：易发生腹胀，水肿，遗尿，小便不利，耳聋，耳鸣，咽喉肿痛，目外眦痛，颊肿，耳后肩臂肘部外侧疼痛等。

时辰常见病主要是因为当该时辰的气血流注到某经络和脏腑位置，该经络或脏腑发生不畅或异常情况，这时，气血流通就会受到影响，从而在该时辰发出信号。因此，某一时辰的常见病也可以通过经络，在该时辰借助人体气血之力促进痊愈。

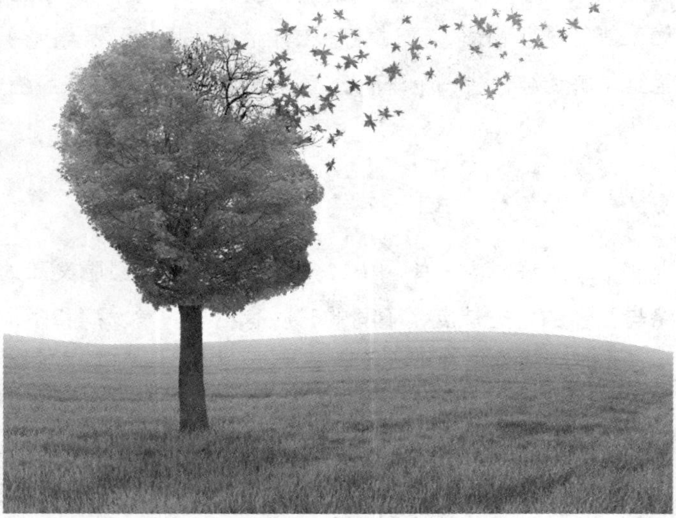

索引1 常见病症穴位速查表

心血管系统疾病

疾病名称	治疗取穴	页码速查
高血压	百会	225
	曲池	61
	合谷	57
	太冲	209
	三阴交	92
冠心病	内关	168
	巨阙	238
	心俞	125
	膈俞	126
原发性低血压	百会	225
	气海	129
	心俞	125
	脾俞	127
	肾俞	129
	足三里	83

泌尿生殖系统疾病

疾病名称	治疗取穴	页码速查
遗尿	中极	233
	膀胱俞	131
	三阴交	92
尿潴留	关元俞	130
	肾俞	129
	脾俞	127
	三焦俞	128
	委阳	137
阳痿	关元俞	130
	中极	233
	肾俞	129
	三阴交	92
尿失禁	中极	233
	膀胱俞	131
	肾俞	129
	三阴交	92
早泄	关元俞	130
	三阴交	92
	肾俞	129
男性不育（精子缺乏、精子活动力低下）	气海俞	129
	关元俞	130
	三阴交	92
	肾俞	129
	次髎	133
	秩边	144
	足三里	83

消化系统疾病

疾病名称	治疗取穴	页码速查
胃下垂	中脘	237
	气海	234
	百会	225
	胃俞	128
	脾俞	127
	足三里	83
呃逆	膈俞	126
	内关	168
	中脘	237
	天突	242
	膻中	240
	足三里	83
便秘	天枢	78
	大肠俞	130
	上巨虚	84
	支沟	174
	照海	154

疾病名称	治疗取穴	页码速查
胃痛	中脘	237
	内关	168
	公孙	91
	足三里	83
呕吐	中脘	237
	胃俞	128
	内关	168
	足三里	83
腹泻	神阙	235
	天枢	78
	大肠俞	130
	上巨虚	84
	三阴交	92
胆绞痛	中脘	237
	日月	195
	胆俞	127
	阳陵泉	200
	胆囊	258

中医加油站

使用天枢需要注意什么

◎按摩时，为了提高疗效，可以在穴位上做圆形按揉的动作，双手方向一致。

◎艾灸天枢的时间不宜过长，而且在使用艾灸期间要多喝水，多吃滋阴的食物，少吃辛辣。

◎凝血功能障碍的人不能用皮内针。使用皮内针期间，针眼不能碰水。夏天，埋针的时间不宜过长。

呼吸系统疾病

疾病名称	治疗取穴	页码速查
哮喘	肺俞	124
	中府	50
	天突	242
	膻中	240
	孔最	52
	定喘	251
	丰隆	85
咳嗽	肺俞	124
	中府	50
	列缺	53
	太渊	54

运动系统疾病

疾病名称	治疗取穴	页码速查
腰痛	委中	137
	肾俞	129
	大肠俞	130
	腰阳关	217
肩周炎	肩髎	178
	肩前	
	肩贞	112
	阳陵泉	200
落枕	大椎	222
	后溪	109
	悬钟	203

疾病名称	治疗取穴	页码速查
颈椎病	大椎	222
	天柱	122
	后溪	109
	夹脊	251
腰椎间盘突出	肾俞	129
	委中	137
	腰阳关	217
膝骨性关节炎	内膝眼	258
	血海	94
	梁丘	82
	足三里	83
颈部急性扭挫伤	大椎	222
	天柱	122
	风池	193
	后溪	109
肩部急性扭挫伤	肩髎	178
	肩髃	63
	臑俞	112
	肩贞	112
肘部急性扭挫伤	曲池	61
	小海	111
	天井	176
	少海	103
腰部急性扭挫伤	肾俞	129
	腰阳关	217
	腰眼	252
	委中	137

神经精神系统疾病

疾病名称	治疗取穴	页码速查
偏头痛	印堂	230
	太阳	247
	头维	69
	阳白	190
	合谷	57
	内庭	87
	外关	174
	足临泣	204
全头痛	百会	225
	印堂	230
	太阳	247
	头维	69
	阳白	190
	合谷	57
	风池	193
	外关	174
紧张性头痛	风池	193
	风府	223
	太阳	247
	率谷	187
	上星	227
	百会	225
失眠	神门	105
	内关	168
	百会	225

疾病名称	治疗取穴	页码速查
坐骨神经痛	环跳	198
	阳陵泉	200
	秩边	144
	承扶	135
	殷门	136
	委中	137
	承山	146
	昆仑	147
	风市	199
	膝阳关	200
	阳辅	202
	悬钟	203
	足临泣	204
癫痫	水沟	228
	长强	216
	筋缩	219
	鸠尾	239
	丰隆	85
	阳陵泉	200
癔症	神门	105
	大陵	169
	内关	168
	期门	214
	心俞	125
	合谷	57
	太冲	209

（续表）

疾病名称	治疗取穴	页码速查
精神分裂症	大椎	222
	风府	223
	陶道	222
面肌痉挛	翳风	180
	攒竹	118
	颧髎	116
	合谷	57
	太阳	247

五官科疾病

疾病名称	治疗取穴	页码速查
斜视	风池	193
	合谷	57
	太冲	209
	太溪	153
鼻窦炎	印堂	230
	上迎香	248
	列缺	53
	合谷	57
	风池	193
耳聋、耳鸣	耳门	182
	听宫	116
	听会	184
	翳风	180
	中渚	173
	侠溪	205

疾病名称	治疗取穴	页码速查
弱视	球后	247
	睛明	118
	丝竹空	182
过敏性鼻炎	风池	193
	上迎香	248
	肺俞	124
	太渊	54
慢性咽炎	天突	242
	合谷	57
	曲池	61

中医加油站

人体中致命的“死”穴

◎头面部“死”穴：百会、印堂、睛明、太阳、人中、耳门、哑门、神庭、人迎。

◎胸腹部“死”穴：膻中、乳根、期门、神阙、中极、关元、气海、章门、太渊、膺窗、乳中、鸠尾、巨阙、曲骨。

◎脊背部“死”穴：肩井、大椎、命门、长强、肺俞、厥阴俞、肾俞、气海俞、志室、尾闾。

◎腿足部“死”穴：足三里、三阴交、涌泉。

（续表）

疾病名称	治疗取穴	页码速查
急性扁桃体炎、急性咽炎	少商	54
	合谷	57

妇产科疾病

疾病名称	治疗取穴	页码速查
围绝经期综合征	百会	225
	关元俞	130
	肾俞	129
	太溪	153
	三阴交	92
痛经	关元俞	130
	三阴交	92
	地机	93
产后缺乳	膻中	240
	乳根	74
	少泽	108
	足三里	83
不孕	关元俞	130
	大赫	157
	三阴交	92
	次髎	133
	秩边	144

儿科疾病

疾病名称	治疗取穴	页码速查
小儿便秘	中脘	237
	外劳宫	256
	足三里	83
	天枢	78
	神阙	235
小儿假性近视	睛明	118
	四白	66
	太阳	247
	瞳子髎	184
	外关	174

中医加油站

使用四白需要注意什么

四白穴虽然作用很多，因为它的位置在双眼的下面，而且它下面的孔中有神经通过，所以危险性相对大一点。故而使用四白时要注意一些问题：

◎在面部使用皮肤针时，叩刺的力度一定不要过大，并且不要出血，否则极有可能留下疤痕。

◎凝血机制差的人不要使用皮肤针叩刺的方法。

◎为了增加疗效，无论是按摩还是使用皮肤针，在使用过程中都要闭上眼睛。

索引2 穴位拼音索引

中医加油站

家庭按摩的注意事项

◎按摩部位面积小可用手指指腹按摩，按摩部位面积较大可用大鱼际或手掌部进行按摩。

◎按摩手法上应先轻后重、由浅入深，循序渐进，使体表有个适应的过程。切勿用力过大，以免擦伤皮肤。

◎在按摩时，应全身肌肉放松，呼吸自然，宽衣松带。

◎做四肢、躯干、胸腹按摩时，最好直接在皮肤上进行或隔着薄衣，以提高效果。

◎按摩时最好在空气流通、温度适宜的室内进行，每日可做1~2次，每次20~30分钟。

◎按摩前要修指甲、热水洗手，同时将指环等有碍操作的物品，预先摘掉。

◎按摩手法要轻重合适，并随时观察被按摩者表情，使被按摩者有舒服感。

◎按摩时间，每次以20~30分钟为宜，按摩12次为1个疗程。

◎按摩者在大怒、大喜、大恐、大悲等情绪激动情况下，不要立即按摩。

◎饭后不要急于按摩，一般应在饭后2小时左右为宜。